全国高等医学教育课程创新
"十三五"规划教材

供临床、预防、基础、急救、全科医学、口腔、麻醉、影像、药学、检验、护理、法医、生物工程等专业使用

医学生物学

主　编　易　岚

副主编　文　平　韩　峻　秦　鑫　孙　娇

编　者　（以姓氏笔画排序）

文　平　邵阳学院

孙　娇　吉林大学

李　慕　邵阳学院

李国庆　南华大学

何海涛　吉林大学

易　岚　南华大学

郑贤红　吉林大学

赵　亮　新乡医学院

秦　辉　南华大学

秦　鑫　湖北文理学院

龚莎莎　台州学院

董　超　内蒙古医科大学

韩　峻　云南中医学院

华中科技大学出版社
http://www.hustp.com
中国·武汉

内 容 简 介

本书是全国高等医学教育课程创新"十三五"规划教材。

本书共分为十个章节,内容包括绪论、细胞的分子基础、细胞的结构与功能、细胞的生命活动、胚胎发育、遗传与变异、生物的多样性、生物的进化、生物与环境以及生物学技术在医学中的应用。本书内容既具有基础性与实用性,也具有一定的科学性和先进性。

本书适用于临床、预防、基础、急救、全科医学、口腔、麻醉、影像、药学、检验、护理、法医、生物工程等专业。

图书在版编目(CIP)数据

医学生物学/易岚主编. —武汉:华中科技大学出版社,2018.8(2025.2重印)
全国高等医学教育课程创新"十三五"规划教材
ISBN 978-7-5680-4281-9

Ⅰ.①医… Ⅱ.①易… Ⅲ.①医学-生物学-高等学校-教材 Ⅳ.①R318

中国版本图书馆 CIP 数据核字(2018)第 205224 号

医学生物学
Yixue Shengwuxue

易 岚 主编

策划编辑:周 琳
责任编辑:毛晶晶 罗 伟
封面设计:原色设计
责任校对:李 琴
责任监印:周治超
出版发行:华中科技大学出版社(中国·武汉)　　　　电话:(027)81321913
　　　　　武汉市东湖新技术开发区华工科技园　　　　邮编:430223
录　排:华中科技大学惠友文印中心
印　刷:武汉邮科印务有限公司
开　本:880mm×1230mm　1/16
印　张:17.5
字　数:495千字
版　次:2025年2月第1版第3次印刷
定　价:49.00元

全国高等医学教育课程创新"十三五"规划教材
编委会

✻✻✻✻✻✻✻

丛书顾问 文历阳 秦晓群

委 员（以姓氏笔画排序）

网络增值服务使用说明

欢迎使用华中科技大学出版社医学资源服务网yixue.hustp.com

1.教师使用流程

（1）登录网址：http://yixue.hustp.com（注册时请选择教师用户）

| 注册 | 登录 | 完善个人信息 | 等待审核 |

（2）审核通过后，您可以在网站使用以下功能：

2.学员使用流程

建议学员在PC端完成注册、登录、完善个人信息的操作。

（1）PC端学员操作步骤

① 登录网址：http://yixue.hustp.com（注册时请选择普通用户）

| 注册 | 登录 | 完善个人信息 |

② 查看课程资源

如有学习码，请在个人中心-学习码验证中先验证，再进行操作。

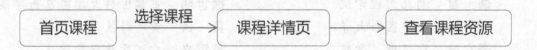

（2）手机端扫码操作步骤

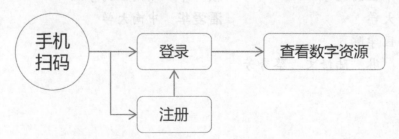

总序

Zongxu

《国务院办公厅关于深化医教协同进一步推进医学教育改革与发展的意见》指出:"医教协同推进医学教育改革与发展,加强医学人才培养,是提高医疗卫生服务水平的基础工程,是深化医药卫生体制改革的重要任务,是推进健康中国建设的重要保障""始终坚持把医学教育和人才培养摆在卫生与健康事业优先发展的战略地位。"我国把质量提升作为本科教育改革发展的核心任务,发布落实了一系列政策,有效促进了本科教育质量的持续提升。而随着健康中国战略的不断推进,加大了对卫生人才培养支持力度。尤其在遵循医学人才成长规律的基础上,要求不断提高医学青年人才的创新能力和实践能力。

为了更好地适应新形势下人才培养的需求,按照《国务院办公厅关于深化医教协同进一步推进医学教育改革与发展的意见》《国家中长期教育改革和发展规划纲要(2010—2020年)》《国家中长期人才发展规划纲要(2010—2020年)》等文件精神要求,进一步出版高质量教材,加强教材建设,充分发挥教材在提高人才培养质量中的基础性作用,培养医学人才。在认真、细致调研的基础上,在教育部相关医学专业专家和部分示范院校领导的指导下,我们组织了全国50多所高等医药院校的近200位老师编写了这套全国高等医学教育课程创新"十三五"规划教材,并得到了参编院校的大力支持。

本套教材充分反映了各院校的教学改革成果和研究成果,教材编写体系和内容均有所创新,在编写过程中重点突出以下特点:

(1)教材定位准确,突出实用、适用、够用和创新的"三用一新"的特点。

(2)教材内容反映最新教学和临床要求,紧密联系最新的教学大纲、临床执业医师资格考试的要求,整合和优化课程体系和内容,贴近岗位的实际需要。

(3)以强化医学生职业道德、医学人文素养教育和临床实践能力培养为核心,推进医学基础课程与临床课程相结合,转变重理论而轻临床实践,重医学而轻职业道德和人文素养的传统观念,注重培养学生临床思维能力和临床实践操作能力。

(4)问题式学习(PBL)与临床案例进行结合,通过案例与提问激发学生学习的热情,以学生为中心,利于学生主动学习。

本套教材得到了专家和领导的大力支持与高度关注,我们衷心希望这套教材能在相关课程的教学中发挥积极作用,并得到读者的青睐。我们也相信这套教材在使用过程中,通过教学实践的检验和实际问题的解决,能不断得到改进、完善和提高。

全国高等医学教育课程创新"十三五"规划教材
编写委员会

前言

Qianyan

生命科学和生物技术作为 21 世纪最重要的创新技术集群之一，学科交叉日益紧密；基础研究、应用研究及技术产业化的边界日趋模糊，对医学的发展产生了巨大的影响。现代生命科学发展促进了人们对疾病本质的认识、疾病的预防，以及诊疗方法的进步。近年来，各种组学、脑科学、干细胞与再生医学、合成生物学、基因组编辑、表观遗传学及精准医学研究等使得生命科学向转化医学推进。医学生物学在介绍生命现象一般规律的同时，还重点介绍与医学相关的生物学问题，是医学科学的主要基础。因此，医学生物学在医学教育中扮演着重要的角色。

本教材分为十个章节，包括绪论、细胞的分子基础、细胞的结构与功能、细胞的生命活动、胚胎发育、遗传与变异、生物的多样性、生物的进化、生物与环境以及生物学技术在医学中的应用。本教材让学生在巩固和扩充生物学的基础理论、基本知识和基本技能的基础上适当联系医学各专业的需要，通过教学各环节，使学生逐步从不同层次认识生物界发生发展的规律，同时，在教学中介绍生命科学的新进展，特别是对生命科学前沿的细胞生物学、分子生物学领域的新成就做了简要介绍，以扩大学生的知识领域，使学生对生命科学中的新理论和新概念有所了解。

本教材是编者们根据多年的教学经验和参考大量国内外相关资料编写而成。鉴于此书是医学类、生物科学类本科学生的专业基础课教材，同时也可作为相关人员的参考书，因此，本教材既有基础性与实用性，其内容又具有一定的科学性和先进性。

本教材供综合大学、师范院校、医科院校及农、林院校医学各专业、生物科学及生物技术专业教学之用，由于各个学校和各个专业的教学要求和具体条件有所差别，使用本教材时，各学校可以根据具体条件自由选择，灵活掌握。

虽然编者为本书的编写付出了极大努力，但限于业务水平和工作经验所限，教材中难免仍有错漏之处，敬请专家和读者指正。

易　岚

目录

Mulu

第一章 绪 论

本章PPT

|第一节 生物学及其分支学科|

一、定义

生物学(biology)是研究有机自然界各种生命现象及其活动规律并运用这些规律能动地改造自然界的一门科学。它不仅研究生命现象本质,探讨生物发生和发展规律,而且研究生命系统各个层次的种类、结构、功能、行为、发育和起源进化以及生物与周围环境的关系。总而言之,生物学就是研究生命和生命本质的科学。医学生物学在介绍生命现象一般规律的同时,还重点介绍与医学相关的生物学问题,是医学科学的主要基础。

二、分支学科

(一)按生物类群划分

生物学最早是按类群划分学科的,如植物学、动物学、微生物学、人类学等。由于生物种类的多样性,也由于人们对生物学的了解越来越多,学科的划分也就越来越细,一门学科往往要再划分为若干学科,例如:植物学可划分为藻类学、苔藓植物学、蕨类植物学等;动物学可划分为原生动物学、昆虫学、鱼类学、鸟类学等;微生物不是一个自然的生物类群,只是一个人为的划分,一切微小的生物如细菌以及单细胞真菌、藻类、原生动物都可称为微生物,不具细胞形态的病毒也可列入微生物之中。因而微生物学进一步分为细菌学、真菌学、病毒学等。

(二)按生命现象侧重点划分

生物学中有很多分支学科是按照生命运动所具有的属性、特征或者生命过程来划分的,也就是按生命现象侧重点划分。

形态学是生物学中研究动、植物形态结构的学科。在显微镜发明之前,形态学只限于对动、植物的宏观观察,如大体解剖学、脊椎动物比较解剖学等。显微镜发明之后,组织学和细胞学也就相应地建立起来,电子显微镜的使用,使形态学又深入到超微结构的领域。现在的形态学早已跳出单纯描述的圈子,而使用各种先进的实验手段了。

功能学是侧重生命现象中的功能部分。生理学是研究生物机能的学科,生理学的研究方法是以实验为主。生理学按研究对象又分为植物生理学、动物生理学和细菌生理学等。遗传学是研究生物性状的遗传和变异,阐明其规律的学科。1900年孟德尔的遗传定律被重新发现,遗传学开始建立起来。1953年,遗传物质DNA分子的结构被揭示,遗传学深入到分子水平。1994年系统遗传学的概念、词汇与原理被提出并发表。现在,遗传学理论和技术在农业、工业和临床医学实践中都发挥着重要作用。

胚胎学是研究生物个体发育的学科,原属形态学范围。19世纪下半叶,胚胎发育以及受

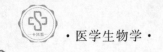

精过程的形态学都有了详细精确的描述。此后,动物胚胎学从观察描述发展到用实验方法研究发育的机制,从而建立了实验胚胎学。现在,个体发育的研究采用生物化学方法,吸收分子生物学的成就,进一步从分子水平分析发育和性状分化的机制,并把关于发育的研究从胚胎扩展到生物的整个生活史,形成了发育生物学。

生态学是研究生物与生物之间以及生物与环境之间关系的学科。研究范围包括个体、种群、群落、生态系统以及生物圈等层次,同时揭示生态系统中食物链、生产力、能量流动和物质循环的有关规律。生态学同人类生活密切相关。生态学是环境科学的一个重要组成部分,所以也可称环境生物学。人类生态学涉及人类社会,它已超越了生物学范围,而同社会科学相关联。

(三)按研究层次来划分

生物界是一个多层次的复杂系统。为了揭示某一层次的规律以及和其他层次的关系,出现了按层次划分的学科并且愈来愈受人们的重视,如分子生物学、细胞生物学、个体生物学、种群生物学等。分子生物学是在分子层次研究生命过程的学科。细胞生物学是研究细胞层次生命过程的学科,目前,细胞生物学吸收了分子生物学的成就,深入到超微结构的水平,主要研究细胞的生长、代谢和遗传等生物学过程。个体生物学是研究个体层次生命过程的学科。个体生物学建立得很早,直到现在仍是十分重要的。种群生物学是研究生物种群的结构、种群中个体间的相互关系、种群与环境的关系以及种群的自我调节和遗传机制等。种群生物学和生态学是有很大重叠的,实际上种群生物学可以说是生态学的一个基本部分。

(四)按研究手段来划分

生物学与其他学科结合可以产生新的学科,比如生物物理学、生物数学等。生物物理学是用物理学的概念和方法研究生物的结构和功能以及生命活动的物理和物理化学过程的学科。一些重要的生命现象如光合作用的原初瞬间捕捉光能的反应,生物膜的结构及作用机制等都是生物物理学的研究课题。生物大分子晶体结构、量子生物学以及生物控制论等也都属于生物物理学的范围。生物数学是数学和生物学结合的产物。它的任务是用数学的方法研究生物学问题,研究生命过程的数学规律。早期,人们只是利用统计学、几何学和一些初等的解析方法对生物现象做静止的、定量的分析。20世纪20年代以后,人们开始建立数学模型,模拟各种生命过程。现在生物数学在生物学各领域如生理学、遗传学、生态学、分类学等领域中都起着重要的作用,使这些领域的研究水平迅速提高;此外,生物数学本身也在解决生物学问题中逐渐发展成一门独立的学科。

以上仅仅是当前生物学分科的主要格局,实际的学科比上述的多很多。例如,随着人类进入太空,宇宙生物学开始进入发展之中。又如,随着实验精确度的不断提高,对实验动物的要求也越来越严,研究无菌生物和悉生态的悉生生物学也由于需要而建立起来。总之,一些新的学科不断地分化出来,一些学科又在走向融合。生物学分科的这种局面,反映了生物学极其丰富的内容,也反映了生物学蓬勃发展的景象。

此外,对细胞的深入研究是揭开生命奥秘、改造生命和征服疾病的关键。20世纪50年代以后的诺贝尔生理学或医学奖大部分都授予了从事细胞生物学研究的科学家。

三、研究方法

生物学的一些基本研究方法——观察描述的方法、比较的方法和实验的方法等是在生物学发展进程中逐步形成的。在生物学的发展史上,这些方法依次兴起,成为一定时期的主要研究手段。

(一)观察描述的方法

在17世纪,近代自然科学发展的早期,生物学的研究方法完全不同于物理学研究方法,它是研究如何将那些不同生物区别开来。生物学用描述的方法来记录这些性质,再用归纳法,将这些不同性质的生物归并成不同的类群。要明确地鉴别不同物种就必须用统一的、规范的术语为物种命名,还需要对物种各种各样形态的器官作细致的分类,并制定规范的术语为器官命名。这一繁重的术语制定工作,主要是林奈(Carl von Linné)等人完成的。人们使用这些比较精确的描述方法收集了大量动、植物分类学材料及形态学和解剖学的材料。

(二)比较的方法

18 世纪下半叶,生物学不仅积累了大量分类学材料,而且积累了许多形态学、解剖学、生理学的材料。在这种情况下,仅仅做分类研究已经不够,还需要全面地考察物种的各种性状,分析不同物种之间的差异点和共同点,将它们归并成自然的类群。比较的方法便开始被应用于生物学。

早期的生物学仅仅是对生物的形态和结构作宏观的描述。1838—1839 年施莱登(Matthias Jakob Schleiden)和施旺(Theodor Schwann)的细胞学说提出:细胞是一切动植物结构的基本单位。比较形态学者和比较解剖学者多年来苦心探求生物的基本结构单元,终于有了结果。细胞的发现和细胞学说的建立是观察和描述深入到显微领域所获得的成果,也是比较方法研究的一个重要成果。

(三)实验的方法

前面提到的观察和描述的方法有时也要对研究对象做某些处理,但这只是为了更好地观察自然发生的现象,而不是要考察这种处理所引起的效应。实验方法则是人为地干预、控制所研究的对象,并通过这种干预和控制所造成的效应来研究对象的某种属性。实验的方法是自然科学研究中最重要的方法之一。到了 19 世纪,物理学、化学比较成熟了,生物学实验就有了坚实的基础,首先是生理学,然后是细菌学和生物化学相继成为明确的实验性的学科。19 世纪 80 年代,实验方法进一步被应用到了胚胎学、细胞学和遗传学等学科。到了 20 世纪 30 年代,除了古生物学等少数学科,大多数的生物学领域都因为应用了实验方法而取得了新进展。

(四)模型研究

常用的生物学模型有以下几种:生物模型,又称模式生物,如大肠杆菌、果蝇、小鼠等;机械和电子模型,如 DNA 双螺旋结构、仿生学、人工智能等;抽象模型,如生态学、种群遗传学中的数学方程等。

(五)系统的方法

20 世纪 70 至 80 年代系统论与生物学、系统生物学等词汇出现。20 世纪 90 年代曾邦哲的系统遗传学及系统医药学、系统生物工程等概念发表。随着基因组计划、生物信息学的发展,高通量生物技术、生物计算软件设计的应用,带来系统生物学的新时期,形成系统生物学"omics"组学与计算系统生物学。

第二节 生物学中的基本概念

一、生物大分子是生命物质的基础

生命物质的基础可分为两大类:无机物和有机物。无机物中水是最主要的成分,占生物体物质总含量的 75%～80%。生物体中无机盐的含量很少。生物体中有机物达几千种,它们主要由四大类分子所组成,即蛋白质、核酸、脂类和糖,这些分子占细胞干重的 90% 以上。生物

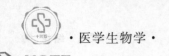
大分子指的是作为生物体内主要活性成分的各种相对分子质量达到上万或更多的有机分子。生物大分子主要是指蛋白质、核酸以及高相对分子质量的碳氢化合物。常见的生物大分子包括蛋白质、核酸、多糖。生物大分子的复杂结构决定了它们的特殊性质,它们在生命活动中体现着重要的生命功能,如进行新陈代谢供给维持生命需要的能量与物质、传递遗传信息、控制胚胎分化、促进生长发育、产生免疫功能等。

二、细胞是生命结构和功能的基本单位

细胞(cells)是由英国科学家罗伯特·虎克(Robert Hooke)于 1665 年发现的,真正首先发现活细胞的是荷兰生物学家列文·虎克(Antony van Leeuwenhoek)。细胞是生物体结构和功能的基本单位,是最基本的生命系统。自然界中除病毒外的所有生物都由细胞构成,但病毒生命活动也必须在细胞中才能体现。因此,对细胞的深入研究是揭开生命奥秘、改造生命和征服疾病的关键。20 世纪 50 年代以后的诺贝尔生理学或医学奖大部分都授予了从事细胞生物学研究的科学家。

三、新陈代谢是生命的基本特征

生物体与外界环境之间的物质和能量交换以及生物体内物质和能量的转变过程称为新陈代谢(metabolism)。新陈代谢是生物体内全部有序化学变化的总称,其中的化学变化一般都是在酶的催化作用下进行的。它包括物质代谢和能量代谢两个方面,物质代谢过程必然伴随能量代谢。在新陈代谢过程中,既有同化作用,又有异化作用。同化作用:又称为合成代谢,是指生物体把从外界环境中获取的营养物质转变成自身的组成物质,并且储存能量的变化过程。异化作用,又称为分解代谢,是指生物体能够把自身的一部分组成物质加以分解,释放出其中的能量,并且把分解的终产物排出体外的变化过程。新陈代谢是生命的基本特征。

四、生物的生长发育

生长是指新陈代谢过程中生物体表现出质量和体积的增加。有机体在生命过程中,细胞逐渐分化,形成不同结构,执行不同的生理功能,这一系列结构和功能的转化过程称为发育。生命的生长发育通常是指多细胞生物从单个生殖细胞到成熟个体的成长过程。生物在一生中,每个细胞、组织和器官都随时间而发展变化,它在任何一个特定时间的状态都是本身发育的结果。生物个体发育是按一定的生长模式进行的稳定过程。

人类对个体发育规律的认识经历了漫长的过程。1797 年沃尔夫(C. F. Wolff)在发表的《发生论》中对鸡胚的发育过程做了较为详细的描述。19 世纪初贝尔(K. E. von Baer)提出胚层理论,指出胚胎组织和器官的发生是以内、中、外三个胚层为出发点的。20 世纪初,施佩曼(Hans Spemann)及其学派通过把胚胎组织从一处移植到另一处能改变其发育过程和方向的实验,证明了胚胎发育是通过各部分的相互作用而完成的。现代生物学证明,个体发育无论是在分子层次上,还是在细胞、组织、个体层次上,其基本模式都是由基因决定的。

五、有机体的生殖

生殖是指生物具有的繁衍与其自身相似后代个体的能力,分为无性生殖和有性生殖。有性生殖的定义是由亲本产生的有性生殖细胞(配子),经过两性生殖细胞(如精子和卵细胞)的结合成为受精卵,再由受精卵发育成为新的个体的生殖方式,有性生殖是通过生殖细胞结合的生殖方式。无性生殖是亲本不通过两性细胞的结合而产生后代个体的生殖方式,多见于无脊椎动物,又称无配子生殖。无性生殖包括分裂生殖、出芽生殖、孢子生殖、营养生殖、组织培养等。无性生殖只能保持母本的性状。从本质上讲,由体细胞进行的繁殖就是无性生殖。生殖

是生物的基本特征之一。

六、生物的遗传与变异

遗传就是子代在生命连续系统中重复亲代的特性和特征(性状)的现象,其实质是由亲代所产生的配子带给子代按亲代性状进行发育的遗传物质——基因。相同的基因决定着生物体发育相同的性状,于是表现为遗传,体现了生物界的稳定性。但这种稳定性是相对的,因为基因在世代延绵的长期发展过程中难免会在此时或彼时发生结构的改变。结构改变的基因使生物体发育不同于改变前的性状,于是出现了变异(可遗传变异)。由于环境条件不同而引起的变异一般是不能遗传的(不遗传变异),因为它未涉及基因结构的改变。可遗传变异使遗传有了新的内容,也使生物的漫长生命连续系统得以持续的发展、进化。没有遗传,不可能保持性状和物种的相对稳定性;没有变异,不会产生新的性状,也就不可能有物种的进化和新品种的选育。

七、有机体与环境的统一

(一)生命的起源

关于生命起源是通过化学进化过程的说法已经为广大学者所承认,并认为这个化学进化过程可以分为下列四个阶段。

1. 从无机小分子物质生成有机小分子物质 根据推测,生命起源的化学进化过程是在原始地球条件下开始进行的。当时,地球表面温度已经降低,但内部温度仍然很高,火山活动极为频繁,从火山内部喷出的气体,形成了原始大气。一般认为,原始大气的主要成分有甲烷(CH_4)、氨气(NH_3)、水蒸气(H_2O)、氢(H_2),此外还有硫化氢(H_2S)和氰化氢(HCN)。这些气体在大自然中不断产生的宇宙射线、紫外线、闪电等的作用下,就可能自然合成氨基酸、核苷酸、单糖等一系列比较简单的有机小分子物质。这些有机小分子物质又随着雨水,流经湖泊和河流,最后汇集在原始海洋中。

2. 从有机小分子物质形成蛋白质、核酸等有机高分子物质 有些学者认为,在原始海洋中氨基酸、核苷酸等有机小分子物质经过长期积累,相互作用,在适当条件下形成了原始的蛋白质分子和核酸分子。

3. 从有机高分子物质组成多分子体系 蛋白质和核酸等有机高分子物质在海洋里越积越多,浓度不断增加,由于种种原因(如水分的蒸发、黏土的吸附作用),这些有机高分子物质经过浓缩而分离出来,它们相互作用,凝聚成小滴。这些小滴漂浮在原始海洋中,外面包有最原始的界膜,与周围的原始海洋环境分隔开,从而构成一个独立的体系,即多分子体系。这种多分子体系已经能够与外界环境进行原始的物质交换活动了。

4. 从多分子体系演变为原始生命 从多分子体系演变为原始生命,是生命起源过程中最复杂和最有决定意义的阶段。

(二)生命的进化

1859年达尔文所著《物种起源》的出版,创立了以自然选择为基础的生物进化论。进化是普遍的生物学现象。每个细胞、每种生物都有自己的演变历史,都在随着时间的推移而变化,它们目前的状态是它们本身进化演变的结果。生物界是一个统一的自然谱系。各种生物归根结底都来自一个最原始的生命类型。生物不仅有一个复杂的纵深层次(从生物圈到生物大分子),它还具有个体发育历史和种系进化历史,有一个极广阔的历史横幅。

总之,生命的进化可归纳为三个基本步骤:从无到有的起源;由少到多的分化发展;从低级到高级的复化发展。

(三)生物与环境的统一

在自然界里,生物的个体组成种群,不同的种群彼此相互依赖、相互作用形成群落。群落和它所在的无生命环境组成了生物地理复合体——生态系统。在生态系统中,不同的种群具有不同的功能和作用。譬如,绿色植物是生产者,它能利用日光制造食物;动物包括人是消费者;细菌和真菌是分解者。生物彼此之间以及它们和环境之间的相互关系决定了生态系统所具有的性质和特点。任何一种生物,它的外部形态、内部结构和功能、生活习性和行为,同它在生态系统中的作用和地位总是相对适应的。这种适应是长期演变的结果,是自然选择的结果。尽管生物世界存在惊人的多样性,但所有的生物都有共同的物质基础,遵循共同的规律。生物就是这样的一个统一而又多样的物质世界。

第三节 生物学的发展简史及其趋势

一、发展简史

早在 2000~3000 年以前,在中国和古希腊就已经有了不少关于生物学知识的记载。从古至今,生物科学发展大致可以分为以下三个阶段。

(一) 描述性生物学阶段:20 世纪以前

1665 年罗伯特·虎克(Robert Hooke)首次发现细胞。他在观察软木塞的切片时看到软木中含有一个个小室而以之命名。其实这些小室并不是活的结构,而是细胞壁所构成的空隙,但细胞这个名词就此被沿用下来。他第一个观察到了死细胞。

1677 年列文·胡克(Antony van Leeuwenhoek)用自己制造的简单显微镜观察池塘水滴时,发现很多游走的细胞,事实上,他观察到的是原核细胞。他是第一个观察到了活细胞的人。

19 世纪生物学中的重大进展是"细胞学说"的出现和"进化论"的建立。1838—1839 年,德国生物学家施莱登和施旺创立了细胞学说,他们指出细胞是一切动植物结构和功能的基本单位,整个机体是由细胞和细胞的产物组成。细胞学说还表明,生物都由细胞构成,并由细胞发展而来。细胞学说对于细胞的研究起了巨大推动作用。

1859 年达尔文出版了震动当时学术界的《物种起源》。书中用大量资料证明了形形色色的生物都不是上帝创造的,而是在遗传、变异、生存斗争和自然选择中,由简单到复杂、由低等到高等不断发展变化的;生物进化论学说的提出,摧毁了各种唯心的神造论和物种不变论。恩格斯将"进化论"列为 19 世纪自然科学的三大发现之一(其他两个是细胞学说、能量守恒和转化定律)。

孟德尔(Gregor Johann Mendel)在大量实验结果的基础上于 1865 年在布吕恩自然科学研究协会上报告了他的研究结果。1866 年又在该会会刊上发表了题为《植物杂交试验》的论文。他在这篇论文中提出了遗传因子(现称基因)显性性状、隐性性状等重要概念,并阐明其遗传规律,后人称之为孟德尔定律(包括基因的分离定律及基因的自由组合定律)。

从 19 世纪中期到 20 世纪初,关于细胞结构尤其是细胞核的研究,有了长足的进展。1875 年德国植物学家施特拉斯布格(E. Strasburger)首先叙述了植物细胞中的着色物体,而且表明同种植物各自有一定数目的着色物体;1880 年巴拉涅茨基(Baranetski)描述了着色物体的螺旋状结构,1881 年普菲茨纳(Pfitzner)发现了染色粒。1880 年美国科学家恩格尔曼(Engelmann)的一个巧妙实验证实了叶绿体是绿色植物进行光合作用的场所。1888 年瓦尔代尔(Waldeyer)才把核中的着色物体正式命名为染色体。1891 年德国学者亨金(H. Henking)在昆虫的精细胞中观察到 X 染色体。1902 年史蒂文斯、威尔逊等发现了 Y 染色体。

(二) 实验生物学阶段:1900 年孟德尔遗传规律的重新发现至 1953 年

1900 年,随着孟德尔遗传规律被重新提出,生物学从第一阶段迈入了第二阶段。

1926 年,摩尔根(Thomas Hunt Morgan)所著的《基因论》出版。其内容包括遗传学的基本原理、遗传的机制、突变的起源、染色体畸变、基因和染色体在性别决定方面的作用等。该书不但总结了摩尔根小组自己的遗传研究成果，而且对当时已经发现的重要遗传学现象都作出了解释。本书是孟德尔-摩尔根学派观点的系统展现，其理论是遗传学发展史上的一次大飞跃。

1928 年，英国弗莱明（Alexander Fleming）发现青霉素，这是人类历史上一次具有伟大意义的发现。

这个阶段中，俄国巴甫洛夫（Ivan Petrovich Pavlov）和同事们研究了高级神经系统的生理；德国海克尔（Emst Haeckel）和施佩曼（Hans Spemann）博士开始研究动物胚胎发育。赫胥黎（Sir Julian Sorell Huxley）和杜布赞斯基（T. Dobzhansky）提出现代综合进化论。现代综合进化论彻底否定获得性状的遗传，强调进化的渐进性，认为进化是群体而不是个体的现象，并重新肯定了自然选择压倒一切的重要性，继承和发展了达尔文进化学说。1944 年，美国生物学家埃弗里用细菌做实验，第一次证明了 DNA 是遗传物质。

（三）分子生物学阶段

1953 年，美国科学家沃森（James Watson）和英国科学家克里克（Francis Harry Compton Crick）共同提出了 DNA 分子的双螺旋结构模型，这是 20 世纪生物科学发展中最伟大的成就，标志着生物科学的发展进入了一个新阶段。

二、生物学发展趋势

现代科学发展的一个特点是相互渗透，并不断在几门学科交界的边缘上生长出新的学科。回顾生物学近二三十年的发展道路，可以看出它主要沿着三个方向发展。

第一个趋势，是与物理、化学科学结合。在生命现象中，有许多看起来十分复杂甚至难以理解的事情，如果找到它的物理和化学基础，规律就较容易掌握些。遗传密码的发现，揭开了生命遗传现象的奥秘，这是物理科学向生物学渗透而建立分子生物学过程中的重大成就。

第二个趋势，是与技术科学结合。首先是新技术的应用推动着生物学的发展。近年来电子显微镜、电子计算机以及光谱、波谱、能谱技术的广泛应用，使生物学的研究周期大大缩短，精密度大大提高。下一步的发展，可能是利用特制的探测装置在分子水平上研究生物活体标本的活动规律。生物学也只有不断以现代化的技术手段武装自己，才能成为精密科学。此外，生物科学的研究又为技术科学的研究提供原型，提供新的设计思想。国外一些重要的计算机发展研究中心里，有一批心理学家在进行白鼠的行为研究，希望从生物的灵巧结构中得到启发，设计出新型的电子计算机。近年来，仿生学为技术进步提供了不少有用的知识，研制了一批具有生物特色的新设备、新武器。不仅模仿动物，而且开始以人类自身为样板，模拟人的思维、学习和记忆等高级智力活动，这就是人工智能的研究。生物科学与技术科学相结合的另一个广阔领域，是研究人与机器的相互关系和人与机器系统的最优安排，研究怎样使环境适合于人的工作与生活，以及人在特殊环境条件下的生理心理特点。这方面的研究被称为工效学（ergonomics）。

第三个趋势，是与社会科学相结合。社会科学与自然科学之间的相互渗透是社会发展的一个标志，而生物学正好是这个渗透的中间地带。当代一些迫切的社会问题，有许多与生物学关系密切，例如人口问题。生态学的研究也是一个社会与自然相结合的领域。随着人类社会的发展，人对自然界干预的能力和规模也在日益增长，使生物界原有的生态系统稳态遭到扰动和破坏，这又会反过来影响人类社会的生活。

如果我们把眼光放得更远一些，生物学未来的一个重要趋势是探索大脑-心理功能。这不仅是神经生理学家、心理学家研究的领域，也有许多物理学家、化学家转入到这方面来，更不必说许多从事社会科学研究的专家被它吸引了。可以预期，对大脑-心理研究的重大突破，必将使人类更深入地了解自己，从而大大提高自己改造世界的能力。

知识链接 1-1

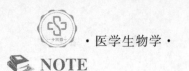

第四节 生物学与医学的关系

一、生物学与人口、食物、环境、能源问题关系密切

生物与人类生活的许多方面都有着非常密切的关系。生物学作为一门基础科学,与人口、食物、环境、能源等当前举世瞩目的全球性问题关系密切。

(一)人口问题

目前,地球上的人口正以前所未有的速度增长着。人口问题是一个社会问题,也是一个生物学问题。人类必须对人与环境错综复杂的关系进行周密的定量研究,才能对地球、对人类的命运有一个清醒的认识,使人口数量维持在一个合理的数字上。

(二)食物问题

食物匮乏是发展中国家长期以来面临的严重问题,当前世界上有几亿人口处于营养不良状态。过去,在发展科学的农业和"绿色革命"方面,生物学已做出巨大的贡献。今天,人类在一定限度内定向改造植物,用基因工程、细胞工程培育优质、高产、抗旱、抗寒、抗涝、抗盐碱、抗病虫害的优良品种已经不再是理想。例如,植物基因工程的一些关键技术已经有所突破,得到了一些转基因植物;利用富含蛋白质的藻类、细菌或真菌,进行大规模培养,并从中获得单细胞蛋白质等。可见,现代生物学成就和食品工业相结合,已使食物问题将会得到及时解决。

(三)环境问题

20世纪生态学关于人与自然关系的研究,唤醒人类重视赖以生存的生态环境。工业废水、废气和固体废物的大量排放,农用杀虫剂、除莠剂的广泛使用,使大面积的土地和水域受到污染,威胁着人类生产和生活。这就要求人们更深入地研究生物圈中物质和能量循环的生态学规律,并在人类的经济生活以及其他社会生活中,正确地运用这些规律,使生物能够更好地为人类服务。现代生物学证明,大量消耗资源的传统农业必将向以生物科学和技术为基础的生态农业转变。

(四)能源问题

全世界的化工能源(石油、煤等)储备是有限的,总有一天会枯竭。因此,自然界中可再生的生物资源(生物量)又重新被人所重视。自然界中的生物量大多是纤维素、半纤维素、木质素。将化学的、物理的和生物学的方法结合起来加工,就可以把纤维素转化为酒精,用作能源。太阳能是人类可以利用的最强大的能源,而生物的光合作用则是将太阳能固定下来的最主要的途径,可以预测,利用生物学的理论和方法解决能源问题是大有希望的。

二、生物学与医学关系密切

(一)医学源于生物

自从有了人类就有了疾病。为了生存,为了健康,人们在生产实践中不断寻找能用来治疗疾病的动植物,由此创立了医药学。李时珍的《本草纲目》记载了1892种药用动植物;华佗用洋金花为主药制作麻沸散做外科手术;在国外,用金鸡纳树皮提取奎宁治疗疟疾,用山羊给人输血开创了通过输血挽救患者生命的先例。大量事实说明,医学源于生物。

(二)生物学的发展推动医学的发展

生物学的发展不仅让人类对疾病的认识更加深入,也使生物学的研究范畴不断拓宽,机理更加明确,同时,为新的医学诊断和治疗手段的出现提供了可能。过去严重威胁人类的单纯生物病原因素明显的急性传染病如鼠疫、霍乱、天花、黑热病、结核病等已被控制甚至消灭。而恶性肿瘤、心脑血管疾病、艾滋病、免疫病、遗传病逐步成为人类的主要疾病和主要死亡原因,且发病率呈上升趋势。从而使医学的主要研究对象从传染病转变为重大的慢性及退行性疾病。而这些疾病的攻克依赖于生物学的分支学科——分子生物学、细胞生物学、遗传学、免疫学、脑科学等学科的发展。

此外,一些顽症的攻破也依赖生物学的发展。我们知道,遗传病是由于遗传物质发生改变而导致的疾病,它有三大特征:先天性、终生性、遗传性。由于遗传病终生不愈、代代相传,因而具有更大的危害性。过去,遗传病没有更好的治疗办法,只能以预防为主。随着生物学的发展,人们认识到遗传病与基因有关,通过基因修饰方法来增加或消除缺损基因的某些部分,制备正常基因来代替某些患者的遗传性或疾病性缺损基因,达到治疗的目的。未来,遗传病等一些顽症有望在最大程度上得以控制或治愈。

(三)生物学是其他医学课程的基础

医学的很多课程如生物化学、免疫学、寄生虫学、生理学、解剖学等都是生物学的分支,属于生物学的范畴。学习这些课程必然用到生物学的基本理论、基本知识、基本技能。如果缺乏医学生物学知识,不仅不能学好以上课程,而且会影响到儿科学、内科学、外科学等临床课程的学习和理解。所以,医学生物学是其他医学课程的基础,我们必须学好它。

小结

生物学是研究有机自然界各种生命现象及其活动规律并运用这些规律能动地改造自然界的一门科学。医学生物学在介绍生命现象一般规律的同时,重点介绍与医学相关的生物学问题,是医学科学的主要基础。生物学中需要理解几个基本概念:生物大分子是生命物质的基础;细胞是生命结构和功能的基本单位;新陈代谢是生命的基本特征;生物的生长发育;有机体的生殖;生物的遗传与变异;有机体与环境的统一。生命的进化可归纳三个基本步骤:从无到有的起源;由少到多的分化发展;从低级到高级的复化发展。生物科学发展大致可以分为三个阶段:描述性生物学阶段(20 世纪以前);实验生物学阶段(1900 年孟德尔遗传规律的重新发现至 1953 年);分子生物学阶段(1953 年至今)。生物学作为一门基础科学,与人口、食物、环境、能源等问题关系密切;同时与医学的关系也非常密切:医学源于生物;生物学的发展推动医学的发展;生物学是其他医学课程的基础。

能力检测

1. ( )是生命结构与功能的基本单位。
2. 19 世纪自然科学的三大发现为( )、( )和( )。
3. 生物学发展进入分子生物学阶段的标志是( )。
4. 怎样理解医学与生物学的关系。

能力检测答案

(易 岚)

推荐阅读文献

刘易斯·托马斯.细胞生命的礼赞——一个生物学观察者的手记[M].长沙:湖南科学技术出版社,2014.

第二章 细胞的分子基础

本章PPT

组成细胞的分子基础和组成气体、液体以及固体的分子基础一样，都是化学物质，这一点对于19世纪之前的科学家们而言是难以置信的，因为细胞具有多样性的形态，能够有目的的活动，并且还能够生长和繁殖，这些特点和气体、液体以及固体有天壤之别。直到19世纪，人们才渐渐认识到与气体、固体和液体一样，细胞在组成上遵守同样的化学和物理规则。但是，细胞的化学组成的确也具有自己的特点。第一，其主要组成成分为碳的化合物，即我们常常称为的有机化合物。第二，细胞中的化学反应主要是在水相中进行的，而且反应的温度是在一个非常有限的范围之内。第三，细胞的化学体系非常复杂，即使最简单的细胞包含的化学组成也比任何一个已知的化学体系复杂得多。第四，组成细胞的大部分物质是由多个化学小分子（或称之为亚基）连接而成的聚合物，这些聚合物的特性赋予了细胞生长、增殖和行使其他生命活动的特性。第五，细胞中的化学反应在时间和空间上是受到严格调控的。下面我们就来了解一下组成细胞的主要化学成分。

第一节 细胞中的小分子

细胞中的分子种类繁多，但是构成它们的化学元素却仅有50多种，在这些化学元素中C、H、O、N四种元素的含量最高，占了细胞总量的90％以上。其次是S、P、Cl、K、Na、Ca、Mg、Fe等元素，占细胞总量的9％以上。除此以外，在细胞中还含有数量极少的微量元素，如Cu、Zn、Mn、Mo、Co、Cr、Si、F、Br、I、Li、Ba等。这些元素虽然含量很微小，但是它们对于维持细胞正常的功能同样非常重要。

细胞中几乎所有的分子都是以碳原子为基础的。碳原子在所有的化学元素中具有杰出的形成大分子的能力，这是因为碳原子很小，含有4个电子，在它原子的外层还有4个空余空间，可以形成4个共价键。而且碳原子和碳原子之间可以形成十分稳定的C—C共价键，从而进一步形成长链状或环状的大分子。这些由C元素构成的分子被称作有机分子，而其他一些分子，比如水等则被称之为是无机分子。

下面我们就来看一看细胞中的无机小分子和有机小分子。

一、细胞中的无机小分子

（一）水

水是细胞中含量最多的化学成分，约占细胞总量的70％。细胞中的水具有两种形式，即游离水和结合水。其中游离水约占所有水分子的95％，结合水则可以以氢键或其他键与蛋白质结合，约占5％。细胞中的水不仅是良好的溶剂，溶解各种无机物，并且水在调节温度、参加酶促反应、参与物质代谢和形成细胞的有序结构方面发挥着重要的作用。

（二）无机盐

细胞中的无机盐含量很少，仅占细胞重量的1％左右。细胞中常见的无机盐均以离子形式存在,其中阴离子主要包括 Cl^-、PO_4^-、HCO_3^-,阳离子主要包括 Na^+、K^+、Ca^{2+}、Mg^{2+}、Fe^{2+}、Fe^{3+}、Mn^{2+}、Cu^{2+}、Co^{2+}、Mo^{2+} 等。无机盐对于细胞而言具有重要的意义,它们不仅在维持细胞的渗透压,促进细胞的吸水和排水以及调节细胞的 pH 值方面具有重要作用,而且有的无机盐还是酶的活化剂或功能因子,还有些无机盐是构成细胞中有机物的重要组成部分,例如血细胞之所以呈现红色,就是因为血细胞的重要成分血红蛋白中结合了 Fe^{2+}(图 2-1)。每一个血红蛋白分子是由 4 分子的珠蛋白和 4 分子亚铁血红素组成,每个血红素又由 4 个吡咯环组成,在环中央有 1 个铁原子。血红蛋白中的铁在二价状态时,可与氧呈可逆性结合(氧合血红蛋白),如果铁氧化为三价状态,血红蛋白则转变为高铁血红蛋白,就失去了载氧能力。

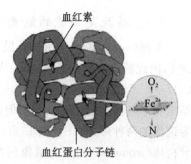

血红素
血红蛋白分子链

图 2-1　血红蛋白结构示意图

二、细胞中的有机小分子

细胞中有机小分子的分子量范围为 $100\sim1000$ Da,一般含有 30 个左右的碳原子。它们一般在细胞质中以游离的方式存在,发挥不同的作用。有些小分子的作用是构成细胞中的大分子(如单糖是构成多糖的单位,氨基酸是构成蛋白质的单位,核苷酸是构成核酸的单位),有的小分子则是作为细胞的能量来源,这些小分子在细胞内代谢中通过化学键的断裂转化成为其他的小分子,并在此过程中释放出能量。大部分的小分子都具有 1 种以上的作用,例如既是构成大分子的单位又是细胞中的能量来源。细胞中的小分子比细胞中的大分子在丰度上要小得多,仅占细胞有机物总量的 1/10。粗略地估计,在一个典型的动物细胞中,有机小分子的种类可能有 1000 余种。

所有的有机分子都是从相同的一套简单的化合物合成的,这些有机分子也会裂解成相同的一套化合物。合成和降解是通过一系列的化学变化一步一步地完成。所以细胞中的化合物在化学上都具有一定的相关性,大部分可以被划分入为数不多的家族。广义上说,细胞中含有 4 种主要的有机分子家族:糖、脂肪酸、氨基酸和核苷酸。虽然细胞中的许多化合物不属于这 4 个家族,但是这 4 个家族的小分子以及由它们构成的大分子是决定细胞质量的主要因素(表 2-1)。

表 2-1　细菌细胞的化学组成

化学组成	占细胞质量的百分比/(%)	分子的种类
水	70	1
无机盐	1	20
单糖及其前体	1	250
氨基酸及其前体	0.4	100
核苷酸及其前体	0.4	100
脂肪酸及其前体	1	50
其他小分子	0.2	300
磷脂	2	4*
大分子(核酸、蛋白质和多糖)	24	3000

注:* 细胞中含有 4 种磷脂,每一种包含有很多的种类。

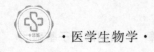

（一）糖既是细胞的能量来源也是组成多糖的亚基

单糖（monosaccharides）是最简单的糖，其分子式一般用$(CH_2O)_n$来表示，n 通常为 3、4、5 或 6，因此糖以及由它们组成的大分子常常又被称为是碳水化合物。如葡萄糖的分子式为 $C_6H_{12}O_6$，但是分子式并不能完全代表某个分子：因为组成相同的分子可能结构不同。例如岩藻糖和半乳糖，其分子式相同，但是结构上有一个羟基的方向不同。而且每一种糖，都具有互为镜像的两种形式，D-型和 L-型。像这种分子式相同但是化学结构不同的分子，称之为同分异构体（isomers），而互为镜像的两个分子则被称为是光学异构体（optical isomers）。同分异构体现象在糖中是十分普遍的，由于这种现象的存在就使得细胞中糖的种类有很多。单糖通过共价键（糖苷键）可以形成更大的分子。两个单糖可以形成二糖，如蔗糖就是由 1 分子葡萄糖和 1 分子果糖组成的。多糖分子可以是由 3 或 4 个单糖构成的寡糖，也可以是由几千个单糖构成的多糖。一般情况下，寡糖是指单糖数目在 2～10，而多糖的单糖数目一般在几百到几千。

单糖组成多糖的方式代表了细胞中大部分化学键形成的方式，即一个糖的—OH 和另外一个糖的—OH 通过脱去一分子 H_2O 形成糖苷键而被连接在一起，这种反应称为缩合反应。细胞内的许多大分子都是按照此种方式形成的，如核酸和蛋白质。与此反应相反的过程被称为水解反应，即一分子 H_2O 的加入使得相关的化学键断裂而形成 2 个独立的分子。

因为每一个单糖都通常具有不止 1 个自由的羟基，因此多糖可以是分枝状的，这就使得多糖可能的结构非常多。而核苷酸在形成核酸时，每一个核苷酸之间的连接方式是完全相同的，氨基酸在形成蛋白质时，氨基酸之间的连接方式也是完全相同的，而单糖在形成多糖的时候，连接方式具有多样性，这就使得研究多糖的结构比研究核酸或者蛋白质的结构要困难得多。

葡萄糖是细胞能量的主要来源。它通过一系列的化学反应形成更小的分子，从而释放出可供细胞利用的能量。动物细胞可以把葡萄糖储存在仅有葡萄糖构成的多糖-糖原中，作为产生能量的来源。

糖不仅仅是能量的来源，它们还经常用于为细胞提供形状支持。小的寡糖可以以共价键的方式与蛋白质或脂类相连接形成糖蛋白或者糖脂。糖蛋白和糖脂在细胞膜中均发挥着重要作用。细胞膜中糖蛋白或糖脂的糖链被认为在保护细胞表面和帮助细胞之间黏附方面具有重要作用。细胞表面不同的糖也是决定人类不同血型的分子基础。

（二）脂肪酸是细胞膜的组成部分

脂肪酸（如棕榈酸）具有两个完全不同的区域。一个是活性较低的疏水性的长烃链，另一个是活性很高的羧基（—COOH），其在液态环境中呈现酸性，并且带着负电荷。细胞中几乎所有的脂肪酸都可以通过它们的羧酸基团与其他分子形成共价键。既具有亲水性又具有疏水性的分子被称为两亲性分子。

有些脂肪酸的长烃链是饱和的，在它的碳原子中不包含双键，并且含有了最大数目的羟基，这样的脂肪酸被称为饱和脂肪酸。而另外一些脂肪酸，例如油酸（十八烯酸）则具有不饱和的长烃链，即组成它的碳原子中含有双键，这样的脂肪酸被称为不饱和脂肪酸。碳—碳双键会在烃链中形成扭结，从而干扰了它们聚集的能力，而这就是这些双键的缺失或存在使得饱和脂肪酸构成的脂类成固态而由不饱和脂肪酸形成的脂类成液态。在细胞膜中也发现了脂肪酸的尾部，它们对细胞膜的流动性具有重要的影响。

细胞中含有许多不同的脂肪酸，这些脂肪酸的区别仅仅在于烃链的长度和碳—碳双键的数目和位置不同。

脂肪酸也是细胞中能量的来源，在相同质量的情况下，脂肪酸降解产生的能量是葡萄糖的

6倍。细胞质中的脂肪酸常常以甘油三酯的形式出现,即3条脂肪酸链与1个甘油分子相连。甘油三酯不仅存在于动物性的脂肪如肉、黄油和奶油中,而且也存在于植物油,如花生油和橄榄油中。当细胞需要能量的时候,脂肪酸链就会从甘油三酯中释放出来,并且水解成为二碳单位。这些二碳单位和葡萄糖水解的产物一样,会进入相同的化学反应循环,产生能量。

脂肪酸和甘油三酯都属于脂类。广义上的脂类是指不溶于水而溶于脂溶性溶剂的化合物。它们典型的特点就是含有长烃链,如脂肪酸,或者含有多联的芳香环,如类固醇。脂肪酸最显著的特点就是可以形成脂双分子层,这是细胞膜形成的基础。细胞膜中含有的脂类主要是磷脂。

和甘油三酯一样,大部分的磷脂也是由甘油和脂肪酸组成的。在这些磷脂中,甘油只结合了两条脂肪酸链,而不是像甘油三酯那样结合了3条脂肪酸链。甘油中剩下的羟基和亲水性的磷酸基团相连接,而磷酸又可以进一步和一些小的亲水性化合物如胆碱结合。所以磷脂也是两亲性分子,既具有疏水的脂肪酸链又具有亲水的头部,这一特点使得磷脂和疏水性的甘油三酯在物理特性和化学特性上具有很大的差别。除了磷脂以外,细胞膜上还含有其他一些脂类,如糖脂。

磷脂的两亲性特点使得它们在水中很容易形成膜。它们在水的表面伸展开形成单层膜,其中亲水性的头部和水分子结合,而疏水性的尾部则朝向空气中。而两层这样的分子层尾部相对则很容易形成三明治式的脂双分子层。

(三)氨基酸是蛋白质的亚基

氨基酸分子的α碳原子含有1个羧基、1个氨基和1个侧链(图2-2)。侧链的性质决定了氨基酸分子的特性,氨基酸分子之间通过肽键头尾相连形成蛋白质分子。组成蛋白质的氨基酸仅有20种(表2-2)。无论是细菌,还是植物和动物,其蛋白质的组成都是20种氨基酸。在物种进化的过程中,为什么只有这20种氨基酸被选择出来用于构成生物的蛋白质,这至今还是个谜。并没有明显的化学原因可以解释为什么这20种之外的氨基酸不能用于构成蛋白质。但是一旦这20种氨基酸被选择成为了组成蛋白质的亚单位,细胞就很难更改了,因为一旦更改,细胞中就需要更新整个代谢系统以面对新的氨基酸构成的蛋白质。

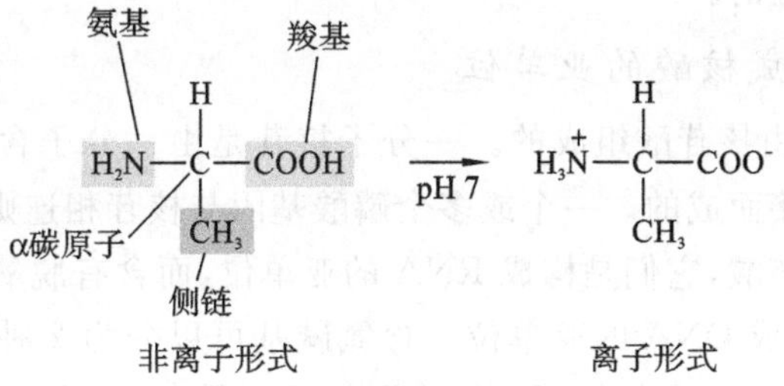

图 2-2 氨基酸的结构示意图

表 2-2 细胞中氨基酸的种类

中文名称	英文名称	英文缩写	英文简写	侧链带电情况
天冬氨酸	Aspartic acid	Asp	D	负电
谷氨酸	Glutamic acid	Glu	E	负电
精氨酸	Arginine	Arg	R	正电
赖氨酸	Lysine	Lys	K	正电
组氨酸	Histidine	His	H	正电
天冬酰胺	Asparagine	Asn	N	极性不带电

中文名称	英文名称	英文缩写	英文简写	侧链带电情况
谷氨酰胺	Glutamine	Gln	Q	极性不带电
丝氨酸	Serine	Ser	S	极性不带电
苏氨酸	Threonine	Thr	T	极性不带电
酪氨酸	Tyrosine	Tyr	Y	极性不带电
丙氨酸	Alanine	Ala	A	非极性
甘氨酸	Glycine	Gly	G	非极性
缬氨酸	Valine	Val	V	非极性
亮氨酸	Leucine	Leu	L	非极性
异亮氨酸	Isoleucine	Ile	I	非极性
脯氨酸	Proline	Pro	P	非极性
苯丙氨酸	Phenylalanine	Phe	F	非极性
蛋氨酸	Methionine	Met	M	非极性
色氨酸	Tryptophan	Trp	W	非极性
半胱氨酸	Cysteine	Cys	C	非极性

和糖一样,所有的氨基酸(除了甘氨酸)都具有互为镜像的同分异构体,即 D-型和 L-型,但是在蛋白质中只发现了 L-型的氨基酸,D-型的氨基酸仅仅存在于某些细菌细胞壁和一些抗生素中,D-丝氨酸是大脑中的信号分子。为什么细胞只选择了 L-型的氨基酸来构成蛋白质,这是进化过程中的另一个未解之谜。

虽然构成蛋白质的仅仅有 20 种氨基酸,但是它们排列组合产生的多样性却赋予了蛋白质不同的功能。例如有些氨基酸,包括赖氨酸和谷氨酸含有可以在水中形成离子的侧链从而可以使分子带上电荷,而另外一些氨基酸则不带电荷。一些氨基酸具有极性和亲水性,而有些氨基酸则是非极性和疏水性的。

(四)核苷酸是构成核酸的亚单位

DNA 和 RNA 都是由核苷酸组成的。一分子核苷是由一分子含氮碱基与一分子五碳糖(核糖或者脱氧核糖)连接而成的。一个或多个磷酸基团与核苷相连则形成了核苷酸。含有核糖的核苷酸被称为核糖核酸,它们是构成 RNA 的亚单位,而含有脱氧核糖的核苷酸则被称为脱氧核糖核酸,它们是构成 DNA 的亚单位。含氮碱基可以分为 2 种,即嘧啶和嘌呤,嘧啶包括胞嘧啶(C)、胸腺嘧啶(T)、尿嘧啶(U),嘌呤则包括鸟嘌呤(G)和腺嘌呤(A),每一个核苷酸的命名是以它所包含的碱基进行命名的(图 2-3)。

核苷酸可以作为化学能量短暂的运输者。其中三磷酸腺苷(ATP)在几百种代谢反应中都参与了能量的传递。ATP 是食物分解产生能量的过程中形成的。ATP 中的 3 个磷酸通过 2 个磷酸酐键连接而成。这些键的断裂将会产生巨大的能量。末端的磷酸基团经常通过水解反应而断裂。在很多情况下,将这个磷酸转移到另外的分子上释放的能量可以推动需要能量的生物合成反应的发生。其他的核苷酸也可以传递其他的化学基团。

核苷酸同时还在遗传信息的存储中发挥着重要作用。一分子核苷酸中的磷酸基团可以和另外一个分子核苷酸戊糖的羟基形成磷酸二酯键,多个核苷酸通过磷酸二酯键连接形成核酸。核酸有两种,一种是 DNA,一种是 RNA。组成 DNA 的碱基是 A、T、C、G,组成 RNA 的碱基是 A、T、C、U。不同的碱基之间遵循如下的配对原则,即 A 与 T 或 U 配对,C 与 G 配对。

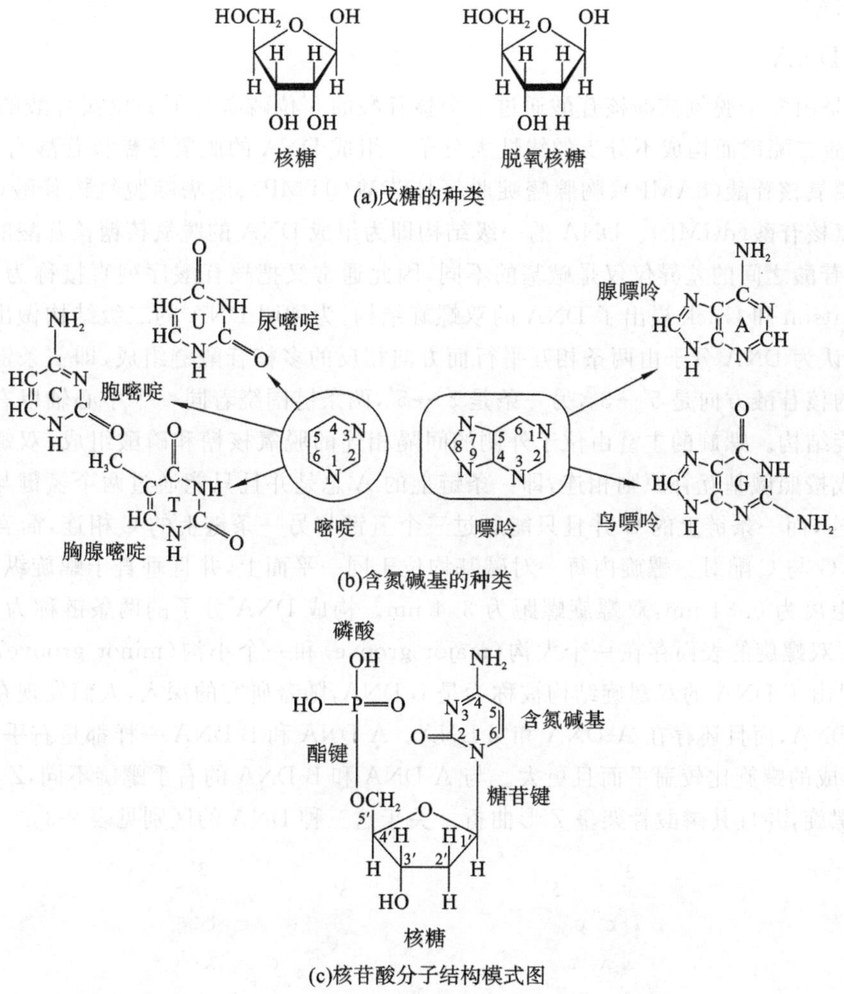

(a)戊糖的种类

(b)含氮碱基的种类

(c)核苷酸分子结构模式图

图 2-3　核苷酸的分子组成

DNA 和 RNA 的线性序列包含了遗传信息，但是这两种分子具有不同的功能。DNA 的结构是双股螺旋，比较稳定，因此主要负责遗传信息的储存和传递，而 RNA 的结构是单链，主要负责短暂的遗传信息的传递。

第二节　细胞中的有机大分子

细胞中相对分子质量范围在 10000～100000 的分子被称为有机大分子，主要包括蛋白质、核酸和多糖。从质量上来看，大分子是活细胞中最丰富的有机分子。它们在构成细胞的结构和赋予细胞不同的特性方面发挥着重要作用。生物大分子的大小和复杂性介于小分子和亚细胞器之间，仅仅从构成它们的小分子中很难预测它们的功能，例如，人们花费了很长的时间才确定了 DNA 和 RNA 在细胞中行使存储和传递遗传信息的功能。

一、核酸

核酸是许多核苷酸聚合而成的生物大分子化合物，为生命的最基本物质之一。核苷酸是由一分子戊糖、一分子含氮碱基和磷酸基团构成的。组成核苷酸的戊糖有两种，一种是脱氧核糖，一种是核糖，按照组成核酸戊糖的不同，将核酸分为两大类，即脱氧核糖核酸（DNA）和核糖核酸(RNA)。

（一）DNA

DNA是由多个脱氧核糖核苷酸通过一个核苷酸的 5′位磷酸与下一位核苷酸的 3′-OH 形成 3′,5′磷酸二酯键而构成不分支的线性大分子。组成 DNA 的脱氧核糖核苷酸有四种,分别是腺嘌呤脱氧核苷酸(dAMP)、胸腺嘧啶脱氧核苷酸(dTMP)、胞嘧啶脱氧核苷酸(dCMP)和鸟嘌呤脱氧核苷酸(dGMP)。DNA 的一级结构即为组成 DNA 的脱氧核糖核苷酸的顺序和种类,由于核苷酸之间的差异仅仅是碱基的不同,因此通常又把核苷酸序列直接称为碱基顺序。1953 年 Watson 和 Crick 提出了 DNA 的双螺旋结构,为阐明 DNA 的二级结构做出了杰出的贡献,他们认为 DNA 分子由两条相互平行而方向相反的多核苷酸链组成,即一条链中磷酸二酯键连接的核苷酸方向是 5′→3′,另一条是 3′→5′,两条链围绕着同一个中心轴以右手方向盘绕成双螺旋结构。螺旋的主链由位于外侧的间隔相连的脱氧核糖和磷酸组成,双螺旋的内侧由碱基构成按照碱基互补原则相连,即一条链上的 A 总是并且只能通过两个氢键与另一条链上的 T 相连,而一条链上的 G 并且只能通过三个氢键与另一条链上的 C 相连,简言之就是 A 与 T 配对,G 与 C 配对。螺旋内每一对碱基均位于同一平面上,并且垂直于螺旋纵轴,相邻碱基对之间距离为 0.34 nm,双螺旋螺距为 3.4 nm。构成 DNA 分子的两条链称为互补链(图2-4),DNA 双螺旋的表面存在一个大沟(major groove)和一个小沟(minor groove)。Watson 和 Crick 提出了 DNA 的双螺旋结构被称为是 B-DNA,随着研究的深入,人们发现在细胞中不仅存在 B-DNA,而且还存在 A-DNA 和 Z-DNA。A-DNA 和 B-DNA 一样都是右手螺旋,但是 A-DNA 形成的螺旋比较扁平而且更大。与 A-DNA 和 B-DNA 的右手螺旋不同,Z-DNA 形成的是左手螺旋,并且其磷酸骨架呈 Z 形曲折。关于这三种 DNA 的区别见表 2-3。

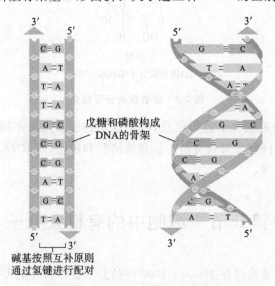

图 2-4　DNA 的结构示意图

表 2-3　细胞中 DNA 的主要类型

项目	B-DNA	A-DNA	Z-DNA
旋转方向	右手	右手	左手
核苷酸数/每圈	10	10.9	12
螺距	3.38 nm	3.2 nm	4.46 nm

DNA 的主要功能是储存、复制和传递遗传信息。在组成 DNA 分子的线性核苷酸序列中蕴藏着大量的遗传信息。虽然 DNA 分子中只有四种核苷酸,但组成 DNA 的核苷酸的数量却

非常巨大且呈随机排列,这就决定了 DNA 分子的复杂性和多样性。例如人的基因组约含有 30 亿个碱基对,理论上其多样性应该是 4 的 30 亿次方,这是一个十分庞大的数字,正是这个原因,才使得遗传信息具有多样性,也正因为如此,才使得生物种类具有多样性。

遗传信息从亲代传递给子代是以 DNA 的复制为基础的,DNA 的复制是指由亲代 DNA 合成子代 DNA 的过程。以 DNA 为模板合成信使 RNA 的过程称为转录,以信使 RNA 为模板指导蛋白质合成的过程被称为翻译。转录和翻译合起来被称为是遗传信息的流动。

(二) RNA

RNA 也是由多个核苷酸连接而成的大分子,但是组成 RNA 的核苷酸是核糖核酸,构成 RNA 的碱基是 A、G、C、U(表 2-4)。

表 2-4　DNA 和 RNA 在化学组成上的异同

	DNA	RNA
戊糖	脱氧核糖	核糖
碱基	腺嘌呤(A)、鸟嘌呤(G)、胞嘧啶(C)、胸腺嘧啶(T)	腺嘌呤(A)、鸟嘌呤(G)、胞嘧啶(C)、尿嘧啶(U)
磷酸	磷酸	磷酸
核苷酸	脱氧腺苷酸(dAMP) 脱氧鸟苷酸(dGMP) 脱氧胞苷酸(dCMP) 脱氧胸苷酸(dTMP)	腺苷酸(AMP) 鸟苷酸(GMP) 胞苷酸(CMP) 尿苷酸(UMP)

与 DNA 分子的双螺旋结构不同,RNA 一般为单链的长分子,但是很多 RNA 也需要通过碱基配对原则形成一定的二级结构乃至三级结构来行使生物学功能。RNA 的碱基配对规则基本和 DNA 相同,不过除了 A-U、G-C 配对外,G-U 也可以配对。

细胞中 RNA 的种类很多(表 2-5),其中参与遗传信息流动的主要有三种,即 mRNA(信使 RNA)、tRNA(转运 RNA)和 rRNA(核糖体 RNA)。mRNA 是指导蛋白质合成的模板;tRNA 是将特定的氨基酸转运到 mRNA 特定位置的搬运工;rRNA 是蛋白质合成的工厂,核糖体的重要组成成分。

表 2-5　细胞内重要 RNA 的种类和功能

缩写	名称	功能
mRNA	信使 RNA	蛋白质合成的直接模板
tRNA	转运 RNA	转运氨基酸到 mRNA 的特定位置
rRNA	核糖体 RNA	核糖体的组成成分
hnRNA	不均一核 RNA	成熟 mRNA 的前体
Ribozyme	核酶(有酶活性的 RNA)	自我催化 RNA 剪接
snRNA	核内小 RNA	参与 hnRNA 的剪接与转运
snoRNA	核仁小 RNA	rRNA 的加工与修饰
miRNA	微小 RNA	基因表达调节
siRNA	小干扰 RNA	介导 RNA 干扰,沉默基因转录
piRNA	与 Piwi 蛋白相作用的 RNA	参与基因表达调节,调节精子成熟发育
lncRNA	长链非编码 RNA	参与表观遗传调控、细胞周期调控和细胞分化调控等

1. mRNA DNA 是遗传信息的主要载体,生物体的生理功能主要由蛋白质来执行。如何将 DNA 上的遗传信息转换成蛋白质从而使细胞发挥不同的功能,mRNA 在其中发挥着重要的"信使"作用。

在真核生物中,转录形成的前体 RNA 中含有大量非编码序列,大约只有 25% 的序列经加工成为 mRNA,最后翻译为蛋白质。因为这种未经加工的前体 mRNA(pre-mRNA)在分子大小上差别很大,所以通常称为不均一核 RNA(heterogeneous nuclear RNA,hnRNA)。mRNA 在细胞中的含量很少,并且寿命很短,完成任务以后便被降解。mRNA 的降解在它发挥调控功能的过程中起着重要作用。

2. tRNA mRNA 上每 3 个核苷酸翻译成蛋白质多肽链上的 1 个氨基酸,这 3 个核苷酸就称为密码,也称三联子密码即密码子(codon)。但是细胞质中游离的氨基酸本身是无法识别 mRNA 上的密码子的,必须依赖于一种特殊的载体——转运 RNA(transfer RNA,tRNA),才能把氨基酸搬运到 mRNA 和核糖体复合物上。

tRNA 之所以可以将特定的氨基酸转运到 mRNA 和核糖体复合物特定的位置上,这与它的结构密不可分。tRNA 二级结构很像一片三叶草(图 2-5)。在 tRNA 结构中含有反密码子环,在这一个环的顶端有三个暴露的碱基,称为反密码子(anticodon)。反密码子可以与 mRNA 链上互补的密码子配对。在 tRNA 的 3′末端含有氨基酸臂,可以携带特定的氨基酸。通过反密码子和密码子之间的相互识别,tRNA 就可以将特定的氨基酸准确地转运到 mRNA 和核糖体复合物特定的位置上。每种氨基酸可与 1~4 种 tRNA 相结合,现在已知的 tRNA 的种类在 40 种以上。

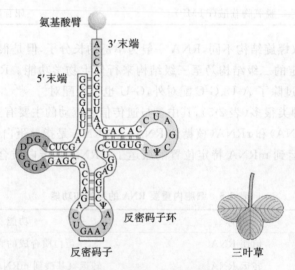

图 2-5 tRNA 结构示意图

3. rRNA 核糖体 RNA(ribosomal RNA,rRNA)是组成核糖体(ribosome)的重要成分,它在维持核糖体的结构方面发挥着重要的作用,如果把 rRNA 从核糖体上除掉,核糖体的结构就会发生塌陷。rRNA 的大小一般用沉降系数(sedimentation coefficient,S)来表示。某一物质的 S 值越大,表示该物质在超速离心时的沉淀速度越大。组成原核生物核糖体的 rRNA 有 3 种,分别为 5S、16S 及 23S。组成真核生物核糖体的 rRNA 有 4 种,分别是 5S、5.8S、18S 和 28S。

rRNA 是单链,它包含不等量的 A 与 U、G 与 C,但是有广泛的双链区域。在双链区,碱基因氢键相连,表现为发夹式螺旋。

rRNA 不仅在维持核糖体结构方面发挥着重要作用,而且在识别、选择 tRNA 以及催化肽键形成等方面也发挥着重要的作用。

4. Ribozyme 长期以来人们一直认为酶的本质是蛋白质。直到 20 世纪 80 年代初期美国科罗拉多大学 Cech 实验室首先发现了 RNA 也具有酶活性,从根本上改变了人们的这一认识。Cech 因此分享了 1989 年的诺贝尔化学奖。

根据一级序列的大小不同,核酶可以被分成小分子核酶和大分子核酶。小分子核酶包括锤头核酶、发卡核酶、VS(varkud satellite)核酶以及 HDV(hepatitis delta virus)核酶,它们的序列长度都在 200 个核苷酸以下。大分子核酶包括 RnaseP、Ⅰ型内含子(group Ⅰ intron)、Ⅱ型内含子(group Ⅱ intron)以及核糖体,它们的序列长度从几百到几千核苷酸不等。

核酶是具有酶活性的 RNA,即核酶本身是 RNA,它的底物也是 RNA。它们通过与序列特异性的靶 RNA 分子配对而发挥作用。它们在 RNA 的成熟、蛋白质的合成方面均发挥着重要的作用。

5. 其他 在细胞中还存在着许多多种多样的 RNA,如核内小 RNA、核仁小 RNA、胞质中小 RNA 等,它们在参与 hnRNA 的剪接与转运和对 rRNA 进行加工与修饰中均发挥着重要的作用。此外人们还逐渐发现了一些调控基因表达的重要的 RNA,如小 RNA、微小 RNA 以及非编码 RNA 等。这些 RNA 的发现不仅丰富了人们对于细胞的认识,而且也为人们干预细胞内基因的表达从而对疾病进行治疗提供了新的策略。

二、蛋白质

蛋白质(protein)是构成细胞的主要成分,占细胞干重的 50% 以上,是细胞生命活动的最重要的执行者。

蛋白质是由 20 种氨基酸通过肽键连接而成的大分子,构成蛋白质的氨基酸数目从 30 到 10000 不等,大部分蛋白质含有的氨基酸的数目在 50~2000。

如前所述,每一个氨基酸分子都含有一个羧基和一个氨基,当一个氨基酸分子上的羧基与另一个氨基酸分子上的氨基脱水缩合可以形成新的化学键——肽键。氨基酸通过肽键而连接成的化合物称为肽(peptide),由两个氨基酸连接而成的称为二肽,三个氨基酸连接而成的称为三肽,以多个氨基酸连接而成的称为多肽,每一条多肽链都含有一个氨基端(N—端)和一个羧基端(C—端)。组成多肽的每一个氨基酸称为氨基酸残基,氨基酸残基的侧链决定了多肽的性质(图 2-6)。

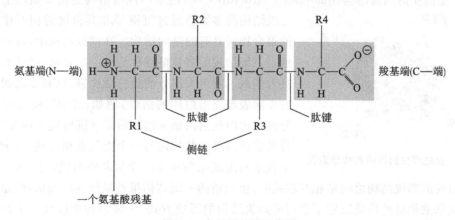

图 2-6 多肽链结构示意图
其中每一个灰色区域代表一个氨基酸残基

1. 蛋白质的结构 按照蛋白质折叠程度不同,可以将蛋白质的结构分为一级结构、二级结构、三级结构和四级结构。

（1）蛋白质的一级结构（primary structure）　蛋白质的一级结构指的是组成蛋白质线性多肽链的氨基酸的数目、种类和排列顺序。通常蛋白质的一级结构的书写顺序按照从 N 端到 C 端的方式进行。

（2）蛋白质的二级结构（secondary structure）　蛋白质的二级结构指的是组成蛋白质的多肽链局部的三维结构。最常见的二级结构包括 α-螺旋（α-helix）和 β-片层（β-sheet）。二级结构是通过骨架上的羰基和酰胺基团之间形成的氢键维持的，氢键是稳定二级结构的主要作用力。

α-螺旋一般都是右手螺旋结构，每个氨基酸残基（第 n 个）的羰基氧与多肽链 C 端方向的第 4 个残基（第 $n+4$ 个）的酰胺氮形成氢键。在典型的右手 α-螺旋结构中，螺距为 0.54 nm，每一圈含有 3.6 个氨基酸残基，每个残基沿着螺旋的长轴上升 0.15 nm（图 2-7）。β-片层则是由伸展的多肽链组成的。折叠片的构象是通过一个肽键的羰基氧和位于同一个肽链或相邻肽链的另一个酰胺氢之间形成的氢键维持的。氢键几乎都垂直于伸展的肽链，这些肽链可以是平行排列（走向都是由 N 到 C 方向），或者是反平行排列（肽链反向排列）。

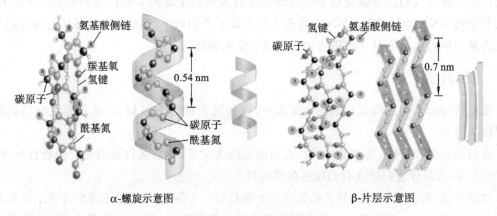

图 2-7　蛋白质二级结构示意图

（3）蛋白质的三级结构（tertiary structure）　蛋白质的三级结构是指一条完整的多肽链所形成的三维结构，包括了从 N 端到 C 端所有的 α-螺旋、β-片层、无规则卷曲以及环状结构等。维持蛋白质三级结构的化学键包括氢键、离子键和疏水键等。

（4）蛋白质的四级结构（quaternary structure）　蛋白质的四级结构是指 2 条以上的具有三级结构的多肽链通过氢键等非共价键的相互作用形成的聚合物所具有的空间结构。在四级结构中，每一条具有独立三级结构的多肽链被称为是一个亚基，通常亚基的数目为偶数。对于大部分的蛋白质而言，只有形成四级结构时才能表现出蛋白质的活性，例如：红细胞的重要组成成分血红蛋白是由两条 α 链和两条 β 链构成的四聚体，其中每条肽链都以非共价键与一个血红素相连接。α 链由 141 个氨基酸组成，β 链由 146 个氨基酸组成（图 2-8）。

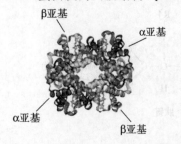

图 2-8　血红蛋白的四级结构示意图

蛋白质的四级结构之间是相互联系的，蛋白质的一级结构虽然是线性的结构，但是组成蛋白质的氨基酸侧链的性质决定了蛋白质高级结构的形成方式，一级结构中仅仅 1 个氨基酸残基的改变就有可能导致整个蛋白质折叠方式的改变，进而导致蛋白质的功能发生障碍。例如镰形细胞贫血症就是因为蛋白质中 1 个氨基酸由谷氨酸突变为了缬氨酸而导致的疾病。蛋白质的二级结构是组成蛋白质的多肽链局部的三维结构，而蛋白质的三级结构则是一条完整的

知识链接 2-1

多肽链所具有的三维结构,蛋白质的四级结构针对的是 2 条以上的多肽链聚集而成的大分子所具有的空间结构(图 2-9)。

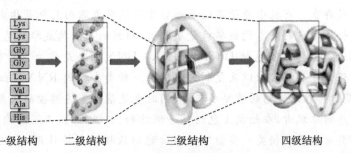

一级结构　　二级结构　　　三级结构　　　四级结构

图 2-9　蛋白质的四级结构

2. 蛋白质的功能　蛋白质是细胞生命活动最重要的执行者,我们日常司空见惯的各种活动,如吃饭、运动等都离不开蛋白质功能的发挥。有的蛋白质发挥酶的功能,催化细胞内的各种反应,例如分解食物的各种酶类(胃蛋白酶、胰蛋白酶等);有的蛋白质为维持细胞的形态提供支持,如各种细胞骨架蛋白;有的蛋白质发挥传输的功能,如血红蛋白携带氧气;有的蛋白质在运动中发挥重要作用,如肌动蛋白;有的蛋白质发挥储存能量或离子的作用,如鸡蛋中的卵清蛋白主要用于储存氨基酸,而人体中转铁蛋白则是铁离子的储存场所;有的蛋白质在信号转导中发挥着重要作用,如胰岛素和胰岛素受体的相互作用使得细胞吸收葡萄糖;有的蛋白质则可以与 DNA 结合,从而调节基因的表达;还有些蛋白质具有特殊的功能,如有些鱼类体内含有抗冻蛋白可以使得它们生活在极端的环境中。

三、多糖

多糖(polysaccharide)是由多个单糖分子通过糖苷键连接而成的大分子,相对分子质量从几万到几千万。单糖分子可以连成直链,也可以形成支链(图 2-10)。有的是构成动植物细胞壁的组成成分,如肽聚糖和纤维素;有的是作为动植物储藏的养分,如糖原和淀粉;有的具有特殊的生物活性,如人体中的肝素有抗凝血作用,肺炎球菌细胞壁中的多糖有抗原作用。

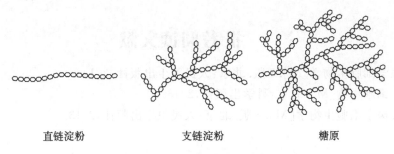

直链淀粉　　　　　支链淀粉　　　　　糖原

图 2-10　多糖的结构示意图

小结

构成细胞的化学元素有 50 多种,其中 C、H、O、N 四种元素的含量最高,占了细胞总量的 90% 以上。其次是 S、P、Cl、K、Na、Ca、Mg、Fe 等元素,占细胞总量的 9% 以上。除此以外,在细胞中还含有数量极少的微量元素,如 Cu、Zn、Mn、Mo、Co、Cr、Si、F、Br、I、Li、Ba等。按照相对分子质量的不同可以把细胞中的分子分为小分子和大分子,其中小分子包括无机小分子和有机小分子。无机小分子主要包括水和无机盐,有机小分子主要包括氨基酸、核苷酸、脂肪酸和糖。氨基酸在结构上含有一个氨基、一个羧基和一个侧链,属于两性电解质。核苷酸是由一分子戊糖、一分子含氮碱基和一分子磷酸。按照戊糖的不同,又可以把核苷酸进一步分为核糖核苷酸和脱氧核糖核苷酸。细胞内脂肪酸主要以磷脂和甘油三酯的形式存在。有机小分子不仅是细胞中的能量来源而且也是构成有机大分子的基本单位。例如蛋白质的基本构成单位是氨基酸,核酸的基本构成单位是核苷酸,多糖的基本构成单位是单糖。核酸包括 DNA 和 RNA。DNA 主要是作为遗传信息储存的载体,双螺旋结构保证了其稳定性以及复制的准确性。种类丰富的 RNA 在细胞中发挥着多种作用,不仅是遗传信息流动的重要参与者,同时也是基因表达调控的主要参与者。蛋白质作为遗传信息的体现者,在结构上包括了一级结构、二级结构、三级结构和四级结构,蛋白质的结构和其功能密切相关。多糖不仅为细胞形状提供支持作用,而且在储存能量方面也发挥着重要的作用。

能力检测

能力检测答案

A1 型题(单句型最佳选择题)

1. 细胞中含量最多的成分是( )。

A. 水　　　　　B. 无机盐　　　　　C. 蛋白质　　　　　D. 氨基酸　　　　　E. 核苷酸

2. 蛋白质的基本构成单位是( )。

A. 单糖　　　　B. 氨基酸　　　　　C. 核糖核酸　　　　D. 脱氧核糖核酸　　E. 脂肪酸

3. α-螺旋是蛋白质的( )结构。

A. 一级　　　　B. 二级　　　　　　C. 三级　　　　　　D. 四级　　　　　　E. 五级

4. 蛋白质翻译的模板是( )。

A. mRNA　　　B. tRNA　　　　　C. rRNA　　　　　D. siRNA　　　　　E. lncRNA

5. 组成 DNA 的碱基不包括( )。

A. A　　　　　　B. U　　　　　　C. T　　　　　　　D. C　　　　　　　E. G

(秦　鑫　董　超)

推荐阅读文献

[1]　杨恬. 医学细胞生物学[M]. 3 版. 北京:人民卫生出版社,2014.

[2]　王金发. 细胞生物[M]. 北京:科学出版社,2015.

[3]　陈誉华. 医学细胞生物学[M]. 5 版. 北京:人民卫生出版社,2013.

第三章 细胞的结构与功能

第一节 细胞的基本特征

本章 PPT

细胞(cell)是生命活动的基本单位,其物质基础是无机物和有机物。根据细胞的进化地位、结构的复杂程度、遗传装置的类型与主要生命活动的方式,将细胞划分为原核细胞和真核细胞两大类。原核细胞体积小、结构简单。真核细胞高度进化,出现了典型的细胞核和各种膜性细胞器。

一、细胞的大小

不同种类的细胞大小各不相同,一般常用微米(μm)和纳米(nm)作为描述细胞大小的单位。高等动、植物细胞的直径一般在 $10 \sim 100$ μm,鸵鸟的卵细胞直径可达 $12 \sim 15$ cm,原生动物细胞的直径为数百至数千微米,细菌的平均直径一般为 $1 \sim 2$ μm,而最小的支原体细胞直径在 $0.1 \sim 0.3$ μm。细胞的大小通常是与其功能相适应的。卵细胞体积通常较大,是因为在其胞质内储存了大量的营养物质,这些营养物质保证了受精后卵裂与胚胎发育的需要。神经细胞的轴突可长达 1 m 左右,与其传导功能有关。

构成多细胞生物的细胞种类繁多,各种细胞的大小相差悬殊,形态各异,但无论其总数的差异有多大,同一器官或组织的细胞大小通常在一个相对恒定的范围内,即一个生物体的大小及器官组织的大小主要取决于细胞的数量,而与细胞的大小无关,这种关系称为"细胞体积守恒定律"。

二、细胞的形态

细胞的形态多种多样,这与它的功能相适应(图 3-1)。凡游离的细胞通常为球状或椭球状,如血液中各种血细胞;组织中的细胞通常呈扁平状、柱状、纤维状等,如上皮细胞一般呈扁平状或柱状,肌细胞一般为纤维状;而神经细胞常呈星形,表面有一个或多个树突与轴突。

细胞特定的形态,既受细胞内细胞骨架的作用,又受相邻细胞以及细胞外基质的制约,也与细胞的生理功能有关。如神经细胞为了感受和传导冲动,通常呈星形;人的成熟红细胞为双凹圆盘形,减少了体积,便于通过毛细血管,又增加了表面积,有利于进行气体交换。

三、细胞的基本结构

在光学显微镜下,真核细胞的基本结构分为细胞膜、细胞质、细胞核三部分。经特殊染色,细胞质内可见线粒体、高尔基复合体、糖原颗粒等,细胞核内可见核仁。

在电子显微镜下,通常可将真核细胞的结构分为膜相结构和非膜相结构两部分(图 3-2)。

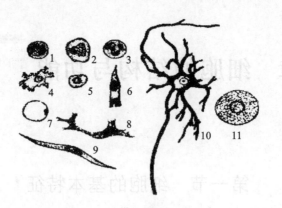

图 3-1　人体细胞的几种形态

1～3,血细胞;4～6,上皮细胞;7,8,结缔组织细胞;9,肌细胞;10,神经细胞;11,卵细胞

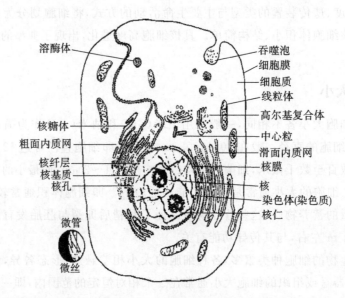

图 3-2　真核细胞模式图

膜相结构(membranous structure)主要包括细胞膜、内质网、高尔基复合体、溶酶体、过氧化物酶体、线粒体、核膜以及各种膜相小泡等。

非膜相结构(nonmembranous structure)是指细胞内没有单位膜包裹的结构,主要包括核糖体、细胞骨架(微管、微丝、中间纤维等)、染色质、染色体、中心体、核仁等,也称非膜性细胞器。

细胞内的各种膜相结构都具有相似的基本结构形式。在电镜下观察,所有膜相结构的膜均呈"两暗一明"三夹板式的结构,这三层结构称为单位膜。线粒体膜、核膜有两层单位膜,其他的膜结构均只有一层单位膜包裹。

细胞进行正常的代谢活动都需要酶的参与。由于真核细胞内膜相结构的出现,不仅将核物质分隔开,而且将细胞内行使特定功能的酶集中于一定的区域内,使之不与其他酶系统相混杂,保证各个酶系统能更有效地发挥其功能作用,这就是膜相结构的区域化作用(compartmentalization)。它的出现,将真核细胞的细胞质划分成许多功能区室,使特定的代谢反应能在相对稳定的内环境中进行,大大提高了代谢效率,也保证了细胞各种活动的协调运转。

第二节　原核细胞与真核细胞

一、原核细胞

原核细胞(prokaryotic cell)是组成原核生物的细胞,进化地位较低。这类细胞最主要的特征是没有核膜和核仁,只有裸露的 DNA 分子,称为拟核(nucleoid)。原核细胞的结构简单,有完整的细胞膜,细胞质内只含有核糖体,而没有内质网、高尔基复合体、溶酶体以及线粒体等膜性细胞器。它的遗传物质一般为一裸露的 DNA 分子,通常不与组蛋白质结合。常见的原核生物有支原体、细菌、放线菌、蓝绿藻等。其中支原体是最小的原核细胞。

（一）支原体

支原体(mycoplasma)的大小介于细菌与病毒之间,直径通常为 $0.1\sim0.3\ \mu m$,可通过滤菌器。支原体没有细胞壁,但有完整的细胞膜,形态多变。细胞膜由磷脂和蛋白质构成。遗传物质为环状双螺旋的 DNA 分子,相对分子质量小,合成与代谢很有限。细胞质中仅有核糖体一种细胞器。支原体与医学关系密切,是肺炎、脑炎和尿道炎的病原体。

（二）细菌

细菌(bacteria)是原核生物的典型代表,在自然界中广泛分布,常见的有球菌、杆菌和螺旋菌。许多细菌可导致发生人类疾病。细菌的外表面为一层坚固的细胞壁,其主要成分为肽聚糖(peptidoglycan)。在细胞壁之外还有一层由多肽和多糖组成的荚膜(capsula),荚膜具有保护作用。在细胞壁里面为脂质分子和蛋白质组成的细胞膜。细菌的细胞膜上还含有某些代谢反应的酶类,如组成呼吸链的酶类。有些细菌的细胞膜内折形成中间体(mesosome),它与DNA 的复制和细胞分裂有关(图 3-3)。

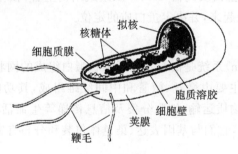

图 3-3　典型的细菌细胞形态结构

细菌的拟核区域含有环状 DNA 分子,其特点是很少有重复序列,构成某一基因的编码序列排列在一起,无内含子。除此之外,在细菌的细胞质内还含有 DNA 以外的遗传物质,通常是一些小的能够自我复制的环状质粒(plasmid)。

细菌的细胞质中含有丰富的核糖体,每个细菌含 5000~50000 个核糖体,大部分细菌核糖体游离于细胞质中,只有一小部分附着在细胞膜的内表面。细菌核糖体是细菌合成蛋白质的场所。由于细菌没有核膜,细菌蛋白质合成是在细胞质内转录与翻译同时进行,即一边转录一边翻译,对转录的 mRNA 无须进行加工。

二、真核细胞

真核细胞(eucaryotic cell)是组成真核生物的细胞。具有典型的细胞结构,真核生物包括

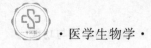
所有单细胞生物、原生生物、动植物及人类等。真核细胞区别于原核细胞的主要特征是出现有核膜包围的细胞核。

真核细胞是以生物膜的进一步分化为基础,在细胞内部构建形成许多更为精细的具有专门功能的结构单位。可以通过以下4个方面理解真核细胞的结构特点。

（一）生物膜系统

真核细胞在进化的过程中,细胞体积不断增大,因而出现了细胞内部结构的分化。生物膜系统是以生物膜(biological membrane)为基础而形成的一系列膜性结构或细胞器,包括细胞膜、内质网、高尔基复合体、线粒体、溶酶体、过氧化物酶体及核膜等。组成这些膜性结构或细胞器的膜具有相似的单位膜(unit membrane)结构,即电镜下的内外两层致密的深色带和中间层的浅色带,膜厚度在6~10 nm。这些膜性结构或细胞器均含有各自特殊的酶系或蛋白质,在细胞内执行其独特的功能。

生物膜系统的基本作用是为细胞提供保护。质膜将整个细胞的生命活动保护起来,并进行物质交换、信息传递、细胞识别及代谢调节等,如:核膜使遗传物质得到更好的保护,使细胞核的活动更加有效;线粒体的膜将细胞能量的产生同其他生化反应隔离开来,更好地进行能量转换。

（二）遗传信息表达系统

真核细胞的遗传物质被包围在细胞核中,储存遗传信息的 DNA 是以与蛋白质结合的形式存在的,并被包装成为高度有序的染色质结构。DNA 与蛋白质的结合与包装程度决定了DNA 复制和遗传信息的表达,即使是转录产物 RNA 也是以与蛋白质结合的颗粒状结构存在。

遗传信息的流向是 DNA→RNA(mRNA)→蛋白质。由 mRNA 翻译为蛋白质,是在核糖体(ribosome)上进行的。核糖体是合成蛋白质的细胞器。核糖体由 RNA 和蛋白质组成,RNA 约占核糖体的 60%,蛋白质约占 40%。从组成结构上看,核糖体中的 RNA 主要构成核糖体的骨架,将蛋白质串联起来,并决定蛋白质的定位。

（三）细胞骨架系统

细胞骨架(cytoskeleton)系统是由一系列纤维状蛋白组成的网状结构系统,包括细胞质骨架与核骨架。细胞质骨架主要由微丝、微管和中间纤维组成,其功能是维持细胞的形态和结构,参与细胞运动、细胞内物质运输、细胞分裂及信息传递等生命活动。细胞核骨架由核纤层蛋白(lamin)与核骨架组成,它们与基因表达、染色体包装和分布有密切关系。

（四）细胞质基质

在细胞质中除了细胞器和细胞骨架结构之外,其余的则为可溶性的细胞质基质(cytosol)。细胞与环境、细胞质与细胞核,以及细胞器之间的物质运输、能量传递、信息传递都要通过细胞质基质来完成。细胞质基质约占细胞总体积的一半,是均质而半透明的液体部分,故细胞质呈溶胶状。细胞质基质的主要成分是蛋白质,其中很大一部分是酶,因此很多代谢反应的中间过程都在细胞质基质中进行。

在以上4种基本结构的基础上,真核细胞形成了内部结构紧密、分工明确、功能专一的各种细胞器,保证了细胞生命活动具有高度程序化与高度自控性。

三、原核细胞与真核细胞的比较

真核细胞与原核细胞有很大差异(表 3-1),这种差异不仅体现在形态结构上,也表现在基因组(genome)组成上。

表 3-1 原核细胞与真核细胞的比较

特征	原核细胞	真核细胞
细胞大小	较小,1~10 μm	较大,10~100 μm
细胞壁	主要是肽聚糖	主要是纤维素
核糖体	70S(50S+30S)	80S(60S+40S)
细胞器	无	有
细胞骨架	无	有
细胞核	拟核,无核膜、核仁	有核膜、核仁
染色体	单个环状 DNA,DNA 裸露	有 2 个以上 DNA 分子,呈线状,DNA 与组蛋白结合
基因结构	无内含子和 DNA 重复序列	有内含子和 DNA 重复序列
基因表达	RNA 和蛋白质在同一区间合成	RNA 在核中合成和加工;蛋白质在细胞质中合成
细胞分裂	无丝分裂	有丝分裂、减数分裂、无丝分裂

第三节 细胞膜及其表面

细胞膜(cell membrane)又称细胞质膜(plasma membrane),是包围在细胞质外围的一层界膜,是细胞的基本结构之一。它将细胞质与外界环境分隔开,构成一道特殊屏障,使细胞有一个相对独立而稳定的内环境,同时在细胞与外环境之间物质、能量交换以及信号传递中起着重要作用。细胞膜的出现是非细胞形态的生物进化成细胞形态的生物的重要标志之一。真核细胞除了细胞膜以外,细胞内的核膜和细胞器膜统称为细胞内膜(internal membrane)。通常把细胞所有的膜结构统称为生物膜(biomembrane),是细胞膜与细胞内膜的总称。生物膜有着相近的化学组成、形态特征和功能特性,参与细胞各种生命活动。

一、细胞膜的化学组成

细胞膜主要由脂质分子、蛋白质分子、糖类分子以共价键形式连接而成(图 3-4)。脂质分子排列成大约 5 nm 厚的连续的脂双层,组成膜的基本结构。蛋白质分子镶嵌于脂双层,执行膜的转运、酶、连接、受体等功能。糖类分子分布于膜非细胞质侧,参与膜的各种功能。

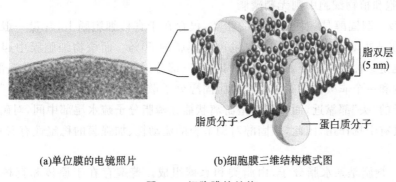

(a)单位膜的电镜照片　　(b)细胞膜三维结构模式图

脂双层
(5 nm)

脂质分子　　蛋白质分子

图 3-4 细胞膜的结构

(一)膜脂

细胞膜上的脂类统称为膜脂(membrane lipid),是细胞膜的基本组成成分,主要包括磷脂

(phos-pholipid)、胆固醇(cholesterol)、糖脂(glycolipid)三种类型。所有膜脂都具有兼性或双性分子,这些分子都有一个亲水的极性头部和一个疏水的非极性尾部。这种性质使细胞膜具有选择通透性作用,大多数水溶性物质不能自由通过,只允许亲脂性物质通过。

1. 磷脂 磷脂在细胞膜中,形成脂双层结构,是构成整个细胞膜的结构基础。占整个膜脂含量的 50% 以上,是一种兼性或双性分子,由 1 个亲水的头部和 2 个疏水的尾部组成,尾部含有 1～2 个双键(图 3-5)。根据构成磷脂的醇的种类不同,细胞膜中磷脂可分为甘油磷脂和鞘醇磷脂两大类。

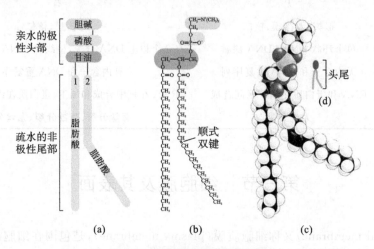

图 3-5 磷脂酰胆碱分子的结构

甘油磷脂主要包括磷脂酰胆碱(卵磷脂)(phosphatidylcholine,PC)、磷脂酰乙醇胺(脑磷脂)(phosphatidylethanolamine,PE)、磷脂酰丝氨酸(phosphatidylserine,PS)和磷脂酰肌醇(phosphatidylinositl,PI)。

甘油磷脂的极性"头"部是碱基和磷酸组成的磷脂酰碱基,是亲水的部分。它们多数通过甘油基团与非极性尾部相连,疏水端非极性尾部是两条长短不一的烃链,一般含有 16～20 个偶数碳原子,其中一条烃链常含有一个或数个双键,双键的存在造成这条不饱和链有一定角度的扭转。磷脂烃链的长度和饱和度的不同可以影响磷脂的相互位置,进而影响膜的流动性。

鞘醇磷脂,简称鞘磷脂(sphingomyelin,SM),因其在脑和神经细胞膜中特别丰富,故又称神经醇磷脂。它是以鞘氨醇(sphingosine)为骨架,取代了甘油磷脂当中的甘油(丙三醇),由脂肪酸链组成疏水尾部,亲水头部也由胆碱与磷酸和鞘氨醇结合。鞘磷脂一般只存在于动物细胞中,原核细胞和植物细胞中则无鞘磷脂。

2. 胆固醇 胆固醇是一种固醇类的脂类,仅存在于真核细胞膜上,含量一般不超过膜脂总量的 1/3,在某些动物细胞质膜中,含量可占膜脂的 50%。而植物细胞膜中胆固醇含量极少。胆固醇也是一种兼性分子,其分子结构包括三部分:羟基基团组成的极性头部、非极性的类固醇环结构和一个非极性的碳氢尾部。胆固醇分子散在磷脂分子之间,其"头"部以亲水羟基与磷脂分子的"头"部靠近,而"尾"部呈游离状插在磷脂分子疏水尾部中间,对磷脂的脂肪酸尾部的运动具有干扰作用,因此,胆固醇对调节膜的流动性、加强膜的稳定性有着重要作用,如图 3-6 所示。

3. 糖脂 糖脂是亲水脂分子,由脂类和寡糖组成。普遍存在于原核和真核细胞的质膜上,其含量占膜脂总量的 5% 以下,在神经细胞膜上糖脂含量较高,占 5%～10%。糖脂也是一种兼性分子,动物细胞中糖脂结构与鞘磷脂很相似,是由一个或多个糖基代替了磷脂酰胆碱而与鞘氨醇的羟基结合。而细菌和植物细胞,一般为磷脂酰胆碱衍生的糖脂。糖脂中的糖基暴露于细胞外表面,可作为膜受体,参与细胞识别和信号转导等。

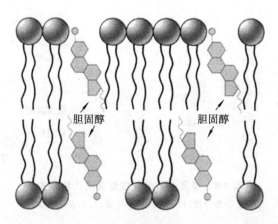

图 3-6　胆固醇在脂双层中的位置

　　膜脂具有以下共同特性:膜脂都具有亲水的极性头部和疏水的非极性尾部而形成兼性分子。大多数磷脂和糖脂分子在水溶液中能自发地形成脂双层。当这些兼性分子被水环境包围时,它们就聚集起来,将疏水的尾部埋在里面,亲水的头部露在外面与水接触。生物膜中的脂类分子是天然形成的脂双层,而且脂双层游离的两端有自动闭合的趋势,可形成封闭的稳定结构,这对执行生物膜的功能起着重要作用。膜脂的另一个重要特性就是能够在水溶液中自我装配成脂双层结构。例如,将少量的磷脂酰胆碱放在水溶液中,它能够自我装配成脂双层的球状结构,这种结构称为脂质体(liposome),因此,脂质体是人工制备的连续脂双层的球形脂质小囊(图 3-7)。脂质体可作为生物大分子和药物的载体,把药物和 DNA 包含在其中,转移进细胞仪研究其生物学作用。

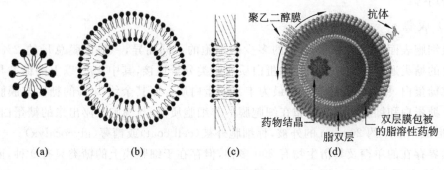

图 3-7　脂质体的类型

(二) 膜蛋白

　　膜蛋白(membrane protein)是膜功能的主要体现者,膜功能的差异主要在于所含蛋白质的不同。膜蛋白占膜含量的 40%～50%,有 50 余种。在不同细胞中,膜蛋白的种类及含量有很大差异。一般来说,功能越复杂的其上的蛋白质种类也越多。

　　1. 膜蛋白的类型　　根据与膜脂分子的结合方式及在膜中的分布位置,膜蛋白可分为整合蛋白(integral protein)、脂锚定蛋白(lipid anchored protein)和外周蛋白(peripheral protein)三类(图 3-8)。

　　整合蛋白(integral protein),又称内在蛋白、镶嵌蛋白,其含量占膜蛋白总量的 70%～80%。镶嵌蛋白也是一种兼性分子,其疏水部分埋在脂双层中,以疏水氨基酸与膜脂的疏水端共价结合,结合较紧密,通常需要用去垢剂处理才能将其分离出来。其亲水部分暴露于膜内、外表面,因而能与相对分子质量较小的水溶性物质(如激素)相互作用。镶嵌蛋白可不同程度地嵌入脂双层分子,有的从膜的一侧(内侧、外侧)嵌入,也有的整个嵌入在膜的内部,或跨越全

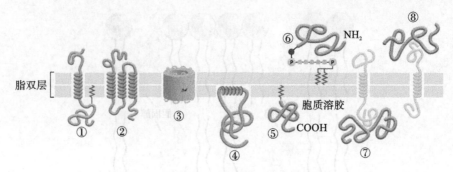

脂双层

NH₂

⑥

P — P

⑧

胞质溶胶

COOH

① ② ③ ④ ⑤ ⑦

图 3-8 膜蛋白与脂双层结合的几种方式
①②③整合蛋白；④⑤⑥脂锚定蛋白；⑦⑧外周蛋白

膜两端暴露在膜的内外表面。

脂锚定蛋白(lipid anchored protein)能通过共价键的方式与膜脂分子结合,直接与脂双层中的碳氢链形成共价键进行锚定。

外周蛋白又称附着蛋白(attachment protein),一般占膜蛋白总量的 20%～30%,主要附着在质膜的内、外表面。它是一种以 α 螺旋为主的球形蛋白,常以非共价键和离子键与膜脂的亲水基团或内嵌蛋白的亲水部分相连接,结合力较弱。外周蛋白在细胞吞饮、吞噬、收缩、运动等方面发挥作用。

2. 膜蛋白的功能 细胞膜有许多重要的生物学功能,这些功能都是由膜蛋白来执行的。膜蛋白种类繁多,功能多样。膜蛋白中有些是运输蛋白,转运特殊的分子和离子进出细胞;有些是酶,催化与酶相关的代谢反应;有的是连接蛋白,起连接作用;还有些是受体,起信号接收和转导作用等。

（三）膜糖

真核细胞表面都有糖类,糖含量的多少依细胞的不同而异,一般占膜总量的 2%～10%。细胞膜上的糖类通过共价键与膜上的蛋白质或脂类分子连接,其中 90% 以上的糖类与蛋白质连接形成糖蛋白,糖蛋白是细胞膜中最为丰富的蛋白质。而其余约 10% 的糖则与膜脂结合形成糖脂。糖蛋白和糖脂的糖链分布在细胞膜的非细胞质侧,与细胞分泌出来的糖蛋白、蛋白聚糖结合,形成一层厚约 200 nm 的外被,称细胞外被(cell coat)或糖萼(glycocalyx)。

自然界存在的单糖及其衍生物有 200 多种,但存在于细胞膜上的糖类只有 9 种,而在动物细胞膜上的主要是 7 种,即 D-葡萄糖(D-glucose)、D-半乳糖(D-galactose)、D-甘露糖(D-mannose)、L-岩藻糖(L-fucose)、N-乙酰半乳糖胺(N-acetyl-D-galactosamine)、N-乙酰葡萄糖胺(N-acetyl-D-glucosamine)、唾液酸(sialic acid)。

细胞膜表面的糖类在细胞生命活动中也有着多方面的重要作用,如能保护细胞,使细胞免受外来微生物入侵,参与细胞识别、细胞通讯,还与细胞黏着、膜抗原等有关,并能帮助新合成的蛋白质进行正确的运输和定位。

二、细胞膜的分子结构模型

细胞膜主要由脂类、蛋白质和糖类组成,它们是如何有机地结合在一起构成细胞膜的呢?迄今为止,已提出了下述多种不同的膜分子结构模型。

（一）"三夹板"模型

1935 年,James Danieli 和 Hugh Davson 提出了"三夹板"模型,认为细胞膜是由两层磷脂分子构成,磷脂分子的疏水烃链在膜的内部彼此相对,而亲水端则朝向膜的外表面。内外侧表面覆盖着一层球形蛋白质分子,形成蛋白质-磷脂-蛋白质三层夹板式的结构。后来"三夹板"

模型为了解释质膜对水的高通透性,对其进一步修正,认为细胞膜脂双层上有一些小孔,其内表面具有亲水基团,便于物质运输,这些小孔是由蛋白质构成的。该模型一直沿用至今。

(二)"单位膜"模型

1959 年,J. D. Robertson 运用超薄切片技术,通过电子显微镜获得了清晰的细胞膜照片,显示"两暗一明"三层结构,在横切面上看到内外两层为电子密度高的暗线,中间夹有一条电子密度低的明线,膜的总厚度约为 7.5 nm,内外两层暗线各厚约 2 nm,中间的明线厚约 3.5 nm,这种"两暗一明"结构称为"单位膜"模型(unit membrane model)。此模型认为磷脂双分子层是膜的主体,膜蛋白是单层肽链以 β 折叠形式存在,通过静电作用与磷脂分子极性端相结合。"单位膜"模型的不足之处是把膜的结构描写成静止不变的,因而不能很好地解释膜的动态变化和各种重要的功能。

(三)"液态镶嵌"模型

1972 年,S. J. Singer 和 G. Nicholson 根据免疫荧光技术、冷冻蚀刻技术的研究结果,提出了"液态镶嵌"模型(fluid-mosaic model)。这种模型认为脂膜是一种流动的、嵌有蛋白质的脂类双分子层结构。该模型保留了"三夹板"模型和"单位膜"模型中磷脂双分子层的排列方式,其要点是:脂质分子排成双层,构成生物膜的基本骨架。在脂质双分子层中,磷脂分子的疏水性尾部相对排列于膜的中央,极性头部朝向膜的表面;蛋白质分子有的镶嵌在脂双层中,有的附着在脂双层表面;膜两侧各化学组分分布不对称;膜脂和膜蛋白具有一定的流动性。"液态镶嵌"模型强调了细胞膜的流动性和球形蛋白与脂双层的镶嵌关系,比较合理地解释了膜中所发生的生理现象,特别是以动态的观点分析膜中各种化学组分的相互关系,因此是目前被普遍接受的一种模型。

"液态镶嵌"模型可以解释许多膜中所发生的现象,但没有说明具有流动性的细胞膜在变化过程中是怎样保持膜的相对完整和稳定性。随着研究的不断深入,又有学者分别在 1975 年和 1977 年提出了一些新的模型比如"晶格镶嵌"模型、"板块镶嵌"模型,这些模型为膜的流动性的分子基础作了补充和完善。

"晶格镶嵌"模型(crystal mosaic model)认为生物膜中的类脂在可逆地进行无序(液态)和有序(晶态)的相变,膜蛋白对类脂分子的运动具有限制作用。镶嵌蛋白和其周转的类脂分子形成膜中晶态部分(晶格),而具有流动性的类脂呈小片的点状分布,因此类脂的流动性是局部的,并非整个类脂双分子层都在流动,这就比较合理地说明了生物膜既具有流动性,又具有相对完整性及稳定性的原因。

"板块镶嵌"模型(block mosaic model)认为在流动的脂双层中存在许多大小不同、刚性较大的能独立移动的类脂板块(有序结构的板块),在这些有序结构的板块之间由流动的类脂区(无序结构的板块)分开。这两者之间处于一种连续动态平衡之中,因而生物膜是由同时存在不同流动性的板块镶嵌而成的动态结构。

三、细胞膜的基本特性

细胞膜具有两个基本特性:流动性和不对称性。

(一)膜的流动性

细胞膜的流动性是细胞进行生命活动的必要条件。根据液态镶嵌模型,细胞膜是一种动态的结构,膜上的各种成分都处于运动变化之中。细胞膜的流动性主要体现在膜脂分子上。

在生理条件下,细胞膜上的脂质为液晶态,当温度下降至某一点时,液晶态转变为晶态;温度升高,晶态又变为液晶态。膜的这种状态改变称为相变(phase transition),引起相变的临界温度称为相变温度。

膜脂处于流动状态时,主要进行侧向扩散、弯曲运动、旋转运动、翻转运动等(图3-9)。

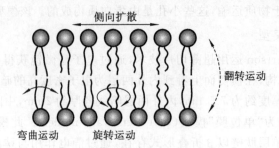

图3-9 膜脂分子的几种运动方式

1. 侧向扩散(lateral diffusion) 同一单分子层内膜类分子与其相邻分子交换位置。

2. 翻转运动(flip-flop) 膜脂分子从脂双层一层翻转至另一层的运动。

3. 旋转运动(rotation) 膜脂分子绕与膜平面垂直的纵轴进行快速的旋转。

4. 弯曲运动(flexion) 膜脂分子尾端发生摆动,一般尾端摆动幅度大,头部区摆动幅度小。

膜脂的流动性是局部的,并非整个脂质双分子层都在流动。由于蛋白质耗能大,膜蛋白在细胞中不能发生翻转运动,以旋转运动和侧向扩散为主。但膜蛋白不如膜脂分子自由。细胞膜的流动性使细胞膜能正常地行使如细胞信号转导、物质运输等功能。

（二）膜的不对称性

细胞膜的不对称性是指质膜的内外两层的结构和功能有明显的差异。

膜脂双层结构在组成成分上的不对称性,体现在膜的两个单层所含磷脂种类有极大不同。如磷脂中的磷脂酰胆碱和鞘脂多分布于膜的外层,而磷脂酰乙醇胺、磷脂酰丝氨酸、磷脂酰肌醇多分布于膜的内层,由于磷脂酰乙醇胺、磷脂酰丝氨酸带负电,导致细胞膜内带负电;另外,糖脂全部分布在膜的非胞质单层中,其糖基位于质膜的外侧或内膜腔面,可能与一些膜蛋白结合,保持膜蛋白的定位。

膜蛋白的不对称性,体现在跨膜蛋白跨越脂双层有一定方向,不同的跨膜蛋白其跨膜的方向不一定相同;另外,酶作用于膜时,一般只结合于膜的一侧;此外,细胞骨架蛋白仅结合在细胞的胞质面。糖蛋白不对称性体现在糖基位于膜的非胞质侧,在细胞质一侧无低聚糖。

四、细胞膜的功能

作为细胞表面的重要组成,细胞膜在细胞中发挥着重要的功能,如物质转运、信号转导、胞间通讯、功能定位等,下面重点介绍细胞膜的物质转运和信号转导功能。

（一）物质转运

细胞必须与周围环境发生物质、能量以及信息的交换,以完成特定的生理功能。因此细胞必须具备一套物质转运体系,用来获得所需物质和排出代谢废物。细胞对小分子物质和离子的跨膜运输途径有简单扩散、离子通道扩散、协助扩散和主动运输。细胞通过胞吞和胞吐作用对大分子和颗粒进行物质运输。

细胞膜是一种半透性的膜,对物质具有高度的选择性。细胞膜能有选择地允许或阻止一些物质通过,细胞膜的这一性能称为膜的通透性(permeability)(图3-10)。

1. 跨膜运输 跨膜运输是小分子物质和离子物质直接通过细胞膜的一种运输形式,包括被动运输(passive transport)和主动运输(active transport)两种方式(图3-11)。

（1）被动运输:物质从高浓度向低浓度的方向通过,不消耗能量。包括简单扩散和协助扩散。

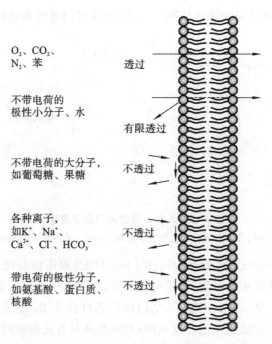

O₂、CO₂、
N₂、苯   透过

不带电荷的
极性小分子、水   有限透过

不带电荷的大分子，
如葡萄糖、果糖   不透过

各种离子，
如K⁺、Na⁺、
Ca²⁺、Cl⁻、HCO₃⁻   不透过

带电荷的极性分子，
如氨基酸、蛋白质、   不透过
核酸

图 3-10　人工脂双层对不同溶质的相对通透性

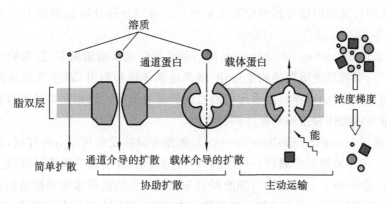

溶质

通道蛋白　　载体蛋白

脂双层　　　　　　　　　　　　　　　　浓度梯度

能

简单扩散　　通道介导的扩散　载体介导的扩散　　　主动运输

　　　　　　　　协助扩散

图 3-11　被动运输和主动运输

　　简单扩散（simple diffusion）是小分子物质穿膜运输的最简单的方式。一些脂溶性物质（如乙醚、氯仿、甾类激素等）或不带电荷的极性分子（如 H_2O、尿素、CO_2 等）直接从高浓度一侧经过膜向低浓度一侧扩散，这种现象称为简单扩散（simple diffusion）。一般来说，相对分子质量越小、脂溶性越强，通过脂双层的速率越快。

　　协助扩散：一些非脂溶性物质（如葡萄糖、氨基酸等）不能透过膜的脂双层，需要膜上转运蛋白的帮助才能完成运输过程方式，称为协助扩散。这种方式也称易化扩散、促进扩散等。

　　参与物质穿膜运输的蛋白（transport protein）可分两类：载体蛋白（carrier protein）和通道蛋白（channel protein）。载体蛋白与特定分子结合，改变构象使溶质穿越细胞膜。如转运葡萄糖、氨基酸分子的膜蛋白，它们可以与特定分子结合，改变构象使结合的物质从膜的一侧转运到膜的另一侧，载体与转运物分离后，又恢复原来的构象。通道蛋白则形成一种充满水溶液的通道，贯穿脂双层之间，当孔开放时，特定的分子可经过通道穿透细胞膜，实现物质的穿膜运输。目前发现的通道蛋白有 50 余种，绝大多数的通道蛋白形成有选择性开关的跨膜通道。由于这些通道蛋白几乎都与离子的转运有关，故称离子通道（ion channel）。通道蛋白介导的转运具有高度选择性，转运速度很快，多数情况下呈关闭状态，只有在膜电位、化学信号或外界的刺激后,才开启通道,因此又可分为电位闸门通道、配体闸门通道和机械闸门通道(图3-12)。

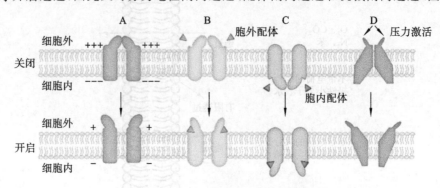

图 3-12 几种不同的闸门离子通道
A 电位闸门;B 配体闸门—胞外配体;C 配体闸门—胞内配体;D 机械闸门

电位闸门通道(voltage-gated channel):闸门的开闭受膜电位变化所控制,在正常情况下,膜两侧有一定电位差,接收某种刺激后,膜电位消失,引起电压闸门开放,特定离子瞬间从高向低浓度大量流入或流出,电位差又恢复了,闸门即迅速自动关闭。在很多情况下,电位闸门通道有其自己的关闭机制,它能快速地自发关闭;开放往往只有几毫秒时间。在这短暂瞬息时间里,一些离子、代谢物或其他溶质顺着浓度梯度自由扩散通过细胞膜。电位闸门通道主要存在于神经细胞,在神经细胞的信号转导中起重要作用。常以选择性通过的离子而命名,如 Na^+、K^+、Ca^{2+} 通道等。

配体闸门通道(ligand-gated channel):闸门的开闭受化学物质调节,使细胞内外特定配体与膜受体结合后,引起通道蛋白质构象变化,结果使离子通道打开,离子迅速从高浓度流入低浓度,闸门也随即关闭,如以神经递质命名的乙酰胆碱通道等。因此这类通道被称为配体闸门通道,它分为细胞内配体和细胞外配体两种类型。

机械闸门通道(mechanosensitive channel):细胞可以接受各种压力的控制,如存在于人内耳听觉毛细胞上的一种阳离子通道,可检测到声波的震动,而引起其通道的开放。

(2)主动运输(active transport):细胞膜利用代谢产生的能量来驱动物质的逆浓度梯度方向的运输,此过程消耗能量,由 ATP 水解供能。在动物细胞中,根据利用能量的方式不同,主动运输可分为直接利用能量的主动运输和间接利用能量的主动运输两种基本类型。

直接利用能量的主动运输:这种运输方式是通过膜上的离子泵(ionic pump),直接利用水解 ATP 产生的能量将离子从低浓度向高浓度运输。常见的离子泵有 Na^+-K^+ 泵、Ca^{2+} 泵和 H^+ 泵,它们既是载体又是 ATP 酶。

离子泵实际上就是膜上的一种 ATP 酶,具有专一性。如 Na^+-K^+ 泵就是一种通过水解 ATP 供能来完成主动转运作用的载体蛋白。在大多数的细胞内 K^+ 的浓度比细胞外高,Na^+ 的浓度比细胞外低,这种离子梯度的维持就是依靠 Na^+-K^+ 泵的作用。Na^+-K^+ 泵对细胞的正常生命活动具有多方面的意义。

现已得到纯化的 Na^+-K^+-ATP 酶,它由一个大的跨膜催化亚单位和一个小的糖蛋白组成,在催化亚单位的细胞质侧有 Na^+ 和 ATP 结合部位,外侧有 K^+ 和鸟苷结合部位。Na^+-K^+-ATP酶可反复进行磷酸化和去磷酸化,从而引起酶蛋白的构象变化,从而进行物质运输。每一个 ATP 分子分解释放的能量可泵出 3 个 Na^+,泵入 2 个 K^+。据统计,Na^+-K^+-ATP酶每秒可进行 1000 次 Na^+、K^+ 的运输。几乎所有的动物细胞膜都有 Na^+-K^+ 泵,由它维持 Na^+、K^+ 浓度梯度。Na^+-K^+-ATP 酶在维持膜电位、调节渗透压、控制细胞容积、驱动糖与氨基酸的主动运输等方面都起着重要作用。

间接利用能量的主动运输：物质跨膜运输所需要的能量来自膜两侧的离子浓度梯度或电化学梯度，而这种离子浓度梯度或电化学梯度的维持则是通过 Na^+-K^+ 泵或 H^+ 泵消耗 ATP 来实现的，因此这种运输方式是一种由 Na^+-K^+ 泵或 H^+ 泵与载体蛋白协同作用，间接消耗 ATP 所完成的主动运输方式，也称协同运输（cotransport）。根据物质运输的方向不同，协同运输又可分为共运输和对向运输（图 3-13）。共运输是物质运输方向与离子转移方向相同，如小肠上皮细胞和肾小管上皮细胞吸收葡萄糖或氨基酸等有机物，就伴随 Na^+ 从细胞外流入细胞内。对向运输是物质跨膜运输的方向与离子转移的方向相反，如动物细胞常通过 Na^+、H^+ 对向运输的方式来转运 H^+，以调节细胞内的 pH 值。

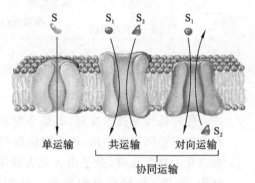

图 3-13　转运蛋白的单运输、协同运输

2. 膜泡运输　细胞膜对大分子（蛋白质、多核苷酸、多糖）和颗粒性物质跨膜运输，必须通过一系列的膜泡的形成和融合来完成，称为膜泡运输（vesicular transport）。根据运输方向可分为内吞作用和外排作用，也称胞吞作用和胞吐作用。

（1）内吞作用（endocytosis）：它是质膜内陷，包围细胞外物质形成内吞泡，随后内吞泡脱离质膜进入细胞内的转运过程。根据内吞物质的大小、状态及特异性程度不同，可分为三种类型：吞噬作用、吞饮作用、受体介导的内吞作用。

吞噬作用（phagocytosis）：细胞对摄入大的颗粒，直径大于 1 μm，由专门的吞噬细胞进行消化，最终到达溶酶体被降解的过程。细胞摄入较大的固体颗粒或分子复合物时，细胞膜凹陷或形成伪足，包裹这些颗粒形成吞噬泡（吞噬体），吞噬泡在细胞内通过与溶酶体融合而被降解。吞噬作用限于少数特化的细胞，如单核细胞、巨噬细胞等，这些细胞广泛分布于组织和血液中，通过吞噬一些微生物、衰老死亡的细胞碎片，对机体起着防御和保护的作用。

吞饮作用（pinocytosis）：细胞对液体或微小颗粒的内吞作用称为吞饮作用。在吞饮过程中，细胞膜的特殊区域内陷形成小窝或小泡，包围吞饮物质，形成吞饮泡（吞饮体）。吞饮泡在细胞内与溶酶体等融合后被降解。吞饮作用广泛存在于人类白细胞、肾细胞、肝细胞、小肠上皮细胞等。

受体介导的内吞作用（receptor mediated endocytosis）：大分子物质的入胞作用除了上述非特异性的吞噬、吞饮作用外，还有特异性的吞噬、吞饮作用，这些过程是通过受体的介导摄取细胞外专一性蛋白质或其他化合物，这种物质运输方式称为受体介导的内吞作用。受体介导的内吞作用是一些特定的大分子细胞表面受体结合形成有被小窝，有被小窝凹陷，从膜上脱落下来，形成有被小泡（coated vesicles）。有被小泡迅速脱去外衣，并与细胞内其他囊泡融合，形成较大的膜泡，称为胞内体，最后将内容物转运到溶酶体内。受体介导的内吞作用具有高度选择性，转运速度很快。

常规电镜超薄切片中所见真核细胞质膜上受体介导内吞开始的特化区域就是局部质膜向细胞内下陷，其胞质面覆盖一毛刷状外衣，当有被小窝进一步内陷与膜断离时就成为有被小泡（图 3-14）。

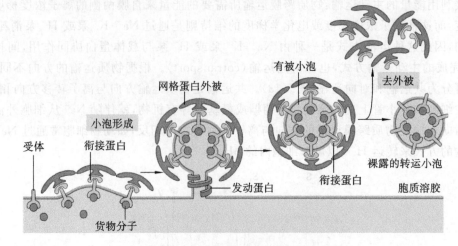

图 3-14　有被小窝与有被小泡的形成

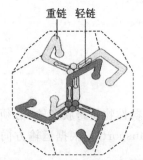

图 3-15　三腿蛋白复合体模式图

用冷冻蚀刻技术发现,有被小窝和有被小泡上的这层外衣在电镜下呈网格样结构,称为网格蛋白(clathrin)。这种蛋白质在进化上高度保守,分子由 3 条大肽链和 3 条小肽链形成三腿结构,许多三腿结构再组装成六边形或五边形的网格样结构(图 3-15)。有被小窝的下陷可能与网格蛋白及其他外衣蛋白在胞质膜上产生的作用力有关。网格蛋白可通过适合的配体与特定受体结合,对分子进行选择性转运。

细胞对胆固醇的摄取就是受体介导的内吞作用的典型例子。低密度脂蛋白(LDL 颗粒)是富含胆固醇的脂蛋白,是胆固醇的运输形式,由肝脏合成进入血液,并悬浮其中。胆固醇是动物细胞膜形成的必需原料,当细胞需要胆固醇时,便合成一些 LDL 受体蛋白插入细胞膜中,并自动向有被小窝处集中,在结合 LDL 后,小窝内陷形成有被小泡,并很快脱去衣被成为无被小泡,并内移与其他的无被小泡融合成胞内体(内吞体),而其中的内含物受体返回质膜。LDL 进入溶酶体,水解为游离的胆固醇被细胞利用(图 3-16)。如果细胞膜上缺乏与 LDL 特异结合的受体,胆固醇不能被利用而积累在血液中,将引起动脉粥样硬化。

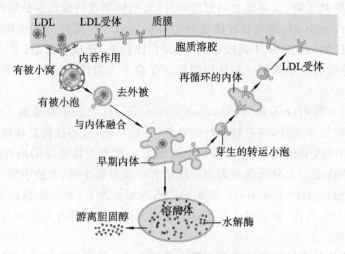

图 3-16　LDL 受体介导的 LDL 内吞过程

(2)外排作用(exocytosis):也称胞吐作用,是指细胞内合成的物质通过膜泡转运至细胞膜,与质膜融合后将物质排出细胞外的过程,与内吞作用过程相反。外排作用是将细胞分泌产生的酶、激素及一些未被分解的物质排出细胞外的重要方式。根据方式不同,外排作用分为组成型途径和调节型途径两种形式(图 3-17)。

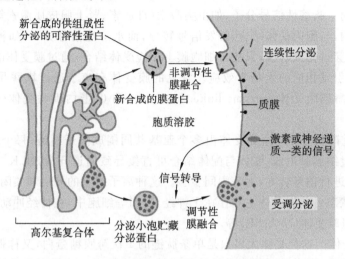

图 3-17 组成型途径和调节型途径

组成型途径(constitutive exocytosis pathway):分泌蛋白合成后立即包装入高尔基复合体的分泌囊泡中,然后被迅速带到细胞膜处排出,这一分泌过程称组成型途径。组成性分泌途径几乎存在于所有细胞中。

调节型途径(regulated exocytosis pathway):细胞分泌的蛋白质或小分子,储存于特定的分泌囊泡中,只有当接收细胞外信号(如激素)时,分泌囊泡才移至细胞膜处,与细胞膜结合将分泌物排出,这一分泌过程称调节型途径。调节型途径主要存在于特化的分泌细胞(如分泌激素、神经递质、消化酶)中。

(二)信号转导

细胞可识别来自胞内以及胞外的各种信号,这些细胞信号的传递和整合在生命中具有重要的作用。信号转导(signal transduction)是细胞外信号通过与细胞膜受体作用,将胞外信号转换成胞内信号,进一步传递发生级联反应,并最终产生生物学效应的过程。

1. 信号分子 细胞信息多数是通过信号分子传递。生物体内的某些化学分子,如激素、神经递质、生长因子等称为信号分子(signal molecule),其功能是与细胞受体结合并传递信息。这些信号分子有氨基酸衍生物(甲状腺、肾上腺素等)、蛋白质、肽类激素(生长因子等)、脂酸衍生物(前列腺素等)、类固醇激素(性激素等)、气体分子(一氧化氮、一氧化碳)等。

生物个体通过信号分子调节生命活动。能产生信号分子的细胞称为信号细胞(signal cell)。受到信号分子作用并发生反应的细胞称为靶细胞(target cell)。胞外信号分子通常由特定的细胞释放,经扩散或血液循环到达靶细胞,与靶细胞膜上受体结合后产生效应。这些胞外的信号分子称为第一信使(primary messenger)。

除胞外信号分子外,细胞内也存在着传递信号的物质,如 cAMP、cGMP、三磷酸肌醇(IP$_3$)、甘油二酯(DG)等,这些信号是由胞外信号分子(第一信使)刺激产生的,称为第二信使(second messenger),第二信使能对胞外信号起转换和放大的作用。

2. 受体 受体是细胞膜上或细胞内一类特殊的蛋白质(多为糖蛋白,个别为糖脂),能与专一信号分子结合引起细胞反应的生物大分子称为受体(receptor)。受体能特异性识别并结合胞外信号分子,进而激活胞内一系列生化反应,使细胞对外界刺激产生相应的生物学效应。能与受体结合的生物活性物质统称为配体(ligand)。

知识链接 3-1

3. 膜受体的类型与信号传导 受体可分为两大类,即存在于细胞膜上的受体——细胞膜受体(membrane receptor),和存在于细胞质和细胞核内的受体——细胞内受体(intracellular receptor)。由于这两类受体在细胞中存在部位不同,因此与它们结合的信号分子的化学性质和作用方式也不同。脂溶性信号分子,如甾类激素(性激素、肾上腺皮质激素等)可直接穿过靶细胞膜进入细胞内,与胞内受体结合,触发信号转导;而水溶性信号分子,如神经递质、大多数肽类激素等,不能穿过靶细胞膜,只能与细胞膜上相应受体结合,通过膜受体的介导,在细胞内产生第二信使,而引发相应的生物学效应。常见的膜受体有离子通道耦联受体(ion-channel-linked receptor)、酶耦联受体(enzyme-linked receptor)和 G 蛋白耦联受体(G protein-linked receptor)等。

(1)离子通道耦联受体 这类受体由多个亚基共同围成离子通道,每个亚基是由单一多肽链反复多次穿过细胞膜形成,受体与配体结合可直接导致通道开放,使 K^+、Na^+、Ca^{2+} 等离子产生跨膜流动,进行信息转导,无需中间步骤。这种离子通道的开启和关闭取决于该通道受体与配体的结合状态。此类受体主要存在于神经、肌肉等细胞中,在神经冲动的快速传递中起作用,如 N-乙酰胆碱受体(N-AchR)等。

(2)酶耦联受体 这类受体大多数是单条肽链的 1 次跨膜糖蛋白,又称催化性受体,当胞外配体与受体结合后,即激活受体胞内段的酶活性,产生效应。酶耦联的受体通常包括五类:①受体酪氨酸激酶;②受体丝氨酸/苏氨酸激酶;③受体酪氨酸磷酸酯酶;④受体鸟苷酸环化酶;⑤酪氨酸激酶连接的受体。生长因子、分化因子等信号分子的受体属于酶耦联受体。

(3)G 蛋白耦联受体 这一类受体是一个 7 次跨膜糖蛋白,与酶或离子通道之间的作用由一种结合 GTP 的调节蛋白(又称 G 蛋白)介导,在细胞内产生第二信使,从而引起细胞的生物学效应。神经递质、激素、肽类等信号分子的受体均为 G 蛋白耦联受体。G 蛋白耦联受体所介导的信号转导途径有环腺苷酸(cAMP)信号通路、磷脂酰肌醇信号通路、MAPK 通路等。其中 cAMP 信号通路、磷脂酰肌醇信号通路为最常见的两条 G 蛋白耦联受体介导的信号通路。

环腺苷酸(cAMP)信号通路:是细胞外信号与相应受体结合后,活化腺苷酸环化酶,催化 ATP 分解形成 cAMP,引起细胞内第二信使 cAMP 的水平变化,再通过活化蛋白激酶 A,使相应蛋白磷酸化而使细胞产生相应的生物学效应的信号通路。

环腺苷酸信号通路由受体、耦联蛋白(G 蛋白)、腺苷酸环化酶三部分组成。受体分为激活性受体(Rs)和抑制性受体(Ri)两类,能与位于质膜外表面识别细胞外信号分子识别并结合。受体为跨膜 7 次的膜蛋白,有两个结构域:胞外结构域与胞外信号分子作用,胞内结构域与 G 蛋白作用。耦联蛋白(G 蛋白)与 GTP 结合的活化性调节蛋白(Gs)和与 GDP 结合的抑制性调节蛋白(Gi),将受体(Rs/Ri)和腺苷酸环化酶耦联起来,使细胞外信号跨膜转化为细胞内信号,即第二信使 cAMP。腺苷酸环化酶(adenylate cyclase,AC)是一种相对分子质量为 150000 的糖蛋白,在 Mg^{2+} 和 Mn^{2+} 存在的条件下,能够催化 ATP 生成 cAMP。cAMP 信号通路的关键一步是特异地激活 cAMP 依赖的蛋白 A(PKA),活化的激活蛋白 A 即可使特殊的蛋白磷酸化,进而引起相应的细胞应答。

磷脂酰肌醇信号通路:配体与细胞表面 G 蛋白耦联受体结合,耦联 G 蛋白活化质膜上磷脂酶 C(phospholipase C,PLC),催化位于膜内层的 4,5-二磷酸磷脂酰肌醇(PIP_2)水解形成 1,4,5-三磷酸肌醇(IP_3)和甘油二酯(DG)两个第二信使,这两个第二信使分别调节两个不同通路。IP_3 是一种水溶性分子,在细胞内动员内源 Ca^{2+} 到细胞质,提高细胞内 Ca^{2+} 浓度,Ca^{2+} 通过钙调蛋白引起细胞反应;DG 刺激蛋白激酶 C(CPK)活性,使相应底物蛋白磷酸化,并使胞内 pH 值升高,从而引发细胞内效应。激活该通路的信号分子有神经递质、多肽激素等。

磷脂酰肌醇信号通路的最大特点是胞外信号被膜受体接收后,同时产生两个胞内信使,分别启动两个信号传递途径即 IP_3-Ca^{2+} 和 DG-PKC 途径,实现细胞对外界的应答,因此把这一信号系统称为"双信使系统"。

五、细胞表面

细胞表面(cell surface)在细胞的生命活动中有着十分独特的作用,细胞表面包括细胞被、细胞膜及膜下富含细胞骨架蛋白的胞质溶胶,此外还包括细胞之间的连接以及细胞膜的其他一些特化结构。电镜下可看到质膜外侧有薄薄的染色较深的物质,这就是细胞表面。细胞表面是一个具有复杂结构的多功能体系,为细胞的生命活动提供一个相对稳定的内环境,还参与细胞内外的物质转运、能量转换、信号传递以及细胞的识别、黏着、运动迁移等重要的生理功能。

(一)细胞被

细胞被包括细胞质膜中的整合蛋白、某些膜脂以及从质膜伸向外侧的短的糖链。这层结构的主要成分是糖,所以又称为糖萼(glycocalyx)。糖萼通常含有两种主要的成分:糖蛋白和蛋白聚糖。这些糖蛋白和蛋白聚糖都是在细胞内合成,然后分泌出来并附着到细胞质膜上。细胞被的基本功能是保护作用,如消化道、呼吸道、生殖腺等上皮组织细胞的外被有助于润滑、防止机械损伤,同时又可保护上皮组织不受消化酶的作用和细菌的侵袭。此外,细胞被还参与细胞与环境的相互作用,参与细胞与环境的物质交换、细胞识别等。

(二)细胞表面的特化结构

1. 细胞连接 细胞连接是细胞表面的特化区域。细胞与细胞间或细胞与细胞外基质的连接结构称为细胞连接(cell junction)(图 3-18)。其作用是加强细胞间的机械联系,维持组织结构的完整性,协调细胞间的功能活动。根据结构与功能不同,可分为封闭连接、锚定连接和通讯连接三类。

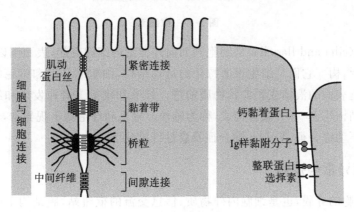

图 3-18 细胞连接

(1)封闭连接(occluding junction) 人和脊椎动物体内的封闭连接只有一种,称为紧密连接(tight junction),广泛分布于各种上皮细胞管腔面的侧壁。从结构上看,相邻细胞间的紧密连接是靠紧密蛋白颗粒重复形成一排排的连接线将相邻细胞连接起来,形成连续的纤维,封闭了细胞间的空隙。从功能上看,封闭连接有利于细胞外的物质选择性地通过间隙进入组织或组织中的物质回流入腔中,保证组织内环境的稳定性;同时将细胞两端不同功能的转运蛋白隔开,使其不能自由流动,保证物质转运的方向性。

(2)锚定连接(anchoring junction) 广泛分布于各种动物组织中,通过黏着蛋白、整联蛋白和细胞骨架体系以及细胞外基质的相互作用,将相邻两细胞连接在一起。根据参与连接的细胞骨架纤维类型和锚定部位的不同,锚定连接可分为两大类:一类与中间纤维相连的锚定连接,称为桥粒连接(desmosome junction)。桥粒连接也分为两类:细胞与细胞之间的连接称为桥粒(desmosome);细胞与细胞外基质间的连接称为半桥粒(hemidesmosome)。锚定连接的另一类是与肌动蛋白丝相连接的黏着连接(adhering junction),黏着连接又可分为两类:细胞与细胞之间的黏着连接称为黏着带(adhesion belt);细胞与细胞外基质间的黏着连接称为黏着斑(focal adhesion)。

(3)通讯连接(communicating junction) 通讯连接是一种特殊的细胞连接方式,以细胞间电信号和化学信号的通讯联系,维持细胞间的合作和协调。除了有机械的细胞连接作用之外,还可以在细胞间形成电耦联或代谢耦联,以此来传递信息。动物细胞的通讯连接为间隙连接与化学突触,而植物细胞的通讯连接则是胞间连丝。

2. 细胞游离面的特化结构 细胞表面还分化出一些其他的特化结构,主要有微绒毛、纤毛和鞭毛等,这些结构在细胞执行特定功能方面起重要作用。

微绒毛(microvillus)广泛存在于动物细胞的游离面,是细胞表面向外伸出的细长指状突起,突起中心的细胞质内含有纵形排列的细丝。细丝根部埋在质膜下方的终网中,有支撑固定的作用(图 3-19)。微绒毛的主要作用是扩大细胞的表面积,便于细胞同外界物质进行交换。如小肠上的微绒毛极为丰富,使细胞的表面积扩大了 30 倍,有利于大量吸收营养物质。

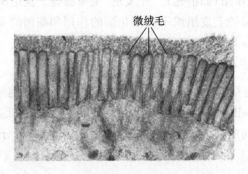

图 3-19 微绒毛

纤毛和鞭毛(cilia and flagella)是细胞表面向外伸出的细胞突起,表面围以细胞膜,由内部微管构成的复杂结构。它们是细胞表面特化的运动结构,细胞靠纤毛和鞭毛的运动而在液体中穿行,推动细胞表面的液体或颗粒状物质前进。纤毛和鞭毛二者在发生和结构上并没有什么差别,其核心结构均由 9+2 微管构成,称为轴丝。鞭毛和纤毛如出现异常,可导致一系列疾病发生,如纤毛不动综合征、Young 综合征及囊性纤维化等。

六、细胞膜异常与疾病

细胞膜是细胞的界膜,也是细胞内外物质、信息交流的枢纽站,膜结构上的任何成分改变和功能的异常,都会导致疾病。

细胞膜上的载体蛋白、通道蛋白、离子泵等与细胞物质运输功能有关,很多疾病的发生与细胞膜上的转运蛋白异常密切相关。如胱氨酸尿症(cystinuria)是由肾小管上皮细胞某种载体蛋白缺陷造成,由于肾小管重吸收胱氨酸减少,导致尿中含量增加引起尿路中的胱氨酸结石形成。囊性纤维化(cystic fibrosis,CF)是目前研究得最清楚的遗传性离子通道异常疾病,患者细胞膜上受 cAMP 调控的离子通道异常。由于大量的黏液阻塞全身外分泌腺引起慢性阻塞性肺疾病和胰腺功能不全,患者主要表现为慢性咳嗽、大量黏痰及反复发作的难治性肺部感染,长期慢性腹泻、吸收不良综合征,生长发育迟缓等。部分家族性高胆固醇血症(familial hypercholesterolemia)患者缺乏 LDL 受体,有的 LDL 受体虽然数目正常,但结构发生异常,因而导致疾病。重症肌无力症的病因是由于机体内产生了乙酰胆碱受体的抗体,占据了乙酰胆碱受体,封闭了乙酰胆碱的作用。该抗体还会促使乙酰胆碱受体分解,使患者的受体大大减少,导致重症肌无力症。此外先天性肌强直等疾病也属于通道蛋白异常引起的遗传病。

第四节 细 胞 质

一、细胞质基质

在真核细胞的细胞质中,除去可分辨的细胞器以外的胶状物质,称细胞质基质 (cytoplasmic matrix or cytomatrix)。细胞质基质是细胞的重要结构成分,其体积约占细胞质的一半。细胞与环境,细胞质与细胞核,以及细胞器之间的物质运输、能量交换、信息传递等都要通过细胞质基质来完成,很多重要的中间代谢反应也发生在细胞质基质中。近年来发现,细胞质基质还担负着多种其他的重要功能。在细胞质基质中,各种复杂的代谢反应是如何有条不紊地进行的? 各个代谢环节之间是如何相互关联、相互制约的? 数以千种的生物大分子和代谢产物(或底物)又是如何定向转运的? 调节细胞增殖、分化、衰老与凋亡等重大生命活动的细胞信号转导及其网络的途径是什么? 这些都是细胞生物学所要回答的基本问题。然而与细胞膜和其他细胞器相比较,人们对细胞质基质的认识还是相当肤浅的,在研究细胞质基质过程中,曾赋予它诸如细胞液(cell sap)、透明质(hyaloplasm)、胞质溶胶(cytosol)、细胞质基质等十几个名称,其含义也不断地更新与完善,这既反映了从不同的侧面与层次对细胞质基质的了解,也反映了对细胞质基质认识的不断深入。由于细胞质基质的独特结构特征及较大的研究难度,以至于现在还没有明确、统一的概念。目前常用的名称是细胞质基质和胞质溶胶。

（一）细胞质基质的含义

在细胞质基质中,主要含有与中间代谢相关的数千种酶类和维持细胞形态以及细胞内物质运输有关的细胞质骨架结构。从物质代谢与形态结构的角度考虑,有人还把糖原和脂滴等内含物也看作是细胞质基质的组分。用差速离心方法分离细胞匀浆中的各种组分,先后除去细胞核、线粒体、溶酶体、高尔基复合体和细胞膜等细胞器或细胞结构后,存留在上清液中的主要是细胞质基质的成分。

在细胞质基质中蛋白质含量占 20%～30%,形成一种黏稠的胶体,多数水分子是以水化物的形式紧密地结合在蛋白质和其他大分子表面的极性部位,只有部分水分子以游离态存在,起溶剂作用。细胞质基质中蛋白质分子和颗粒性物质的扩散速率仅为水溶液中的 1/5,更大的结构如分泌泡和细胞器等则固定在细胞质基质的某些部位上,或沿细胞骨架定向运动。细胞质基质是蛋白质与脂肪合成的重要场所。蛋白质在细胞质基质中合成后,半数以上将被转移到细胞核和细胞器中。在细胞质基质中的多数蛋白质,其中包括水溶性蛋白,并不是以溶解状态存在的。免疫荧光技术显示,与酵解过程有关的一些酶结合在微丝上,在肌细胞中则结合在肌原纤维的某些特殊位点上。这种特异性的结合不仅与细胞的生理状态有关,而且也与组织发育和细胞分化的程度有关。酶与微丝结合后,酶的动力学参数也发生了明显的变化。原位杂交技术显示,mRNA 在细胞中也呈区域性分布,在卵母细胞中不同种的 mRNA 定位于细胞质基质的不同部位,卵细胞在母体发生期间,由蛋白质和 RNA 在细胞质基质中的特定分布而形成的位置信息,往往对子代个体胚胎发育早期的细胞分化起着重要的作用。

根据已有的研究结果以及所掌握的细胞质基质的功能,人们推测细胞质基质是一个高度有序的体系。其中细胞质骨架纤维贯穿在黏稠的蛋白质胶体中,多数蛋白质直接或间接地与骨架结合,或与生物膜结合,从而完成特定的生物学功能。比如,与酵解有关的酶类彼此结合

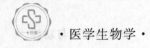

在一起形成多酶复合体,定位在细胞质基质的特定部位,催化从葡萄糖至丙酮酸的一系列反应。前一个反应的产物即为下一个反应的底物,二者间的空间距离仅为几个纳米,各个反应途径之间也以类似的方式相互关联,从而有效地完成复杂的代谢过程。

目前,人们仍在从细胞超微结构与生物化学、分子生物学等不同角度研究细胞质基质中的复杂结构体系。在细胞质基质中,蛋白质与蛋白质之间,蛋白质与其他大分子之间都是通过弱化学键相互作用的,并且常常处于动态平衡之中。这种结构体系的维持只能在高浓度的蛋白质及其特定的离子环境的条件之下实现。一旦细胞破裂,甚至在稀释的溶液中,这种靠分子之间微弱的相互作用而形成的结构体系就会遭到破坏。这正是研究细胞质基质比研究其他细胞器困难的主要原因。

(二) 细胞质基质的功能

细胞质基质参与许多中间代谢过程,如糖酵解过程、磷酸戊糖途径、糖醛酸途径、糖原的合成与部分分解过程等。蛋白质的合成与脂肪酸的合成也在细胞质基质中进行。尽管人们对这些代谢反应的具体生化步骤早已清楚,但对它们在细胞质基质中进行反应的细节,特别是反应的底物和产物如何定向转运的机制还了解得不多。细胞信号转导是细胞代谢及细胞增殖、分化、衰老和凋亡的基本调控途径。多种信号通路如何在细胞质中形成信号网络及各通路中信号分子的信息传递还知之甚少。近些年来所取得的最主要的进展是蛋白质在细胞质基质中的分选及其转运机制。如证明了 N 端含有某种信号序列的蛋白质合成开始后很快就转移到内质网上,以及在蛋白质合成后如何通过膜泡运输的方式由内质网转运至高尔基复合体。其他蛋白质的合成均在细胞质基质中完成,并根据蛋白质自身携带的信号,分别转运到线粒体、叶绿体、微体以及细胞核中,也有些蛋白质则驻留在细胞质基质中,构成本身的结构成分。

细胞质基质另一功能是与细胞质骨架相关。细胞质骨架作为细胞质基质的主要结构成分,不仅与维持细胞的形态、细胞的运动、细胞内的物质运输及能量传递有关,也是细胞质基质结构体系的组织者,为细胞质基质中其他成分和细胞器提供锚定位点。在一个直径 16 μm 的细胞中,其细胞骨架的表面积可达到 $(50 \sim 100) \times 10^3 \ \mu m^2$,而相同直径的球形细胞的表面积仅有 $0.8 \times 10^3 \ \mu m^2$。这样大的表面积不仅限制了水分子的运动,而且把蛋白质、mRNA 等生物大分子锚定在特定的位点,在细胞质基质中形成了更为精细的区域,使复杂的代谢反应高效而有序地进行。

除此之外,细胞质基质在蛋白质的修饰、蛋白质选择性的降解等方面也起着重要作用。

1. 蛋白质的修饰　已发现有 100 余种的蛋白质侧链修饰是由专一的酶作用于蛋白质侧链特定位点上。侧链修饰细胞的生命活动是十分重要的,其类型主要有如下几种。

(1) 辅酶或辅基与酶的共价结合。

(2) 磷酸化与去磷酸化,用以调节很多蛋白质的生物活性。

(3) 糖基化　糖基化主要发生在内质网和高尔基复合体中,在细胞质基质中发现的糖基化是指在哺乳动物的细胞中把 N-乙酰葡萄糖胺分子(N-acetylglucosamine)加到蛋白质的丝氨酸残基的羟基上。

(4) 对某些蛋白质的 N 端进行甲基化修饰。这种修饰的蛋白质,如很多细胞骨架蛋白和组蛋白等,不易被细胞内的蛋白水解酶水解,从而使蛋白质在细胞中维持较长的寿命。

(5) 酰基化　最常见的一类酰基化的修饰是内质网上合成的跨膜蛋白在通过内质网和高尔基复合体的转运过程中发生的,它由不同的酶来催化,把软脂酸链共价地连接在某些跨膜蛋白在细胞质基质中的结构域上。另一类酰基化修饰发生在诸如 src 基因和 ras 基因这类细胞癌基因的产物上,催化这一反应的酶可识别蛋白质中的信号序列,将脂肪酯链共价地结合到蛋白质特定的位点上。基因编码的酪氨酸蛋白激酶与豆蔻酸发生共价结合,酰基化与否并不影响酪氨酸蛋白激酶的活性,但只有酰基化的激酶才能转移并靠豆蔻酸链结合到细胞膜上,也只有这样,细胞才可能被转化。

2. 控制蛋白质的寿命 细胞中的蛋白质处于不断地降解与更新的动态过程中。细胞质基质中的蛋白质大部分寿命较长,其生物活性可维持几天甚至数月,但也有一些寿命很短,合成后几分钟就被降解,如在某些代谢途径中催化限速反应步骤的酶和 fos 等细胞癌基因的产物。通过改变它们的合成速度,就可以控制其浓度,从而达到调节代谢途径或细胞生长与分裂的目的。

在蛋白质分子的氨基酸序列中,除了有决定蛋白质在细胞内定位的信号和与修饰作用有关的信号外,还有决定蛋白质寿命的信号。这种信号存在于蛋白质 N 端的第一个氨基酸残基中,若 N 端的第一个氨基酸是 Met(甲硫氨酸)、Ser(丝氨酸)、Thr(苏氨酸)、Ala(丙氨酸)、Val(缬氨酸)、Cys(半胱氨酸)、Gly(甘氨酸)或 Pro(脯氨酸),则蛋白质是稳定的;如是其他 12 种氨基酸之一,则是不稳定的。每种蛋白质开始合成时,N 端的第一个氨基酸都是甲硫氨酸(细菌中为甲酰甲硫氨酸),但合成后不久便被特异的氨基肽酶水解除去,然后由氨酰-tRNA 蛋白转移酶(aminoacyl-tRNA-protein transferase)把一个信号氨基酸加到某些蛋白质的 N 端,最终在蛋白质的 N 端留下一个不稳定的或稳定的氨基酸残基。

在真核细胞的细胞质基质中,识别蛋白质 N 端不稳定的氨基酸并准确地将其降解需要依赖于泛素化降解途径(ubiquitin-dependent pathway)。泛素是一个由 76 个氨基酸残基组成的小分子蛋白质,具有多种生物学功能。在蛋白质降解过程中,多个泛素分子共价结合到含有不稳定氨基酸残基的蛋白质 N端,再由一种 26S 的蛋白酶复合体或称蛋白酶体(proteosome)将蛋白质完全水解。26S 蛋白酶体在结构上可分为 19S 调节颗粒和 20S 核心颗粒两部分。19S 调节颗粒负责识别被泛素链标记的蛋白质底物及对其进行去折叠,并最终将去折叠的蛋白质底物传送至 20S 核心颗粒中进行降解(图 3-20)。蛋白酶体的含量占细胞蛋白总量的 1%。这种依赖于泛素的蛋白酶体,还参与细胞周期的调控过程。

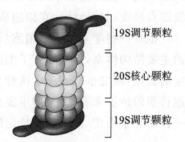

19S调节颗粒

20S核心颗粒

19S调节颗粒

图 3-20 蛋白酶体结构示意图

知识链接 3-2

3. 降解变性和错误折叠的蛋白质 细胞质基质中的变性蛋白、错误折叠的蛋白质、含有被氧化或其他非正常修饰氨基酸的蛋白质,不管其 N 端氨基酸残基是否稳定,也常常很快被清除。推测这种蛋白质的降解作用可能与识别畸形蛋白质所暴露出来的氨基酸疏水基团有关,并由此启动对蛋白质 N 端第一个氨基酸残基的作用,最终被依赖于泛素的蛋白降解途径彻底水解。在细胞质基质中,正在合成的蛋白质的构象与错误折叠的蛋白质有很多类似之处,如加入蛋白质合成抑制剂,则停留在不同阶段大小不等的多肽链很快被降解,说明蛋白质合成的复合物对延伸中的肽链有暂时的保护作用。

4. 帮助变性或错误折叠的蛋白质重新折叠,形成正确的分子构象 这一功能主要靠热休克蛋白(heat shock protein,Hsp,或称 stress-response protein)来完成。DNA 序列分析表明,热休克蛋白主要有 3 个家族,即相对分子质量为 $25×10^3$、$70×10^3$ 和 $90×10^3$ 的蛋白质,每一家族中都有由不同基因编码的多种蛋白质成员。有的基因在正常条件下表达,有些则在温度增高或其他异常情况下大量表达,以保护细胞,减少异常环境的损伤。有证据表明,在正常细胞中热休克蛋白选择性地与畸形蛋白质结合形成聚合物,利用水解 ATP 释放的能量使聚集的蛋白质溶解,并进一步折叠形成正确的蛋白质构象。

(三)细胞质基质与胞质溶胶

细胞质基质和胞质溶胶是从不同的角度提出的概念,二者虽然有一些差别,但在过去的不少书中,常把这两个名词等同起来。随着人们对细胞质基质研究的不断深入,有些学者对细胞质基质的概念提出了一些新的理解,认为细胞质基质主要是由微管、微丝和中间丝等形成的相互联系的结构体系。其中蛋白质和其他分子以凝聚状态或暂时的凝聚状态存在,与周围溶液的分子处于动态平衡。包括作为细胞质基质主要成分的多种酶和代谢中间产物,以及呈溶解状态存在的微管蛋白。对一种蛋白质来说是否属于细胞质基质中的结构成分,主要取决于其在细胞生命活动中是结合在细胞质骨架上,还是游离在周围的溶液中。蛋白质等多种物质特异性地结合在骨架纤维上,其周围又吸附了多种分子,在不同程度上影响和改变了周围溶液的某些物理性质。这样一种有精细区域化的凝胶结构体系,在不同细胞的不同发育阶段和不同生理状态下可能有所不同,以完成多种复杂的生物学功能。

用差速离心方法分离细胞匀浆中的各种细胞组分,最终可获得富含蛋白质的组分。早期的实验细胞学家和生化学家称之为胞质溶胶。胞质溶胶的成分是否与细胞质基质周围溶液的成分相同呢? Paine 把乳胶小球注射到非洲爪蟾的卵母细胞中,经过一段时间之后,取出乳胶小球,用聚丙烯酰胺双向凝胶电泳技术分析渗入乳胶小球中的蛋白质成分,并与周围细胞质中的蛋白质成分进行比较。结果发现,在所检测的 90 多种多肽中,80% 多肽未曾扩散到乳胶小球中,而是结合在细胞质基质上。另一些实验表明,mRNA 和核糖体也都是结合在细胞质基质上。显然,用差速离心的方法所获得的胞质溶胶的成分与细胞质基质周围的溶液成分有很大的不同。胞质溶胶中的多数蛋白质,特别是相对分子质量较大的蛋白质可能通过较弱的次级键直接或间接地结合在细胞质基质的骨架纤维上。

也有一些学者试图把细胞质骨架排除在细胞质基质概念之外。细胞质骨架固然是细胞中的主要结构体系,然而离开了细胞质骨架的支持与组织,细胞质基质中的其他成分就失去了锚定的位点,随之也就丧失了这种复杂的高度有序的结构,也就无法完成各种生物学功能。从细胞骨架的角度来看,骨架的主要成分,特别是微管和微丝的装配和解聚与周围的液相始终处在一种动态平衡中,离开这种特定的环境,骨架系统也难以行使其功能。

二、核糖体

核糖体(ribosome)是由大、小两个亚基以特定的方式聚合而成的一种非膜性的细胞器,主要由 rRNA 和蛋白质组成,呈椭圆形或球形的颗粒状小体。在 1953 年由 Ribinsin 和 Broun 用电镜观察植物细胞时发现胞质中存在一种颗粒物质,1955 年 Palade 在动物细胞中也看到同样的颗粒,1958 年 Roberts 按化学成分命名为核糖核蛋白体,简称核糖体,又称核蛋白体。

除哺乳动物成熟红细胞外,所有活细胞(真核细胞、原核细胞)中均有核糖体,它是进行蛋白质合成的重要细胞器,在快速增殖、分泌功能旺盛的细胞中数量更多。

(一)核糖体的结构与类型

1. 核糖体的结构 核糖体是由大、小两个亚基以特定的形式聚合而成的直径约为 25 nm 的不规则颗粒状结构。大亚基的体积约为小亚基的 2 倍。在完整的核糖体中,小亚基以凹面与大亚基的扁平上部相贴,而小亚基的中间分界线正与大亚基上部的沟相吻合。在核糖体大、小亚基的结合部之间,有特殊的间隙结构,它是蛋白质合成过程中 mRNA 链结合并穿越的部位(图 3-21)。此外,在大亚基中央部位有一条垂直通道为中央管,是新合成多肽链的释放通道,以免受蛋白酶的分解。

与合成肽链的功能相适应,在核糖体上存在着 4 个重要的功能活性部位:①氨酰基位点(aminoacyl site):又称受位,简称 A 位,是接收并结合新掺入的氨基酰 tRNA 的位点,主要位于大亚基上。②肽酰基位点(peptidyl site):又称供位,简称 P 位,是与延伸中的肽酰基 tRNA 结合的位点,位于大亚基上。③肽酰基转移酶位点:具有肽酰基转移酶的活性,可在肽链合成延伸过程中催化氨基酸之间形成肽键,位于大亚基上。④GTP 酶位点:具有 GTP 酶活性,能分解 GTP,供给肽酰基 tRNA 由 A 位移到 P 位时所需要的能量(图 3-22)。

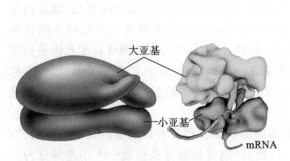

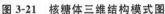

图 3-21 核糖体三维结构模式图

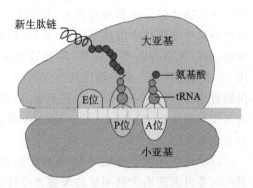

图 3-22 核糖体的功能活性部位

2. 核糖体蛋白质(ribosomal protein,简称核糖体蛋白或 RP) 参与构成核糖体的所有蛋白质的统称。由于核糖体蛋白质需要高浓度的盐溶液和强解离剂才能将其分离,所以这类蛋白质相对于核糖体相关蛋白质又被称为真核糖体蛋白质。因为在核糖体自组装过程中,这类蛋白质逐批与 rRNA 结合形成核糖体的大、小亚基,所以这些蛋白质又按与 rRNA 结合的顺序分为初级结合蛋白、次级结合蛋白与迟结合蛋白等几组。真核生物 80S 核糖体的 40S 亚基(小亚基)中含有约 33 种核糖体蛋白,60S 亚基(大亚基)中含有约 49 种核糖体蛋白,约占核糖体的 50%。这些核糖体蛋白质中大部分都是碱性蛋白质(等电点约为 10)。

蛋白质的结合对引发正确的 RNA 三级折叠与组织核糖体的整体结构至关重要。几乎所有的核糖体蛋白质结构中都包含球状结构域和能联络离它们较远的 RNA 的延伸结构域。核糖体额外的稳定性来自这些核糖体蛋白质中的碱性官能团对 rRNA 骨架边缘磷酸基团上相互排斥的负电荷的中和。核糖体蛋白质之间的相互作用(如静电引力及氢键)也有助于维持整个核糖体结构的稳定。

在大小亚基的结合面,催化肽键合成的部位没有核糖体蛋白,为 rRNA 构成。rRNA 单独存在时不执行其功能,它与多种蛋白质结合构成核糖体,催化氨基酸之间形成肽键,参与蛋白质合成,在核糖体中 rRNA 具有核酶的作用。催化肽键合成的活性位点由 rRNA 组成,rRNA 不仅为 tRNA 提供结合位点(A 位、P 位、E 位,离开核糖体的部位),而且还为多种蛋白质合成因子提供结合位点。例如,蛋白质合成有关的起始因子、延伸因子、终止因子的结合位点。大多数核糖体蛋白与 rRNA 具有多个结合位点,发挥稳定 rRNA 三级结构的功能。

rRNA 具有肽酰转移酶功能,对探索研究生命起源的重要问题——细胞遗传信息装置起源有重大的启示。生命是自我复制的体系,蛋白质有酶活性,但是没有遗传信息存储功能;DNA 有遗传信息存储功能没有酶活性;只有 RNA 既有存储遗传信息的功能又有酶活性,因此推测 RNA 是生命起源的最早的大分子物质。

二十世纪八十年代,人们从不同生物中发现了数十种不同的核酶(ribozyme),有切割型的也有剪接型的,既能催化自身反应也能催化其他分子反应,说明 RNA 除了具有作为遗传信息载体的功能外,还能执行类似蛋白质的催化功能,而 RNA 的基本成分核糖很容易由当时地球表面含量丰富的甲烷来合成,人们自然会想到在生命起源之初最早出现的生物分子系统和遗传物质是 RNA,而不是 DNA 或蛋白质。随着进化过程的发展,信息的储存由结构更加稳定的 DNA 分子代替,而催化功能由催化能力更强的蛋白质取代,从而形成了今天的细胞结构。

3. 核糖体的类型 核糖体不仅见于所有真核细胞,而且也是原核细胞所必需的重要细胞器,因此根据存在的生物类型可以分为真核生物核糖体和原核生物核糖体。核糖体还是一个比较特殊的细胞器,不但可以在细胞质中存在,而且也可以在具有独立遗传系统的细胞器中存在。根据核糖体存在的部位可分为三种,分别为细胞质核糖体、线粒体核糖体、叶绿体核糖体。细胞中核糖体的分布类型有两种,即游离核糖体和附着核糖体。游离核糖体(free ribosome)是指游离于细胞质中的核糖体,主要合成细胞本身所需的结构蛋白,如膜结构蛋白、细胞内代谢酶、血红蛋白和肌动蛋白等;附着核糖体(attached ribosome)是指附着于内质网上的核糖体,主要合成膜蛋白和外输性的分泌蛋白,如激素、抗体、溶酶体酶等。核糖体在细胞内进行蛋白质合成时,常多个或几十个(甚至更多)串联附着在一条 mRNA 分子上,形成念珠状结构,称为多聚核糖体(polyribosome)。mRNA 的长短,决定多聚核糖体的多少及排列形状,如螺纹状和念珠状等。

以上这些来源于真核细胞、原核细胞、细胞器中的核糖体都具有合成蛋白质的主要功能,但是却各自表现出区别明显的来源类型特征。因此,可以将核糖体按照成分大小差异分为三类:原核细胞核糖体、真核细胞胞质核糖体、真核细胞器核糖体。

原核细胞的核糖体较小,沉降系数为70S,相对分子质量为 2.5×10^6,由50S和30S两个亚基组成。典型的原核生物大肠杆菌核糖体是由50S大亚基和30S小亚基组成的。在完整的核糖体中,rRNA 约占 2/3,蛋白质约为 1/3。50S大亚基含有34种不同的蛋白质和两种RNA分子,相对分子质量大的 rRNA 的沉降系数为23S,相对分子质量小的 rRNA 为5S。30S小亚基含有21种蛋白质和一个16S的 rRNA 分子。

真核细胞胞质核糖体较大,沉降系数为80S,大亚基为60S,小亚基为40S。在大亚基中,有大约49种蛋白质,另外有三种 rRNA:28S rRNA、5S rRNA 和 5.8S rRNA。小亚基含有大约33种蛋白质,一种18S的 rRNA。

分布在线粒体中的核糖体,比一般核糖体小,约为55S,大亚基为35S,小亚基为25S,称为真核细胞器核糖体或线粒体核糖体。叶绿体核糖体与原核生物核糖体基本一致(表3-2)。

表 3-2 不同类型不同来源核糖体的大小和化学组成

类型		来源	单体	大亚基	小亚基	rRNA 及蛋白质	
						大亚基	小亚基
原核生物核糖体		细菌	70S	50S	30S	23S,5S rRNA+34 rP	16S Rrna +21 rP
真核生物核糖体	细胞质核糖体	植物	80S	60S	40S	28S,5.8S,5S rRNA+49 rP	18S rRNA +33 rP
		动物	80S	60S	40S	28S,5.8S,5S rRNA+49rP	18S rRNA +33 rP
	线粒体核糖体	哺乳动物	55~60S	35S	25S	16S rRNA	12S rRNA
		酵母	78S	60S	45S	26S,5S rRNA	18S rRNA
	叶绿体核糖体	植物	70S	60S	30S	23S,5S rRNA	16S rRNA

S 表示沉降系数(sedimentation coefficient),是在离心状态下衡量物质颗粒沉降速度的参数,其大小主要取决于物质颗粒本身的大小,因此常用沉降系数来间接表示物质颗粒的大小,沉降系数越大,物质颗粒越大,沉降系数越小,物质颗粒则越小。

生长迅速的细胞胞质中一般具有大量游离核糖体,如干细胞、胚胎细胞、肿瘤细胞等。真核细胞含有较多的核糖体,一般真核细胞中,核糖体的数量可以达到 $(1\sim10)\times10^6$ 个/细胞,蛋白质合成旺盛的细胞可达 1×10^{12} 个/细胞,原核细胞中核糖体比真核细胞少,$(1.5\sim1.8)\times10^4$ 个/细胞。在活细胞中,核糖体的大小亚基、单核糖体和多聚核糖体常随功能而变化,处于一种不断解聚与聚合的动态平衡中。执行功能时为多聚核糖体,功能完成后解聚为大、小亚基。

（二）核糖体的功能:蛋白质的合成

蛋白质的合成又称翻译(translation),是一个连续的过程,通常划分为起始、延长、终止三个阶段来描述。在蛋白质合成过程中,mRNA 的阅读是从 5′端到 3′端,对应肽链的氨基酸序列从 N 端至 C 端。翻译过程从阅读框架的 5′-AUG 起始密码子开始,按 mRNA 模板三联体密码的顺序延长肽链,直至终止子密码出现。

知识链接 3-3

1. 肽链合成起始 肽链合成起始阶段,是指在起始因子(initiation factor,IF)作用下,核糖体小亚基与 mRNA 结合。氨基酰-tRNA 的反密码子识别 mRNA 的起始密码子,并互补结合,随后大亚基再结合到小亚基上去,至此完整的核糖体形成,开始进行蛋白合成。

原核生物和真核生物翻译起始有类似过程,其中真核生物(eukaryote)起始因子称为 eIF,包括多种亚型,原核生物则有 3 种 IF(表 3-3)。

表 3-3 原核生物、真核生物各种起始因子的生物功能

类型	起始因子	生物功能
原核生物	IF-1	占据 A 位防止结合其他 tRNA
	IF-2	促进起始 tRNA 与小亚基结合
	IF-3	促进大小亚基分离,提高 P 位对结合起始 tRNA 敏感性
真核生物	eIF-2	促进起始 tRNA 与小亚基结合
	eIF-2B, eIF-3	最先结合小亚基促进大小亚基分离
	eIF-4A ,eIF-4F	复合物成分,有解螺旋酶活性,促进 mRNA 结合小亚基
	eIF-4B	结合 mRNA,促进 mRNA 扫描定位起始 AUG
	eIF-4E	eIF-4F 复合物成分,结合 mRNA 5′帽子
	eIF-4G	eIF-4F 复合物成分,结合 eIF-4E 和 PAB
	eIF-5	促进各种起始因子从小亚基解离,进而结合大亚基
	eIF-6	促进核蛋白体分离成大小亚基

原核生物与真核生物的各种起始因子在肽链合成起始过程中有多方面作用。真核生物 eIF-2-GTP 可通过促进起始氨基酰-tRNA 首先与小亚基结合,是起始复合物生成第一关键步骤必需的蛋白因子。eIF-2 既是真核肽链合成调节的关键成分,又是多种生物活性物质、抗代谢物及抗生素作用靶点,因此,对 eIF-2 的研究较为彻底。

(1)原核生物翻译起始复合物形成

①核蛋白体亚基分离:蛋白质肽链合成连续进行,上一轮合成终止接下一轮合成的起始。这时完整核蛋白体大小亚基须拆离,准备 mRNA 和起始氨基酰-tRNA 与小亚基结合。其中 IF-3、IF-1 与小亚基的结合促进大小亚基分离。

②mRNA 与小亚基定位结合:原核生物 mRNA 在小亚基上的定位涉及两种机制。其一,在各种原核生物 mRNA 起始 AUG 密码上游 8～13 个核苷酸部位,存在 4～9 个核苷酸的一致序列,富含嘌呤碱基,如-AGGAGG-,称为 Shine-Dalgarno 序列(S-D 序列);而原核生物小亚基 16S-rRNA 的 3′端有一富含嘧啶的短序列,如-UCCUCC-,两者互补配对使 mRNA 与小亚基结合。S-D 序列又称为核蛋白体结合位点(ribosomal binding site,RBS)。其二,mRNA 上紧接 S-D 序列的小核苷酸序列,可被核蛋白体小亚基蛋白 rpS-1 识别结合(图 3-23)通过上述 RNA-RNA、RNA-蛋白质相互作用使 mRNA 的起始 AUG 在核蛋白体小亚基上精确定位,形成复合体。

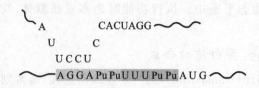

图 3-23 原核生物 mRNA 与核蛋白体小亚基结合位点

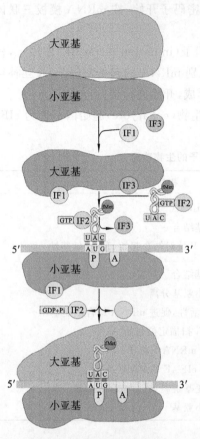

图 3-24 肽链合成的起始

③起始氨基酰-tRNA 的结合：起始 fMet-tRNAifMet 和 GTP 结合的 IF-2 一起，识别结合对应小亚基 P 位的 mRNA 起始密码 AUG，这也可促进 mRNA 准确就位；而起始时 A 位被 IF-1 占据，不与任何氨基酰-tRNA 结合（图 3-24）。

④核蛋白体大亚基结合：上述结合 mRNA、fMet-tRNAifMet 的小亚基再与核蛋白体大亚基结合，同时 IF-2 结合的 GTP 水解释能，促使 3 种 IF 释放，形成由完整核蛋白体、mRNA 和起始氨基酰-tRNA 组成的翻译起始复合物。此时，结合起始密码 AUG 的 fMet-tRNAifMet 占据 P 位，而 A 位空留，对应 mRNA 上 AUG 后的下一组三联体密码，准备相应氨基酰-tRNA 的进入。

（2）真核生物翻译起始复合物形成　真核生物肽链合成起始过程与原核生物相似但更复杂。真核生物有不同的翻译起始成分，如核蛋白体为 80S（40S 和 60S），起始因子种类更多，至少有 9 种，起始甲硫氨酸不需甲酰化等。成熟的真核生物 mRNA 有 5′帽子和 3′polyA 尾结构，与 mRNA 在核蛋白体就位相关。真核生物蛋白质合成起始的具体过程如下。

①核蛋白体大小亚基的分离：起始因子 eIF-2B 和 eIF-3 与核蛋白体大小亚基结合，在 eIF-6 参与下，促进 80S 核蛋白体解离成大、小亚基。

②起始氨基酰-tRNA 结合：起始 Met-tRNAiMet 和结合的 eIF-2 共同结合小亚基 P 位的起始位点。

③mRNA 在核蛋白体小亚基的准确就位：真核生物 mRNA 不含类似原核的 S-D 序列，因此真核生物 mRNA 在核蛋白体小亚基就位，涉及多种蛋白因子形成的复合物。其中帽子结合蛋白复合物（eIF-4F）包括 eIF-4E、eIF-4G 和 eIF-4A 几种组分。该复合物通过 eIF-4E 结合 mRNA5′帽子及 poly 结合蛋白（PAB）结合 3′poly 尾，而连接 mRNA 首尾的 eIF-4E 和 PAB 再通过 eIF-4G 和 eIF-3 与核蛋白体小亚基结合。然后通过消耗 ATP 从 mRNA5′端扫描，直到起始 AUG 与甲硫氨酰 tRNA 的反密码配对，mRNA 最终在小亚基准确定位。eIF-4F 复合物组分与该过程有关，例如，eIF-4A 有 RNA 解螺旋酶活性，可消耗 ATP 松懈 mRNA 的 AUG 上游 5′区段的二级结构以利于 mRNA 的扫描，eIF-4B 也促进扫描过程。

④核蛋白体大亚基结合：已经结合 mRNA、Met-tRNAiMet 的小亚基迅速与 60S 大亚基结合，形成翻译起始复合物。同时通过 eIF-5 作用和水解 GTP 供能，促进各种 eIF 从核蛋白体释放。

2. 肽链的延伸　肽链合成的延伸是指根据 mRNA 密码序列的指导，依次从 N 端向 C 端添加氨基酸，延伸肽链，直到合成终止的过程。由于肽链延伸在核蛋白体上连续性循环式进行,又称为核蛋白体循环(ribosomal cycle),每次循环肽链便增加一个氨基酸。每次循环分为三步,进位(entrance)、成肽(peptide bond formation)和转位(translocation)。延长需要的蛋白因子称为延伸因子(elongation factor)(表 3-4)。

表 3-4　肽链合成的延伸因子

原核延伸因子	生物功能	对应真核延伸因子
EF-Tu	促进氨基酰-tRNA 进入 A 位,结合分解 GTP	EF1-α
EF-Ts	调解亚基	EF1-β、EF1-γ
EFG	有转位酶活性,促进 mRNA-肽酰-tRNA 由 A 位前移到 P 位,促进卸载 tRNA 释放	EF-2

真核生物肽链延伸过程和原核生物基本相似,只是反应体系和因子组成不同。这里主要介绍原核生物肽链延伸过程。

(1) 进位　肽链合成起始后,核蛋白体 P 位结合 fMet-tRNA^{ifMet},但 A 位空留并对应下一组三联体密码,需加入的氨基酰-tRNA,即为该密码子决定。而后的每次肽链延长循环后,核蛋白体 P 位将结合肽酰-tRNA,同样是 A 位空留。进位又称注册(registration),是根据mRNA 下一组遗传密码指导,使相应氨基酰-tRNA 进入核蛋白体 A 位。这一过程需要延伸因子 EF-T 参与。

延伸因子 EF-T 为 EF-Tu 和 EF-Ts 亚基的二聚体,当 EF-Tu 结合 GTP 后可使 EF-Ts 分离。EF-Tu-GTP 与进位的氨基酸-tRNA 结合,以氨基酸-tRNA-EF-Tu-GTP 活性复合物形式进入并结合核蛋白体 A 位。EF-Tu 有 GTP 酶活性促使 GTP 水解,驱动 EF-Tu 和 GTP 从核蛋白体释出,重新形成 EF-Ts 二聚体。EF-T 继续催化下一氨基酰-tRNA 进位。

核蛋白体对氨基酰-tRNA 的进位有校正作用。因为肽链生物合成以很高速度进行。例如,在大肠杆菌细胞合成 100 残基多肽只需 10 s(37 ℃),这就要求延长阶段每一过程的速度与之适应。由于 EF-Tu-GTP 仅存在数毫秒即分解,因此在该时限内,只有正确的氨基酰-tRNA 才能迅速发生反密码与密码适当配合而进入 A 位,而错误的氨基酰-tRNA 因反密码与密码配对不能及时发生,即从 A 位解离。这是维持蛋白质合成高度保真性的另一机制。

(2) 成肽　成肽是转肽酶催化的肽键形成过程,数种大亚基蛋白组成转肽酶活性。结合于核蛋白体 A 位的氨基酰-tRNA 使氨基酸臂部分弯折,使该氨基酸在空间上接近 P 位。P 位的起始氨基酰-tRNA(或延长中的肽酰-tRNA)由酶催化,将氨基酰基(或延长中的肽酰基)从tRNA 转移,与 A 位下一氨基酸 α-氨基形成肽键连接,即成肽反应在 A 位上进行。第一个肽键形成后,二肽酰-tRNA 占据核蛋白体 A 位,而卸载的 tRNA 仍在 P 位。由于起始的甲酰甲硫氨酸的 α-氨基被持续保留,将成为新生肽链的 N 末端。肽键延长过程以相似机制连续循环,成肽后形成的三肽、四肽等肽酰-tRNA 将暂留 A 位,P 位有卸载的 tRNA。

(3) 移位　延伸因子 EF-G 有转位酶(translocase)活性,可结合并水解 1 分子 GTP,促进核蛋白体向 mRNA 的 3′侧移动,使起始二肽酰-tRNA-mRNA 相对位移进入核蛋白体 P 位,而卸载的 tRNA 则移入 E 位。A 位空留并对应下一组三联体密码,准备适当氨基酰-tRNA 进位开始下一核蛋白体循环。同样,再经过第二轮进位-成肽-移位循环,P 位将出现三肽酰-tRNA,A 位空留并对应第四个氨基酰-tRNA 进位,依次类推。在肽链合成连续循环时,核蛋白体空间构象发生着周期性改变,转位时卸载的 tRNA 进入 E 位,可诱导核蛋白体构象改变有利于下一氨基酰-tRNA 进入 A 位;而氨基酰-tRNA 的进位又诱导核蛋白体变构促使卸载tRNA 从 E 位排出(图 3-25)。

真核生物链合成的延长过程与原核生物基本相似,只是有不同的反应体系和延伸因子。

另外,真核细胞核蛋白体没有 E 位,转位时卸载的 tRNA 直接从 P 位脱落。

3. 肽链合成的终止　当核蛋白体 A 位出现 mRNA 的终止密码后,多肽链合成停止,肽链从肽酰-tRNA 中释出,mRNA、核蛋白体大、小亚基等分离,这些过程称为肽链合成终止(termination)。相关的蛋白因子称为释放因子(release factor,RF),其中原核生物有 3 种 RF。释放因子的功能:一是识别终止密码,例如,RF-1 特异识别 UAA、UAG,而 RF-2 可识别 UAA、UGA;二是诱导转肽酶改变为酯酶活性,相当于催化肽酰基转移到水分子-OH 上,使肽链从核蛋白体上释放。

原核肽链合成终止过程如下:①肽链延长到 mRNA 的终止密码在核蛋白体 A 位出现,终止密码不能被任何氨基酰-tRNA 识别到位。②释放因子 RF-1 或 RF-2 可进入 A 位,识别结合终止密码,RF-3 可结合核蛋白体其他部位。③RF-1 或 RF-2 任一释放因子结合终止密码后都可触发核蛋白体构象改变,诱导转肽酶转变为酯酶活性,使新生肽链与结合在 P 位的 tRNA 间酯键水解,将合成的肽链释出,再促使 mRNA、卸载 tRNA 及 RF 从核蛋白体脱离,mRNA 模板和各种蛋白因子和其他组分都可被重新利用。RF-3 有 GTP 酶活性,能介导 RF-1、RF-2 与核蛋白体的相互作用。紧接着进入下一起始过程,在 IF-1、IF-3 作用下,核蛋白体大小亚基解离(图 3-26)。

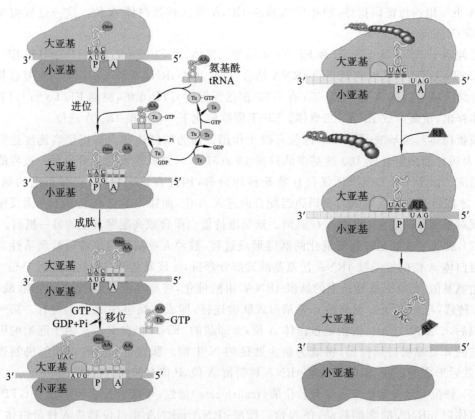

图 3-25　肽链合成延长阶段的肽键形成过程　　图 3-26　原核生物肽链合成的终止

真核生物翻译终止过程与原核生物相似,但只有 1 个释放因子 eRF,可识别所有终止密码,完成原核生物各类 RF 的功能。

蛋白质生物合成是耗能过程,延长时每个氨基酸活化为氨基酰-tRNA 消耗 2 个高能键,进位、转位各消耗 1 个高能键,但为保持蛋白质生物合成的高度保真性,任何步骤出现不正确连接,需消耗能量水解清除,因此每增加 1 个肽键实际消耗可能多于 4 个高能键。可以认为蛋白质是包含遗传信息的多聚分子,部分能量用于从 mRNA 信息到有功能蛋白质翻译的保真性上。这是多肽链以高速度合成但出错率低于 10^{-4} 的原因。原核生物 mRNA 转录后不需加工既可作为模板,转录和翻译紧密耦联,即转录过程未结束,在 mRNA 上翻译已经开始。

在合成蛋白质时,核糖体通常并不是单独工作的,常以多聚核糖体的形式存在,一条 mRNA 几乎同一时间被多个核糖体利用,同时合成多条肽链。肽链合成开始时,在 mRNA 的起始密码子部位,核糖体亚基装配成完整的起始复合物后,向 mRNA 的 3′ 端移动,开始合成多肽链,直到终止密码子处。核糖体在 mRNA 的每一个密码子处与反密码子的 tRNA(携带有相应氨基酸)结合,之后其上的氨基酸便与核糖体上的肽链相连,未结合的 tRNA 离去,核糖体向 mRNA 的 3′ 端移动,多肽链不断延长。当第一个核糖体离开起始密码子后,起始密码子的位置空出,第二个核糖体的亚基就结合上来,装配成完整的起始复合物后,开始另一条多肽链的合成。同样,其他核糖体依次结合到 mRNA 上,形成多聚核糖体(图 3-27)。根据电子显微照片推算,多聚核糖体中,每个核糖体间相隔约 80 个核苷酸。多聚核糖体只是让很多核糖体可以一起工作,每条肽链还是由一个核糖体来完成的,而且所用的时间也没有缩短,只是同时提高了合成效率,这对 mRNA 的利用及对其数量的调控更为经济和有效。

知识链接 3-4

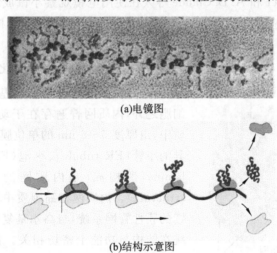

(a)电镜图

(b)结构示意图

图 3-27　多聚核糖体与蛋白质的合成

（三）核糖体与医学

核糖体是细胞内蛋白质的加工厂,目前发现生物体所需要的绝大部分蛋白质都是由核糖体合成的。蛋白质是生物体维持正常结构和功能所必需的最重要的物质基础,生物体众多的生物学功能都是由蛋白质决定的,核糖体结构异常和功能障碍而引起的蛋白质多肽链合成障碍,对任何生物体来说都是致命的。在存活的生物个体中很难发现蛋白质多肽链合成的全面障碍者,在临床上也很难发现这样的就诊者。但是,核糖体也与其他细胞结构一样,面对复杂的细胞内外环境因素的影响,会呈现出敏感多变的特性,这种变化特性有可能导致细胞结构和功能的相应改变,甚至引起某些疾病的产生。长期以来,人们对核糖体功能的认识大多数停留在蛋白质合成的水平上。近年来,随着科学研究手段的进步,对其功能的研究不断深入,核糖体蛋白质的生理功能及其与人类疾病发生的关系逐步被揭示,核糖体蛋白的研究正逐渐成为研究热点问题。

抗生素是蛋白合成的抑制剂。如:氯霉素通过抑制 50S 大亚基的肽酰转移酶活性来抑制蛋白质合成;链霉素抑制 tRNA 与核糖体的结合,导致肽链合成中断。不同抗生素对蛋白抑制的机制不同。在临床中使用抗生素达到抑制细菌的作用,但是不能滥用抗生素避免抗药性耐药性的发生。

过去认为,构成核糖体的核糖体蛋白是核糖体正常结构和功能的重要保障,核糖体蛋白质基因的突变或者缺失,会严重影响核糖体蛋白的结构与功能,从而导致胚胎的早期死亡,因此忽略了对核糖体蛋白质基因的突变及与疾病发生的相关性研究。目前已有研究证实,核糖体蛋白质基因的突变或缺失在不影响核糖体蛋白质合成功能的程度范围内,也能产生存活的生物个体,但对生物个体的许多功能将产生广泛影响,从而出现异常表型。核糖体蛋白质基因的突变可导致某些遗传病的发生,同时,核糖体蛋白质基因表达水平的异常也对肿瘤发生有作用。例如,DKC1突变已被证实和先天性角化不良症有关,这种疾病对癌症有较高的易感性。核糖体蛋白S19的基因突变可能导致先天性再生障碍性贫血综合征,而这个疾病也是一个容易转变为癌症的前期表现。

当然,目前对核糖体蛋白质调控细胞多种生理功能的作用机制及核糖体蛋白质基因突变导致疾病发生的机制还不清楚,这也是今后核糖体蛋白质和核糖体蛋白质基因研究的重要课题和努力方向。

三、内质网

1945年,K. R. Porter和A. D. Claude等人在使用电镜观察小鼠成纤维细胞时,发现在细胞质的内质区分布着一些由小管、小泡连接而成的网状结构,根据该结构的分布与结构特点将其命名为内质网(endoplasmic reticulum,ER)。

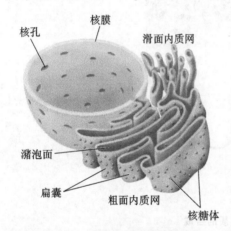

图3-28 内质网形态结构模式图

(一)内质网的结构与化学组成

1. 内质网的形态结构与基本类型 除成熟的红细胞之外,内质网普遍存在于动植物真核细胞的细胞质中,由厚度5～6 nm的单位膜所形成的大小、形状各异的小管(ER tubule)、小泡(ER vesicle)和扁囊(ER lamina)所构成,是内质网的基本结构单位(unit structure)。内质网在细胞质中彼此连通,构成一个连续的膜性管网系统,与高尔基复合体、溶酶体等内膜系统在结构与功能上密切相关。在靠近细胞核的部位,内质网常与核外膜连通;在靠近细胞膜的部位,它可延伸至细胞边缘乃至细胞突起中(图3-28)。

在不同种生物的同类组织细胞中,内质网的形态结构是基本相似的。但是,内质网常常因不同的组织细胞或同一种细胞的不同发育阶段以及不同的生理功能状态而呈现出形态结构、数量分布和发达程度的差别。例如,在睾丸间质细胞中的内质网是由众多的分支小管或小泡构筑形成网状结构(图3-29(a))。在培养的哺乳动物和生活的植物细胞中,利用荧光染色标记可在透射电镜下观察到内质网围绕细胞核向外铺展延伸到细胞边缘及细胞突起中(图3-29(b))。横纹肌细胞中内质网以肌质网的形式存在,在每一个肌原纤维中连接成网状的结构单位(图3-29(c))。

2. 内质网的化学组成 内质网可占全部细胞膜系统结构的50%左右,占细胞总体积的10%以上,而占细胞质量的15%～20%。其化学组成与细胞膜基本一致,也是以脂类和蛋白质为主要成分,与细胞膜不同的是各成分种类和所占的比例不尽相同。内质网膜脂类含量占30%～40%,蛋白质含量为60%～70%。内质网膜的脂类主要包括磷脂、中性脂、缩醛脂和神经节苷脂等,其中磷脂含量最高。不同磷脂的含量百分比大致为:磷脂酰胆碱55%,磷脂酰乙醇胺20%～25%,磷脂酰肌醇5%～10%,磷脂酰丝氨酸5%～10%,鞘磷脂4%～7%,可见磷脂酰胆碱丰富,鞘磷脂很少。

内质网膜所含的蛋白质和酶类复杂多样,酶类在30种以上,含有以葡萄糖-6-磷酸酶为主要标志酶的诸多酶系:①与解毒有关的氧化反应电子传递酶系:主要由细胞色素P_{450}、

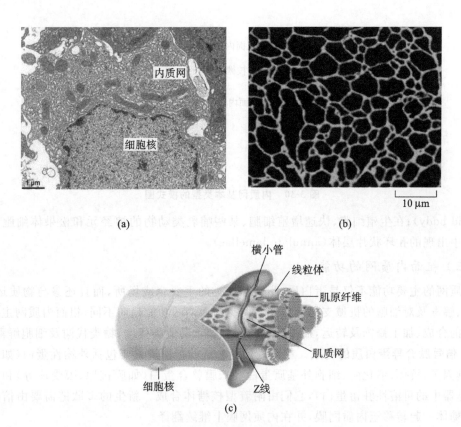

图 3-29 内质网的形态结构

注：(a)睾丸间质细胞中内质网形态的透射电镜图；(b)荧光标记哺乳动物细胞内质网透射电镜图；
(c)横纹肌细胞肌质网立体结构形态模式图。

NADPH-细胞色素 P_{450} 还原酶、细胞色素 b_5、NADH-细胞色素 b_5 还原酶、NADH-细胞色素 c 还原酶等构成。②与脂类物质代谢有关的酶类：包括脂肪酸 CoA 连接酶、磷脂醛磷酸酶、胆固醇羟基化酶、转磷酸胆碱酶及磷脂转位酶等。③与碳水化合物代谢有关的酶类：主要包括葡萄糖-6-磷酸酶、β-葡萄糖醛酸酶、葡萄糖醛酸转移酶和 GDP-甘露糖基转移酶等。④与蛋白质加工转运相关的酶类。

（二）内质网的分类

根据内质网膜外表面是否有核糖体附着将内质网分为粗面内质网（rough endoplasmic reticulum，RER）和滑面内质网（smooth endoplasmic reticulum，SER）。

1. 粗面内质网 多为排列整齐的扁囊，膜外表面有核糖体颗粒附着，主要功能为外输性蛋白及多种膜蛋白的合成、加工及转运（图 3-30）。因此，在具有分泌蛋白或肽类激素功能的细胞中，粗面内质网发达，如胰腺细胞和浆细胞；而在未分化或分化低的细胞中相对少见，如胚胎细胞、干细胞和肿瘤细胞。

2. 滑面内质网 多由小管和小泡构成的网状结构，膜外表面无核糖体颗粒附着，常与粗面内质网相通，是一种多功能的细胞器（图 3-30）。在不同细胞、同一细胞的不同发育阶段或不同生理时期，其结构形态、数量分布及发达程度差别甚大。如：睾丸间质细胞、卵巢黄体细胞和肾上腺皮质细胞中含有大量的滑面内质网，与其合成类固醇激素的功能相关；肝细胞中丰富的滑面内质网与其解毒功能相关；平滑肌和横纹肌细胞中的滑面内质网特化为肌浆网（sarcoplasmic reticulum），释放和回收钙离子以调节肌肉的收缩。

以上两类内质网同时存在于大部分细胞中，只是所占比例不同。但也有个别细胞中全部为粗面内质网，如胰腺外分泌细胞；有的细胞中皆为滑面内质网，如肌细胞。

除上述两种基本类型之外，内质网还有一些异型结构，如视网膜色素上皮细胞中的髓样体

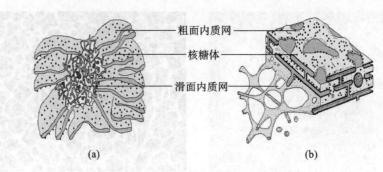

图 3-30　内质网基本类型的模式图

(myeloid body)；在生殖细胞、快速增殖细胞、某些哺乳类动物的神经元和松果体细胞及一些癌细胞中出现的孔环状片层体(annulate lamellae)。

（三）粗面内质网的功能

内质网的主要功能不仅是蛋白质、脂类和糖类的重要合成场所，而且还参与物质运输、物质交换、解毒及对细胞的机械支持等作用。两类内质网的功能趋向不同，粗面内质网主要负责蛋白质的合成、加工修饰及转运，而滑面内质网主要参与脂类代谢、糖类代谢及细胞解毒等。

1. 信号肽介导蛋白质的合成　粗面内质网合成的蛋白质主要包括外输性蛋白(如肽类激素、细胞因子、抗体、消化酶、细胞外基质蛋白等)、膜整合蛋白(如膜抗原、膜受体等)和驻留蛋白(细胞器中的可溶性驻留蛋白)，它们由附着型核糖体合成。新生的多肽链需要由信号肽介导与核糖体一起转移至内质网膜，并在内质网膜上继续翻译。

信号肽与信号肽假说：1975 年，G. Blobel 等人因提出信号肽假说(signal hypothesis)获得了 1999 年诺贝尔生理学或医学奖。该假说认为新生肽链具有一段独特的序列，可引导核糖体和多肽链附着于内质网膜上。这段序列常存在于所合成肽链 N 端，一般由 15～30 个氨基酸组成，被称为信号肽(signal peptide 或 signal sequence)。信号肽假说的主要过程如下：①信号肽的识别：细胞质基质中存在信号肽识别颗粒(signal recognition particle，SRP)(图 3-31)，而内质网膜上存在信号肽识别颗粒受体(SRP-receptor，SRP-R)和移位子(translocon)(一类通道蛋白)。新生肽链 N 端的信号肽一旦被翻译，即可被 SRP 识别并结合。此时翻译暂时终止，SRP 的另一端则与核糖体 A 位结合，形成 SRP-核蛋白体复合结构，引导向内质网膜移动，与内质网膜上的 SRP-R 识别和结合，并附着于内质网膜通道蛋白移位子上。然后 SRP 解离，返回细胞质基质中，肽链继续延伸(图 3-32)。②肽链进入内质网腔：合成中的肽链通过核糖体大亚基的中央管和移位子蛋白通道进入内质网腔，进入后，信号肽序列会被内质网膜腔面的信号肽酶切除，肽链继续延伸直至终止，核糖体大、小亚基解聚，与内质网分离。

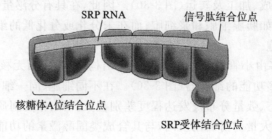

图 3-31　信号肽识别颗粒(SRP)的结构模式图

肽链插入内质网膜：某些多肽链中含有一段疏水性停止转移信号(stop-transfer signal)，当此序列进入通道蛋白移位子时，会与其相互作用，使移位子由活化状态转为钝化状态而终止肽链的转移，最终使肽链未完全进入内质网腔内，形成跨膜驻留蛋白，还可能通过内信号肽介

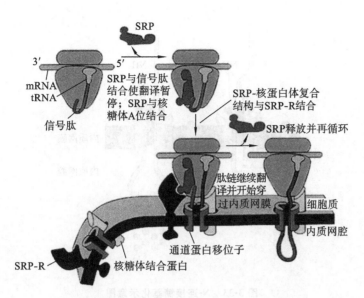

图 3-32 新生肽链转移至内质网腔的过程示意图

导插入机制,内信号肽是指信号肽位于多肽链中而非 N 端,当内信号肽达到移位子时,会结合在脂类双分子层中,阻止肽链全部进入内质网腔,若内信号肽氨基端带有的正电荷比羧基端多,羧基端进入网腔,反之则氨基端进入网腔,从而形成跨膜蛋白。

2. 蛋白质的折叠与装配 多肽链需要依据特定的方式盘旋和折叠,形成高级三维空间结构。内质网腔中的氧化型谷胱甘肽(GSSG)和内质网膜腔面上的蛋白二硫键异构酶(protein disulfide isomerase,PDI)为二硫键的形成及多肽链快速折叠提供了保证。

能够帮助多肽链转运、折叠和组装的结合蛋白被称为分子伴侣(molecular chaperone)或伴侣蛋白(chaperone protein),如钙网素(calreticulin)、重链结合蛋白(heavy-chain binding protein,BiP)、葡萄糖调节蛋白 94(glucose regulated protein94,GRP94)等,后者也称为内质网素(endoplasmin),是内质网标志性分子伴侣。分子伴侣不仅可与多肽链识别和结合来协助其折叠、组装和转运,而且还能识别并滞留折叠组装错误的蛋白质不被运输,但其本身并不参与最终产物的形成。分子伴侣在结构上有一个共同的特点是在羧基端有一段四氨基酸滞留信号肽(retention signal peptide),即 Lys-Asp-Glu-Leu(KDEL)序列,该序列与内质网膜上的相应受体结合而驻留于内质网腔不被转运。

3. 蛋白质的糖基化 单糖或寡糖与蛋白质之间通过共价键结合形成糖蛋白的过程称为糖基化(glycosylation)。发生在粗面内质网的糖基化主要由 N-乙酰葡萄糖胺、甘露糖和葡萄糖组成的 14 寡糖与蛋白质的天冬酰胺残基侧链上的氨基基团结合,称为 N-连接糖基化(N-linked glycosylation)。寡糖在与蛋白质连接之前,先要与内质网膜上的多萜醇分子连接而被活化,当核糖体合成的肽链中的天冬酰胺一进入内质网腔,被活化的寡糖在糖基转移酶的作用下,将寡糖基由磷酸多萜醇转移到相应的天冬酰胺残基上(图 3-33)。

蛋白质的糖基化修饰有很重要的作用:①保护蛋白质不被降解;②参与信号转导并引导蛋白质形成运输小泡,以进行蛋白质的靶向运输;③形成细胞外被,在细胞膜的保护、细胞识别及通讯联络等生命活动中发挥重要作用。

4. 蛋白质的胞内运输 经过粗面内质网加工和修饰的蛋白质,可被内质网膜包裹以出芽的方式形成膜性小泡而被转运。具体运输途径包括以下两种:①转运小泡进入高尔基复合体,经过进一步加工后,以分泌颗粒的形式排至细胞外;②转运小泡直接进入一种大浓缩泡,逐步发育成酶原颗粒后排出细胞,此途径只见于某些哺乳动物的胰腺外分泌细胞。

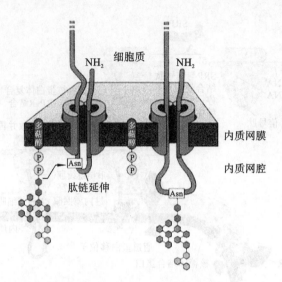

图 3-33　N-连接糖基化示意图

（四）滑面内质网的功能

1. 参与脂类物质的合成与运输　滑面内质网合成细胞所需的几乎全部的膜脂,是其最为重要的功能之一。合成脂质所需的 3 种酶类定位于内质网膜上,其中催化作用在胞质侧完成,而合成脂质的底物来自细胞质基质,主要过程如下:①磷脂酸的形成,是由脂酰基转移酶(acyl transferase)催化脂酰辅酶 A 的 2 条脂肪酸链转移并结合到甘油-3-磷酸分子上而生成;②双酰基甘油的形成,是由磷酸酶(phosphatase)催化磷脂酸去磷酸化而生成;③双亲脂分子的形成,是由胆碱磷酸转移酶(choline phosphotransferase)催化双酰基甘油添加和结合 1 个极性基团而生成。

滑面内质网合成的脂质分子在转位酶(flippase)的作用下,快速由细胞质基质侧转向内质网腔面,然后通过两种途径向其他膜结构转运:①以出芽的方式转运至高尔基复合体、溶酶体和细胞膜;②与磷脂转换蛋白(phospholipid exchange protein,PEP)结合形成复合体进入细胞质基质,然后通过自由扩散到达靶膜后,PEP 将脂质分子释放,完成从脂类含量高的膜向含量低的线粒体和过氧化物酶体膜的转移。目前,在分泌类固醇激素细胞的滑面内质网中,发现了与类固醇代谢密切相关的酶类,证明滑面内质网也参与类固醇的代谢。

2. 参与糖原的代谢　许多实验证明,肝细胞中的滑面内质网参与了糖原的分解过程;而细胞质基质中糖原的降解产物葡萄糖-6-磷酸也会被葡萄糖-6-磷酸酶催化,使其去磷酸化形成葡萄糖,葡萄糖再经由内质网跨膜运输至血液中。

3. 参与解毒作用　肝脏是机体分解毒物的主要器官,其解毒功能由肝细胞中滑面内质网上的氧化及电子传递酶系来完成。这些酶系包括细胞色素 P_{450}、NADPH-细胞色素 P_{450} 还原酶、细胞色素 b_5、NADH-细胞色素 b_5 还原酶和 NADH-细胞色素 c 还原酶等。解毒的机制一般为催化多种化合物的氧化和羟化:①使毒物或药物的毒性被钝化或破坏;②经羟化作用后可增强化合物的极性,使其易于排出体外。当然,也不排除有时这种氧化还原作用会使某些毒物的毒性增强。

4. 参与储存和调节 Ca^{2+}　肌细胞中的肌浆网是滑面内质网的特化结构。一般来说,肌浆网网膜上的 Ca^{2+}-ATP 酶会把细胞质基质中的 Ca^{2+} 泵入网腔中储存起来。当受到神经冲动刺激或细胞外信号物质的作用时,肌浆网将 Ca^{2+} 释放到细胞质基质中。

5. 参与胃酸、胆汁的合成与分泌　在胃壁腺上皮细胞中,滑面内质网可使 H^+ 和 Cl^- 结合生成 HCl。肝细胞中,滑面内质网不仅能合成胆盐,还可通过葡萄糖醛酸转移酶使非水溶性的胆红素颗粒形成水溶性的结合胆红素。

内质网是一个比较敏感的细胞器,在诸多病理因素作用下,均可发生各种形态和功能异常。从而导致内质网肿胀、脱粒(粗面内质网上附着核糖体的脱落)、破裂、腔内异常包含物的形成和出现等多种病理改变。

(五)内质网与医学

内质网是极为敏感的细胞器,许多不良因素都可能引起内质网的形态、结构的改变,并导致其功能的异常。

1. 脂肪肝 近年来,脂肪肝的发病率迅速上升,患病年龄趋于年轻化。脂肪肝的主要原因是脂类代谢障碍。食物中的脂肪经小肠吸收水解为甘油、甘油一酯和脂肪酸,进入细胞后在滑面内质网被重新合成甘油三酯,脂类通常会与粗面内质网中合成的蛋白质结合形成脂蛋白,然后经高尔基复合体分泌出胞。正常肝细胞中合成的低密度脂蛋白(low-density lipoprotein,LDL)和极低密度脂蛋白(very-low-density lipoprotein,VLDL)等物质被分泌后,可携带、运输血液中的胆固醇和甘油三酯及其他脂类到脂肪组织。很多因素(如肥胖、饮酒过度、营养不良、某些药物、糖尿病、病毒性感染等)可阻断脂蛋白的合成和运输途径,造成脂类在肝细胞滑面内质网中积聚引起脂肪肝。一般而言,脂肪肝属可逆性疾病,健康饮食、适度饮酒、加强体育锻炼、避免过度劳累、定期体检等可消除一些亚健康因素,是预防脂肪肝的关键。

2. 黄疸 分为生理性黄疸和病理性黄疸。由于新生儿的胆红素代谢特点,即出生后胆红素的生成过多而代谢和排泄能力低下,致使血液中的胆红素水平升高。①胆红素生成过多:正常情况下新生儿期胆红素的主要来源是衰老的红细胞破坏后经一系列代谢而产生。新生儿期由于各种原因使红细胞破坏增多,胆红素生成过多,引起未结合胆红素增高;②肝细胞摄取和结合胆红素能力下降;③胆红素排泄异常;④肠肝循环增加。

新生儿黄疸最严重的并发症是胆红素性脑病,未结合胆红素为脂溶性,容易透过生物膜(如血脑屏障),当血清胆红素重度升高时,可导致胆红素性脑病,其后遗症主要表现为神经系统发育异常等。临床上治疗黄疸可通过如下方法:①光照疗法(蓝光):一种降低血清未结合胆红素的简单易行的方法。光疗可使胆红素转变产生异构体,使其从脂溶性转变为水溶性,不经过肝脏的结合,经胆汁或尿排出体外。②酶诱导剂:如苯巴比妥(phenobarbital)进入体内,导致肝细胞中与解毒反应有关的酶类大量合成,几天之中滑面内质网面积成倍增加,转化未结合胆红素为结合胆红素,减少高胆红素血症的发生,但起效缓慢,一般 2～3 天才发挥作用,所以需要在未发生黄疸时就服药,而服药对新生儿有一定的副作用,限制了此药在临床中的应用。③茵栀黄口服液:传统退黄利胆药物,纯中药制剂,是目前临床治疗新生儿黄疸常用的药物之一。

四、高尔基复合体

高尔基复合体(Golgi complex)是由意大利医生 Camillo Golgi 于 1898 年用银染方法首次在神经细胞中发现,最后以他的名字命名此细胞器。Camillo Golgi 因对神经结构研究的贡献,获得 1906 年诺贝尔生理学或医学奖。美国耶鲁大学的 George Palade 博士在电镜下清晰观察到高尔基复合体的结构及其周围的囊泡等其他细胞器,由此确立了细胞内存在以高尔基复合体为中心的分泌途径,获得 1974 年诺贝尔生理学或医学奖。

高尔基复合体的数量和发达程度因细胞的分化程度和细胞功能类型不同而存在较大差异,并随细胞生理状态的改变而变化。一般来说,在发育成熟且分泌活动旺盛的细胞中,高尔基复合体较为发达。另外,在不同的组织细胞中高尔基复合体具有不同的分布特征,如:神经细胞中的高尔基复合体一般分布在细胞核周围;在输卵管内皮、肠上皮黏膜、甲状腺和胰腺等有生理极性的细胞中,高尔基复合体常分布在接近细胞核的一极;肝细胞中的高尔基复合体沿胆小管分布在细胞边缘;在精子、卵细胞等特殊类型细胞和绝大多数无脊椎动物的某些细胞中,高尔基复合体呈分散分布。

(一)高尔基复合体的结构与化学组成

电镜下,高尔基复合体是由一些排列较为整齐的扁平囊泡和成群的大囊泡、小囊泡三部分构成(图 3-34)。现已知,构成高尔基复合体主体结构的扁平囊又可划分为顺面高尔基网状结构(cis Golgi network,CGN)(又称顺面膜囊)、高尔基中间膜囊(medial Golgi stack)和反面高尔基网状结构(trans Golgi network,TGN)(又称反面膜囊)三部分(图 3-34)。

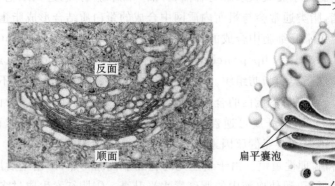

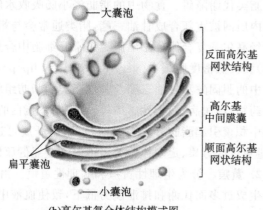

(a)高尔基复合体透射电镜图　　　　　　(b)高尔基复合体结构模式图

图 3-34　高尔基复合体的形态结构

1. 扁平囊泡　扁平囊泡(cisternae)是高尔基复合体的主体部分。一般由 3～8 个扁平膜囊平行排列在一起,称为高尔基体堆(Golgi stack)。相邻的扁平囊间距 20～30 nm,每个囊腔宽 15～20 nm。扁平囊略弯曲呈弓形,其凸面朝向细胞核,称为顺面(cis face)或形成面(forming face);凹面朝向细胞膜,称为反面(trans face)或成熟面(mature face)。形成面膜厚约 6 nm,与内质网膜厚度相近;成熟面膜厚约 8 nm,与细胞膜厚度接近。

2. 小囊泡　小囊泡(vesicles)为直径 40～80 nm 的球形小泡,多聚集分布在高尔基复合体形成面,主要有两种类型,较多的为表面光滑的小泡,较少的为表面有绒毛样结构的有被小泡(coated vesicle)。通常这些小囊泡是由附近的粗面内质网芽生而成,载有内质网合成的蛋白质成分,最终转运至扁平囊中,故称为运输小泡(transfer-vesicle)。运输小泡与扁平囊泡相互融合,不仅完成了蛋白质由内质网向高尔基复合体的转运,而且使扁平囊的膜成分和内含物得到不断的更新和补充。

3. 大囊泡　大囊泡(vacuoles)为直径 100～500 nm 的膜泡,又称分泌泡(secreting vacuoles),分布于高尔基复合体成熟面,由扁平囊周边呈球形膨突后脱离而形成。大囊泡不仅含有扁平囊的分泌物质,而且大囊泡的膜又可补充到细胞膜上,因此,内质网、小囊泡、扁平囊、大囊泡和细胞膜之间的膜成分在不断进行着新陈代谢,保持着一种动态平衡。

高尔基复合体是膜性结构细胞器,蛋白质和脂类是其结构的最基本化学组分。在大鼠肝细胞中,高尔基复合体膜约含 60% 的蛋白质和 40% 的脂类,其脂类成分含量介于细胞膜与内质网膜之间,而蛋白质含量低于内质网膜,且与内质网的相同。

高尔基复合体含有多种酶类,一些重要的酶类如下:①NADH-细胞色素 C 还原酶和NADPH-细胞色素还原酶的氧化还原酶;②以 5'-核苷酸酶、腺苷三磷酸酶、硫胺素焦磷酸酶为主体的磷酸酶类;③溶血卵磷脂酰基转移酶和磷酸甘油磷脂酰转移酶;④由磷脂酶 A_1 与磷脂酶 A_2 组成的磷脂酶类;⑤酪蛋白磷酸激酶;⑥α-甘露糖苷酶;⑦糖基转移酶(glycosyltransferase)

等,其中以糖基转移酶为标志酶。这些酶类主要参与糖蛋白、糖脂和磷脂的合成。

(二)高尔基复合体是一个极性细胞器

高尔基复合体在形态结构、化学组成及功能上均显示出明显的极性。

在形态结构上,扁平囊的顺面膜囊一般靠近细胞核或内质网,囊腔较小而狭,囊膜较薄,厚度近似于内质网膜;随着顺面膜囊向反面膜囊的过渡,囊腔逐渐变大而宽,囊膜变厚,与细胞膜相似。顺面膜囊呈连续分支的管网状,显示嗜锇反应的化学特征;中间膜囊是位于顺面膜囊和反面膜囊之间的多层间隔囊、管结构复合体系;反面膜囊是由高尔基复合体反面扁囊状潴泡和小管连接成的网络结构,在形态结构和化学特性上有显著的细胞差异性和多样性。因此,从发生和分化的角度看,扁平囊可以看作是内质网和细胞膜的中间分化阶段。

在化学组成上,高尔基复合体膜的脂类含量是介于内质网膜和细胞膜之间。高尔基复合体各膜囊中所含酶类不同,对蛋白质的加工和修饰有不同的功能。

在功能上,顺面膜囊的主要功能如下:①分选来自内质网的蛋白质和脂类,并将其大部分转入中间膜囊,小部分返回内质网而形成驻留蛋白;②对蛋白质进行修饰的 O-连接糖基化和跨膜蛋白在细胞质基质侧结构域的酰基化。中间膜囊除与顺面膜囊相邻的一侧对 NADP 酶反应微弱外,其余各层对此酶均有较强反应,其主要功能是进行糖基化修饰和多糖及糖脂的合成。反面膜囊的主要功能是对蛋白质进行分选,最终使经过分选的蛋白质,或被分泌到细胞外,或被转运到溶酶体中,此外,某些蛋白质的修饰作用也是在此进行和完成的,如蛋白质酪氨酸残基的硫酸化、半乳糖 α-2,6 位的唾液酸化及蛋白质的水解等。

(三)高尔基复合体的功能

高尔基复合体的主要功能是参与细胞的分泌活动,对来自内质网的蛋白质进行糖基化、水解、分选及定向运输。

1. 分泌蛋白的加工与修饰

(1)糖蛋白的加工合成　由内质网合成并通过高尔基复合体转运的蛋白质,绝大多数需要糖基化修饰而形成糖蛋白。其中在内质网进行 N-连接糖基化后的蛋白质,还需在高尔基复合体内进行进一步加工修饰,例如,大部分甘露糖被切除,然后再补加上其他糖残基,完成糖蛋白的合成。在高尔基复合体进行的是 O-连接糖基化,其主要是寡糖与丝氨酸、苏氨酸和酪氨酸(或胶原纤维中的羟赖氨酸与羟脯氨酸)残基侧链的—OH 基团共价结合及糖基化,形成 O-连接糖蛋白。除了蛋白聚糖第一个糖基通常为木糖外,几乎所有 O-连接寡糖中与氨基酸残基侧链—OH 结合的第一个糖基都是 N-乙酰半乳糖胺。另外,组成 O-连接寡糖链中的单糖组分,是在糖链的合成过程中一个一个地添加上去的。两种糖基化方式的主要区别见表 3-5。

表 3-5 N-连接糖基化和 O-连接糖基化的主要区别

项目	N-连接糖基化	O-连接糖基化
发生部位	粗面内质网	高尔基复合体
与之结合的氨基酸残基	天冬氨酸	丝氨酸、苏氨酸、酪氨酸、羟赖(脯)氨酸
连接基团	—NH₂	—OH
第一个糖基	N-乙酰葡萄糖胺	N-乙酰半乳糖胺等
糖链长度	5～25 个糖基	1～6 个糖基
发生部位	粗面内质网	高尔基复合体

(2)蛋白质的水解　某些蛋白质或酶类,只有在高尔基复合体中被特异性地水解后,才能成熟或转变为具备生物活性的存在形式。例如,人胰岛素,在内质网中是由 86 个氨基酸残基

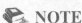

组成胰岛素原的形式存在,当它被运送至高尔基复合体时,起连接作用的 C 肽段被水解切除后成为有活性的胰岛素。另外,胰高血糖素、血清白蛋白等的成熟,也都是经过在高尔基复合体中的切除修饰完成的。

(3)蛋白质的分选　通过对蛋白质的修饰、加工,使不同的蛋白质带上可被高尔基复合体膜上专一受体识别的分选信号,进而通过选择和浓缩,形成不同去向的运输小泡和分泌小泡。

2. 膜泡的定向运输　被分选后的分泌泡运输途径主要有三条:①经高尔基复合体单独分拣和包装的溶酶体酶,以有被小泡的形式被转运到溶酶体中;②分泌蛋白以有被小泡的形式向细胞膜方向运输,最终被释放到细胞外;③以分泌小泡的形式暂时储存在细胞质中,当机体需要时,再被分泌释放到细胞外(图 3-35)。

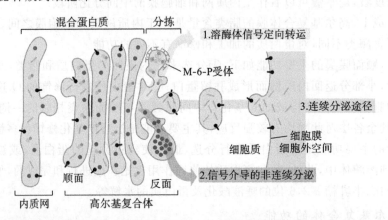

图 3-35　经高尔基复合体分拣形成的三种蛋白质运输小泡的转运途径与去向

高尔基复合体形态、结构及功能的改变,提示细胞处于某种生理及病理的特殊时期。如:细胞分泌功能亢进时,高尔基复合体出现代偿性肥大;酒精性脂肪肝患者的肝细胞中,高尔基复合体萎缩,其合成分泌脂蛋白的功能减退或丧失;肿瘤细胞中高尔基复合体的改变与其分化状态相关,低分化肿瘤中高尔基复合体少而简单,高分化肿瘤中高尔基复合体发达而复杂。

(四)高尔基复合体与医学

1. 高尔基复合体肥大　当细胞分泌功能亢进时,常伴随高尔基复合体结构性肥大。在大鼠肾上腺皮质的再生实验中,当腺垂体细胞分泌促肾上腺皮质激素的高尔基复合体处于旺盛分泌状态时整个结构显著增大;随着促肾上腺皮质激素分泌的减少,高尔基复合体结构又恢复到常态。

2. 高尔基复合体萎缩损坏　脂肪肝是由于乙醇等毒性物质造成肝细胞中高尔基复合体的脂蛋白合成分泌功能丧失所导致。病理状态下,肝细胞高尔基复合体中脂蛋白颗粒明显减少甚至消失;高尔基复合体自身形态萎缩,结构受到破坏。

3. 在肿瘤细胞中高尔基复合体的变化　在肿瘤细胞中,高尔基复合体的数量分布、形态结构和发达程度会因肿瘤细胞的分化状态不同而呈现显著差异。如:在低分化的大肠癌细胞中,高尔基复合体仅为聚集或分布在细胞核周围的一些分泌小泡;而在高分化的大肠癌细胞中,高尔基复合体则特别发达,具有典型的高尔基复合体形态结构。

五、溶酶体

1949 年,Christian de Duve 等人研究与糖代谢有关酶的分布,应用差速离心分离技术对鼠肝细胞组分进行分析时发现,在蒸馏水提取物中,作为对照的酸性磷酸酶比在蔗糖渗透平衡液抽提物中分离的活性高,而且酶的活性与沉淀的线粒体物质无关。这一意外的发现推动他们在 1955年应用电镜观察鼠肝细胞时,发现一种富含各种水解酶的颗粒,将其命名为溶酶体(lysosome)。

（一）溶酶体的结构与化学组成

溶酶体是一种高度异质性（heterogenous）细胞器,所谓异质性是指不同的溶酶体的形态大小、数量分布和所包含的水解酶的种类都可能存在很大差异。溶酶体普遍分布于各类组织细胞中,是由一层单位膜包裹,膜厚约 6 nm,常呈球形,其大小差异显著,一般直径为 0.2～0.8 μm,最小的仅为 0.05 μm,最大的可达数微米（图 3-36）。典型的动物细胞中可含有几百个溶酶体,但在不同细胞中溶酶体的数量差异显著。

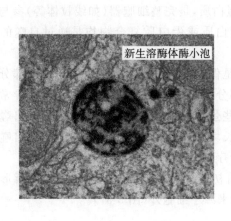

新生溶酶体酶小泡

(a)

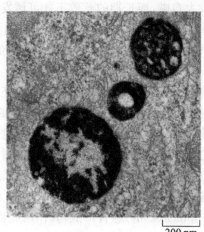

200 nm

(b)

图 3-36 溶酶体形态结构的电镜照片

虽然溶酶体具有高度异质性,但是也具有许多重要的相同特征:①所有的溶酶体都是由一层单位膜包裹的囊球状小体;②均富含多种酸性水解酶;③溶酶体膜富含两种高度糖基化的跨膜整合蛋白 lgpA 和 lgpB,其糖基分布在溶酶体膜腔面,一般认为这可保护溶酶体膜免受所含的酸性水解酶的消化分解;④溶酶体膜上嵌有发达的质子泵,可利用水解 ATP 时释放出的能量将 H^+ 逆浓度梯度泵入溶酶体内,以形成和维持溶酶体腔内的酸性内环境。

（二）溶酶体的类型

1. 根据生理功能状态将溶酶体分为三种类型 依据生理功能状态的不同可将溶酶体划分为初级溶酶体（primary lysosome）、次级溶酶体（secondary lysosome）和三级溶酶体（tertiary lysosome）。

（1）初级溶酶体:指通过其形成途径刚产生的溶酶体,只含酶,不含底物。初级溶酶体膜厚约 6 nm,一般呈透明圆球状。但在不同的细胞,或者在同一细胞的不同发育阶段,可呈现为电子致密度较高的颗粒小体或带有棘突的小泡。

（2）次级溶酶体:初级溶酶体成熟后,接收来自细胞内、外物质,并与其发生相互作用,成为次级溶酶体。因此,次级溶酶体实质上是溶酶体的一种功能作用状态,故又被称为消化泡（digestive vacuole）。

次级溶酶体体积较大,形态多不规则,囊腔中含有正在被消化分解的物质颗粒或残损的膜碎片。根据次级溶酶体中所含作用底物的性质和来源的不同,又将次级溶酶体分为两类。

①自噬溶酶体（autophagolysosome）:由初级溶酶体与自噬体（autophagosome）融合形成,其作用底物主要是细胞内衰老残损的细胞器或糖原颗粒等胞内物质。自噬溶酶体的形成是一个多步骤的过程,包括自噬体双层膜结构的形成、自噬体与溶酶体融合、消化后的自噬溶酶体内膜消失、自噬溶酶体内容物的循环再利用及细胞所需氨基酸和能量的提供（图 3-37）。

近年来研究认为,自噬溶酶体途径（autophagy-lysosome pathway,ALP）是机体修复或消除异常蛋白质的最主要途径之一,此途径可将体内错误折叠和聚集的蛋白质以降解的方式消除,从而在很多疾病的发生和消除过程中发挥关键作用。一般认为,自噬是一种存在于正常细胞和病态细胞中的非选择性的降解机制,其活化常发生在应激状态下,主要发挥两个作用:a.在营养缺乏的情况下为细胞生长代谢提供必要的生物大分子和能量;b.清除细胞内过剩或有缺陷的细胞器。

ALP 可分为大自噬(macroautophagy)、小自噬(microautophagy)和分子伴侣介导的自噬(chaperone-mediated autophagy,CMA)三种,其中大自噬就是通常所指的自噬。短期的营养不良可诱发大自噬,而长期的营养不良可诱发分子伴侣介导的自噬,小自噬不被营养不良或应激诱发。ALP 主要降解存活时间长而稳定的蛋白质,是完整细胞器(如线粒体等)参与循环的唯一机制,体内不能通过狭窄通道的大分子蛋白质或蛋白质复合物均是通过自噬的方式降解的。

关于自噬是导致细胞死亡的促进因素,还是保护因素目前尚无明确定论。一部分学者认为,增多的自噬小泡与细胞死亡有关;而另一部分学者报道,在细胞死亡早期某些异常蛋白质会导致细胞损伤或凋亡,而自噬可通过增加这些蛋白质的降解来保护细胞。鉴于自噬在细胞生存和死亡中的双重作用,自噬激活不当或过长均可能导致细胞死亡,因此,确定自噬激活的启动时间点和延续时程将成为颇具挑战性的治疗策略。

②异噬溶酶体(heterophagic lysosome):由初级溶酶体与细胞通过胞吞作用所形成的异噬体(heterophagosome)融合形成,其作用底物来源于细胞外(图 3-37)。

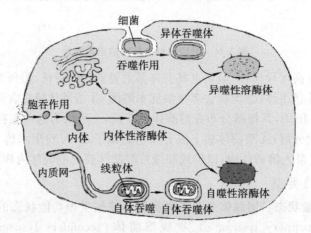

图 3-37　自噬性溶酶体与异噬性溶酶体形成过程示意图

(3) 三级溶酶体(tertiary lysosome):残留一些不能被消化和分解物质的溶酶体,也称为后溶酶体(post-lysosome)、残余体(residual body)或终末溶酶体(telo-lysosome)。这些三级溶酶体有些可通过胞吐的方式被清除并释放到细胞外;有些则会沉积于细胞内而不被外排。如:脊椎动物和人类的神经细胞、肝细胞及心肌细胞内的脂褐质(lipofusin);肿瘤细胞、某些病毒感染细胞、大肺泡细胞和单核吞噬细胞中的髓样结构(myelin figure);机体摄入大量铁质时,肝、肾等器官组织中巨噬细胞出现的含铁小体(siderosome)。

不同三级溶酶体的形态差异显著,且有不同的残留物质。脂褐质是由单位膜包裹的不规则形态小体,内含脂滴和电子密度不等的深色物质(图 3-38(a))。髓样结构的大小为 0.3~3 μm,内含板层状、指纹状或同心层状排列的膜性物质(图 3-38(b))。含铁小体内部充满电子密度较高的含铁颗粒,颗粒直径为 50~60 nm(图 3-38(c))。

综上所述,溶酶体的三种类型是根据其功能状态而人为划分的,不同的溶酶体类型是同一种功能结构不同功能状态的表现。

2. 根据形成过程可将溶酶体分为两种类型　近年来,基于对溶酶体的形成及发育过程的

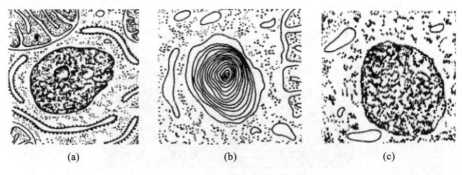

图 3-38 三级溶酶体的结构模式图

研究,有学者提出了新的溶酶体分类体系,将溶酶体分为内体性溶酶体(endolysosome)和吞噬性溶酶体(phagolysosome)。内体性溶酶体是由高尔基复合体芽生的运输小泡和通过胞吞(饮)作用形成的内体(endosome)(或称为内吞体)结合而成,相当于初级溶酶体(图 3-39(a));吞噬性溶酶体是由内体性溶酶体与来自细胞内、外作用底物相互融合而成,相当于次级溶酶体(图 3-39(b))。

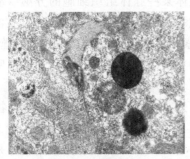
(a)初级溶酶体

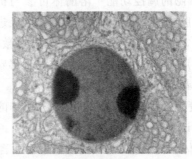
(b)次级溶酶体

图 3-39 溶酶体电镜图

（三）溶酶体的酶

溶酶体含有 60 多种酸性水解酶,包括核酸酶、蛋白酶、糖苷酶、酯酶、磷酸酶和硫酸酶等,其中酸性磷酸酶为溶酶体的标志酶。在每一个溶酶体中所含有的酶的种类是有限的,而且不同溶酶体所含有的水解酶也并非完全相同,这使得它们表现出不同的生化或生理性质。这些酶在 pH 值为 3.5~5.5 范围内保持活性,能够分解机体中几乎所有生物活性物质。实验表明,将氢氧化铵或氯喹等可穿透细胞膜的碱性物质加入细胞培养液中,使溶酶体内部的 pH 值提高至 7 左右,则溶酶体酶失去活性。

（四）溶酶体的功能

溶酶体的一切细胞生物学功能都源于其对物质的消化和分解作用。

1. 细胞内的消化作用 溶酶体通过形成自噬溶酶体和异噬溶酶体两种途径,对细胞内衰老和残损的细胞器或由胞吞作用摄入的外源性物质进行消化和分解,产生可被细胞重新利用的生物小分子物质,最终被释放到细胞质基质中,参与细胞的物质代谢(图 3-40)。这不仅可以清除丧失功能的细胞器和影响细胞正常生命活动的外源性异物,还有效保证了细胞内环境的相对稳定。

2. 细胞营养功能 溶酶体作为细胞内的消化器官,在细胞饥饿状态下,可通过分解细胞内的一些对细胞生存非必需的生物大分子物质,为细胞的生命活动提供营养和能量,维持细胞的基本生存状态。

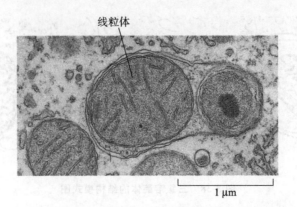

线粒体

1 μm

图 3-40　溶酶体对细胞内衰老线粒体的分解清除电镜图

3. 机体防御和保护功能　正常生理状态及某些病理情况下,溶酶体的自噬作用和异噬作用对机体均可发挥防御保护作用。例如,在巨噬细胞中具有发达的溶酶体,被吞噬的细菌或病毒颗粒等有害物质,最终都是在溶酶体的作用下被分解消化的。

4. 激素分泌的调控功能　溶酶体可参与机体某些腺体组织细胞的分泌活动,例如,储存于甲状腺腺体腔中的甲状腺球蛋白,首先要经过吞噬作用进入分泌细胞内,并在溶酶体中水解为甲状腺素后,才被分泌到细胞外。另外,在激素分泌受到抑制时,睾丸间质细胞、肾上腺皮质细胞的自噬作用明显增强,使多余的激素分泌颗粒被溶酶体清除。现已知几乎所有分泌肽类激素的细胞中都存在这种作用。

5. 个体发生和发育的调控功能　溶酶体的另一重要功能体现在对整个生物个体的发生和发育过程的调控作用。

(1) 溶酶体参与受精:就有性生殖生物而言,精子和卵细胞结合形成受精卵是生命个体发育的开始,其中动物精子的顶体(acrosome)是一种特化的溶酶体,含多种水解酶。当精子与卵细胞相遇、识别和接触时,精子释放顶体酶,溶解和消化围绕卵细胞的滤泡细胞及卵细胞外被,从而为精核进入卵子并与其结合打开一条通道。

(2) 溶酶体参与个体发育:正常生理状态下,无尾两栖类动物个体(如蝌蚪)的变态发育过程中的幼体尾巴退化和吸收、脊椎动物生长发育过程中骨组织的发生及骨质的更新、雌性哺乳动物子宫内膜的周期性萎缩、雄性脊椎动物发育过程中苗勒管的退化、衰老红细胞的清除和断乳后乳腺的退行性变化等都涉及某些特定的细胞编程性死亡及周围活细胞对其的清除,这些过程都离不开溶酶体的作用。

(五)溶酶体的形成

溶酶体的形成是一个需要内质网和高尔基复合体共同参与,集胞内物质合成、加工、包装、运输及结构转化为一体的复杂而有序的过程。目前认为,溶酶体的形成起始于溶酶体酶蛋白在附着型多聚核糖体上的合成,主要经历以下几个阶段。

1. 溶酶体酶蛋白向内质网转运及在内质网中的加工与转运　核糖体初步合成的酶蛋白前体通过信号肽假说机制进入内质网腔,经过进一步合成、折叠及 N-连接糖基化的修饰,形成 N-连接的甘露糖糖蛋白,然后以出芽的方式离开内质网腔,并转运至高尔基复合体的形成面。

2. 溶酶体酶蛋白在高尔基复合体中的加工、分选与转运　在高尔基复合体形成面囊腔内的磷酸转移酶和 N-乙酰葡萄糖胺磷酸糖苷酶的催化下,寡糖链上的甘露糖残基磷酸化形成甘露糖-6-磷酸(mannose-6-phosphate,M-6-P),此为溶酶体水解酶分选的重要识别信号。当带有 M-6-P 标记的溶酶体水解酶前体到达高尔基复合体成熟面时,被高尔基复合体膜囊腔面上的 M-6-P 受体蛋白识别并结合,随即触发高尔基复合体局部出芽和其外胞质面网格蛋白的组装,并最终以表面覆有网格蛋白的有被小泡形式与高尔基复合体囊膜分离。

3. 内体性溶酶体的形成与成熟 分离后的有被小泡快速脱去网格蛋白衣被形成表面光滑的无被运输小泡,随后它们与细胞内的晚期内体融合,即形成内体性溶酶体,也称前溶酶体。内体是指细胞通过胞吞(饮)作用形成的一类异质性脱衣被膜泡,分为早期内体和晚期内体。早期内体囊腔中的 pH 值与细胞外液的碱性内环境相当,它们与其他胞内小泡融合后形成晚期内体。前溶酶体膜上具有质子泵,可将细胞质中的 H^+ 泵入其内,使腔内的 pH 值由 7.4 左右降为 6.0 左右,此时 M-6-P 受体与溶酶体酶蛋白分离,并通过出芽形成的运输小泡返回高尔基复合体成熟面的膜上,同时,溶酶体酶蛋白去磷酸化而成熟。

总之,以 M-6-P 为标志的溶酶体水解酶分选机制是目前了解比较清楚的一条途径,但并非唯一途径。有实验表明,在某些细胞中可能还存在着非 M-6-P 依赖的其他分选机制。

(六)溶酶体与医学

目前已知人的 30 多种先天性疾病与溶酶体有关,其中绝大部分是由于缺乏某些溶酶体酶,致使某种物质在组织中大量积累而造成疾病。

婴儿的黑矇性先天愚病就是因为组织内的溶酶体中缺少 B-氨基己糖脂酶,不能分解 B-神经节苷脂,而使其在溶酶体中形成同心圆状膜储积,如果发生在神经细胞中,就会造成精神痴呆,患者在 2～6 岁便会死亡。结核杆菌的外表有一层厚的蜡质膜,被吞噬后能抵御溶酶体酶的消化,使机体受到感染。类风湿关节炎则是因为患者溶酶体膜脆而易破,使酶释放到关节处的细胞间质中,使骨组织受侵蚀后引起炎症。

动物方面研究报道较少,只发现某些疾病发病时溶酶体增加,例如,山羊冰川棘豆中毒时,肝、肾、脑组织电镜观察溶酶体增加,兔痒螨中肠细胞胞质内具有各期溶酶体。近年来细胞生物学领域的一个研究热点是细胞凋亡,它关系到个体的生长、发育、畸形、衰老、疾病的发生与防治。有报道鸭胸腺细胞凋亡时,溶酶体有明显变化,先是大量增生,之后与粗面内质网包裹的各种细胞成分形成的自噬体融合变成凋亡小体。有研究还发现细胞外部各种类型的信号物质如激素、细胞因子等通过内吞作用进入细胞,并多和溶酶体融合被其降解,这些过程与细胞代谢和行为调节关系极为密切。由于溶酶体对机体代谢有重要的意义,因此对其研究已日益受到重视。

六、囊泡与物质运输

囊泡(vesicle)是真核细胞中常见的膜泡结构,由细胞内吞或细胞内膜性细胞器出芽而成,是细胞内物质定向运输的主要载体。囊泡有多种类型,每种囊泡表面都有特殊的标志以保证将转运的物质运送至特定的细胞部位。囊泡转运(vesicular transport)是真核细胞特有的细胞物质内外转运形式,不仅涉及蛋白质本身的加工、修饰和装配,还涉及多种不同膜泡结构之间的定向运输及其精密复杂的调控机制。

(一)囊泡的来源与类型

囊泡不是一种相对稳定的细胞内固有结构,而是细胞内物质定向运输的主要载体及功能表现形式。据研究推测,完成细胞内物质定向运输需要 10 种以上的囊泡,其中网格蛋白有被囊泡(clathrin-coated vesicle)、COP Ⅰ(coatmer-protein subunits Ⅰ)有被囊泡和 COP Ⅱ(coatmer-protein subunits Ⅱ)有被囊泡是目前了解最多的三种类型(图 3-41)。

1. 网格蛋白有被囊泡 网格蛋白有被囊泡来源于反面高尔基网状结构和细胞膜,介导蛋白质从反面高尔基网状结构向胞内体、溶酶体或细胞膜运输;在受体介导的胞吞作用过程中,介导物质从细胞膜向细胞质或从胞内体向溶酶体运输。

NOTE

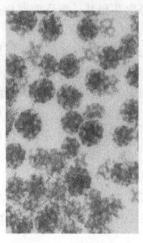
(a)网格蛋白有被囊泡

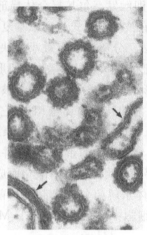
(b)COPⅠ有被囊泡

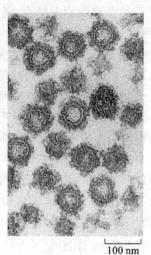
(c)COPⅡ有被囊泡

100 nm

图 3-41　三种囊泡的电镜图

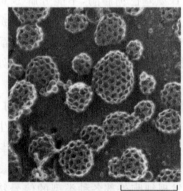

0.2 μm

图 3-42　网格蛋白形态特征电镜图

网格蛋白有被小泡的直径通常为 50～100 nm，其结构特点如下：蜂巢样外被是由网格蛋白纤维构成的网架结构（图 3-42）；衔接蛋白（adaptor）常填充在网格蛋白结构外被与囊膜之间约 20 nm 的间隙，并覆盖在细胞质基质侧的膜泡表面，介导网格蛋白与囊膜跨膜蛋白受体的连接。目前已发现有 4 种衔接蛋白，分别为 AP_1、AP_2、AP_3 和 AP_4，它们选择性与不同受体-转运分子复合物结合，使转运物质被浓缩到网格蛋白有被囊泡中。

网格蛋白有被囊泡的产生是一个十分复杂的过程，除网格蛋白和衔接蛋白之外，发动蛋白（dynamin）也发挥着重要的作用。发动蛋白是细胞质中一种可结合并水解 GTP 的特殊蛋白质，由 900 个氨基构成，在膜囊芽生形成时与

知识链接 3-5

GTP 结合，在外凸（或内凹）芽生膜囊的颈部聚合成环状。随着其对 GTP 的水解，环状发动蛋白向心缢缩，直至形成芽生囊泡断离。而一旦芽生囊泡形成转运泡，便立即脱去网格蛋白外被，转化为无被转运小泡，进而运输至靶膜（图 3-43）。

知识链接 3-6

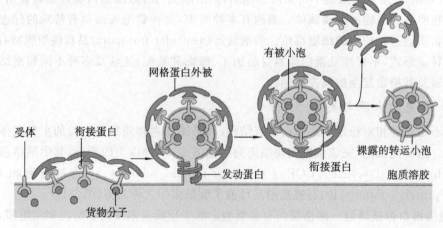

受体　　衔接蛋白　　　　　　　网格蛋白外被　　有被小泡

发动蛋白　　　　　衔接蛋白　　裸露的转运小泡

货物分子　　　　　　　　　　　　　　　　　胞质溶胶

图 3-43　胞吞作用形成网格蛋白有被囊泡的过程

2. COPⅡ有被囊泡 COPⅡ有被囊泡产生于粗面内质网,主要介导从内质网到高尔基复合体的物质转运。最初在酵母细胞粗面内质网与胞浆及ATP的共育实验中,发现内质网膜上形成了有被小泡。利用酵母细胞突变体进行研究鉴定,发现COPⅡ外被蛋白由 5 种(Sar1、Sec23/Sec24、Sec13/Sec31、Sec16 和 Sec12)亚基构成,其中 Sar1 蛋白属于 GTP 结合蛋白,可通过与 GTP 或 GDP 的结合,来调节囊泡外包被的装配与去装配(图 3-44)。Sar1蛋白亚基与 GDP 的结合,使之处于非活性状态;而与 GTP 结合时,则激活 Sar1 蛋白并导致其与内质网膜的结合,同时引发其他蛋白亚基在内质网膜上的聚合、装配、出芽及断离形成COPⅡ有被囊泡。

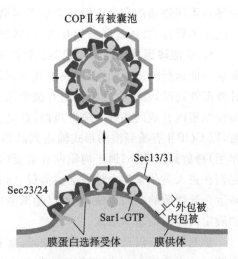

图 3-44　COPⅡ的结构组成

实验证明,应用 COPⅡ外被蛋白抗体,能有效阻止内质网膜小泡的出芽。例如,采用绿色荧光蛋白(green fluorescent protein,GFP)标记示踪技术观察 COPⅡ有被囊泡转运途径时发现,数个 COPⅡ有被囊泡在向高尔基复合体的转运中,常彼此先融合形成内质网-高尔基复合体中间体(ER-to-Golgi intermediate compartment),然后再沿微管继续运行,最终到达高尔基复合体的顺面。COPⅡ有被囊泡在抵达其靶膜,并与之融合前,即由结合的 GTP 水解,产生Sar-GDP复合物,促使囊泡外被蛋白发生去装配,囊泡脱被成为无被转运小泡。另外,COPⅡ有被囊泡的物质转运是具有选择性的,其主要机制如下:COPⅡ蛋白能识别并结合内质网跨膜蛋白受体胞质端的信号序列,而内质网跨膜蛋白受体网腔端则又与内质网腔中的可溶性蛋白结合。因此,COPⅡ蛋白对于囊泡的选择性物质运输具有非常重要的作用。

3. COPⅠ有被囊泡 COPⅠ有被囊泡主要产生于高尔基复合体顺面膜囊,主要负责回收、转运内质网逃逸蛋白(escaped protein)返回内质网及高尔基复合体膜内蛋白的逆向运输(retrograde transport)。最近研究表明,COPⅠ有被囊泡也可行使从内质网到高尔基复合体的顺向转运(anterograde transport)。顺向转运通常不能直接完成,往往需要通过内质网—高尔基复合体中间体的中转。

COPⅠ外被蛋白覆盖于囊泡表面,也是由多个亚基(α、β、γ、δ、ε、ζ 等)组成,其中 α 蛋白(也称 ARF 蛋白)类似于 COPⅡ中的 Sar 蛋白亚基,即作为一种 GTP 结合蛋白,可调控外被蛋白复合物的聚合、装配及膜泡的转运。体外实验证明,GTP 是 COPⅠ外被蛋白发生聚合与解离的必要条件。

COPⅠ囊泡形成的大致过程如下:①GTP-ARF 复合体的形成,即游离于胞质中的非活化状态的 ARF 蛋白与 GDP 解离并与 GTP 结合;②GTP-ARF 复合体与高尔基复合体膜上的ARF 受体识别、结合;③COPⅠ蛋白亚基聚合,与 ARF 和高尔基复合体囊膜表面其他相关蛋白一起结合,诱导囊泡芽生。一旦 COPⅠ有被囊泡从高尔基复合体顺面膜囊断离下来,COPⅠ蛋白随即解离,COPⅠ有被囊泡转化为无被转运小泡运向靶膜。

(二)囊泡转运

囊泡的囊膜是由细胞器膜外凸或质膜内凹芽生形成。体外研究结果显示,从酵母或植物细胞中提取的胞质溶胶,能够启动动物细胞中高尔基复合体的囊泡出芽,提示囊泡的芽生是一个主动的自我装配过程。囊泡转运是指囊泡以出芽的方式,从一种细胞器膜(或质膜)产生并脱离后,定向的与另一种细胞器膜(或质膜)相互融合的过程。不同类型和来源的囊泡承载和介导着不同物质的定向运输。它们必须沿着正确的路径,以特定的运行方式,才可抵达、锚泊于既定的靶标,并通过膜的相互融合,释放其运载的物质。囊泡转运具有以下特点。

1. 囊泡转运是细胞物质定向运输的基本形式　囊泡的形成过程伴随着细胞物质的转运,而囊泡的运行轨迹及归宿,取决于其所转运物质的定位去向。如:细胞通过胞吞作用摄入的各种外源性物质,总是以网格蛋白有被囊泡的形式,自外向内从细胞膜输送至胞内体或溶酶体;而在细胞内合成的各种外输性蛋白,总是先进入内质网,经过一系列的修饰、加工和质量检查后,以 COP Ⅱ 有被囊泡的形式输送到高尔基复合体,经修饰和加工,最终以胞吐作用(或出胞作用)释放到细胞外;属于内质网驻留蛋白或折叠错误的外输性蛋白会从内质网逃逸外流,但它们在进入高尔基复合体后会被捕捉、回收,并由 COP Ⅰ 有被囊泡遣返回内质网。因此,囊泡转运介导物质的双向运输,它不仅是细胞内外物质交换和信号传递的重要途径,而且也是细胞物质定向运输的基本形式。

囊泡转运不仅是物质的简单输送,而且还是一个高度有序、受到严格选择和精密控制的物质转运过程。至今,在酵母细胞中发现有近 30 种的基因与囊泡转运相关。通过对已被分离的 *sec*4 基因碱基组成序列的研究表明,该基因编码一种与 Rab 同源的 GTP 结合蛋白,它在非网格蛋白有被囊泡的脱被转运融合过程中具有重要调节作用。若 *sec*4 基因突变,此过程会失常,而转运融合前的衣被蛋白解聚(depolymerization)是所有囊泡转运的共同特点。

2. 特异性识别融合是囊泡准确转运的保障　被转运的囊泡抵达靶标后与靶膜的融合是一个复杂的调控过程,涉及多种蛋白的识别与锚泊结合、装配与去装配,具有高度的特异性。

囊泡与靶膜的相互识别是它们之间融合的前提,这种识别机制与囊泡表面的特异性标记分子和靶膜上的相应受体密切相关。近年来,可溶性 N-乙酰基马来酰亚胺敏感因子结合蛋白受体(soluble N-ethyl maleimide-sensitive factor attachment protein receptor,SNAREs)家族在囊泡转运及其选择性锚泊融合过程中的作用引起了人们的极大关注,目前已在细胞内定位的家族成员有 10 余种,其中,囊泡相关膜蛋白(vesicle-associated membrane protein,VAMP)和联接蛋白(syntaxin)是了解较多的负责介导细胞内囊泡转运的一对成员。研究显示,在转运囊泡表面有一种 VAMP 类似蛋白,被称为囊泡 SNAREs(vesicle-SNAREs,v-SNAREs);联接蛋白是存在于靶标细胞器膜上 SNAREs 的对应序列,被称为靶 SNAREs(target-SNAREs,t-SNAREs)。二者互为识别,特异互补。据此可推测,它们之间的"锁-钥"契合式的相互作用,决定着囊泡的锚泊与融合。实际上,存在于神经元突触前质膜上的联接蛋白和能够与其特异性结合的突触小泡膜上的囊泡相关膜蛋白已被分离鉴定。这两种蛋白的相互作用,可介导膜的融合和神经递质的释放。目前普遍认为,所有转运囊泡及其细胞器膜上都带有各自特有的一套 SNAREs 互补序列,它们之间高度特异的相互识别和相互作用,是使转运囊泡得以在靶膜上锚泊停靠,保证囊泡物质定向运输和准确卸载的基本分子机制之一。

另外,还发现了包括 GTP 结合蛋白家族(Rab 蛋白家族)在内的多种参与囊泡转运识别、锚泊融合调节的蛋白因子。例如,合成于细胞质中的融合蛋白(fusion protein),其可在囊泡与靶膜融合处与 SNAREs 一起组装成为融合复合物(fusion complex),促使囊泡的锚泊和停靠,催化融合的发生。研究报道,融合蛋白的主要作用是减少因去除吸附在膜亲水面的水分子而造成的能量消耗,这些水分子位于囊泡与靶膜融合点之间。

3. 囊泡转运是驱动细胞膜及内膜系统功能结构转换和代谢更新的纽带　囊泡转运伴随着物质运输和膜的流动,因为由内质网产生的转运囊泡融汇至高尔基复合体,其囊膜成为高尔基复合体顺面囊膜的一部分;由高尔基复合体反面囊膜持续产生和分化出不同的分泌囊泡,可被直接输送至细胞膜,或经由溶酶体最终流向和融入细胞膜;细胞膜来源的网格蛋白有被囊泡则以胞内体或吞噬(饮)体的形式与溶酶体发生融合转换。由此可见,囊泡转运承载和介导细胞物质定向运输的同时,囊泡膜不断地被融汇、更替和转换,从一种细胞器膜(或质膜)到另一种细胞器膜(或质膜),形成膜流并驱动着细胞膜和内膜系统不同功能结构之间的相互转换与代谢更新(图 3-45)。

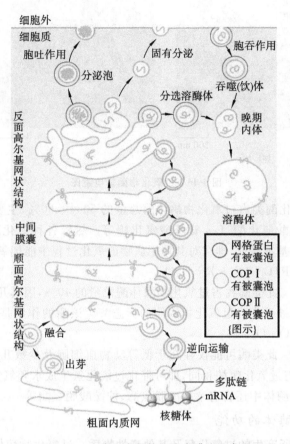

图 3-45 由囊泡介导的细胞内膜流示意图

七、过氧化物酶体

过氧化物酶体(peroxisome)曾被称作微体(microbody),是由单层膜包裹的膜性结构细胞器,最早由 J. Rhodin 在 1954 年首次发现于鼠的肾小管上皮细胞中。由于过氧化物酶体的形态、结构及物质降解功能与溶酶体类似,以至于人们在很长时间里无法将其与溶酶体区分,直至 20 世纪 70 年代才逐渐被确认是一种与溶酶体完全不同的细胞器,并根据其内含有氧化酶、过氧化氢酶的特点而命名为过氧化物酶体。

(一)过氧化物酶体的结构与组成

电镜下过氧化物酶体多呈圆形或卵圆形,偶见半月形和长方形,其直径为 0.2~1.7 μm(图 3-46)。作为一种膜性结构的细胞器,脂类和蛋白质是过氧化物酶体膜的主要化学结构组分,其膜脂主要由磷脂酰胆碱和磷脂酰乙醇胺构成,膜蛋白包括多种结构蛋白和酶蛋白。过氧化物酶体膜具有较高的通透性,允许氨基酸、蔗糖、乳酸等小分子自由穿越,在特定条件下允许一些大分子物质进行非吞噬性穿膜转运。

(二)过氧化物酶体的酶类组成

过氧化物酶体具有异质性,这不仅表现在形态、大小、结构的多样性上,而且也体现在所含酶类及其功能等方面。迄今为止,已鉴定的过氧化物酶体酶有 40 多种,但是尚未发现一种过氧化物酶体含有全部 40 多种酶。根据不同酶的作用性质,将过氧化物酶体的酶类物质分为三大类。

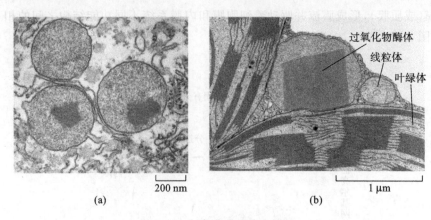

图 3-46　过氧化物酶体电镜图

1. 氧化酶类　氧化酶类占过氧化物酶体酶总量的 $50\%\sim60\%$，主要包括尿酸氧化酶、D-氨基酸氧化酶、L-氨基酸氧化酶、L-α 氨基酸氧化酶等。尽管各种氧化酶的作用底物互不相同，但它们具备共同的基本特征，即在对其作用底物的氧化过程中能把氧还原成过氧化氢。这一反应通式可表示为：$RH_2+O_2\rightarrow R+H_2O_2$。

2. 过氧化氢酶类　此类酶约占过氧化物酶体酶总量的 40%，因其几乎存在于各类细胞的过氧化物酶体中，故而被看作为过氧化物酶体的标志酶。该酶的作用是将过氧化氢分解成水和氧气：$2H_2O_2\rightarrow 2H_2O+O_2$。

3. 过氧化物酶类　此类酶可能仅存在于低等动物血细胞及少数几种细胞类型的过氧化物酶体之中。其作用与过氧化氢酶相同，即可催化过氧化氢生成水和氧气。

此外，在过氧化物酶体中还含有苹果酸脱氢酶、柠檬酸脱氢酶等。

（三）过氧化物酶体的功能

1. 清除细胞代谢所产生的过氧化氢及其他毒性物质　过氧化物酶体中的氧化酶类，可利用氧分子的氧化反应去除特异性有机底物上的氢原子，生成过氧化氢；而过氧化氢酶利用生成的过氧化氢氧化诸如甲醛、甲酸、酚、醇等各种反应底物。这种由氧化酶与过氧化氢酶催化作用产生的耦联，形成了一个由过氧化氢协调的简单呼吸链，可以有效地清除细胞代谢过程中产生的过氧化氢及其他毒物，从而发挥对细胞的保护作用。这种反应类型，在肝脏和肾脏细胞中显得尤为重要。例如，饮酒时进入人体的乙醇，主要就是通过此种方式被氧化解毒的。慢性酒精中毒患者的肝细胞中，过氧化物酶体数量增多。

2. 对细胞氧张力的调节作用　过氧化物酶体的重要功能还体现在调节细胞氧张力上。虽然过氧化物酶体只占细胞内耗氧量的 20%，但其氧化能力会随氧浓度的增高而增强。因此，即便细胞出现高氧状态时，也会通过过氧化物酶体的强氧化作用而得以有效调节，以避免细胞遭受高浓度氧的毒性作用。慢性低氧症患者肝细胞内过氧化物酶体数量增多。

3. 参与脂肪酸等高能分子的物质代谢　过氧化物酶体可分解脂肪酸等高能分子，一方面使其转化为乙酰辅酶 A，被转运到细胞质基质中，以备在生物合成反应中的再利用；另一方面向细胞直接提供热能。脂肪肝或高脂血症患者，其主要表现为过氧化物酶体数量减少、老化或发育不全。

（四）过氧化物酶体与溶酶体的异同

过氧化物酶体和初级溶酶体形态、大小类似，但是过氧化物酶体中的尿酸氧化酶等常形成晶格状结构，因此可作为电镜下识别的主要特征：①过氧化物酶体中常含有电子致密度较高、排列规则的晶格结构，此为尿酸氧化酶结晶形成，被称作类核体（nucleoid）或类晶体（crystalloid）。②在过氧化物酶体界膜内表面可见高电子密度条带状结构——边缘板

(marginal plate)。该结构的位置与过氧化物酶体的形态有关,如果存在于一侧,过氧化物酶体会呈半月形;倘若分布在两侧,过氧化物酶体则为长方形。此外,这两种细胞器在成分、功能及发生方式等方面都有很大的差异,如表 3-6 所示。

表 3-6 初级溶酶体与过氧化物酶体的特征比较

特征	初级溶酶体	过氧化物酶体
形态大小	多为球形,直径 0.2～0.5 μm,无酶晶体	球形,直径 0.15～0.25 μm,常有酶晶体
发生	在粗面内质网合成,经高尔基复合体加工后出芽形成	在细胞质基质中合成,经分裂装配形成
酶的种类	酸性水解酶	氧化酶类
标志酶	酸性水解酶	过氧化氢酶
pH	5 左右	7 左右
是否需氧	不需要	需要
功能	消化分解	氧化解毒

（五）过氧化物酶体与医学

（1）Zellweger 脑肝肾综合征是一种常染色体隐性遗传病。与过氧化物酶体酶异常相关的遗传病,基因突变影响所属酶类无法进入过氧化物酶体中。目前较为清楚的致病机制是导肽受体蛋白基因突变,即过氧化物酶体酶的导肽不能与受体结合,酶无法输送至过氧化物酶体中。患者主要表现为肝功能和肾功能障碍、脑发育迟缓及癫痫等症状,患儿一般在 10 岁内死亡。

（2）遗传性过氧化氢酶血症患者细胞内过氧化氢酶缺乏,导致抗感染能力下降,易患口腔炎等疾病。

（3）在与过氧化物酶体相关的疾病发病过程中,过氧化物酶体的病理性改变可表现为数量、体积、形态等多种异常。例如,在患有甲状腺功能亢进的患者肝细胞中过氧化物酶体的数目增多,而甲状腺功能减退则表现为过氧化物酶体的数量减少、老化或发育不全。以上研究提示甲状腺激素与过氧化物酶体的产生、形成和发育具有一定的关系。另外,过氧化物酶体的数目、大小及酶含量的异常在病毒、细菌和寄生虫感染,炎症,内毒素血症等病理情况和肿瘤细胞中也有明显改变。在组织发生缺血性损伤时,过氧化物酶体会出现基质溶解的形态学改变,其主要形式是过氧化物酶体内出现片状或小管状结晶包涵物。

八、线粒体

我们每天无时无刻都需要能量,运动的时候,学习的时候,看电视的时候,甚至我们处于睡眠状态的时候,我们体内的细胞都在源源不断地向我们输送着生命各种活动所需的能量。那么这些能量都是从哪里来的呢?要想回答这个问题,我们就需要来了解一下细胞中一个非常重要的细胞器——线粒体。

线粒体（单数 mitochondrion；复数 mitochondria）是一种可以在光学显微镜下看到的细胞器,普遍存在于除哺乳动物成熟红细胞以外的所有真核细胞中。细胞生命活动所需能量的 80% 是由线粒体提供的,它是细胞进行生物氧化和能量转换的主要场所,因此有人将线粒体形象地比喻为细胞的动力工厂。

（一）线粒体的数量,形态和大小

线粒体的数量、形态、大小和分布在不同细胞内变动很大,就是同一细胞在不同生理状态下也不一样。例如,巨大变形虫中含有约 50 万个线粒体,而利什曼原虫中只有一个巨大的线粒体,肝细胞内有 1700 个左右,而许多哺乳动物成熟的红细胞缺少线粒体,对于大部分动物细胞而言线粒体的数目由数百到数千个。此外,线粒体的数目与细胞的生理功能及生理状态也有密切关系,在新陈代谢旺盛的细胞中线粒体数目较多。如:人和哺乳动物的心肌、小肠、肝等内脏细胞中线粒体很丰富;运动员肌细胞的线粒体比普通人肌细胞的线粒体多。

线粒体在生活细胞中具有多形性、易变性、运动性和适应性等特点。光镜下的线粒体呈线状、粒状或杆状等,直径 0.5~1.0 μm,长 1.5~3.0 μm,但在一定条件下线粒体的形状变化是可逆的。

线粒体的大小也因细胞种类和生理状况的不同而不一样。如:大鼠肝细胞的线粒体可长达 5 μm;在胰腺的外分泌细胞中可观察到巨大线粒体,其长达 10~20 μm;人的成纤维细胞线粒体甚至可长达 40 μm。

(二) 电镜下线粒体的形态结构

线粒体在电子显微镜下呈现出双层单位膜套叠而成的封闭的囊状结构,主要由外膜、内膜、膜间隙和基质组成(图 3-47)。

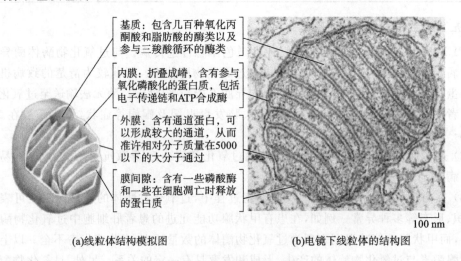

基质:包含几百种氧化丙酮酸和脂肪酸的酶类以及参与三羧酸循环的酶类

内膜:折叠成嵴,含有参与氧化磷酸化的蛋白质,包括电子传递链和ATP合成酶

外膜:含有通道蛋白,可以形成较大的通道,从而准许相对分子质量在5000以下的大分子通过

膜间隙:含有一些磷酸酶和一些在细胞凋亡时释放的蛋白质

100 nm

(a)线粒体结构模拟图　　(b)电镜下线粒体的结构图

图 3-47　线粒体结构示意图

1. 外膜 外膜(outer membrane)是包围在线粒体外表面的一层单位膜,厚5~7 nm,平整光滑,脂类和蛋白质的比例约为1:1。外膜上分布着多种转运蛋白,它们构成直径为2~3 nm的脂类双分子层的大通道,因为形成的通道比较大,所以这些蛋白又被称为是孔蛋白(porin),允许相对分子质量在5000以下的物质通过。

2. 内膜 内膜(inner membrane)位于外膜的内侧,也是由一层单位膜组成,厚度为5~6 nm。内膜通透性很小,相对分子质量大于150的物质就不能通过,但内膜上分布着一些载体蛋白,通过这些载体蛋白的转运作用可以选择性准许膜两侧物质进行交换。

内膜将线粒体的内部空间分成两部分,其中由内膜直接包围的空间称内腔,含有基质,也称基质腔(matrix space);内膜与外膜之间的空间称为外腔,或膜间腔(intermembranous space)。线粒体内膜向线粒体基质折叠形成的一种结构称为嵴(cristae),嵴的形成有效地增大了线粒体内膜的表面积。在不同种类的细胞中,线粒体嵴的数目、形态和排列方式可能有较大差别。嵴与嵴之间的内腔部分称嵴间腔(intercristae space),而由于嵴向内腔突进造成的外腔向内伸入的部分称为嵴内空间(intracristae space)。内膜中脂类和蛋白质的比例为2:8,蛋白质的含量明显高于其他膜成分。

在内膜和嵴膜的内表面上附有许多带柄的球状小颗粒,称为基粒(basal granule),实际是ATP合酶(ATP synthase)。ATP合酶是一个多组分的复合体,在分离状态下具有 ATP 水解酶活性,在膜结合状态下具有 ATP 合酶活性。基粒与膜面垂直而规则排列,粒间相距 10 nm。据估计每个线粒体有 $10^4 \sim 10^5$ 个基粒。

3. 膜间隙　内膜和外膜之间的空间被称为膜间隙,宽 6～8 nm,其中充满无定形液体。由于线粒体外膜含有孔蛋白,通透性较高,而线粒体内膜通透性较低,所以线粒体膜间隙内容物的组成与细胞质基质十分接近,含有众多生化反应底物、可溶性的酶和辅助因子等。此外,在线粒体膜间隙中还分布着许多与细胞凋亡密切相关的蛋白(详见细胞凋亡相关内容)。

在线粒体的内、外膜上存在着一些特殊的结构,在这些地方,膜间隙变狭窄,称为转位接触点(translocation contact site)用免疫电镜的方法可观察到转位接触点处有蛋白质前体的积聚,提示转位接触点是蛋白质等物质进出线粒体的通道。

4. 基质　在线粒体内腔充满了电子密度较低的可溶性蛋白质和脂肪等成分,被称为基质(matrix)。在基质中分布着上百种的酶类,例如,氧化丙酮酸和脂肪酸的酶类,参与三羧酸循环的酶类及和蛋白质合成相关的酶类等。此外,在线粒体的基质中还含有一种除了细胞核以外的其他细胞器都不具有的特殊物质——DNA。线粒体不仅含有自己的 DNA,而且还含有与其匹配的一套完整的遗传信息复制、转录和翻译相关的蛋白酶体系核核糖体,这些构成了线粒体相对独立的遗传体系。

(三)线粒体的功能

机体每天需要摄入一定量的糖、脂肪、蛋白质以满足机体各种生命活动所需要的能量,但是糖、脂肪、蛋白质并不能直接为机体提供能量,它们必须经过氧化和能量转换,最终将能量以 ATP 的形式储存在细胞中以供细胞使用。而这整个过程大部分都发生在线粒体中,所以线粒体的主要功能就是对糖、脂肪和蛋白质等各种能源物质进行氧化和能量转换,是储能和供能的场所,在细胞生命活动中,95% 的能源来自线粒体。

糖、脂肪、蛋白质等物质在酶的作用下,被氧化而释放能量的过程称为细胞氧化(cellular oxidation)。由于细胞氧化过程中和机体的呼吸一样,都需要消耗氧气并最终生产 CO_2 和 H_2O,所以又将细胞氧化称为细胞呼吸(cellular respiration)。细胞呼吸所产生的能量储存于细胞能量转换分子 ATP 中。ATP 是一种高能磷酸化合物,细胞呼吸时,释放的能量可通过 ADP 的磷酸化而及时储存于 ATP 的高能磷酸键中作为备用;反之,当细胞进行各种活动需要能量时,又可去磷酸化,断裂一个高能磷酸键以释放能量来满足机体需要。以糖为例,其细胞氧化的基本过程可分为糖酵解、乙酰辅酶 A 生成、三羧酸循环和氧化磷酸化耦联与 ATP 形成四个阶段,蛋白质和脂肪的彻底氧化只在第一步中与糖有所区别。除了第一步糖酵解是在细胞质中进行的以外,其余三个阶段均在线粒体内进行。

1. 糖酵解　当淀粉或糖原等糖分子被分解为葡萄糖被细胞摄入之后,它首先在细胞质基质经过十多步反应,生成 2 分子丙酮酸,同时脱下 2 对 H 交给受氢体 NAD^+ 携带,形成 2 分子 NADH 和 2 分子 H^+,这一过程不需要耗氧,为无氧氧化过程,所以又被称为糖酵解(glycolysis)。

$$葡萄糖＋2ATP＋2ADP＋2Pi＋2NAD^+ \rightarrow 2 丙酮酸＋4ATP＋2NADH＋2H^+$$

1 分子葡萄糖在糖酵解过程中一共生成 4 分子 ATP,但由于要消耗 2 分子 ATP,所以净生成 2 分子的 ATP。若从糖原开始糖酵解,因不需消耗 1 分子 ATP 使葡萄糖磷酸化,则总反应净生成 3 分子 ATP。这种由高能底物水解放能,直接将高能磷酸键从底物转移到 ADP 上,使 ADP 磷酸化生成 ATP 的作用,称为底物水平磷酸化(substrate-level phosphorylation)。

2. 乙酰辅酶 A 生成　糖酵解形成的丙酮酸进入线粒体基质中,在丙酮酸脱氢酶系作用下形成乙酰辅酶 A(图 3-48)。丙酮酸脱氢酶系是由 3 种酶(丙酮酸脱氢酶、二氢硫辛酸乙酰转移酶和二氢硫辛酰胺脱氢酶)和 5 种辅酶(TPP、二氢硫辛酸、CoA、FAD 和 NAD$^+$)组成的多酶复合体。乙酰辅酶 A 是辅酶 A 的乙酰化形式,可以看作是活化了的乙酸,它作为能源物质代谢的重要中间代谢产物,乙酰辅酶 A 在体内能源物质代谢中是一个枢纽性的物质。糖、脂肪、蛋白质三大营养物质均是通过形成乙酰辅酶 A 而进入共同的三羧酸循环和氧化磷酸化这一共同的代谢通路的。

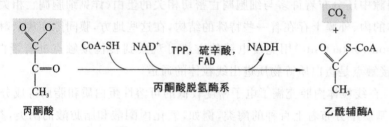

图 3-48　乙酰辅酶 A 的形成

3. 三羧酸循环　当乙酰辅酶 A 形成之后,在线粒体的基质中,它继续与草酰乙酸缩合、形成柠檬酸。柠檬酸经一系列反应,在各种酶的催化下经过不断的氧化脱羧,最终降解成草酰乙酸,而草酰乙酸又可与另一分子的乙酰辅酶 A 结合重新形成柠檬酸,进入下一个循环。因为该循环以柠檬酸为起始,而柠檬酸含有三个羧基,所以将该循环命名为三羧酸循环(tricarboxylic acid cycle,TAC)。三羧酸循环首先由德国犹太裔生物化学家 Hans·Krebs 首先发现,并于 1953 年获得诺贝尔奖,为纪念他,TAC 也称 Krebs cycle(图 3-49)。每循环一次,氧化分解 1 分子的乙酰基,产生 4 对氢原子和 2 分子的 CO_2。脱下的 4 对氢原子,其中有 3 对以 NAD$^+$ 为受氢体,另 1 对以 FAD(黄素腺嘌呤二核苷酸)为受氢体,转入电子传递链。NAD$^+$ 能够接收 2 个电子(e^-)和一个质子(H^+),变成还原态的 NADH,另一个 H^+ 则留于基质中。FAD 能够接受 2 个 H 原子,即 2 个 H 质子和 2 个电子,转变成还原态的 FADH。脱羧形成的 CO_2 逐渐扩散到线粒体外,然后再转移到细胞外。

三羧酸循环是各种有机物进行最后氧化的过程,也是各类有机物相互转化的枢纽。除了丙酮酸外,脂肪酸和一些氨基酸也从细胞质进入线粒体,并进一步转化成乙酰 CoA 或三羧酸循环的其他中间体。三羧酸循环的中间产物可用来合成包括氨基酸、卟啉及嘧啶核苷酸在内的许多物质。只有经过三羧酸循环,有机物才能进行完全氧化,提供远比糖无氧酵解所能提供的多得多的能量,供生命活动的需要。

三羧酸循环总的反应式为:

$$2CH_2COSCoA + 6NAD^+ + 2FAD + 2ADP + 2Pi + 6H_2O \longrightarrow$$
$$4CO_2 + 6NADH + 6H^+ + 2FADH_2 + 2HSCoA + 2ATP$$

4. 氧化磷酸化耦联与 ATP 形成　经过上述 3 步反应,1 分子葡萄糖一共可以产生 12 对 H,这些 H 要进一步氧化成为水,整个细胞呼吸的过程才完全结束。但是 H 并不直接与 O_2 结合,而是先解离为质子(H^+)和电子(e^-),电子经过线粒体内膜上酶体系逐级传递给 O_2,使$1/2$ O_2 形成 O^{2-},最后 O^{2-} 与基质中的 2 个 H^+ 形成 H_2O。

在线粒体的内膜上有序的分布着一系列能够可逆的接收和释放 H^+ 和 e^- 的化学物质,它们组成的传递电子的酶体系,称为呼吸链或电子传递链(electron transport respiratory chain)。呼吸链的主要成分包括泛醌(CoQ)、细胞色素 C(CytC)及Ⅰ、Ⅱ、Ⅲ、Ⅳ四个脂类蛋白复合体组成。其中Ⅰ、Ⅲ、Ⅳ酶复合体既能传递电子又能传递质子的酶和辅酶称为递氢体,酶复合体Ⅱ只传递电子的酶和辅酶称为电子传递体(表 3-7)。

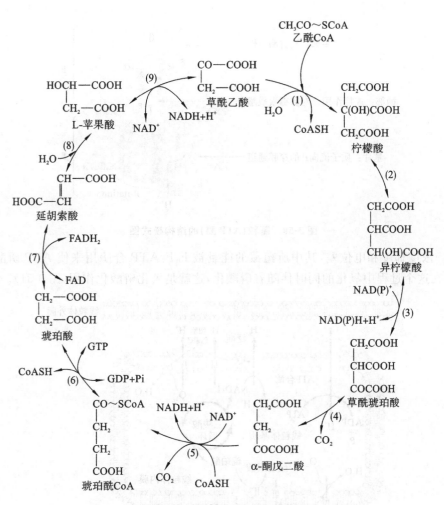

图 3-49 三羧酸循环示意图

表 3-7 线粒体电子传递链组分

复合体	酶活性	辅基	作用
I	NADH-CoQ 氧化还原酶	FMN, FeS	递氢体
II	琥珀酸-CoQ 氧化还原酶	FAD, FeS	电子传递体
III	$CoQH_2$-细胞色素 C 热氧化还原本酶	血红素 b, FeS, 血红素 c1	递氢体
IV	细胞色素 C 氧化酶	血红素 a, Cu, 血红素 a3	递氢体

电子沿着呼吸链传递的过程中产生大量的能量,这些能量存储在 ATP 的高能磷酸键中,而能够使 ADP 磷酸化生成 ATP 的装置也分布在线粒体的内膜上,这就是基粒。基粒附着在线粒体内膜(包括嵴)的内表面,由头部、柄部和基片 3 部分组成。其头部又称耦联因子 F_1,是由 α3、β3、γ1、δ、ε1 五种亚基组成复合体,相对分子质量 360000。F_1 具有 ATP 酶的活性,其主要作用为催化 ADP 生产 ATP。柄部起到连接头部与基片的作用,相对分子质量为 18000,对寡霉素敏感的蛋白质。所以寡霉素可以抑制 ATP 合成。基片又称耦联因子 F_0,是由至少 4 种多肽组成的疏水蛋白,相对分子质量为 70000,F_0 镶嵌于内膜的脂双层中,不仅起连接 F_1 与内膜的作用,而且还是质子(H^+)流向 F_1 的穿膜通道(图 3-50)。

经糖酵解和三羧酸循环产生的 NADH 和 $FADH_2$ 是两种还原性的电子载体,它们所携带的电子经线粒体内膜上的呼吸链逐级定向传递给 O_2,本身则被氧化。由于电子传递所产生的

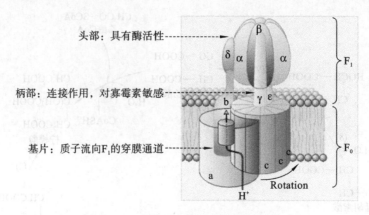

图 3-50 基粒(ATP 酶)的结构模式图

质子(H^+)浓度梯度和电位差,其中所蕴藏的能量被 F_0F_1ATP 合酶用来使 ADP 磷酸化而合成 ATP,在这个过程中氧化的同时伴随着磷酸化,这就是氧化磷酸化作用(图 3-51)。

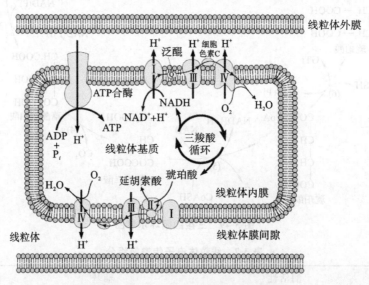

图 3-51 电子传递和氧化磷酸化的耦联

知识链接 3-7

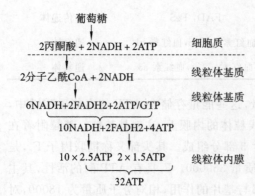

图 3-52 葡萄糖彻底氧化产生 ATP 的过程

总体看来,在细胞呼吸的过程中,1 分子葡萄糖在糖酵解过程中通过底物水平磷酸化产生 2 分子 ATP 和 2 分子 NADH 以及 2 分子丙酮酸;糖酵解产生的丙酮酸在生成 2 分子乙酰辅酶 A 时同时生产 2 分子 NADH,2 分子乙酰辅酶 A 经过 TCA 和氧化磷酸化形成 6 分子 NADH,2 分子 $FADH_2$ 和 2 分子 ATP/GTP,这样 1 分子葡萄糖彻底氧化将产生 10 分子 NADH,2 分子 $FADH_2$ 和 4 分子 ATP。1 分子 NADH 和 1 分子 $FADH_2$ 可以分别形成 2.5 分子 ATP 和 1.5 分子 ATP(图 3-52)。因此,1 分子葡萄糖完全氧化共可生成 32 分子 ATP,其中仅有 2 分子 ATP 是在线粒体外通过糖酵解过程中的底物水平磷酸化形成的,由此可见葡萄糖氧化磷酸化产生 ATP 的效率大大高于底物水平磷酸化产生 ATP 的效率。

（四）线粒体是一个半自主性的细胞器

线粒体是细胞中除了细胞核以外唯一一个含有 DNA 的细胞器,线粒体中的 DNA 被称为线粒体 DNA(mitochondrion DNA,mtDNA)。线粒体不仅含有 mtDNA,而且还含有包括 mRNA、rRNA、tRNA、核糖体和氨基酸活化酶等一套的遗传系统和蛋白质合成体系。这是线粒体具有自主性的一面。但是线粒体的自主性是有限的,线粒体中 90% 以上的蛋白质依然来自于核基因编码,其在转录和翻译过程中对核基因有很大的依赖性。所以说线粒体是半自主性细胞器(semi-autonomous organelle)。

1. 线粒体 DNA(mtDNA)　线粒体 DNA 分布于线粒体的基质中,有时也和线粒体内膜结合在一起。线粒体 DNA 一般为裸露、闭合、环状的,这一点与细菌的 DNA 结构非常类似。一个线粒体内平均含有 5～10 个 mtDNA 分子。每一条线粒体 DNA 分子构成了线粒体基因组,又称剑桥序列,共含 16569 个碱基对(bP)。根据线粒体 DNA 的转录本在 CsCl 中密度的不同可以将组成 mtDNA 的两条链分为重链(H)和轻链(L)。重链和轻链上的编码物各不相同(图3-53),人类线粒体基因组共编码 37 个基因,基因产物包括 2 种 rRNA(12s 和 16s)、22 种 tRNA 和 13 种蛋白质编码序列。其中的 13 种蛋白质都是呼吸链酶蛋白复合体的亚单位,其基因排列紧密,仅被少数(或无)非编码序列隔开。与核基因组中的非编码序列高达 90% 相比,线粒体基因组结构显得非常的紧凑和经济。

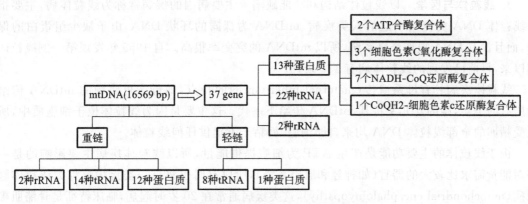

图 3-53　线粒体 DNA 对应的基因产物

2. 线粒体蛋白质的合成　线粒体除 mtDNA 外,还含有包括有 mRNA、rRNA、tRNA、核糖体和氨基酸活化酶在内的蛋白质合成体系。线粒体在进行蛋白质合成时,其 mRNA 的转录和翻译几乎在同一时间和地点进行;其合成的起始 tRNA 为甲硫氨酰 tRNA,这些特点都更接近于原核细胞中蛋白质合成的过程。而且线粒体的蛋白质合成系统对药物的敏感性也和细菌一致,而与细胞质系统不一致。如:氯霉素可抑制细菌和线粒体的蛋白质合成,而不抑制细胞质基质中的蛋白质合成;放线菌酮抑制细胞质基质中的蛋白质合成,而不抑制线粒体和细菌的蛋白质合成。

由于 mtDNA 的基因数量不多,因此由它编码合成的蛋白质有限,只占线粒体全部蛋白质的10%,约为 10 种,其余90%的蛋白质都是由核基因编码的。例如,哺乳动物线粒体中的 100多种蛋白质,mtDNA 编码合成的仅占 5%～10%,其余的蛋白质均由核 DNA 编码,并在细胞质中合成后转运到线粒体中去。此外,近年来研究发现,mtDNA 所用的遗传密码表与通用的遗传密码表也不完全相同(表 3-8)。如:UGA 编码色氨酸,而不作为终止密码;AUA 编码蛋氨酸,而不编码异亮氨酸;AGA 和 AGG 不编码精氨酸,而作为终止密码;AUU、AUC、AUA也可作为起始密码。

表 3-8　线粒体与核密码子编码氨基酸比较

密码子	核密码子	线粒体密码子编码氨基酸				
	编码氨基酸	哺乳动物	果蝇	链孢霉菌	酵母	植物
UGA	终止密码子	色氨酸	色氨酸	色氨酸	色氨酸	终止密码子
AGA、AGG	精氨酸	终止密码子	丝氨酸	精氨酸	精氨酸	精氨酸
AUA	异亮氨酸	甲硫氨酸	甲硫氨酸	异亮氨酸	异亮氨酸	异亮氨酸
AUU	异亮氨酸	异亮氨酸	甲硫氨酸	甲硫氨酸	甲硫氨酸	异亮氨酸
CUU、CUC CUA、CUG	亮氨酸	亮氨酸	亮氨酸	亮氨酸	苏氨酸	亮氨酸

由上可见,线粒体有自己的 DNA 和蛋白质合成体系,即有其独立的遗传系,这表明线粒体有一定的自主性。但线粒体的自主性是很有限的,因为 mtDNA 的分子量很小,其自身遗传信息所编码的多肽总长度不超过 4500 个氨基酸(40 多种肽分子);另外,线粒体大部分蛋白质是依赖于核基因编码的,其生长和增殖由两套遗传系统控制;同时,线粒体的遗传系统受控于细胞核遗传系统,也就是说 mtDNA 离开细胞核就不能转录与翻译,线粒体核糖体也不能组装。因此线粒体是一个半自主性细胞器。

3. 线粒体与医学　以线粒体结构和功能缺陷为主要病因的疾病常称为线粒体病,主要指由线粒体 DNA 突变而引起的人类疾病,mtDNA 为裸露的环状 DNA,由于缺少组蛋白的保护,而且没有 DNA 损伤修复系统,所以 mtDNA 的突变率很高。自 1959 年发现第一例线粒体病以来,目前已发现的线粒体病有 130 余种。

线粒体疾病具有母系遗传(maternal inheritance)的特点,即母亲可将她的 mtDNA 传给她所有的子女,她的女儿又将其 mtDNA 传给下一代。这主要是因为线粒体位于细胞质中,所以受精卵的全部线粒体 DNA 均来自卵细胞,而精子不提供任何线粒体。

由于线粒体的主要功能是产生 ATP 为细胞提供能量,所以线粒体疾病主要影响的是一些对能量需求比较大的器官(如神经和肌肉系统),所以有时也将这一类疾病统称为线粒体脑肌病(mitochondrial encephalomyopathy),这类疾病通常在 20 岁时起病,临床特征是骨骼肌极度不能耐受疲劳,轻度活动即感疲乏,常伴肌肉酸痛及压痛,但是少见肌萎缩(表 3-9),Leber 遗传性视神经病(LHON)、线粒体心肌病、帕金森病和非胰岛素依赖型糖尿病等都属于这样一类疾病。以 MELAS 为例,该疾病通常在患者 10～20 岁时发病,主要临床表现为中风样发作、近心端四肢无力、血乳酸中毒、间断性呕吐等。在 MELAS 患者中普遍存在有 mtDNA 3243A→G 突变,目前认为该突变是 MELAS 的主要致病因素。该突变使 tRNAleu 基因发生突变,导致 16S rRNA 的合成减少,最终影响线粒体内蛋白质的合成。其他与之相关的突变有 mtD-NA11084A→G突变和 3771 突变。

表 3-9　线粒体脑肌病及其临床表现

疾病名称	主要表现
MELAS 综合征	乳酸血症和卒中样发作
MERRF 综合征	肌阵挛性癫痫发作、小脑共济失调、乳酸血症
KSS 综合征	视网膜色素变性、心脏传导阻滞和眼外肌麻痹
Leigh 病	亚急性坏死性脑脊髓病
Alpers 病	家族性原发性进行性灰质萎缩症
Menke 病	卷毛型灰质营养不良

续表

疾病名称	主要表现
LHON 综合征	Leber 遗传性视神经病
NARP 综合征	视网膜色素变性共济失调性周围神经病
Wolfram 综合征	主要表现为隐性遗传 10 岁起病,视神经萎缩,耳聋和早期发病的糖尿病,成年失明
MNGIE 综合征	线粒体周围神经病合并胃肠型脑病

最近的研究表明线粒体在肿瘤的发生发展中也发挥了重要作用。线粒体细胞膜异常在肿瘤发展中起重要作用。线粒体外膜含有丰富的苯二氮类受体(PBR)与通透性转换通道复合物(PTPC),它们均参与细胞凋亡的调控。在肿瘤细胞中,PBR 的表达上调,可明显增加线粒体膜流动性、线粒体脂代谢及 DNA 合成,增加细胞分裂所需能量,使肿瘤细胞增殖。PTPC 的组成发生改变,导致 PTPC 蛋白的过表达,这有助于肿瘤对凋亡的耐受。此外,线粒体呼吸链缺陷也与肿瘤的发生、发展关系密切。70 多年前,Warburg 最早提出线粒体呼吸链的缺陷可导致细胞去分化,并因此发生致瘤性转化。大部分正常细胞生成 ATP 的主要方式是氧化磷酸化,而肿瘤细胞主要通过糖酵解途径,许多肿瘤细胞线粒体内膜的 ATP 酶复合体亚基表达显著下降。任何降低线粒体氧化磷酸化功能的事件,均可促进氧化组织中发生转化的细胞或肿瘤细胞的增殖,呼吸酶复合体大量减少与肿瘤细胞快速增长和侵袭性增加密切相关。由此可见线粒体生物氧化功能的改变是细胞发生致癌性转化的机制之一。

目前线粒体疾病治疗的基本措施包括补充疗法、选择疗法和基因疗法。所谓补充疗法是给患者添加呼吸链所需的辅酶,目前运用较广泛的是辅酶 Q,其在线粒体脑肌病(Kearns-Sayre syndrome)、心肌病及其他呼吸链复合物缺陷的线粒体病的治疗中都有一定作用,同时在对缓解与衰老有关的氧化/抗氧化平衡异常也发挥了功效。另外,辅酶 Q、L-肉碱碱、抗坏血酸(维生素 C)、2-甲基萘茶醌(维生素 K3)和二氯乙酰酸也能暂时缓解部分线粒体病的症状。所谓选择疗法是选用一些能促进细胞排斥突变线粒体的药物对患者进行治疗以增加异质体细胞中正常线粒体的比例,从而将细胞的氧化磷酸化水平升高至阈值以上。一种可能的药物是氯霉素,作为 ATP 合成酶的抑制剂,连续低剂量使用此药能促进对缺陷线粒体的排斥。所谓线粒体基因治疗是将正常的线粒体基因转入患者体内以替代缺陷 mtDNA 发挥作用。现在研究者们认为有 3 种线粒体基因治疗方法可行,分别为胞质 mtDNA 表达法、线粒体转染法和异质性细胞正选择法。

九、细胞骨架

细胞的形状多种多样。如:红细胞是两边凹的圆盘形,淋巴细胞的形状是圆形的,上皮细胞是柱状的,心肌细胞是梭形的,神经细胞是分支状的;有的细胞的形状还会发生变形,中性粒细胞在捕获外来细菌时,需要不断变化自己的形状去追逐细菌。那么为什么细胞会呈现出不同的形状,又是为什么有些细胞可以发生变形呢,这与细胞中的一种重要成分——细胞骨架(cytoskeleton)密不可分。细胞骨架是真核细胞中的蛋白质纤维构成的网架体系,构成细胞骨架的蛋白纤维主要有三种,分别为微丝(microfilament,MF)、微管(microtubule,MT)和中间丝(intermediate filament,IF),如图 3-54 所示。正如人体的骨架对机体起到了支撑和保护的作用一样,细胞骨架也发挥着对细胞的支撑和保护的作用,但是细胞骨架的作用远远不止于此,其在细胞内的亚细胞器定位、细胞内物质的运输、细胞分裂及细胞内信号转导等多个方面均发挥着重要的作用。此外,细胞骨架与人体的骨架的另一个显著的区别是,细胞骨架不是静止不动的,而是处于高度动态变化的状态中。每种细胞骨架成分均由不同的蛋白质亚基通过非共价键结合而成,这些蛋白质亚基不停地组装或去组装以使得细胞适应不同的生理环境或对外来信号做出反应。

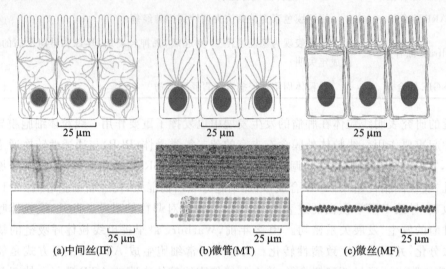

(a)中间丝(IF)　　(b)微管(MT)　　(c)微丝(MF)

图 3-54　组成细胞骨架的三种主要蛋白纤维

　　严格来说,所有由蛋白纤维构成的网状体系都可以称为细胞骨架,在细胞质、细胞外基质和细胞核中都分布着细胞骨架,本章以细胞质中的细胞骨架为例来介绍细胞骨架的组成、结构和功能。下文将首先介绍中间丝,因为从某种意义上而言,中间丝的作用更接近于骨架的作用,给细胞提供机械支撑。接下来我们将分别介绍介导精子游泳的微管和介导细胞爬行及肌肉收缩的微丝。

（一）中间丝

　　中间丝的直径为 10 nm,介于微管和微丝之间,因此被称为中间丝。在组成细胞骨架的三种主要蛋白纤维中,中间丝的强度最大,如果用高浓度的盐溶液或去离子活性剂处理细胞,大部分微管和微丝都将受到破坏,而只有中间丝可以安然无恙。正是因为中间丝有很高的强度,它的主要作用是抵抗细胞拉伸时所承受的机械压力。

　　1. 中间丝的分布和分类　中间丝在细胞中围绕着细胞核分布,成束成网,并扩展到细胞质膜,与质膜相连接。不同类型的细胞所含的中间丝蛋白不完全相同,目前已在人类细胞中发现了编码 60 多种不同中间丝蛋白的基因,这些基因高度同源,属于同一基因家族,在体内的表达具有严格的时空和组织特异性。按照中间丝蛋白质的生化、遗传及免疫特性和组织分布,将中间丝蛋白分为六种类型（表 3-10）。

　　Ⅰ型中间丝和Ⅱ型中间丝都属于角蛋白,主要分布于上皮细胞中。Ⅲ型中间纤维蛋白包括多种类型,其中,波形蛋白存在于间充质来源的细胞;结蛋白是肌细胞特有的,在骨骼肌、心肌和平滑肌中表达;胶质原纤维酸性蛋白特异分布于神经胶质细胞;外周蛋白存在于中枢神经系统神经元和外周神经系统感觉神经元中。Ⅳ型中间丝主要见于神经细胞,神经细胞中的中间丝由 3 种神经元纤维蛋白 NF-L、NF-M 和 NF-H 形成异多聚体。Ⅴ型核纤层蛋白存在于内层核膜的核纤层。Ⅵ型中间丝蛋白又称巢蛋白,主要存在于神经干细胞中,发现较晚,能影响神经脊细胞的迁移模式及方向,可能与维持细胞形态有关。

　　细胞内中间纤维的成分经常会有变化,例如,在许多上皮来源的细胞开始只有角蛋白,而后出现波形蛋白;胶质细胞开始只有胶质细胞原纤维酸性蛋白,后来出现波形蛋白,但它们是分别排列的,说明中间纤维的种类和成分可随细胞的生长或成熟而改变。

表 3-10　脊椎动物细胞内中间丝蛋白的主要类型及分布

类型	举例	细胞内分布
Ⅰ	酸性角蛋白(acidic keratin)	上皮细胞
Ⅱ	中性/碱性角蛋白(neural or basic keratin)	上皮细胞
Ⅲ	波形蛋白(vimentin)	成纤维细胞、白细胞及其他细胞
	结蛋白(desmin)	肌细胞
	外周蛋白(peripherin)	外周神经元
	胶质原纤维酸性蛋白(glial fibrillary acidic protein)	神经胶质细胞
Ⅳ	神经丝蛋白(neurofilament protein)	神经元
Ⅴ	核纤层蛋白(lamin)	各种类型的细胞
Ⅵ	神经干细胞蛋白(nestin)	中枢神经干细胞

2. 中间丝的组装　中间丝就像一股由许多细丝相互缠绕而形成的粗绳子。组成这些细丝的亚单位是中间丝蛋白。中间丝蛋白种类多样,由此组装而成的中间丝也不同。目前在人类细胞中已发现了 60 多种不同中间丝蛋白,这些蛋白在结构上具有共同的特点,即都含有一个球形的头部(氨基端)、一个球形的尾部(羧基端)和连接头部和尾部的中间杆状区(a-螺旋区)(图 3-55)。中间丝蛋白的中间杆状区由约 310 个氨基酸残基组成(Ⅴ型核纤层蛋白氨基酸约 356 个),含有 4 段高度保守的 a-螺旋段,a-螺旋段之间被 3 个短小间隔区隔开。杆状区在中间丝蛋白装配成中间丝的过程中发挥着重要的作用,两个中间丝蛋白依靠 a-螺旋配对形成二聚体。虽然中间丝蛋白的 a-螺旋区高度保守,但其 N 端的头部和 C 端的尾部都是高度可变的,为非螺旋结构,呈球形暴露在中间丝的表面,是中间丝与胞质中其他组分相互作用的区域。不同类型的中间丝蛋白的区别主要体现在头部和尾部的大小和氨基酸的组成方面。中间丝的分子量主要取决于尾部的变化,而结构的关键区域在于杆状区,它们表现出形成多级螺旋所需的分子形式。

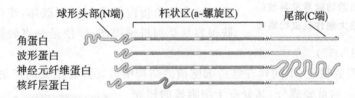

图 3-55　中间丝蛋白的结构示意图

中间丝在组装的时候两条平行的中间丝蛋白首先以 a-螺旋杆状区(图 3-56(a))相互对应,缠绕成双股超螺旋二聚体(coiled-coil dimer),如图 3-56(b)所示。然后两个二聚体以反向平行的方式聚合形成四聚体(tetramer),如图 3-56(c)所示。二聚体和四聚体以可溶的形式存在于细胞质中。八个四聚体通过侧向相互作用聚合形成原纤维(图 3-56(d)所示),多个原纤维继续聚合在一起最终形成电镜下直径为 10 nm 的绳索样中间丝(图 3-56(e)所示)。这样组装出中间丝易弯曲但非常不易折断。中间丝共由 32 条多肽组成,可通过伸出来的头尾部结合细胞内其他骨架成分,在细胞内形成完整的骨架网络体系。

3. 中间丝的主要功能

(1) 为细胞提供机械支持:作为三种细胞骨架蛋白质强度最大,韧性最好,稳定性最强的蛋白,中间丝在为细胞提供机械支撑方面发挥着重要的作用。

例如,中间丝中的角蛋白,其广泛分布于脊椎动物的各种上皮细胞中,如皮肤,口腔,消化道等。此外在毛发、羽毛和爪子中也分布有角蛋白。在相邻的两个上皮细胞的细胞膜之间通常存在相距 20~25 nm 严格平行的细胞间隙,呈纽扣状结构,此结构被称为桥粒。桥粒中间

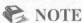
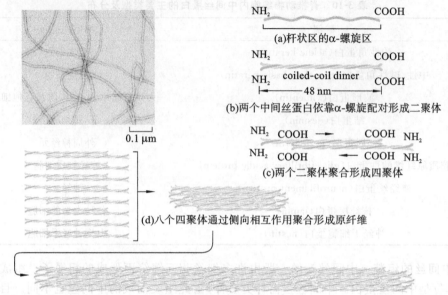

(a)杆状区的α-螺旋区

coiled-coil dimer
48 nm
(b)两个中间丝蛋白依靠α-螺旋配对形成二聚体

(c)两个二聚体聚合形成四聚体

(d)八个四聚体通过侧向相互作用聚合形成原纤维

(e)多个原纤维聚合形成中间丝

图 3-56 中间丝的组装过程

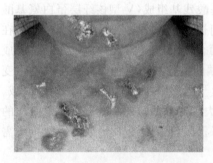

图 3-57 角蛋白的功能异常导致的单纯性大疱性表皮松解症

为钙黏素(desmoglein 及 desmocollin),细胞膜下方有细胞质附着蛋白质,形成致密斑,斑上有角蛋白。因此相邻细胞中的角蛋白通过细胞质斑和钙黏素构成了穿胞细胞骨架网络。这一结构赋予了细胞承受强压力的功能,使得细胞在收到拉伸或者外界压力时仍然能够保持结构的完整。如果角蛋白功能缺陷,则会使得细胞抵抗压力的能力降低,例如,单纯性大疱性表皮松解症就是由于角蛋白 14(CK14)基因发生突变,引起患者表皮基底细胞中的角蛋白纤维网受到破坏,使得这些患者得皮肤很容易受到机械损伤,即使是一点轻微的压挤便可使患者皮肤起泡(图 3-57)。

(2)维持核膜的稳定:中间丝在维持细胞核的结构中也发挥着重要的作用,核纤层蛋白是构成细胞核核纤层的重要成分,其分布于细胞核的核膜周围。在正常情况下,核纤层蛋白之间连接紧密以保持细胞核形状和结构的稳定,但是在细胞增殖,细胞核分裂的过程中,核纤层蛋白则需要从紧密结合的状态变为松散结合的状态从而方便细胞核的分裂,这一过程主要是依赖于核纤层蛋白的磷酸化和去磷酸化来实现的。如果核纤层蛋白功能异常则会导致疾病。例如,早老症就是因为核纤层蛋白异常导致的疾病,患者通常在儿童时期就表现出皮肤松弛、头发和牙齿脱落等症状,并伴随有心血管疾病(图 3-58)。核纤层蛋白缺失导致早老症的原因目前还不清楚,普遍认为可能是因为核纤层蛋白的缺失使得细胞核不稳定,从而影响了细胞的正常分裂,而导致细胞死亡的增加和细胞自我修复能力的降低。

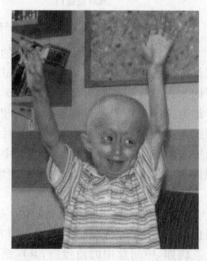

图 3-58 核纤层蛋白异常导致的早老症

（3）其他功能：此外，中间丝在参与细胞内的物质运输，参与细胞内信息传递及物质运输等方面也发挥着重要的作用。例如，神经细胞中的神经元纤维在轴突营养物质的转运中发挥着重要作用，而且近年来有研究发现，中间丝参与细胞质中 mRNA 的运输，可能对其在细胞内的定位及翻译起关键作用。

（二）微管

微管是一种在真核细胞中高度动态变化的细胞骨架成分，组成微管的蛋白亚单位可以在细胞中的某一个地方迅速地发生去组装，并在另外一个地方快速的组装。在典型的动物细胞中，微管从中心体处发生，然后向细胞周边延伸，最终在细胞中形成一个可供囊泡、细胞器及其他细胞组分运输的轨道系统。此外微管在细胞的有丝分裂及形成细胞的一些特化结构例如鞭毛和纤毛等方面均发挥着重要作用。

1. 微管是有极性的中空管状结构 微管的基本组成单位是微管蛋白亚单位（tublin），每一个微管蛋白亚单位都是一个由一分子 α-微管蛋白和一分子 β-微管蛋白组成的异二聚体，α-微管蛋白和 β-微管蛋白之间通过非共价键相连。多个微管蛋白亚单位通过非共价键结合在一起，首先形成原纤维，然后 13 个原纤维结合在一起形成一个中空的结构-微管。每一个原纤维都具有极性，一般把 α-微管蛋白暴露的那一端称为负极，而把 β-微管蛋白暴露的那一端称为正极（图 3-59）。微管的两端之所以会被分别命名为正极和负极，是因为在体外实验中，人们观察到如果将微管蛋白放在试管中，微管蛋白亚单位将会组装在正在延伸的微管的末端。但是它们在微管两端组装的速度是不一样的，在正极的组装速度高于在负极的组装速度，于是人们把组装速度更快的一端称为正极，而将另一端称为负极。微管的极性对于微管的功能是十分重要的，如果没有极性，则微管将无法介导细胞内物质的运输。

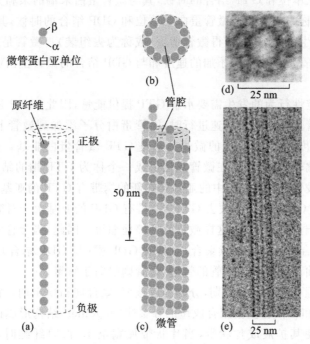

图 3-59 微管的结构示意图
注：（a）微管蛋白亚单位和原纤维示意图；（b）&（c）微管形成中空的管状结构；
（d）电子显微镜下微管的管状结构；（e）电子显微镜下微管的纤维状结构。

2. 中心体是动物细胞中微管发生的地方 在细胞中，微管从特定的位置发生，这一位置控制着微管的位置，数目和方向。例如，在动物细胞中，这一位置是中心体，中心体在没有发生有丝分裂的细胞中位于靠近细胞核的地方。中心体有一对中心粒组成，中心体的机制上含有

扫码看彩图

上百个由 γ-微管蛋白组成的环状结构,这一结构是微管生长的起点,又被称为成核位点。α-微管蛋白和 β-微管蛋白构成的微管蛋白亚单位以特定的方向在此处聚合在一起,从而使微管蛋白的负极锚定在中心体上,其他的微管蛋白亚单位则沿着正极的方向延伸到细胞质中(图 3-60)。

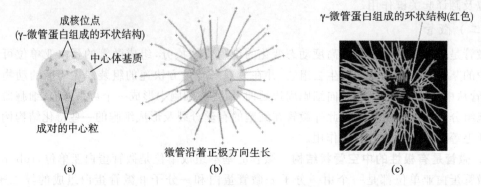

图 3-60 微管在中心体中聚合

注:(a)中心体由成对的中心粒即中心体基质构成,在中心体上,γ-微管蛋白和其他蛋白一起构成环状的成核区供微管蛋白亚单位结合;(b)微管蛋白的亚单位锚定在中心体上,正极伸向细胞质中;(c)在秀丽线虫中观察到的微管在中心体上的聚合(红色部分代表成核位点)。

3. 微管处于高度动态变化的状态中 除了特化细胞的微管外(如鞭毛和纤毛等),细胞质中大多数的微管都是不稳定的,能够很快地组装或去组装,使得微管延长或者缩短,这一现象被称为是微管装配的动态不稳定性(dynamic instability)。

由 α-微管蛋白和 β-微管蛋白组成的微管蛋白亚单位既可以和 GTP 结合,也可以和 GDP 结合。当微管蛋白亚单位和 GTP 结合的时候,其与微管蛋白末端的亲和力较强,容易添加,从而使得微管延长(又称为组装);当微管蛋白亚单位和 GDP 结合的时候,其与微管蛋白末端的亲和力较弱,容易发生解离,从而使得微管缩短(或称为去组装)。微管是延长还是缩短,取决于与 GTP 结合的微管蛋白亚单位添加的速度和与 GDP 结合的微管蛋白亚单位解离的速度的关系。

微管动态不稳定性行为的发生需要水解 GTP 提供能量,因此,GTP 是调节微管体外组装的主要物质。当微管蛋白的聚合迅速进行时,微管蛋白分子添加到微管上的速度大于它们所携带的 GTP 水解速度,因此新生成的微管上全是 GTP-微管蛋白亚基。正因为 GTP-微管蛋白亚基之间结合得比较牢固,结果在微管末端形成一个称为 GTP 帽的结构,它可防止微管的解聚。当微管生长较慢时,GTP 帽中的亚基会在新的携带有 GTP 的亚基结合上来以前,就水解其自身的 GTP 成 GDP,这样就失去 GTP 帽,携有 GDP 的亚基由于对微管聚合体的结合不紧密而很快从游离端上释放出来,这样微管就不停地缩短。因此,当微管两端的微管蛋白具有 GTP 帽(与 GTP 结合)时,微管继续聚合;而具有 GDP 帽(与 GDP 结合)时,将改变异二聚体的构象使原纤维弯曲而不能形成微管的管壁,微管则趋向于解聚。

微管的装配过程可分为三个时期,分别为成核期、聚合期和稳定期。在成核期(nucleation phase),α-微管蛋白和 β-微管蛋白聚合成短的寡聚体(oligomer)结构形成核心。然后二聚体在其两端和侧面增加使其扩展成片状带,当片状带加宽至 13 根原纤维时,闭合形成外径约为 24 nm,内径为 15 nm 的中空管状结构-微管。在聚合期(polymerization phase),细胞内 GTP 结合的微管蛋白亚单位添加的速度大于 GDP 结合的微管蛋白亚单位解离的速度,新的二聚体不断加到微管正端,使微管延长,直至游离的微管蛋白下降,解聚速度逐渐增加。在稳定期(steady state phase),胞质中 GTP 结合的微管蛋白亚单位添加的速度和 GDP 结合的微管蛋白亚单位解离的速度相当,微管的组装(聚合)与去组装(解聚)速度相等,微管的长度保持不变(图 3-61)。

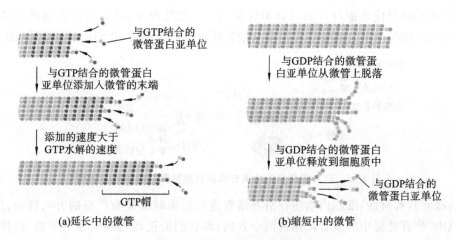

图 3-61 微管的组装和去组装

(a)延长中的微管　　　　(b)缩短中的微管

GTP帽

与GTP结合的微管蛋白亚单位

与GTP结合的微管蛋白亚单位添加入微管的末端

添加的速度大于GTP水解的速度

与GDP结合的微管蛋白亚单位从微管上脱落

与GDP结合的微管蛋白亚单位释放到细胞质中

与GDP结合的微管蛋白亚单位

　　影响微管装配的因素很多，如微管蛋白的浓度、pH 值、温度、GTP 浓度、压力、离子浓度等。在体外，如果微管蛋白的浓度达到 1 mg/mL，并给予合适的条件，若有 GTP 供能，合适的 Mg^{2+} 浓度，pH 低于 6.9，温度 37 ℃时，微管可以自发进行组装。而低温，高 Ca^{2+} 离子浓度等则会导致微管的解聚。此外，一些药物也可以特异性与微管蛋白结合，阻止微管的组装和去组装，从而影响到细胞的正常活动（表 3-11）。例如，长春新碱（Vinblastine）和秋水仙碱（Colchicine）可以紧密地与微管蛋白亚单位从而阻止微管组装。如果用长春新碱和秋水仙碱处理细胞，可以观察到细胞中的纺锤体迅速消失，细胞停留在有丝分裂中期，无法正常的分裂成两个细胞。从红豆杉属植物中提取的一种化合物-紫杉醇（taxol）则可以通过与微管结合，抑制微管蛋白去组装。紫杉醇与秋水仙碱的作用相反，前者抑制微管的去组装，后者抑制微管的组装，但是紫杉醇却具有和秋水仙碱相同的作用，即抑制细胞的有丝分裂，因为纺锤体在发挥正常功能时需要微管不断的组装和去组装。所以微管的动态变化对于其功能的发挥是非常重要的，一旦其动态变化受到的影响，就会影响细胞的正常生命活动。这些药物均可以用于临床上对肿瘤患者的治疗。

表 3-11　影响微管的药物

微管特异性药物	作用
紫杉醇	与微管结合，抑制其去组装
长春新碱	与微管蛋白亚单位结合，抑制其组装
秋水仙碱	与微管蛋白亚单位结合，抑制其组装

4. 微管的功能

（1）微管参与细胞内物质的运输：微管在从细胞核周围的中心体发出，细胞中延伸，构成了细胞中的网络，这个网络就好像一个交通轨道，细胞中的许多物质都是沿着微管构成的交通轨道进行运输的。

　　细胞中存在一类可以沿着微管轨道运动，并能与所转运的物质结合的蛋白质——马达蛋白（motor protein）。马达蛋白一方面可以与细胞中需要被运输的分子结合，另一方面可以利用 ATP 水解产生的能量驱动自身沿着微管或微丝运动。迄今为止，人们已经发现了几十种能够沿着微管运动的马达蛋白。根据这些蛋白运输物质时，沿着微管移动方向的不同，可以把这些蛋白分为两大家族，动力蛋白（dynein）和驱动蛋白（kinesin）。这两种蛋白在结构上都含有两个球状 ATP 结合头部和一个尾部，其头部负责与微管结合，其尾部则负责与要运输的小泡或细胞器结合。驱动蛋白和动力蛋白的头部是具有 ATP 水解活性的酶（ATP 酶），通过水

NOTE

解 ATP 产生的能量使得蛋白可以沿着微管移动。一般情况下,动力蛋白将物质从微管的正极向负极运输,而驱动蛋白则负责将物质从微管的负极运至正极,背向中心体运输(图 3-62)。

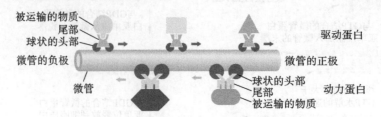

图 3-62 动力蛋白和驱动蛋白携带物质沿微管运输的示意图

因为微管具有极性,细胞内物质在沿着微管进行运输时也是有严格的方向性的,例如,在神经细胞中,所有轴突中的微管都指向同一方向,即它们的正极均朝向轴突末梢,这样就能精确地保证物质从细胞体运输到轴突或者从轴突向细胞体运输的方向性(图 3-63)。

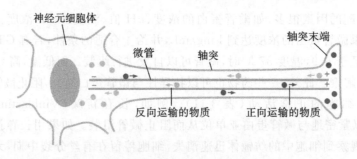

图 3-63 微管介导物质在神经细胞中运输的方向性

微管功能异常会导致细胞内物质的运输发生障碍,从而导致相关的疾病,特别是一些神经系统相关的疾病。例如,阿尔茨海默病(Alzheimer's disease,AD,又称为老年痴呆症)和亨廷顿病(Huntington's disease,HD)都是因为微管功能缺陷影响了神经元细胞中物质的正常运输,引起异常聚集物在神经元细胞中累计,使得神经元细胞退化最终导致疾病的发生。

(2) 微管维持细胞内亚细胞器的定位:真核细胞中含有许多具有不同功能的细胞器,这些细胞器在细胞中的分布不是随机的,而是受到严格控制的,微管在细胞器的定位中发挥着重要的作用。例如,在细胞中内质网的小管几乎到达细胞的边缘而高尔基复合体总是位于细胞中,在中心体附近。在细胞生长的过程中,附着在内质网上的驱动蛋白推着内质网沿着微管向外伸展(从微管的负极向正极伸展),从而使得内质网几乎延伸到细胞的边缘而形成网状结构。而附着在高尔基复合体上的动力蛋白则推动高尔基复合体沿着微管向相反的方向伸展(即从微管的正极向负极伸展),从而使得高尔基复合体位于朝向细胞核这一侧。细胞通过这种方式维持了这些内膜系统的在细胞中的定位并保证它们各自正常功能的发挥。如果用微管特异性的药物,例如秋水仙碱对细胞进行处理,将会导致微管的解聚,进而引起内质网坍塌,堆积在细胞核附近;而高尔基复合体则分解成小的囊泡,分散在细胞质中。除去秋水仙碱后,微管重新组装,细胞器的分布又恢复至正常。

(3) 微管参与纤毛和鞭毛的运动:除了大部分处于高度动态变化中的微管之外,还有些微管以相对稳定的形式存在于一些细胞表面特化的结构中,如纤毛和鞭毛。纤毛为直径约 0.25 μm 的毛发样结构,覆盖在细胞膜表面,其主要作用是清除细胞表面的液体、灰尘、颗粒和微生物等。鞭毛分布在精子和许多原生动物的细胞表面,其内部结构和纤毛类似,但是更长一些。鞭毛的作用主要是推动整个细胞的运动。

无论是纤毛还是鞭毛,它们内部结构都是由以微管为主要成分构成的具有特殊形式的结构,大多数属于"9+2"类型。在电子显微镜下可以观察到在纤毛和鞭毛的中央有两条微管,称

知识链接 3-8

为中央微管。中央微管的外周包围一层蛋白性质的鞘,称为内鞘。9组二联管围绕在内鞘的周围,二联管两两之间以微管连接蛋白相连。外周二联管和中央鞘之间以辐条进行连接。A管上还伸出动力蛋白臂,其头部具有ATP酶活性,可为纤毛与鞭毛的运动提供动力(图3-64)。鞭毛与纤毛的基体(basal body)由三联管组成,与中心粒相似。基体的中央无微管。

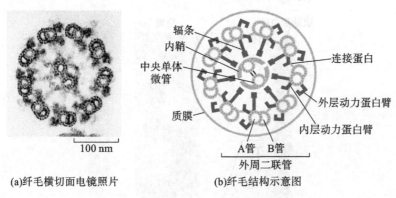

(a)纤毛横切面电镜照片　　(b)纤毛结构示意图

图3-64　纤毛与鞭毛的结构示意图

目前认为纤毛和鞭毛的运动可以通过微管滑动模型(sliding-microtubule model)进行阐释。该模型认为在纤毛和鞭毛的轴丝内,A管动力蛋白的头部与相邻二联管的B管接触,促进动力蛋白结合的ATP水解,释放ADP和Pi,引起动力蛋白头部构象改变,使其头部及相邻二联管向正极滑动,从而在相邻二联管间产生弯曲力;头部结合新的ATP,使其离开相邻B管;ATP水解,动力蛋白头部的角度复原;带有ADP和Pi的动力蛋白头部与相邻二联管B管上的另一位点结合,开始下一个循环。

微管的功能异常将导致纤毛和鞭毛的运动出现障碍,从而引起疾病。例如,鞭毛异常使得精子失去运动的动力将导致男性不育,而Kartagener综合征,又称为内脏逆位-鼻窦炎-支气管扩张综合征,或称家族性支气管扩张的发病原因是呼吸道纤毛的活动障碍导致黏液纤毛运输功能下降,分泌物不能排出,引起反复长期的慢性感染。

(4)微管在细胞分裂中的作用:微管在细胞分裂时形成纺锤体的支架,帮助将染色体平均分配给两个子细胞。除了直接将染色体拉开之外,微管在稳定纺锤体中也发挥着非常重要的作用。

(5)微管的其他作用:此外微管在细胞的极化以及细胞内信号传导方面也发挥着十分重要的作用,有研究表面微管参与hedgehog、JNK、Writ、ERK及PAK蛋白激酶信号转导通路。信号分子可直接与微管作用或通过马达蛋白和一些支架蛋白来与微管作用。

(三)微丝

微丝(microfilament,MF)是由肌动蛋白(actin)构成的多聚体,广泛存在于所有的真核细胞中。和微管一样,微丝也处于高度动态变化中,但是和微管相比,微丝更细,更短也更有韧性。微丝对于细胞的运动,特别是那些包括了细胞表面的运动而言特别重要。没有微丝,动物细胞将无法吞噬外来物质,沿着某一介质爬行或者进行细胞分裂。

1.微丝的结构　微丝是三种细胞骨架蛋白中最细的骨架蛋白,直径只有约7 nm。在电镜下微丝是由两条平行的蛋白纤维以右手螺旋方式相互缠绕形成的形状如双股绳子的结构,螺距为37 nm。微丝的组成单位为肌动蛋白,每一个肌动蛋白分子是由375个氨基酸组成的单链多肽,与一分子ATP紧密相连。肌动蛋白单体外观呈哑铃形,称为G-肌动蛋白(球形-肌动蛋白)。每个G-肌动蛋白由两个亚基组成,它具有结合Mg^{2+}和K^+或Na^+的阳离子结合位点,同时也具有结合ATP(或ADP)和的结合位点。微丝是由多个G-肌动蛋白单体形成纤维状的结构,所以有时也将微丝称为F-肌动蛋白,即纤维状-肌动蛋白。和微管一样,微丝也具有

NOTE

极性,这是因为组成微丝的肌动蛋白单体本身具有极性,多个肌动蛋白首尾相连,因此形成的微丝在结构上具有不相同的末端,通常把聚合相对缓慢的一端称为负极(minus end)而把聚合相对迅速的一端称为正极(plus end),如图 3-65 所示。

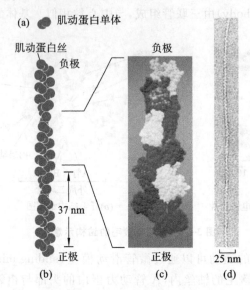

图 3-65　微丝结构示意图

注:(a)肌动蛋白单体;(b)肌动蛋白丝是由肌动蛋白单体形成的多聚体;
(c)微丝具有极性;(d)电镜下微丝的形态图。

(1)微丝发生于细胞质膜:和微管发生于细胞的特定位置一样,微丝的发生也是特异性的,一般发生于质膜,该过程受到细胞外信号的调节。细胞内肌动蛋白相关蛋白(actinrelated proteins,ARP)复合体在这个过程中发挥催化作用。ARP 复合体为肌动蛋白纤维的生长提供核心动力,封闭肌动蛋白纤维的负极端,从而保证肌动蛋白纤维正极端的快速延长。ARP 复合体还可以 70°的角度结合于已经存在的肌动蛋白纤维上,引发新的肌动蛋白纤维的组装,从而使原本单独存在的纤维形成树枝状的网络结构。

(2)微丝处于高度动态变化的状态中:微丝和微管一样,不是静止的,而是处于高度动态变化的状态中,其组装过程也分三个阶段,分别为成核期、聚合期和稳定期。成核期是球状肌动蛋白开始聚合形成核心的时期,一旦核心形成,球状肌动蛋白便迅速地在核心两端聚合,进入聚合期。在聚合期,微丝正端的组装速度快于负端,使得微丝不断延长;到了平衡期,肌动蛋白加入微丝的速度与其从微丝上解离的速度达到相同。在平衡期,微丝长度基本不变,看起来似乎处于静止状态,但实际上微丝仍然在不断进行着聚合与解聚活动,只不过微丝正端延长长度和负端缩短长度相同。有学者把微丝装配中,肌动蛋白分子添加到肌动蛋白丝上的速率正好等于肌动蛋白分子从肌动蛋白丝上解离的速率时,微丝净长度没有改变的这一过程称为踏车行为。

在细胞内微丝的组装受到肌动蛋白结合蛋白(actin-binding protein,ABP)的调节,ABP 是一类可以和 G-actin 或 F-actin 结合从而调控肌动蛋白的组织结构和功能的蛋白。目前已分离出 100 多种 ABP,按其功能不同,主要可以分为 8 种类型,如表 3-12 所示。

表 3-12　肌动蛋白结合蛋白的分类及其功能

肌动蛋白结合蛋白的分类	肌动蛋白结合蛋白的功能
成核蛋白	促进肌动蛋白成核
单体隔离蛋白	与 G-actin 结合,阻止其添加至微丝末端

续表

肌动蛋白结合蛋白的分类	肌动蛋白结合蛋白的功能
加帽蛋白	结合在微丝的正极或负极形成"帽子",阻止 G-actin 的添加,控制微丝的长度
单体聚合蛋白	促进结合的单体安装到肌动蛋白纤维
微丝解聚蛋白	促进微丝的解聚
交联蛋白	将 2 条甚至多条微丝联系在一起形成束状或网络状结构
纤维切断蛋白	结合在微丝中部,将微丝切断
膜结合蛋白	将肌动蛋白固定到细胞膜或参与细胞黏附

除了 ABP 以外,微丝的装配受到多种因素的影响,Mg^{2+} 和高浓度的 Na^+、K^+ 有利于肌微丝的组装,而 Ca^{2+} 及低浓度的 Na^+、K^+ 则有利于微丝的解聚。另外,微丝结合蛋白对微丝的组装也有调控作用。另外一些药物可以特异性的作用于微丝,例如,鬼笔环肽可以对微丝起到稳定的作用,而细胞松弛素 B 则可以促进微丝的解聚。细胞松弛素 B 是一种来之真菌的生物碱,它也是第一个用于研究细胞骨架的药物。当用细胞松弛素处理细胞后,细胞中的肌动蛋白纤维骨架消失,从而导致细胞的各种活动发生瘫痪,包括细胞的移动、吞噬作用、细胞分裂等。

2. 微丝的主要功能

(1) 微丝在细胞运动中发挥重要作用:除极少数细胞通过鞭毛和纤毛运动外,绝大多数动物细胞通过变形运动的方式进行位置移动。例如,成纤维细胞在结缔组织中的迁移,巨噬细胞和中性粒细胞捕获外来微生物以及肿瘤细胞向周围组织的浸润或经血管或淋巴管的转移等。这些细胞之所以能够发生变形运动,正是细胞中微丝和微丝结合蛋白相互作用的结果。首先,细胞通过肌动蛋白聚合使细胞表面形成突起(如片状伪足或丝状伪足)。接着,当伪足接触到合适的表面时,会与基质形成新的黏附点。这时跨膜蛋白整联蛋白与细胞外基质或另一细胞表面分子结合,而细胞膜内表面的整合蛋白与肌动蛋白纤维紧密结合,为爬行细胞提供一个牢固的锚定点。最后,细胞通过内部的收缩产生拉力,利用这一锚着点把自己的身体拉向前。这一步涉及肌动蛋白纤维的解聚。

在肿瘤转移的过程中,原发部位的肿瘤细胞需要通过发生上皮间质转化以进入血管,同时还需要通过间质上皮转化以在新的地方形成转移灶,在这个过程中,微丝均发挥着重要的作用。在多种肿瘤细胞中,经常可以观察到应力纤维及黏着斑破坏,肌动蛋白重组形成肌动蛋白小体,聚集在细胞皮层中,这可能可能与增强肿瘤细胞的运动能有关。

(2) 微丝参与细胞内物质运输:和微管一样,微丝也可以介导细胞内的物质运输。将物质沿着微丝移动的马达蛋白是肌球蛋白(myosin)。肌球蛋白有很多种类,其在结构上也包含两个球形的头部和一个尾部。头部一般与微丝结合,尾部一般与待运输的物质,例如小泡结合。例如,Ⅰ型肌球蛋白将小泡沿微丝的(一)端向(十)端移动。此外,Ⅰ型肌球蛋白的尾部还可以与细胞膜结合,利用其头部可将微丝从一个部位运向另一个部位(图 3-66)。

(3) 微丝在肌肉收缩中发挥重要作用:肌肉细胞是所有细胞中肌动蛋白含量最高的细胞,肌动蛋白约占了肌肉细胞总蛋白的 10%,其在肌肉收缩的过程中发挥着重要的作用,事实上,真核细胞中很多与微丝相结合的蛋白都是首先在肌细胞中发现的。

肌小节(sarcomere)是骨骼肌收缩的基本结构单位,其主要成分是肌原纤维。肌原纤维由粗肌丝(thick myofilament)和细肌丝(thin myofilament)组成。粗肌丝由肌球蛋白组成,而细肌丝则由肌动蛋白(actin)、原肌球蛋白(tropomyosin)和肌钙蛋白(troponin)组成,又称肌动蛋

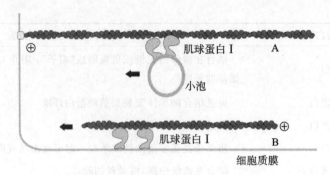

图 3-66　微丝参与细胞内的物质运输

白丝。目前普遍认为肌细胞收缩是由于粗肌丝与细肌丝之间相互滑动的结果,即肌球蛋白的头部与邻近的细肌丝结合并发生一系列的构象变化,触发肌球蛋白头部沿着细肌丝正端行走,从而导致肌肉的收缩(图 3-67)。

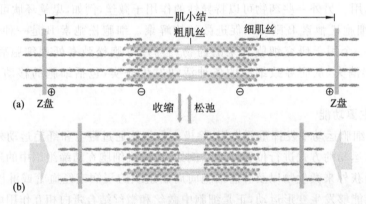

图 3-67　肌肉收缩是粗肌丝和细肌丝相互滑动的结果

(4) 微丝参与细胞分裂:在真核细胞有丝分裂末期,两个将分离的子细胞间通过形成收缩环(contractile ring),才能最终将两个子细胞分开。收缩环的主要成分是微丝和Ⅱ型肌球蛋白,其收缩机制来自于肌动蛋白和肌球蛋白的相互滑动及微丝的伴随解聚。如果用细胞松弛素 B 处理细胞,可以观察到细胞核的分裂虽然可以正常进行,但因为无法形成收缩环,细胞不能正常分裂成为两个子细胞最终导致双核或多核细胞的形成。

(5) 微丝在维持细胞形态中的作用:作为细胞骨架的组成部分,微丝同样对细胞形态的维持起着重要的作用。在大多数细胞的质膜下存在一层特殊的由微丝和肌动蛋白结合蛋白组成的网络样结构,称为细胞皮质(cell cortex)。细胞皮质中的肌动蛋白纤维是高度动态的结构,与质膜平行排列并与质膜相连,保证质膜具有一定的强度和韧性,对于维持细胞形态和促进细胞运动均具有重要意义。

应力纤维(stress fiber)又称为张力纤维,是在细胞内紧邻质膜下方,由微丝和Ⅱ型肌球蛋白构成的较为稳定可收缩的束状结构。它广泛存在于真核细胞中,常与细胞的长轴平行并贯穿细胞的全长,可介导细胞间或细胞与基质表面的黏着。应力纤维具有收缩功能,但不能产生运动,因而只能用于维持细胞的形状及赋予细胞韧性和强度。

微绒毛(microvilli)指一些动物细胞表面的指状突起,常存在于具有物质吸收功能的组织表面,如小肠和肾小管。一个小肠上皮细胞表面约有 1000 个微绒毛,极大地增加了小肠上皮细胞的表面积,有利于营养物质的吸收。微绒毛的核心是由 20~30 个同向平行的肌动蛋白纤维组成的束状结构,肌动蛋白的正极指向微绒毛的尖端。绒毛蛋白和毛缘蛋白将微丝连接成束,赋予微绒毛结构刚性。Ⅰ型肌球蛋白位于微绒毛的肌动蛋白束和细胞质膜之间,功能尚不明确。

第五节 细 胞 核

细胞核是真核细胞内最大、最重要的细胞器，是遗传物质储存、复制和转录的场所，是细胞生命活动的指挥控制中心，它使核内物质稳定在一定的区域内，为遗传物质储存、复制、转录提供了一个稳定的场所。真核细胞中，除了哺乳动物的成熟红细胞和植物筛管等少数细胞外，都含有细胞核。

不同细胞的细胞核形态各异，在分裂旺盛的组织中和圆形、多边形细胞中一般为圆形，在柱形、长形细胞中多呈椭圆形，在细长的肌肉细胞中多为杆状，还有少数种类细胞核呈不规则状，如白细胞细胞核呈马蹄状或多叶状。

细胞核通常位于细胞的中央。在一些分泌腺细胞，核的位置通常处于细胞底部，脂肪细胞的细胞核常被脂滴挤到细胞边缘。通常一个细胞只有一个细胞核，有的肝细胞、肾小管细胞、软骨细胞、骨骼肌细胞有双核或者多核，破骨细胞的核有的可以多达数百个。

细胞核的大小与细胞大小有关，通常是细胞体积的 10%。但不同生物和不同的生理状态下也有所差异，高等动物的细胞核直径为 5～10 μm。在同一种生物中，由于遗传物质的含量是恒定的，因此核的大小也比较恒定。常以核质比（nucleoplasmic index，NP；或 nuclear-cytoplasmic ratio）来估算核的大小。一般细胞的细胞核约占总体积的 10%。

$$NP = \frac{V_n}{V_c - V_n}（V_n，细胞核的体积；V_c，细胞体积）$$

分化程度比较低、处在分裂期细胞的细胞核质比比较大，如胚胎细胞、肿瘤细胞、淋巴细胞，而分化成熟的细胞核质比比较小，如表皮角质化细胞和衰老细胞。

细胞核的形态结构在细胞周期中变化很大，细胞进入分裂期，核膜崩解，核内成分重新分配，不能观察到细胞核的完整结构。细胞处在分裂的间期时可以观察到结构完整的细胞核。细胞核的主要结构如下：①核膜（nuclear envelope）；②核仁（nucleolus）；③核基质（nuclear matrix）；④染色质（chromatin）；⑤核纤层（nuclear lamina）等（图 3-68）。

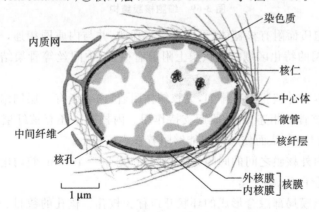

图 3-68　细胞核的主要结构模式图

一、核膜

核膜（nuclear membrance），也称核被膜（nuclear envelope），是包被核内物质的双层膜结构，分为内、外两层，是内膜系统的一部分。它将 DNA 与细胞质分隔开，是细胞区域化的结果，DNA 复制、RNA 转录与加工在细胞核内进行，RNA 翻译合成蛋白质在细胞质中进行，避免在细胞核和细胞质内进行的生命活动彼此干扰，使细胞的生命活动更加严整有序。此外染色质定位于核膜上,有利于解旋、复制、凝缩、平均分配到子核,核膜还是核质物质交换的通道。

（一）核膜的化学组成

核膜的主要成分是脂类和蛋白质,还有少量的核酸成分。核膜中蛋白质含量占 65%～75%。电泳分析核膜蛋白质相对分子质量在 16000～160000,已鉴定出的有 20 余种,主要包括组蛋白、基因调节蛋白、DNA 和 RNA 聚合酶、RNA 酶和电子传递有关的酶等。

核膜所含的酶类和内质网含有的酶类极为相似,例如,内质网标志酶 G_6PD 也存在于核膜,电子传递相关酶(如 NADH 细胞色素 c 还原酶、NADH 细胞色素 b_5 还原酶、细胞色素 P_{450} 等)也存在于核膜上,但是含量有差异,在内质网中 P_{450} 的含量高于核膜。

核膜所含脂类和内质网种类相似,含量有所差别,核膜中不饱和脂肪酸含量较低,胆固醇和甘油三酯含量较高。内质网和核膜化学组成的特点说明它们之间有密切的关系,同时在功能和结构上又有各自的特点。

（二）核膜的形态结构

核膜由内核膜(inner nuclear membrane)、外核膜(outer nuclear membrane)和核周间隙(perinuclear space)、核孔复合体(nuclear pore complex,NPC)和核纤层(nuclear lamina)等结构构成。内、外核膜在组成成分和结构上都有差异,因此核膜是不对称的双层膜结构(图 3-69)。

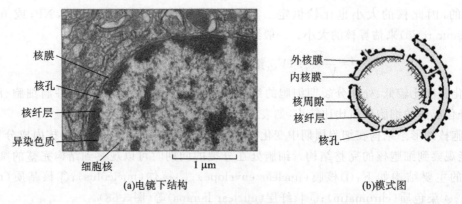

(a)电镜下结构　　(b)模式图

图 3-69　细胞核膜结构

1. 外核膜　其胞质面附有核糖体,可以合成蛋白质,并与内质网相连,核周隙与内质网腔相通,可以说是内质网的特化区域。外核膜上附着有微管、中间丝等骨架结构,可能与细胞核在细胞内定位有关。

2. 内核膜　基本和外核膜平行排列,无核糖体附着,内表面有一层网络状纤维蛋白质,叫核纤层,与染色质和核骨架相连,对核膜起支持作用。内核膜上还有核纤层蛋白 B 受体,为核纤层蛋白 B 提供结合位点,从而使核纤层能够附着在内核膜上。

3. 核周间隙　内外核膜之间的间隙为核周间隙,宽 20～40 nm,腔内电子密度低,和内质网腔相通,含有多种蛋白质、离子等。

4. 核孔　内外核膜局部融合形成的环状开口称为核孔。核孔的数目、密度和分布形式与细胞种类和生理状态有关。代谢不活跃的细胞核孔较少,如:晚期有核红细胞、淋巴细胞核孔密度为 1～3 个/μm^2,成熟精子的核膜几乎看不到核孔。生长旺盛的细胞核孔数目较多,例如,在高度分化但代谢活跃的肝、肾细胞中,核孔为 12～20 个/μm^2。一个典型的哺乳动物细胞核膜上有 3000～4000 个核孔。

核孔并非是核膜简单融合形成的孔洞,而是由多种核孔蛋白质以特定方式排列形成的环状通道结构,又称为核孔复合体(nuclear pore complex,NPC)。由于分离纯化核孔复合体的难度较大,迄今仍然没有一个统一的核孔复合体结构模型。目前普遍接受的结构模型是捕鱼笼式

(fish-trap)核孔复合体模型,该模型认为核孔复合体有 4 种结构组分(图 3-70(a),图 3-70(b)):

(1) 胞质环(cytoplasmic ring):位于核孔边缘胞质面的一侧,又称外环,环上有 8 条细长纤维对称分布伸向胞质(图 3-70(c))。

(2) 核质环(nuclear ring):位于核孔边缘核质面的一侧,又称内环,环上也对称连有 8 条细长纤维,在纤维末端形成一个由 8 个颗粒构成的小环,构成捕鱼笼样结构,称为核篮(nuclear basket),如图 3-70(d)所示。

(3) 辐(spoke):由核孔边缘伸向中心,呈辐射状八重对称,可进一步分为三个结构域。a. 柱状亚单位(column subunit):位于核孔边缘,连接胞质环与核质环,起到支撑核孔的作用。b. 腔内亚单位(luminal subunit):穿过核膜伸入核周间隙,起锚定作用。c. 环状亚单位(annular subunit):在柱状亚单位内侧靠近核孔中央,是核-质交换的通道。

(4) 中央栓(central plug):位于核孔中心,呈颗粒状或棒状,又叫中央颗粒(central granule);由于在核质交换中可能起一定作用,其又被称作中央运输蛋白(central transporter)。

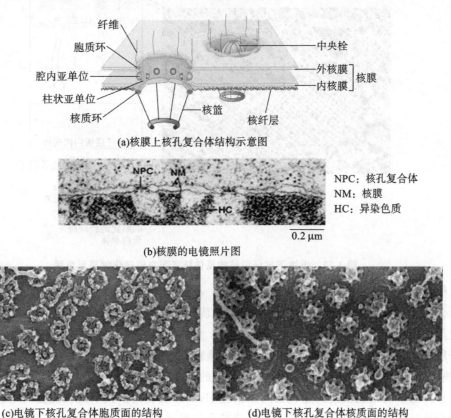

(a)核膜上核孔复合体结构示意图

NPC:核孔复合体
NM:核膜
HC:异染色质

0.2 μm

(b)核膜的电镜照片图

(c)电镜下核孔复合体胞质面的结构　　　　(d)电镜下核孔复合体核质面的结构

图 3-70　核孔结构

5. 核纤层　位于内核膜下与染色质之间的一层由高密度纤维蛋白组成的网状片层结构。一般厚度为 10～20 nm。主要由核纤层蛋白(lamin)构成。核纤层蛋白是一类中间丝,在哺乳类和鸟类中可分为 A、B、C 三型。核纤层与核膜、核孔复合体及染色质在结构和功能上有密切联系。

核纤层调节核膜的解体和装配,真核细胞在细胞分裂期会经历细胞核膜的崩解和重建,核纤层也经历了解聚和聚合的变化。三种核纤层蛋白都具有亲膜的结合作用,其中 B 型与核膜结合力最高,内核膜上有 B 型核纤层蛋白的受体为其提供结合位点。有丝分裂前期,核纤层蛋白磷酸化,核纤层解聚,核膜破裂。A、C 型核纤层蛋白分散到细胞质中,B 型由于与核膜结合力强,解聚后与核膜小泡结合在一起。在有丝分裂后期,核纤层蛋白发生去磷酸化,进而发生聚合,核膜小泡被引导至染色体周围,核纤层又重新在核膜下聚集,核膜再次形成(图 3-71)。

核膜的周期性变化和核纤层蛋白的磷酸化状态有关(图 3-72)。

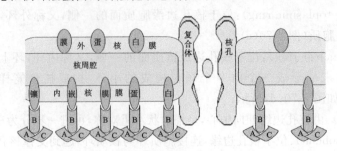

图 3-71　A、B、C 型核纤层蛋白与核膜的关系示意图

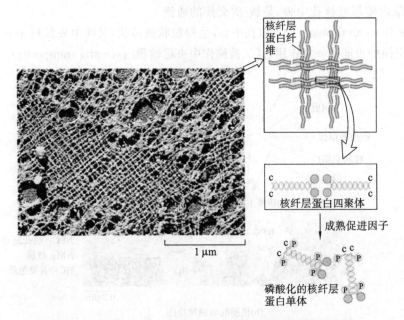

图 3-72　电镜下核纤层结构及核纤层蛋白磷酸化解聚示意图

核纤层为染色质提供了核周锚定的位点。在细胞间期,核纤层与染色质上的一些特殊位点结合,染色质与核纤层结合阻碍其进一步螺旋化为染色体。分裂前期,随着核纤层解聚,染色质与核纤层的结合丧失,染色体形成。将 A 型核纤层蛋白抗体注入分裂期细胞,不但阻止核纤层聚合,而且阻断了分裂后期染色体解螺旋为染色质,使染色体处在凝集状态。细胞间期,核纤层有助于维护和稳定染色质高度有序的结构,这对基因表达调控十分重要。

核纤层参与细胞核的构建。在间期细胞中,核纤层和内核膜中的镶嵌蛋白结合,也和核基质互相连接,组成细胞核的支架,参与维持核孔的形状和位置。在 CHO 细胞非细胞体系核组装系统中,去除 A、B、C 型核纤层蛋白,可广泛抑制核膜和核孔复合体围绕染色体的组装。

核纤层在 DNA 的复制过程中起重要作用。在爪蟾卵母细胞核重建体系的研究中发现,去除核纤层后,细胞核里虽然有 DNA 复制的酶和底物,但却没有 DNA 复制发生。

(三)核膜的功能

核膜是细胞核和细胞质的界膜,在稳定细胞核的形态和成分,调控核内外物质交换,参与有丝分裂和蛋白质、核酸等生物大分子的合成和成熟方面起重要作用。

1. 区域化作用　在原核细胞中,由于没有核膜,遗传物质 DNA 分布于细胞质中,RNA 的转录和蛋白质合成也都在细胞质中,在 RNA 的 3′端转录尚未结束时,5′端核糖体就已经结合上去,开始进行蛋白质合成,导致 RNA 转录本不能在翻译前进行有效的剪切和修饰。

在真核细胞中,核膜的出现将细胞核物质和细胞质物质限定在特定的区域内,使 DNA 复制、RNA 转录、蛋白质合成在时空上互相分隔进行,RNA 转录产物在核内进行加工修饰后才能进入细胞质,进而参与指导蛋白质的合成。这样的过程,使遗传信息被完整准确传递,表达调控更加精确高效。

2. 参与生物大分子合成 外核膜表面附着核糖体,所以核膜可以进行蛋白质的合成。通过免疫电镜技术证实,抗体的形成首先出现在核膜外层。在核周隙中存在多种结构蛋白和酶类,它也能合成少量膜蛋白和脂类。

3. 核膜控制核质间的物质交换 细胞核与细胞质之间的物质交换是细胞生命活动的必需环节,核膜在物质交换中起重要作用,决定物质交换的类型和方式。

核孔复合体作为一个被动扩散的亲水通道,有效直径为 9~10 nm,有的可达 12.5 nm。无机离子和小分子物质,如水分子、K^+、Ca^{2+}、Mg^{2+} 和 Cl^-,以及单糖、氨基酸、核苷酸等相对分子质量小于 5000 的物质可以自由通过核膜。但是绝大多数大分子物质及一些小颗粒则需要通过核孔复合体进行主动运输。主动运输具有高度选择性,体现在核孔复合体的直径可以调节到比被动运输大,为 10~20 nm,有时可以调节到 26 nm;核孔复合体的主动运输是一个信号识别和载体介导的耗能过程;核孔复合体的主动运输包括核输入和核输出的双向运输功能。一方面,把细胞核所需要的酶类和蛋白质运送进细胞核,另一方面,把核内组装好的核糖体大小亚基和 RNA 运到细胞质中。

(1) 亲核蛋白的核输入:亲核蛋白(karyophilic protein)是在细胞质游离核糖体上合成、经核孔复合体转运入核发挥作用的一类蛋白质,其肽链中带有核定位信号,例如,核糖体蛋白、组蛋白、DNA 和 RNA 聚合酶等蛋白都是亲核蛋白。

1982 年 R. Laskey 发现核内有一类含量丰富的核质蛋白(nucleoplasmin),有头、尾两个结构域,通过蛋白水解酶可把核质蛋白切成头、尾两部分。放射性核素标记蛋白和蛋白片段后,将其分别注入爪蟾卵母细胞细胞质中,结果在核中可以发现完整的核质蛋白和尾部片段,头部片段仍存留在细胞质中(图 3-73)。尾部片段包裹胶体金颗粒后注入细胞质,虽然其直径已经远超核孔复合体直径,电镜下依然可以看到胶体金颗粒通过核孔复合体进入细胞核(图 3-74)。在运输过程中核孔复合体直径可以从 9 nm 调节到最大 26 nm,并且对蛋白质输入有高度选择性。

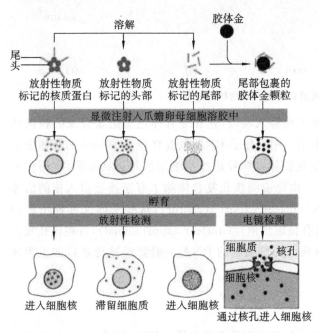

图 3-73 亲核蛋白通过核孔复合体的实验

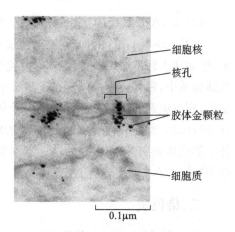

图 3-74 胶体金标记的亲核蛋白穿越核孔

通过对亲核蛋白的序列分析,发现它们有一段特殊的氨基酸信号序列,这些信号序列指导亲核蛋白穿过核孔复合体进入细胞核,起"定向"和"定位"的分拣作用,这一特殊的信号序列称作核定位信号(nuclear localization signal,NLS)或核输入信号(nuclear import signal)。第一个被确定的 NLS 是病毒 SV40 的 T 抗原,它在胞质中合成后很快积累在核中。其 NLS 为 pro-pro-lys-lys-lys-Arg-Lys-val,即使单个氨基酸被替换,亦失去作用。大量研究发现 NLS 由 4~8 个氨基酸组成的短肽序列,富含 Pro、Lys 和 Arg。NLS 可以在蛋白质的任何部位,并且完成核输入后不被切除。这一特点帮助亲核蛋白在细胞分裂完成后能够重新输入细胞核。

亲核蛋白的入核过程除了自身的 NLS 外还需要核输入受体(nuclear transport receptor),也称输入蛋白(importin)的参与。核输入受体与核定位信号及核孔蛋白结合,将细胞质中结合的蛋白经核孔复合体转运入核。目前,比较确定的通过核孔复合体的输入蛋白受体有核输入受体α、核输入受体β和 Ran 蛋白,Ran 是一种 GTP 结合蛋白,调节输入蛋白复合体的组装和解体,在细胞核内,Ran-GTP 的含量远高于细胞质。

亲核蛋白向细胞核的输入可描述如下:①亲核蛋白与 NLS 受体,即 importin α/β 异二聚体结合,形成转运复合物;②转运复合物在 importin β 介导下与 NPC 胞质环上的纤维结合;③纤维向核弯曲,核孔复合体构象发生改变,形成亲水通道,转运复合物通过;④转运复合物与 Ran-GTP 结合,转运复合体解散,释放出亲核蛋白;⑤与 Ran-GTP 结合的 importin β,输出细胞核,在细胞质中 Ran 结合的 GTP 水解,Ran-GDP 返回细胞核重新转换为 Ran-GTP;importin α 在核内 exportin 的帮助下运回细胞质(图 3-75)。

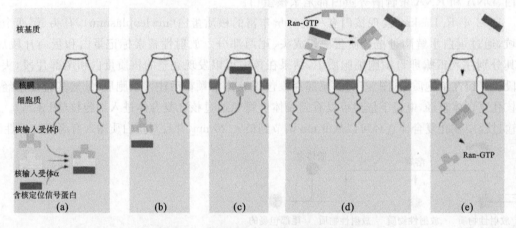

图 3-75　亲核蛋白转运入细胞核的过程

(2) RNA 及核糖体亚基的核输出:除了核输入功能,核孔复合体还要把新合成的核糖体大小亚基、mRNA 和 tRNA 等输出到细胞质。用小分子 RNA 包裹直径为 20 nm 的胶体金颗粒,然后注入到爪蟾的卵母细胞核里,会发现胶体金颗粒迅速从细胞核转运到细胞质,而注入到细胞质中,颗粒会一直停留在细胞质中。由此说明核孔复合体除了有亲核蛋白入核的信号受体,还有识别 RNA 分子的核输出受体(nuclear export receptor),这些受体又称输出蛋白(exportin)。细胞核内合成的大分子物质有核输出信号(nuclear export signal),可被核孔复合体上的受体识别,进而引导其转运到细胞质。真核细胞的 RNA 一般要经过转录后加工为成熟 RNA 分子才能被转运出核。

二、染色质

1848 年,Hofmeister 从鸭跖草的小孢子母细胞中发现染色体。1888 年,Waldeyer 正式定名为 chromosome。1879 年,W. Flemming 提出了染色质(chromatin)这一术语,用以描述染色后细胞核中强烈着色的细丝状物质。

染色质是间期细胞核中由 DNA 和组蛋白构成的能被碱性染料着色的物质,是遗传信息的载体。在细胞分裂间期,染色质呈细丝状,形态不规则,弥散在细胞核中,当细胞处于分裂期时,染色质高度螺旋化、折叠变粗、变短,最终凝集形成条状的染色体,以保证遗传信息平均分配到子代细胞中去。因此染色质和染色体是细胞不同时期的同种物质,化学组成相同,螺旋化折叠包装程度不同,表现形态不同。

(一)染色质的化学组成

染色质和染色体主要由 DNA 和组蛋白构成,此外还含有非组蛋白及少量 RNA。DNA 和组蛋白是染色质的稳定成分,比例约为 1:1。非组蛋白及少量 RNA 可特异性结合于 DNA 上,非组蛋白的含量变化较大,常随细胞状态不同而改变,RNA 含量最少。

1. DNA DNA 是遗传信息的携带者,通过转录指导蛋白质合成。真核细胞的 DNA 的序列根据在基因组中的分子组成差异可分为 3 种类型,即单一序列、中度重复序列和高度重复序列。

(1)单一序列(unique sequence)又称单拷贝序列(unique-copy sequence),在基因组中一般只有一个或少数几个拷贝,通常为编码功能的基因。真核生物大多数编码蛋白质的结构基因都是这种形式。

(2)中度重复序列(middle repetitive sequence)一般是非编码序列,有十个到几百个拷贝,重复次数在 $10 \sim 10^5$ 之间,序列长度在几百到几千个碱基对。大部分中度重复序列与基因表达的调控有关,包括开启或关闭基因的活性,调控 DNA 复制的起始,促进或终止转录等。有一些是有编码功能的,如 rRNA 基因、tRNA 基因、组蛋白基因、核糖体蛋白基因等。

(3)高度重复序列(highly repetitive sequence)序列较短,一般是几个至几十个碱基对,重复次数在 10^5 以上,分布在染色体的端粒、着丝粒区,均无编码功能。它们主要是构成结构基因的间隔,维持染色体结构,在减数分裂中与同源染色体联会有关。高度重复序列还可以进一步分为卫星 DNA、小卫星 DNA、微卫星 DNA 等。

2. 组蛋白 组蛋白(histone)是真核细胞染色质的主要结构蛋白。富含带正电荷的精氨酸和赖氨酸,等电点一般在 10.0 以上,属碱性蛋白,故能与含负电荷的 DNA 紧密结合。在真核细胞中组蛋白共有 5 种,分为两类:一类是高度保守的核小体组蛋白(nucleosomal histone)包括 H_{2A}、H_{2B}、H_3、H_4 四种;另一类是可变的连接组蛋白(linker histone),即 H_1。

核小体组蛋白的结构是非常保守的,无组织种属特异性,特别是 H_3 和 H_4,不同种属的这两种蛋白一级结构高度相似。牛和豌豆 H_4 的 102 个氨基酸中仅有 2 个不同,而进化上两者分歧的年代约 3 亿年历史。核心组蛋白高度保守的原因可能有两个:其一是核心组蛋白中绝大多数氨基酸都与 DNA 或其他组蛋白相互作用,可置换而不引起致命变异的氨基酸残基很少;其二是在所有的生物中与组蛋白相互作用的 DNA 磷酸二酯骨架都是一样的。

连接组蛋白 H_1 不仅具有种属特异性,而且还有组织特异性,在进化上并没有核小体组蛋白那么保守,所以 H_1 是多样的。在哺乳类细胞中 H_1 有大约六种亚型,彼此间氨基酸顺序稍有不同。在成熟的鱼类和鸟类红细胞中 H_1 被 H_5 取代。

核小体蛋白各两分子组成八聚体,构成核心颗粒,一个 H_1 组蛋白分布在封闭 DNA 进入和离开组蛋白八聚体的核心位点上,起连接作用,赋予染色质极性。

组蛋白和 DNA 结合的紧密程度可影响 DNA 复制与 RNA 转录,细胞的很多活动可以通过调节组蛋白的修饰来影响组蛋白与 DNA 的结合程度,如乙酰化、甲基化、磷酸化等。乙酰化和磷酸化使组蛋白和 DNA 结合减弱,为 DNA 复制和基因转录提供了有利条件,而甲基化增强组蛋白和 DNA 的结合力,降低 DNA 的转录活性。在细胞周期的 S 期,组蛋白和 DNA 同时合成,在细胞质合成的组蛋白随即就被转运入核,与DNA紧密结合装配为染色质。

3. 非组蛋白 非组蛋白(non-histone)是细胞核中除了组蛋白之外的所有蛋白的总称,是一类带负电荷的酸性蛋白质,含有较多的天门冬氨酸、谷氨酸等酸性氨基酸,与组蛋白存在一定的差异(表 3-13)。细胞中的非组蛋白数量少、种类多、功能多样,目前已分离出 500 多种。多数的非组蛋白能特异性地和 DNA 序列识别及结合,并启动基因复制和转录,调控基因表达。此外还能促进核小体结构中的 DNA 进一步盘曲、折叠,形成有利于基因复制转录的结构域。非组蛋白的含量常随细胞状态的不同而发生改变,一般功能活跃的染色质非组蛋白含量比不活跃的含量高。在细胞周期的不同阶段非组蛋白发生磷酸化修饰,并且非组蛋白的磷酸化修饰是基因表达调控的重要环节。

表 3-13 组蛋白和非组蛋白的差异

项目	非组蛋白	组蛋白
差异	有种属和细胞特异性	无特异性
	活动的染色质中含量高	含量一定
	整个细胞周期中都能合成	在 S 期合成
	与 DNA 结合对基因表达起正调控作用	与 DNA 结合对基因表达起负调控作用

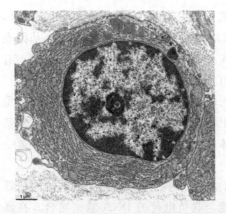

图 3-76 异染色质(核内深染部分)和常染色质(核内浅染部分)电镜照片

(二)常染色质和异染色质

在间期的细胞核中,根据折叠盘曲的程度及功能可以把染色质分为常染色质和异染色质(图 3-76)。

1. 常染色质(euchromatin) 在间期核中染色质处于伸展状态,折叠和压缩程度低,是转录活跃的部位,碱性染料染色时着色浅,电镜下表现为浅染的部分;易被核酸酶在一些敏感的位点(hypersensitive sites)降解。常染色质大多处于细胞核的中央,一部分介于异染色质之间。在核仁相随染色质中也有一部分常染色质,往往以袢环形式深入核仁内。在细胞分裂期常染色质位于染色体的臂上。构成常染色质的主要是单一序列和中度重复序列(如组蛋白和核糖体蛋白的基因)。常染色质具有转录活性,但并非常染色质的所有基因都有转录活性,常染色质状态只是具有转录活性的必要条件。

2. 异染色质(heterochromatin) 在间期核中处于凝缩状态,高度螺旋化,无转录活性或转录不活跃,也称非活动染色质(inactive chromatin),碱性染料染色较深,一般位于细胞核的边缘和核仁周围,又分为结构(恒定)性异染色质和兼性异染色质。

结构(恒定)性异染色质(constitutive heterochromatin)是指在所有细胞除复制器外整个发育过程都呈固缩状态的染色质,此类染色质多定位于着丝粒区、端粒和次缢痕及染色体臂的某些凹陷部位,由相对简单的高度重复的 DNA 序列构成,不具有转录活性。在细胞周期中和常染色质相比,复制行为表现为晚复制、早凝缩。

兼性异染色质(facultative heterochromatin)是指某些细胞类型或一定的发育阶段,原来的常染色质凝缩,并丧失转录活性,变为异染色质,而在其他时期松展为常染色质。兼性异染色质的总量随不同细胞类型而变化,一般胚胎细胞含量少,高度分化的细胞含量多。说明随着细胞分化,越来越多的基因渐次以凝缩状态关闭。例如,雌性哺乳类动物的 X 染色体就是一类特殊的兼性异染色质。在哺乳动物细胞内如有两个 X 染色体(通常为雌性),在胚胎发育早期,两条 X 染色体均为常染色质,发育到一定阶段则其中的一个染色体常表现为异染色质,称巴氏小体(barr body)或 X 小体。人的胚胎发育到 16 天以后,一条 X 染色体转变为巴氏小体,呈块状紧靠核膜,染色反应表现为深染。因此通过检查羊水中胚胎细胞的巴氏小体可预测胎儿的性别(图 3-77)。

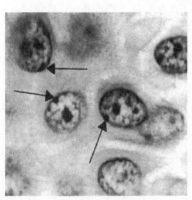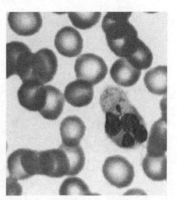

知识链接 3-9

图 3-77 神经细胞核内的巴氏小体(左)和白细胞中的巴氏小体(鼓槌状结构)(右)

(三)染色质的结构与包装

人类细胞核中有 23 对染色体,每条染色体的 DNA 双螺旋若伸展开,核内全部 DNA 连接起来约 2 m,而细胞核直径在 5～10 μm。显然,细胞核内的 DNA 要进行有序的折叠或螺旋压缩。这种压缩比例高达上万倍,核小体为初级结构。

用非特异性核酸酶处理染色质,大多数情况下可得到大约 200 bp 的片段,但处理裸露的 DNA 分子会得到随机降解的片段。以这个实验为基础,R. Kornberg 建立了核小体结构模型。

1. 核小体是染色质的一级结构 核小体是组成染色质的基本结构单位,每个核小体单位包括约 200 bp 的 DNA;由 H_{2A}、H_{2B}、H_3、H_4 各两分子形成八聚体,构成核心颗粒。两个 H_3、H_4 二聚体互相结合形成四聚体,位于核心颗粒的中央,两个 H_{2A}、H_{2B} 的二聚体位于四聚体两侧。DNA 分子以左手螺旋缠绕在核心颗粒表面,每圈 80 bp,共 1.75 圈,约 146 bp,两端被 H_1 锁合;相邻核心颗粒之间为一段 60bp 的连接 DNA。H_1 组蛋白锁定核小体 DNA 的进出端,起稳定核小体的作用。多个核小体形成一条念珠状纤维,直径约为 10 nm。通过核小体,DNA 长度压缩了 7 倍(图 3-78)。

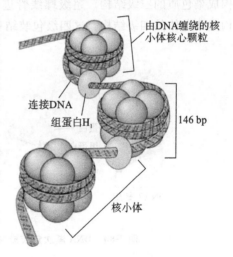

由DNA缠绕的核小体核心颗粒

连接DNA

组蛋白H$_1$

146 bp

核小体

图 3-78 核小体结构模型

组蛋白与 DNA 之间的结合是结构性的,基本不依赖核苷酸的特异序列,核小体具有自我装配的性质。

2. 核小体进一步螺旋形成螺线管 由直径为 10 nm 的核小体串珠结构进行螺旋盘绕,每 6 个核小体螺旋一周,形成直径 30 nm、内径 10 nm 的中空螺线管(solenoid),组蛋白 H_1 位于螺线管内部,是螺线管形成和稳定的重要因素,在去除组蛋白 H_1 的染色质中,30 nm 纤维解体为更细的纤维。螺线管是染色质的二级结构。二级结构长度又压缩了 6 倍(图 3-79)。

3. 螺线管进一步组装成染色体 对于更高级的染色体包装方式,至今尚不明确。目前被

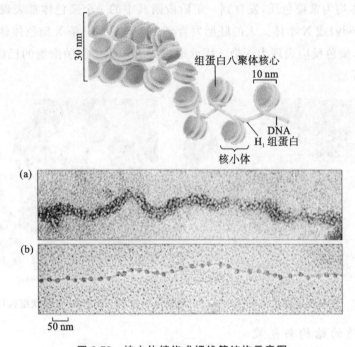

图 3-79 核小体缠绕成螺线管结构示意图

注：(a)电镜下 30 nm 螺线管；(b)10 nm 核小体念珠样结构

广泛接受的主要有多级螺旋模型和骨架-放射环结构模型。

（1）多级螺旋模型（multiple coiling model） 30 nm 直径的螺线管进一步压缩折叠形成直径为 0.2~0.4 μm 的圆筒状结构，称为超级螺线管，超级螺线管使螺线管结构压缩了 40 倍，构成染色质的三级结构。超级螺线管进一步折叠形成染色单体，超级螺线管被压缩了 5 倍。构成染色体的四级结构。这四级包装结构使 DNA 长度压缩了 8400 倍（图 3-80）。

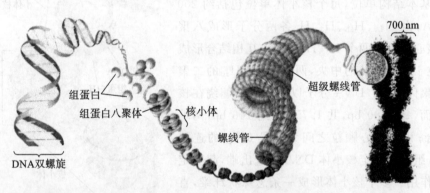

图 3-80 DNA 渐次包装成核小体、螺线管、超级螺线管和染色体的过程

（2）骨架-放射环结构模型（scaffold-radial structure model） 20 世纪 80 年代以来，染色体襻环结构模型逐渐被人们所接受（图 3-81）。该模型认为，染色体中有一个非组蛋白构成的支架（称染色体骨架），两条染色单体的非组蛋白支架在着丝粒区域相连。直径为 30 nm 的螺线管纤维一端与支架的某一点结合，另一端向周围辐射呈环状迂回后再回到支架上结合，两个结合点在支架上靠得很近，这样的环状螺线管称为襻环。襻环包含 315 个核小体，每 18 个襻环以染色体支架为轴心，呈放射状排列于同一个平面上形成微带（micro strip）（图 3-82）。微带是染色体的高级结构单位，大约 106 个微带沿轴心支架纵向排列，构成染色单体。

放射环模型很好地解释了电镜下观察到的 10 nm 和 30 nm 纤维产生的结构形态，也说明

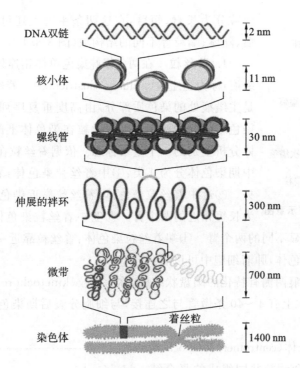

图 3-81　染色体的袢环结构模型

了染色质中非组蛋白的作用。而且袢环结构也是 DNA 多点复制特性的高效性和准确性的结构基础,也是 DNA 基因活动区域性和独立性的结构基础。袢环结构是间期染色质的基本存在形式。这种环状的结构散布于细胞核中。用盐溶液去除组蛋白,在电镜下可以看到,无论有丝分裂的染色体、灯刷染色体还是在间期的唾腺染色体上,都有大量的结合在骨架上的放射环,说明这种环并不是有丝分裂染色体所特有的。

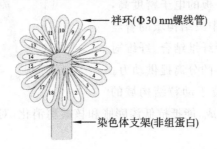

图 3-82　袢环结构模型构成的微带结构示意图

（四）染色体

不同生物的染色体大小、数目、形态各不相同,同一种生物染色体形态结构相对稳定。染色质在分裂期,通过盘旋折叠压缩近万倍,包装成大小不等、形态各异的短棒状染色体。中期染色体由于形态比较稳定是观察染色体形态和计数的最佳时期。因此常用中期染色体进行染色体研究和染色体病的诊断。

同一物种的染色体数目是相对稳定的。性细胞染色体为单倍体(haploid),用 n 表示;体细胞为 2 倍体(diploid),以 $2n$ 表示。染色体的数目因物种而异,如人类 $2n=46$,黑猩猩 $2n=48$,果蝇 $2n=8$。

细胞在分裂期完成了 DNA 的复制,因此每条中期的染色体由 2 条相同的染色单体构成,两者在着丝粒处相连,这两条染色单体互称为姐妹染色单体(sister chromatid)。染色体被着

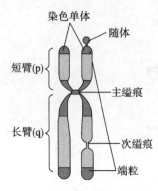

图 3-83 染色体结构域示意图

丝粒分为长臂、短臂,在这两条主臂上还可观察到主缢痕、次缢痕、随体、端粒等不同的结构域(图 3-83)。

1. 着丝粒 在两条姐妹染色单体相连处,有一个向内凹陷的缢痕,称为主缢痕(primary constriction)。着丝粒(centromere)指的是主缢痕处的染色质部分,由高度重复序列的异染色质构成,将染色单体分为两个臂。着丝粒在染色体上的位置可以作为染色体分析鉴别的一个重要标志。依据着丝粒在染色体上的位置,将中期染色体分为 4 类:①中着丝粒染色体:着丝粒位于染色体中央。②近中着丝粒染色体:着丝粒靠近染色体中央,将染色体分为长短相近的两个臂。③亚中着丝粒染色体:着丝粒偏于一端,将染色体分为长短明显不同的两个臂。④端着丝粒染色体:着丝粒靠近一端,人类正常细胞没有真正的端着丝粒染色体,肿瘤细胞中可以看到。

电镜下可见主缢痕两侧有特化的圆盘状结构,称为动粒(kinetochore),每个中期染色体都有两个动粒,每个动粒上有 4~40 条微管与之连接,与细胞分裂后期染色体分离,向两级运动相关。

着丝粒-动粒复合体(centromere-kinetochore complex)是由着丝粒和动粒共同组成的复合结构,可划分为 3 个结构域,即动粒结构域(kinetochore domain)、中央结构域(central domain)和配对结构域(paring domain)(图 3-84)。

动粒结构域:位于着丝粒的表面,由动粒和围绕动粒外层的纤维冠(fibrous corona)组成。电镜下呈三层板状结构,内外板的电子密度高,中间区电子密度低。内板与中央结构域的着丝粒异染色质结合,外板与微管纤维结合,纤维冠上结合有马达蛋白,为染色体的分离提供动力。

中央结构域(中心域):位于动粒结构域的

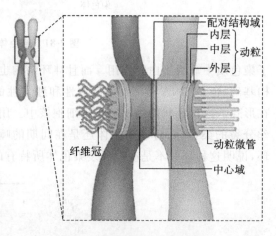

图 3-84 着丝粒结构模式图

内侧,由高度重复的 DNA 构成,能抵抗低渗膨胀和核酸酶消化,对着丝粒-动粒复合体结构和维持功能活性有重要作用。

配对结构域:位于中央结构域的内表面,中期两条染色单体在此处相互连接,在此区域发现有两类蛋白,一类为内着丝粒蛋白 INCENP(inner centromere protein),另一类为染色单体连接蛋白 CLIP(chromatid linking protein)。随着姐妹染色单体的分离,INCENP 被迁移到纺锤体赤道区域,而 CLIP 则逐渐消失。

2. 次缢痕(secondary constriction) 除主缢痕外,染色体上呈浅缢缩的部分称次缢痕,次缢痕的位置相对稳定,是鉴定染色体的一个显著特征。

3. 随体(satellite) 指位于近端着丝粒染色体短臂末端的球形结构,通过次缢痕区与染色体主体部分相连。主要由高度重复序列构成,其形态、大小在染色体上是恒定的,是识别染色体的重要形态标志之一。在随体染色体的次缢痕部位含有多拷贝的 rRNA 基因(5S rRNA 基因除外),是具有形成核仁能力的染色质区,与核仁形成有关,此区域称为核仁组织区(nucleolar organizing regions,NOR)。核仁组织区位于染色体的次缢痕区,但并非所有的次缢痕都是 NOR。

NOTE

4. 端粒（telomere） 是染色体两臂末端由短串联重复序列构成的结构。该重复序列有种属特异性，进化上高度保守，是染色体末端必不可少的结构，对维持染色体形态结构的稳定性和完整性起重要作用。端粒起到细胞分裂计时器的作用，端粒核苷酸复制和基因 DNA 不同，每复制一次减少 50～100 bp，其复制要靠具有反转录酶性质的端粒酶（telomerase）来完成，正常体细胞缺乏此酶，故随细胞分裂而变短，细胞随之衰老（图 3-85）。如果用 X 射线将染色体打断，不具端粒的染色体末端有黏性，会与其他片段相连或两端相连而成环状。哺乳动物和其他脊椎动物的端粒重复序列为 TTAGGG，重复 500～3000 次，端粒蛋白可以保护端粒不被酶降解掉。

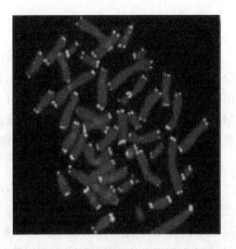

图 3-85 染色体两端端粒结构（白色部分）

知识链接 3-10

5. 核型与带型 核型（karyotype）是细胞分裂中期染色体特征的总和，包括染色体的数目、大小和形态特征等。如果将成对的染色体按形状、大小依顺序排列起来进行数目和形态特征的分析，称为核型分析（karyotype analysis）。正常人有 23 对染色体，前 22 对称为常染色体，可分为 A、B、C、D、E、F、G 7 组，A 组最大，G 组最小；第 23 对为 X 与 Y，称为性染色体，X 染色体较大，列为 C 组，Y 染色体较小，列为 G 组（图 3-86）。

知识链接 3-11

(a)女性　　　　　　　　　(b)男性

图 3-86 正常核型

按照国际惯例，核型的描述第一部分为染色体总数（包括性染色体），第二部分是性染色体的组成，两者间用逗号隔开。正常女性核型描述为 46，XX。正常男性核型描述为 46，XY。

核型分析在研究人类遗传病机制、物种进化、亲缘关系等鉴定方面有重要价值。常规的核型分析是通过分析 Giemsa（吉姆萨）染色制备的染色体的形态及着丝粒的位置，进行染色体鉴定。该法只能通过着丝粒和次缢痕区分差异较大的染色体，显带技术的产生和发展为核型分析研究提供了有力的技术支持。目前常用的染色体显带法有 G 带、Q 带、R 带及高分辨率显带法，这些方法通过特殊的染料染色，使染色体沿其长轴显现出明暗或深浅相间的横纹，通过这样的技术手段可以恒定地显示人 24 条染色体的特异性带型。因此通过显带染色体核型分析，可准确地识别每条染色体，提高了核型分析的准确性，为临床上某些疾病的诊断和病因研究提供了技术支持。

三、核仁

核仁(nucleolus)见于间期的细胞核内,在细胞分裂期呈现周期性的变化,分裂前期消失,分裂末期又重新出现。核仁形状、大小、数目依生物的种类、细胞的形状和生理状态不同而有所差异。每个细胞核一般有1~2个核仁,也有多达3~5个的。一般蛋白质合成旺盛和分裂增殖较快的细胞有较大和数目较多的核仁,反之核仁很小或缺失。核仁的位置不固定,或位于核中央,或靠近内核膜。核仁的主要功能是转录rRNA和组装核糖体单位。

(一)核仁的形态结构

核仁与其他的细胞器不同,周围没有界膜包围,在光镜下通常是均匀的球体,有较强的折光性,容易被碱性染料或酸性染料染色。在电子显微镜下,核仁是裸露无膜的球形致密结构。超微结构有3个特征性的区域:①纤维中心(fibrillar centers,FC);②致密纤维组分(dense fibrillar component,DFC);③颗粒组分(granular component,GC)(图3-87)。

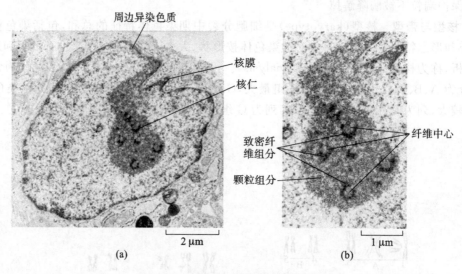

图 3-87　电镜下人成纤维细胞核结构

(a)完整的细胞核;(b)核仁

纤维中心(fibrillar centers,FC):电镜下被致密纤维组分不同程度包围的一个或几个低电子密度的圆形区域,是rRNA基因rDNA的存在部位。rDNA是染色质上伸展出的DNA襻环,襻环上rRNA基因成串排列,通过转录产生rRNA,然后组织形成核仁,因此称这些DNA为核仁组织者。rRNA基因通常分布在几条不同的染色体上,人类细胞的rRNA基因分布在第13、14、15、21、22号5对染色体的次缢痕部位,因此这10条染色体上rRNA基因共同构成的区域称为核仁组织区。含有核仁组织区的染色体称为核仁组织染色体(nucleolar organizing chromosome)。

致密纤维组分(dense fibrillar component,DFC):核仁结构中致密纤维成分位于核仁浅染区周围的高电子密度区,呈环形或半月形包围FC,电镜下可见由致密的细纤维丝构成,主要含有正在转录的rRNA分子、核糖体蛋白,还有一些特异的RNA结合蛋白,构成核仁的海绵状网架。用RNA酶和蛋白酶可以消化该区域的纤维丝。

颗粒组分(granular component,GC):由直径15~20 nm的颗粒构成,分布在致密纤维组分的外侧,直到核仁边缘。这些颗粒是rRNA基因转录产物进一步加工成熟的处在不同阶段的核糖体亚单位的前体颗粒。

以上三种组分都存在于核仁的基质中。核仁基质为核仁区一些无定型的蛋白质和液体物质,因为核仁基质和核基质结构上彼此连通,没有其他结构屏障,所以有人认为核仁基质和核基质是同一种物质。核仁周围的异染色质被称为核仁周围染色质,与含有 rDNA 的常染色质统称为核仁相随染色质。

（二）核仁的化学组成

核仁的主要成分是蛋白质、RNA、DNA。在不同的细胞中以及在不同的生理状态下这三种成分的含量不尽相同。分析离体核仁发现,蛋白质占核仁干重的 80% 左右,主要包含核糖体蛋白、组蛋白、非组蛋白等多种蛋白质,还有很多参与核仁生理功能的酶类。核仁中的 RNA 含量大约占核仁干重的 10%,RNA 转录和蛋白质合成旺盛的细胞里 RNA 含量较高。核仁的 DNA 含量大约占 8%,主要是存在于核仁染色质中的 DNA。核仁还含有少量的脂类。

（三）核仁的周期性变化

核仁是一种动态的结构,随细胞周期的变化而变化,在细胞分裂前期消失,在分裂末期出现,这种变化称为核仁周期。

在细胞的有丝分裂前期,染色质凝集,伸入核仁组织区的 rDNA 袢环缠绕、回缩到核仁组织染色体的次缢痕处。rRNA 合成停止,核仁的各种成分分散于细胞核基质中,核仁变小,并逐渐消失。当细胞进入有丝分裂末期,染色体逐渐解螺旋成染色质,核仁组织区 DNA 解凝聚,rDNA 袢环重新伸出,rRNA 的合成重新开始,核仁的纤维组分和颗粒组分开始出现,核仁形成。核仁常发生融合现象（图 3-88）,人类细胞中,细胞分裂后含有 10 个 rDNA 的袢环生成 10 个小核仁,之后互相融合形成一个大核仁。核仁形成的分子机理尚不清楚,但周期变化中 rRNA 基因的激活是核仁重建的必要条件。选择性抑制 rRNA 基因的活性很快会引起核仁解体。

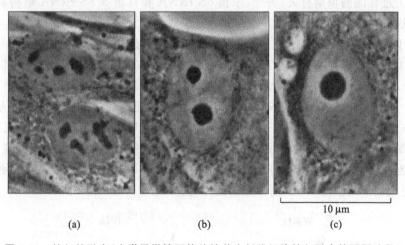

（a）　　　　　　（b）　　　　　　（c）

图 3-88　核仁的融合（光学显微镜下体外培养人纤维细胞核仁融合的不同阶段）

（四）核仁的功能

核仁是 rRNA 的合成、加工和装配核糖体亚基的重要场所,除了 5S rRNA 之外,真核细胞所有的 rRNA 都在核仁内合成。构成核糖体亚单位的 70 多种蛋白质在细胞质中合成转运至细胞核后都被转移至核仁进一步装配成核糖体亚基,再被运出细胞核参与蛋白质合成。

1. RNA 基因的转录和加工的场所　核仁中重复排列的 rDNA 序列在 RNA 聚合酶 I 的作用下进行转录,真核细胞的 rRNA 基因在染色质轴丝上呈串联重复排列;rDNA 没有组蛋白核心,是裸露的 DNA 节段,两个相邻基因之间为一段非转录的间隔 DNA。沿转录方向,新生 RNA 链从 DNA 长轴两侧垂直伸展出来,而且从一端到另一端有规律地逐渐增长,形成箭头状,外形似"圣诞树"。每个箭头状结构代表一个 RNA 基因转录单位,在箭头状结构间存在着裸露的不被转录的 DNA 间隔片段（图 3-89）。

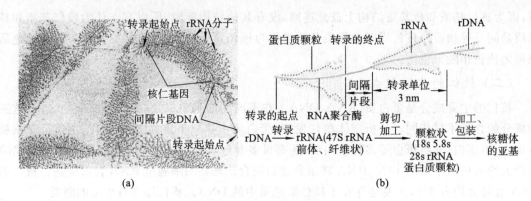

图 3-89　RNA 基因的转录和加工

(a)电镜下 rRNA 转录时形似圣诞树的结构；(b)外形 rRNA 基因转录示意图

RNA 基因转录首先形成 47S rRNA 前体分子,然后剪切成 45S rRNA,45S rRNA 甲基化以后经 RNA 酶裂解为 18S rRNA 和 32S rRNA,后者再裂解为 28S rRNA 和 5.8S rRNA。成熟的 rRNA 仅为 45S rRNA 的一半,丢失的大部分是非甲基化和 GC 含量较高的区域。最终 45S rRNA 剪切成 28S、18S 和 5.8S 三种 rRNA。5S rRNA 的基因并不定位在核仁上,通常定位在常染色体上,在 RNA 聚合酶Ⅲ的作用下合成,5S rRNA 合成后被转运入核至核仁区参与大亚基的装配。

原核生物与真核生物核糖体的蛋白质和 rRNA 差异很大,但结构总体相似,特别是负责与 mRNA 结合的小亚基。原核和真核细胞的 rRNA 都具有甲基化现象,这种甲基化与 RNA 的转录后加工过程的酶识别有关,另外,原核 5S rRNA 和真核 5.8S rRNA 结构高度保守,常用于研究生物进化。

2. 核糖体亚单位的组装场所　核糖体大小亚基的组装是在核仁内进行的。开始,新合成的 45S rRNA 前体很快与来自细胞质的蛋白质结合形成 80S 的核糖体蛋白复合体。在加工过程中,80S 的大颗粒逐渐在酶的作用下失去一些蛋白质和 RNA,然后剪切成两个大小不同的核糖体亚基。28S rRNA、5.8S rRNA、5S rRNA 和 49 种蛋白质一起装配成大亚基,沉降系数为 60S。18S rRNA 和 33 种蛋白质一起装配成小亚基,沉降系数为 40S。大小亚基经核孔复合体转运到细胞质,进一步装配形成成熟的有功能的核糖体。一般认为核糖体的成熟只发生在转移到细胞质之后,这样才有利于阻止有功能的核糖体不在细胞核内加工信使 RNA 的前体,避免未完成加工的信使 RNA 前体提前翻译(图 3-90)。

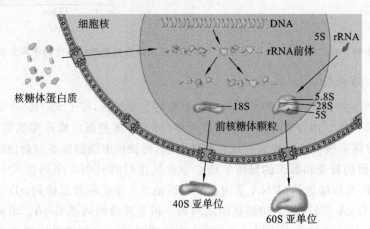

图 3-90　核糖体在核仁组装中的过程

示踪实验表明,小亚基组装大约半小时,大亚基需要大约一个小时。所以核仁中大亚基比小亚基要多。加工下来的蛋白质和RNA分子存留在核仁中,可能对催化核糖体构建有积极的作用。

四、核基质

(一)核基质的定义

1974年Ronald Berezney和Donald Coffey首次用非离子去垢剂、核酸酶消化和高盐溶液冲洗处理细胞核,在除去了核膜、染色质、核仁后,发现细胞核还剩下一个蛋白成分为主的纤维网络,将这种结构称为核基质(nuclear matrix),因为和细胞质骨架基本形态相似,并且和细胞质骨架体系存在一定联系,所以又被称为核骨架(nuclear skeleton)(图3-91)。

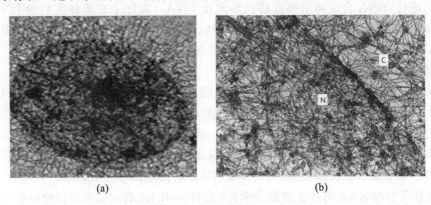

(a) (b)

图3-91 核骨架

(a)在有去垢剂和2mol/L盐存在下分离的细胞核电镜照片,只剩下由DNA环包围的核基质;
(b)小鼠成纤维细胞的核基质。首先用去垢剂、高盐提取,然后用核酸酶和低盐处理除去染色质镶嵌DNA。可见由残存的纤维状基质构成的细胞核(N)和细胞骨架基质构成的细胞质(C)区

目前关于核骨架或者核基质有广义和狭义两种概念。广义概念认为核基质包括核纤层、核孔复合体、残存的核仁和不溶的网络结构;狭义概念是指真核细胞核内除去核膜、核纤层、染色质、核仁以外存在的一个由纤维蛋白构成的网架体系。核骨架是一个动态的结构,可随细胞不同的生理、病理状态发生可逆的变化,这种变化和细胞核状态密切相关。例如,成年鸡红细胞核内很少合成RNA,其细胞核骨架就很不发达,而在胚胎成红细胞核中RNA合成旺盛,核骨架很发达。由于核基质与DNA复制,RNA转录和加工,染色体组装及病毒复制等生命活动密切相关,故日益受到重视。

核基质的组成较为复杂。电镜下,核基质是一个以纤维蛋白成分为主的纤维网架结构,这些纤维粗细不一,直径在3～30 nm之间。纤维单体直径3～4 nm。较粗的纤维可能是单体的复合物。核基质主要组分是蛋白质,通过电泳分析发现核基质蛋白多达200多种,一类为核基质蛋白(nuclear matrix protein,NMP)(相对分子质量在40 000～60 000之间),大多数是纤维蛋白,其中相当一部分是含硫蛋白,其二硫键具有维持核骨架结构完整性的作用,为各种细胞所共有;另一类是核基质结合蛋白(nuclear matrix associated protein,NMAP),与细胞类型、分化程度、生理状态有关。

核基质还含有少量RNA和DNA,其中RNA对维持核骨架的三维结构是必需的,而DNA与核骨架紧密结合而未被核酸酶降解。

(二)核基质的功能

近年来研究表明,核基质可能参与DNA复制、基因转录、hnRNA的加工、染色体有序包装和构建等生命活动。

1. 核基质参与DNA复制

(1)在核基质上锚定DNA复制复合体:实验证明与DNA复制有关的酶、相关因子和

DNA 袢环一起锚定在核基质上形成复合体,进行 DNA 复制。核基质上有 DNA 聚合酶的特殊结合位点,酶通过与核基质结合,使之活性被激活。复制起始点结合在核基质上,并且随着复制的进行,新合成的 DNA 从核基质移向 DNA 环。所以看起来 DNA 复制时就像把 DNA 从一个固定的复合体里释放出来。

(2) 在核基质上结合新合成的 DNA:体外实验表明,通过脉冲标记显示新合成的 DNA 先结合在核基质上,并且 DNA 复制起始点结合到核基质时,DNA 合成才能开始。放射自显影实验也提示 DNA 复制的位点结合在核基质上。

(3) 在核基质上 DNA 的复制效率提高。最初的复制模型认为,复制起始点在核基质上,随着复制的进行,DNA 合成酶沿模板移动形成新 DNA。实际上在离体实验中 DNA 复制效率极低且错误极多,而在含有核基质成分的非细胞体系中进行 DNA 复制,效率就很高。说明核基质为 DNA 准确高效复制提供了良好的空间支架。

2. 核基质参与基因转录和加工

(1) 核基质与基因转录活性相关:实验发现绝大部分新合成的 RNA 存在于核基质上,说明 RNA 是在核基质上进行合成的。雌激素刺激鸡输卵管细胞中卵清蛋白表达的实验中发现,只有活跃转录的卵清蛋白才结合在核基质上,而不转录的 β 珠蛋白基因则没有结合在核基质上。另有实验发现成红细胞中正在转录的 β 珠蛋白基因结合在核基质上。以上实验说明具有转录活性的基因结合在核基质上,大多与核基质结合的基因才能被转录。

(2) 核基质参与 RNA 的加工修饰:mRNA 前体 hnRNA 的加工常以核糖核蛋白复合体形式进行,用核酸酶处理核糖核蛋白复合物,剩余的蛋白质可以组装成核基质样的物质,由此推断核基质参与了 RNA 转录后的加工。

3. 核基质参与染色体有序的构建　在骨架-放射环结构模型中,螺线管细丝折叠成的袢环被锚定在核基质上,每 18 个袢环组成一个微带,再由微带沿纵轴支架排列成染色体单体。这个模型说明核基质参与 DNA 有规律的空间构象,并参与 DNA 超螺旋化的稳定过程(图 3-92)。

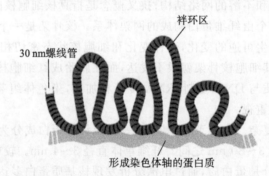

图 3-92　染色质结合在核骨架/染色体骨架上

4. 核基质与细胞分化相关　核基质的发达状况与核内 RNA 合成、细胞分化程度密切相关。分化程度高的细胞合成 RNA 能力强,相对的核基质也就发达。核基质的改变可能影响基因的转录活性,导致细胞分化。在肿瘤细胞中,核基质存在异常,因此很多癌基因也结合在核基质上,导致转录增强。另外核基质也存在某些致癌物作用的位点。

五、细胞核与医学

细胞核是细胞生命活动的枢纽,细胞核结构功能受损,将导致严重后果,会引起细胞生长、增殖、分化等的异常,从而引起疾病发生。

(一) 细胞核异常与肿瘤的发生发展

与正常细胞相比,肿瘤细胞生长旺盛,代谢活跃,细胞核通常所占比重较大,核质比较高。

核的形状也会出现各种畸形。骨髓瘤细胞中甚至可见细胞核分裂、细胞质不分裂的双核细胞。肿瘤细胞的核膜通常增厚,且表面有不规则的突起,核孔数目增加。肿瘤细胞的核仁也会增大增多,这是由于肿瘤细胞有极活跃的 RNA 代谢变化。肿瘤细胞组蛋白修饰也会有相应异常,例如,磷酸化水平增高,降低组蛋白和 DNA 的结合力,从而有利于转录的发生。染色体的异常是肿瘤特征之一,很多肿瘤细胞都有染色体畸变。

(二)遗传物质异常导致遗传病

遗传物质改变导致的疾病统称为遗传病,可细分为染色体遗传病和基因遗传病。染色体数目或结构异常导致的疾病称为染色体病,如 21 三体综合征、先天性睾丸发育不全综合征等。由于染色体涉及多种基因,这样的疾病常表现为复杂的综合征。

由于基因突变引起的疾病称为基因遗传病,包括单基因遗传病、多基因遗传病。单基因遗传病根据基因在常染色体还是性染色体,以及该基因是显性还是隐性还可以继续细分。常见的单基因遗传病有血友病、白化病、色盲等。而日常很多常见的疾病和畸形有更复杂的病因,还需要环境因素的影响才发病,它们的遗传基础涉及多个基因,如哮喘、冠心病、原发性高血压、精神分裂症等。

(三)端粒的异常和一些常见病的病因相关

研究发现高血压患者血管内皮细胞端粒长度异常,并且高血压动物模型发现,血管平滑肌细胞的端粒消耗加快。在一些非胰岛素依赖的糖尿病患者白细胞中也发现端粒缩短的现象。因此研究者推测一些和年龄老化相关的疾病发病机制可能与年龄增加导致的端粒磨损加速、长度缩短有关。端粒的异常增加了等位基因丢失的风险,使患者基因不稳定,使发病风险增高。

小结

细胞是生物进化的产物,经过漫长而复杂的演化过程,从原核细胞到真核细胞,从单细胞生物到多细胞生物。在自然界中,除病毒之外的生物都是由细胞构成的。细胞是构成生命的基本单位。它主要由细胞膜、细胞内膜系统、线粒体、细胞骨架和细胞核等构成,承担着遗传信息存储、表达,物质的合成与运输等重要的生命活动。

细胞膜是围绕在细胞表面的一层薄膜,构成细胞与外界环境的屏障,在维持细胞内环境的稳定和多种生命活动中起重要作用。不同类型的细胞其细胞膜的化学组成基本相同,主要由脂质、蛋白质和糖类分子组成。膜脂主要包括磷脂、胆固醇和糖脂。膜的重要功能主要由膜蛋白完成,分为整合蛋白、外周边蛋白、脂锚定蛋白。细胞膜的主要特性是不对称性和流动性。物质转运是细胞膜的基本功能,细胞对小分子和离子的跨膜运输有几条不同的途径:通过脂双层的简单扩散、离子通道扩散、协助扩散和主动运输。膜结构成分的改变和功能异常,往往导致细胞乃至机体功能紊乱并引发疾病。如载体蛋白异常、离子通道缺陷、膜受体异常等会引发多种遗传病。正确认识细胞膜的结构与功能,对揭示生命活动的奥秘、探讨疾病发生的机制具有重要意义。

核糖体是非膜性结构的细胞器,由大、小两个亚基以特定的方式聚合而成。大、小亚基都是由 rRNA 和蛋白质组成,原核生物核糖体的组成和真核生物之间存在一定差别,包括 rRNA 和蛋白质的种类和数量。根据存在的生物类型不同,核糖体可分为真核生物核糖体和原核生物核糖体两种类型;根据核糖体存在的部位不同又可分为细胞质核糖体、线粒体核糖体和叶绿体核糖体三种类型,其中细胞质核糖体又可分为游离核糖体和附着核糖体。无论在真核生物细胞内还是在原核生物细胞内,核糖体的功能都是相同的,主要是进行蛋白质的合成,因此把核糖体形象地称作蛋白质的加工厂。如果核糖体蛋白基因发生突变,会导致人类疾病的发生。目前的研究证实:核糖体蛋白基因突变会导致遗传病的发生,并与某些肿瘤发生密切相关。

内膜系统是指细胞内部,结构、功能上乃至发生起源上密切关联的细胞固有的膜性结构细胞器,包括内质网、高尔基复合体、溶酶体、过氧化物酶体,以及各种转运小泡等。内膜系统是真核细胞区别于原核细胞的重要标志之一。内膜系统的出现,不仅有效地增加了细胞内空间的表面积,而且使得细胞内不同的生理、生化过程能够彼此相对独立、互不干扰地在一定区域中进行,因而极大地提高了细胞整体的代谢水平和功能效率。内膜系统是真核细胞内重要的功能结构体系之一。因此,它与细胞的一系列病理过程以及多种疾病密切相关。

线粒体在电子显微镜下呈现出双层单位膜套叠而成的封闭的囊状结构,主要由外膜、内膜、膜间隙和基质组成。线粒体的数量、形态、大小和分布在不同细胞内变化很大。线粒体的主要功能是进行氧化磷酸化,合成 ATP,为细胞生命活动提供能量。线粒体的遗传系统受控于细胞核遗传系统,也就是说 mtDNA 离开细胞核就不能转录与翻译,线粒体核糖体也不能组装。因此,线粒体是一个半自主性细胞器。以线粒体结构和功能缺陷为主要病因的疾病常称为线粒体病,主要指线粒体基因变化所致的疾病。线粒体功能异常与帕金森病、阿尔茨海默病、糖尿病、肿瘤等疾病的发生发展过程密切相关。

细胞骨架是存在于真核细胞的蛋白质纤维网架体系,是细胞内一类重要的细胞器。细胞质骨架由中间丝、微管和微丝组成。中间丝是细胞骨架中强度最高的成分,其直径介于微管和微丝之间。中间丝的结构比较稳定,种类具有多样性,组织分布具有特异性,其主要作用是抵抗细胞拉伸时所承受的机械压力。中间丝的异常会导致皮肤的脆性增加,如单纯性大疱性表皮松解症,以及神经系统疾病,如早老症等。微管是细胞骨架中直径最大的成分,其组成亚单位为 α-微管蛋白和 β-微管蛋白构成的异二聚体。微管具有极性,细胞中的微管处于高度动态变化中,不断地发生组装和去组装。微管在介导胞内物质运输,参与鞭毛和纤毛的组成和运动,维持细胞形态以及细胞分裂中发挥重要作用。微管功能异常会使细胞内物质的运输发生障碍,从而导致相关的疾病,特别是一些神经系统相关的疾病,如阿尔茨海默病和亨廷顿病。微管的功能障碍还会导致鞭毛和纤毛的动力发生障碍,从而导致疾病的发生,如精子动力不足导致的男性不育,以及纤毛动力不足导致的内脏逆位-鼻窦炎-支气管扩张综合征等。微丝是细胞骨架中直径最小的成分。其组成单位是球形肌动蛋白。微丝也具有极性,其装配的过程具有"踏车现象"。微丝在介导细胞的变形运动、细胞内物质的运输、肌肉收缩以及胞质分裂等方面具有重要作用。微丝参与了许多疾病的发生,如肿瘤细胞的转移等。

细胞核是细胞内最大、最主要的细胞器。间期细胞内核主要由四部分构成,即核膜、染色质、核仁及核基质。核膜是真核细胞的特有结构,是多孔状的双层平行排列的单位膜。通过核孔复合体调控物质进出细胞核。染色质的主要化学成分是 DNA 和组蛋白,此外还含有非组蛋白及少量 RNA。根据折叠盘曲的程度及功能,染色质可分为常染色质和异染色质。核小体是组成染色质的基本结构单位,进一步螺旋形成螺线管。更高级的结构有两种:多级螺旋模型和骨架-放射环结构模型。有丝分裂中期染色体形态结构特征最明显,染色体被着丝粒分为长臂、短臂,在这两条主臂上还可观察到主缢痕、次缢痕、随体、端粒等不同的结构域。核仁的主要成分是蛋白质、rRNA。超微结构有 3 个特征性的区域:纤维中心、致密纤维组分、颗粒组分。核仁是 rRNA 的合成、加工和装配核糖体亚基的重要场所。核基质是细胞核内除去核膜、核纤层、染色质、核仁以外存在的一个由纤维蛋白构成的网架体系,参与 DNA 复制、基因转录、hnRNA 的加工、染色体有序的包装和构建等生命活动。细胞核功能受损可导致多种疾病发生。

能力检测

1. 在核糖体上与肽链合成相关的 4 个重要的功能活性部位是哪些？
2. 蛋白质糖基化修饰的基本类型有哪些？它们的主要区别是什么？
3. 细胞中蛋白质是如何转运的？
4. 试述核仁的超微结构及功能。
5. 比较微管、微丝和中间纤维的异同。

能力检测答案

（韩峻 孙娇 秦鑫 何海涛 秦辉）

推荐阅读文献

[1] 杨恬.细胞生物学[M].北京:人民卫生出版社,2015.

[2] 刘佳.医学细胞生物学[M].北京:高等教育出版社,2014.

[3] （美）古德曼（Goodman. S. R. ）.医学细胞生物学(medical cell biology)[M].3 版.北京:科学出版社,2008.

第四章　细胞的生命活动

| 第一节　细胞增殖 |

本章 PPT

一、无丝分裂

（一）无丝分裂的概念

无丝分裂（amitosis）是最早发现的一种细胞分裂方式,早在 1841 年雷马克（Remark）在鸡胚的血细胞中就看到了。1882 年,弗莱明（Flemming）发现其分裂过程有别于有丝分裂,因为分裂时没有纺锤丝出现,所以称为无丝分裂。又因为这种分裂方式是细胞核和细胞质的直接分裂,所以又称为直接分裂。无丝分裂的早期,球形的细胞核和核仁都伸长。然后细胞核进一步伸长呈哑铃形,中央部分狭细。最后细胞核分裂,这时细胞质也随着分裂,并且在滑面内质网的参与下形成细胞膜。在无丝分裂中,核膜和核仁都不消失,没有染色体的出现,当然也就看不到染色体的规律性变化。但是,这并不说明染色质没有变化,实际上染色质也要进行复制,并且细胞要增大。当细胞核体积增大一倍时,细胞核就发生分裂,核中的遗传物质就分配到子细胞中去。

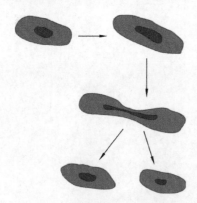

图 4-1　蛙红细胞的无丝分裂

这种分裂方式常出现于高度分化成熟的组织中,如蛙的红细胞的分裂,某些植物胚乳细胞的分裂等。这里要注意的是:蛙的红细胞是无丝分裂,但不能以此类推,认为人的红细胞是无丝分裂。哺乳动物的红细胞已永久失去分裂的能力,哺乳动物的红细胞是通过骨髓中造血干细胞分裂产生的细胞分化发育而来。无丝分裂有多种形式,最常见的是横缢式分裂,细胞核先延长,然后在中间缢缩、变细,最后分裂成两个子细胞核（图 4-1）。另外,还有碎裂、牙生分裂、变形虫式分裂等多种形式,而且,在同一组织中可以出现不同形式的分裂。

真核生物可进行无丝分裂,如蛙的红细胞、蚕的睾丸上皮细胞等,在植物中也常见。高等植物营养丰富的部位,无丝分裂很普遍。如胚乳细胞（胚乳发育过程愈伤组织形成）、表皮细胞、根冠,总之薄壁细胞占大多数。

人体大多数腺体都有部分细胞进行无丝分裂,主要见于高度分化的细胞,如肝细胞、肾小管上皮细胞、肾上腺皮质细胞等。

（二）无丝分裂的过程

无丝分裂大致可划分为四个时期。

第一期:核内染色质复制倍增,核及核仁体积增大,核仁组织中心分裂。

第二期:以核仁及核仁组织中心为分裂制动中心,以核仁与核膜周染色质相联系的染色质丝为牵引带,分别牵引着新复制的染色质和原有的染色质。新复制的染色质在对侧核仁组织中心发出的染色质丝的牵引下,离开核膜,移动到细胞的赤道面上。

第三期:核拉长呈哑铃形,中央部分缢缩变细,这是因为赤道面部位的核膜周染色质不与核膜分离,而核仁组织中心发出的染色质丝(与核膜周染色质相联系)螺旋化加强,产生的牵引拉力导致赤道面部位的核膜内陷。

第四期:核膜内陷加深,终于缢裂成两个完整的子细胞核。每个子核中含有一半原有染色质和一半新复制的染色质。

无丝分裂不仅在动植物的病变细胞中,而且在正常组织细胞中普遍存在。体细胞和生殖细胞都能进行无丝分裂。在一定条件下,无丝分裂和有丝分裂交替进行,在某些生物的某种组织中(如蚕睾丸上皮)无丝分裂是唯一的细胞分裂方式。

(三) 无丝分裂与二分裂的不同

二分裂(binary fission)一般是指生殖方式,是细菌、鞭毛植物、硅藻、绿藻和大部分原生动物等单细胞生物进行无性繁殖的方法之一。无丝分裂、有丝分裂、减数分裂是真核有性生殖细胞的分裂方式,原核生物如细菌以无性或者遗传重组两种方式繁殖,最主要的方式是以二分裂这种无性繁殖的方式:一个细菌细胞壁横向分裂,形成两个子代细胞。

细菌没有核膜,只有一个大型的环状 DNA 分子,细菌细胞分裂时,DNA 分子附着在细胞膜上并复制为二,然后随着细胞膜的延长,复制而成的两个 DNA 分子彼此分开;同时,细胞中部的细胞膜和细胞壁向内生长,形成隔膜,将细胞质分成两半,形成两个子细胞,这个过程就被称为细菌的二分裂(图 4-2)。

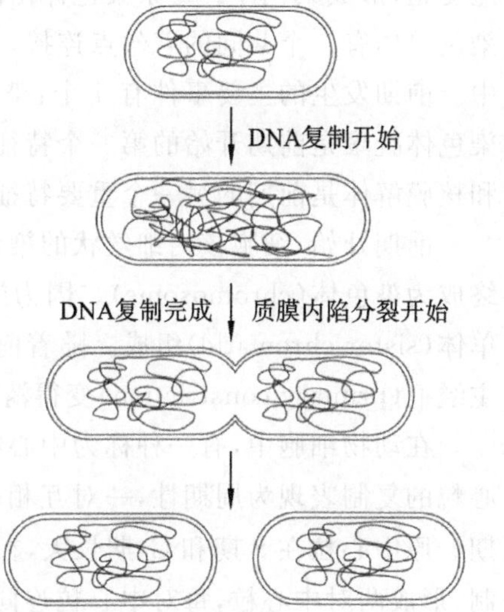

除细菌以外,二分裂也是原生动物(并不是指原核细胞的动物)最普遍的一种无性生殖,一般是有丝分裂,分裂时细胞核先由一个分为两个,染色体均等地分布在两个子核中,随后细胞质也分别包围两个细胞核,形成两个大小、形状相等的子体,二分裂可以是纵裂,如眼虫;也可以是横裂,如草履虫;或者是斜分裂,如角藻。

图 4-2 细菌的二分裂

由此我们不难看出:无丝分裂和二分裂有着本质的区别,二分裂指的是生物进行的一种最原始的细胞增殖方式,而无丝分裂是真核生物独特的细胞增殖方式,通过这种分裂,可同时形成多个核,且分裂时细胞核仍可执行其生理功能。

二、有丝分裂

(一) 有丝分裂的概念

有丝分裂(mitosis)是指一种真核细胞分裂产生体细胞的过程,又称间接分裂,是由 W. Fleming 于 1882 年首次发现于动物及 E. Strasburger 在 1880 年首次发现于植物。特点是有纺锤体、染色体出现,子染色体被平均分配到子细胞,这种分裂方式普遍见于高等动植物(动物和高等植物)。动物细胞(低等植物细胞)和高等植物细胞的有丝分裂是不同的。

(二) 有丝分裂的过程

有丝分裂分为前期、中期、后期和末期(图 4-3)。细胞在分裂之前,必须进行一定的物质准备。细胞增殖包括物质准备和细胞分裂整个过程。在前期和中期之间有时还划分出一个前中期。

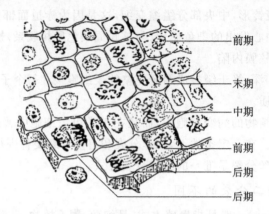

图 4-3　有丝分裂模式图

1. 前期（prophase）　细胞有丝分裂前期是指自分裂期开始到核膜解体为止的时期。间期细胞进入有丝分裂前期时,细胞核的体积增大,由染色质构成的细染色线螺旋缠绕并逐渐缩短变粗,形成染色体。每条染色体由两条染色单体组成,即两条并列的姐妹染色单体,这两条染色单体有一个共同的着丝点连接。前期末核仁渐渐消失,核膜破裂,于是染色体散于细胞质中。前期发生的主要事件有 4 个:染色体的凝聚、分裂极的确定、核仁的消失和核膜的解体。染色体凝聚是前期开始的第一个特征,实际上是染色体的螺旋化、折叠和包装过程。核仁消失和核膜解体是前期的另一个重要特征。前期末,核膜解体,核仁缩小消失,分散于胞质之中。

前期开始,细胞核内细丝状的染色质开始凝集形成丝状或颗粒状结构,逐渐缩短变粗,最终成为染色体（chromosome）。因为染色体在间期已经复制,所以每条染色体由两条姐妹染色单体（sister chromatid）组成。随着前期的进展,染色体缩短变粗,含有着丝粒（centromere）的主缢痕（primary constriction）变得清晰可见。

在动物细胞中,有一种称为中心粒（centriole）的结构,它的活动与分裂极的确定有关。中心粒的复制表现为周期性,一对互相垂直的中心粒的分离出现在 G_1 晚期,中心粒复制始于 S 期。原中心粒在 S 期和 G_2 期长大,在有丝分裂期生长成熟。在细胞分裂之前,中心粒已经复制,形成两对中心粒,每对中心粒连同外周物质各形成一个微管组织中心。

每对中心粒周围出现放射状的星体微管（astral microtubule）,由此构成两个星体（aster）,并排于核膜附近。而中心粒之间也有微管形成,因这些微管由纺锤体的一极通向另一极,故称为极间微管（polar microtubule）,绝大多数极间微管不是连续的,而是由来自两极的微管在纺锤体赤道面彼此重叠、侧面相连构成。

星体微管、极间微管通过其远离中心粒的一端（A 端）,加入微管蛋白二聚体,可不断伸长,从而推动中心粒移向细胞两极。由于两个组织中心延长的微管（＋）端可交错搭桥、相互作用,结果推动两个组织中心沿着核膜呈弧线向两极移动达到相应位置,决定细胞分裂极。两极之间在靠近核膜处形成初步的纺锤体（spindle）。纺锤体是在前期末出现的一种纺锤样的细胞器,由星体微管、极间微管和动粒微管纵向排列组成（图 4-4）。

到前期末,随着核膜的崩裂,由纺锤体一极发出的一些微管可进入胞核,其一端（A 端）附着于染色体的动粒上,这些微管即称为动粒微管（kinetochore microtubule）,此时,这些微管的延长由其靠近中心粒的一端（D 端）加入微管蛋白二聚体来完成。高等植物细胞虽然没有中心粒,但具有中心粒外周物质,也可组织纺锤体的形成,确定细胞分裂极。

晚前期,随着染色质凝集成染色体,构成核仁关键部分的核仁组织区便组装到染色体上,

NOTE

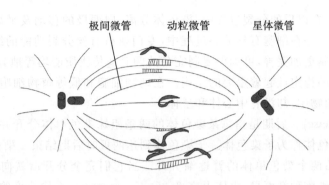

图 4-4 纺锤体微管的组成

RNA 合成停止,结果导致核仁的自然消失。

核膜破裂发生于前期末,原因与核纤层蛋白磷酸化有关,磷酸化可发生于核纤层蛋白多肽链的多个位点,致使核纤层解聚,核膜因此破裂,形成许多断片及小泡,散布于胞质中。

2. 前中期(premetaphase) 前中期是指自核膜破裂起到染色体排列在赤道面上为止。核膜的断片残留于细胞质中,与内质网不易区别,但在纺锤体的周围有时可以看到它们。前中期的主要过程是纺锤体的最终形成和染色体向赤道面的运动。核膜破裂后染色体分散于细胞质中。每条染色体的两条染色单体其着丝点分别通过着丝点与两极相连。由于极微管和着丝微管之间的相互作用,染色体向赤道面运动。最后各种力达到平衡,于是染色体仍排列到赤道面上。

3. 中期(metaphase) 中期是指从染色体排列到赤道板上,到它们的染色单体开始分向两极之前的时期。该期染色体最大程度地压缩,并排列在细胞中部赤道面上形成赤道板(equatorial plate),呈现出典型的中期染色体形态特征。有时把前中期也包括在中期之内。从一端观察可见这些染色体在赤道板呈放射状排列,这时它们不是静止不动的,而是处于不断摆动的状态。中期染色体浓缩变粗,显示出该物种所特有的数目和形态,中期时间较长。因此有丝分裂中期适于做染色体的形态、结构和数目的研究,如核型分析。

各类生物的染色体在有丝分裂中期都有稳定的形态结构和数目。中期染色体是由一对姐妹染色单体组成的,姐妹染色单体仅在着丝粒部位相连接。着丝粒将 2 条染色单体结合在一起,此处有弱的 DNA 阳性反应,说明有 DNA 通过该区。着丝粒位于异染色质区内,这里富集了卫星 DNA,也就是短的 DNA串联重复序列。着丝粒的主要作用是使复制的染色体在有丝分裂和减数分裂中可均等地分配到子细胞中,也是姐妹染色单体在分开前相互连接的位置。染色体在着丝粒两侧有一个特化部位,是由多种蛋白质形成的复合体结构,称动粒(kinetochore),也称着丝点(图 4-5)。动粒是由着丝粒结合蛋白在有丝分裂期间特别装配起来的、附着于主缢痕外侧的圆盘状结构,内侧与着丝粒结合,外侧与动粒微管结合,每一个中期染色体含有两个动粒,位于着丝粒的两侧。

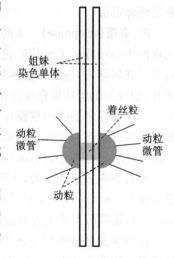

图 4-5 动粒与着丝粒示意图

动粒的主要功能是外侧用于纺锤体微管附着,内侧与着丝粒相互交织。染色体依靠动粒捕捉由纺锤体极体发出的微管,没有动粒的染色体不能与纺锤体微管发生有机联系,也不能和其他染色体一起向两极运动。用药物咖啡因(caffeine)处理细胞,可以使动粒与染色体脱离,可见在分裂期动粒单独向两极移动。中期细胞中出现的由染色体、星体、中心粒及纺锤体所组成的暂时性结构,称为有丝分裂器(mitotic apparatus)。此结构为有丝分裂所特有,在以后的分裂过程中,染色体分离、向两极的移动及平均分配到子细胞中均与此密切相关。它是在细胞有丝分裂过程中,专门执行有丝分裂功能的结构。这一结构的出现使有丝分裂机制更加完善,可确保复制完备的两套遗传物质能均等地分配给两个子细胞,这对维持遗传物质的稳定性起着重要的作用。在动物细胞和低等植物细胞中,有丝分裂器是全套的,但在种子植物中,却没有中心体和星体。

4. 后期(anaphase) 后期是指每条染色体的两条姐妹染色单体分开并移向两极的时期。在后期被分开的染色体称为子染色体。子染色体到达两极时后期结束。染色单体的分开常从着丝点处开始,然后两个染色单体的臂逐渐分开。当它们完全分开后就向相对的两极移动。这种移动的速度依细胞种类而异,大体上在 $0.25\sim5~\mu m/min$。平均速度约为 $1~\mu m/min$。同一细胞内的各条染色体都差不多以同样速度同步地移向两极。子染色体向两极的移动是靠纺锤体的活动实现的。

后期(anaphase)是从着丝粒分离至染色单体分别到达两极。染色单体的分离是从着丝粒开始的,染色单体在动粒微管的牵引下逐渐移向两极。这种移动速度很慢,为 $0.25\sim5~\mu m/min$。在同一个细胞内,不论染色体大小,它们都以同样的速度移向两极,这保证了遗传物质均等地分配到 2 个子细胞,避免遗传物质在移动过程中的丢失,从而确保物种染色体数目的稳定性。染色单体分离的动力并非来自与两极相连的染色体微管的张力。由于着丝粒区的优先分离,立即打破了力的平衡。井上(Inoue,1967 年)的微管聚散学说认为,染色单体移向两极是由于动粒微管向极端的不断解聚,而使动粒微管变短,同时动粒微管解聚出来的微管蛋白又不断地聚合到极间微管末端,从而使极间微管伸长。这种动粒微管的解聚和极间微管的聚合,使纺锤体伸长,2 组子染色体向两极移动。而 McIntosh(1969 年)的微管滑动学说认为,染色体在后期的移动是靠极间微管上横桥的滑动来实现的。由于横桥在微管上的附着和脱开是相继进行的,从而使微管产生滑动伸长,加大两极距离,以推动染色体的向极移动。如果将第一种学说称为过程 A,将第二种学说称为过程 B,根据有些学者的观察,许多动物细胞先发生过程 A,然后发生过程 B,但有的细胞只发生过程 A。可见,这两种学说,在客观上可起到互相补充和完善的作用。后期结束时,两组染色体分别达到两极凝集成团,在这两组染色体团之间,仍然留有纺锤体部分。

5. 末期(telophase) 末期是指从子染色体到达两极开始至形成两个子细胞为止的时期。此期的主要过程是子核的形成和细胞体的分裂。子核的形成大体上是经历一个与前期相反的过程。在后期末,随着染色体移动到两极,染色体可因其组蛋白 H_1 的去磷酸化而发生解螺旋,伸长、松散为细丝状染色质纤维;分散在胞质中的核膜小泡相互融合,其周围也有内质网成分。由内质网及原来崩解的核膜片段再愈合,形成两个子细胞核的完整核膜。核孔重新组装,去磷酸化的核纤层蛋白又聚合形成核纤层,并连接于核膜上;RNA 合成恢复,核仁重新出现,两个子细胞核形成。核仁的形成与特定染色体上的核仁组织区的活动有关。

在后期末或末期开始,赤道部位的细胞膜内侧有大量肌动蛋白和肌球蛋白聚合的微丝形成收缩环(contractile ring),随着收缩环的收缩,赤道部位细胞膜内陷,形成分裂沟(cleavage furrow),随着分裂沟的逐渐加深,最终将细胞质分割为两部分。

细胞体的分裂称胞质分裂。植物细胞的胞质分裂和动物细胞不同:高等植物细胞的胞质分裂是靠细胞板的形成。后期在纺锤体中央区域出现成膜体(phragmoplast),由它再进一步融合成细胞板(cell plate),继而在细胞板内侧,有许多糖类积累形成细胞壁,最后形成 2 个子细胞。

在末期,尽管核分裂与胞质分裂通常相随进行,但是它们彼此间是相互独立的,果蝇早期胚胎细胞核可以连续分裂 13 次而不进行胞质分裂。现已知,在动物细胞中,胞质分裂发生的时间及部位与纺锤体的作用密切相关。在胞质分裂初期,质膜总是在与纺锤体相垂直的赤道面上折叠形成分裂沟;在分裂沟形成的初期,若用显微操作的方法移动纺锤体在细胞中的位置,分裂沟将消失,而在纺锤体新的位置上,将有新的分裂沟形成。

综上所述,有丝分裂包括核分裂及胞质分裂两个过程,其实质是通过细胞骨架的重排,将染色质与细胞质平均分配到子细胞中。染色质凝集、纺锤体及收缩环的出现是有丝分裂活动中 3 个重要的特征,也是生物进化的结果。细菌细胞仅有一条 DNA,没有微管、微丝,细胞分裂时已复制的 DNA 不发生凝集,仅附着于细胞膜上,借助膜的变化将两条 DNA 分配到两个子细胞中。而在真核细胞中,伴随着生物的进化,其 DNA 含量逐渐增多,并包装于数条染色质内,分散于胞核中,在此种情况下,遗传物质要得以平均分配到子细胞中去,染色质凝集成形态、数量一定的染色体,微管再分布后形成纺锤体是其必要的保证。

在有丝分裂过程中,蛋白质的磷酸化与去磷酸化是细胞许多形态变化产生的分子基础,如染色质凝集与去凝集、核膜的解聚与重建等。此外,蛋白质磷酸化状态还可影响分裂细胞的黏附性。比如有丝分裂时,细胞彼此间及细胞与胞外基质间连接松弛,即与此相关。

三、配子的发生与减数分裂

配子的发生(gametogenesis)是有性生殖过程中精子和卵子的形成过程,其共同特点是除有丝分裂之外,在成熟期都要进行减数分裂(meiosis)。

(一)精子的发生

精子的发生是一个连续的过程。从精原细胞发育为精子的过程称精子的发生(spermatogenesis),需 64～72 天,精子的发生过程在睾丸曲细精管内进行(图 4-6),在睾丸曲细精管上有规律地分布着各期生精细胞,可分为增殖期、生长期、成熟期和变形期四个时期。

1.增殖期 精原细胞一般位于精巢管靠近基膜边缘的位置。细胞为卵圆形或多角形,大小为 9～10 μm。核呈卵圆形,直径 6～7 μm,占据整个精原细胞体积的大部分。核内染色质较均匀,部分染色质凝聚成异染色质小团块。紧靠核外膜,可见进入胞质的部分染色质。胞质中可见一些大小不同的膜囊和泡状结构。分为 A、B 两种类型。A 型精原细胞进一步分为 Ad 型和 Ap 型精原细胞。在正常情况下,Ad 型精原细胞不发生任何有丝分裂,应该被视为精子发生的精原干细胞;Ap 型精原细胞

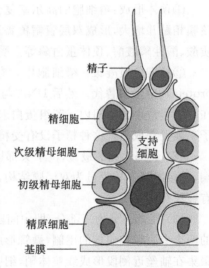

知识链接 4-1

精子
精细胞
支持细胞
次级精母细胞
初级精母细胞
精原细胞
基膜

图 4-6 精子的发生模式图

则通常分化增殖为两个 B 型精原细胞。B 型精原细胞经过数次分裂后个体增大为初级精母细胞,随后,初级精母细胞开始 DNA 合成过程。精原细胞中的染色体数目是二倍体($2n$),人类精原细胞具有 46 条染色体(23 对)。

2.生长期 B 型精原细胞个体增大为初级精母细胞(primary spermatocyte,PSC),染色体数目仍为 $2n$,初级精母细胞为卵圆形。细胞核亦呈卵圆形。核染色质凝聚成异染色质团块的程度明显增加,主要分布于靠近核内膜的位置。胞质中的核糖体丰富,分布亦较均匀。

3.成熟期 初级精母细胞形成后,迅速进行减数分裂Ⅰ,形成两个次级精母细胞(secondary spermatocyte)。次级精母细胞时期,核发生明显变化。起始阶段,核异染色质数量增加并相互之间联成浓密粗网状。胞质中囊泡数量增加。随后,核经历减数分裂的变化。这是次级精母细胞区别于初级精母细胞的最重要特征。每个次级精母细胞再经减数分裂Ⅱ,结果共形成 4 个精细胞(spermatid)。染色体数目减少一半,变为 n。早期精细胞核呈圆形,染色

NOTE

质高度浓缩,胞质电子密度也很高。整个细胞成为电子密度极高的均匀球体,大小为3.5～4 μm。精细胞各自分开,位于一个单独的小腔穴中发育。中期的精细胞,胞质中出现大小不等的高尔基囊泡,并在核的一端相互融合形成泡状结构,即顶体囊。顶体在形成过程中,电子密度逐渐增大。蛋白质水解酶逐渐在其中浓缩。顶体囊与核之间有明显的膜界限。晚期的精细胞,顶体囊中的蛋白水解酶进一步沉积浓缩,电子密度增大。顶体囊也逐渐向前伸长,形成棘状突起。以人为例,精细胞中只有23条染色体。因此,这两次连续的分裂合称为减数分裂。次级精母细胞存在的时间很短。

4. 变形期　在变形期,精细胞完成分化过程形成精子。精子位于生精细管的管腔中,精子聚集成束,一般头部朝向管壁或深埋在支持细胞的细胞质中。典型的成熟精子一般为蝌蚪状,由头部、颈部和尾部构成,全长约8 μm。精子形成初期,胞质相对均匀地包围在核外周,其间偶见结构简单的线粒体。随着精子成熟,细胞质逐渐丢失减少,仅在顶体和核之间有一条月牙形的细胞质带,电子密度比核质高。而相对于顶体另一端,几乎没有胞质的存在,仅残留一些膜性结构。精子的核染色质则从精子细胞的高度凝聚浓缩状态解聚为弥散状态。核区电子密度变得很低,核质由絮状染色质构成。核仁一个,位于核的近中央位置。核膜不完整,仅由若干不连续的膜性结构与精子质膜形成精子底部边界。

（1）头部　主要由细胞核和顶体组成,呈圆球形、长柱形、螺旋形、梨形和斧形等,这些形状都由核和顶体的形状决定。

①顶体形成:精细胞的高尔基复合体经过变化形成一个大的囊泡,称为顶体泡。顶体泡与核膜相贴并增大,形成双层膜帽覆盖于核的前2/3,即顶体。顶体中含有多种水解酶,如透明质酸、酸性磷酸酶、顶体蛋白酶等。受精时顶体酶释放,有助于精子穿过卵的透明带。

②核染色质凝聚:精细胞中,与DNA结合的组蛋白相继被过渡性蛋白质（transitional protein）、精蛋白替代。然后DNA与精蛋白以一种独特的方式包装,使染色质高度浓缩、包裹在一个非常小的空间内。若组蛋白未被精蛋白完全替代,或过渡性蛋白质在核内持续存在,精子不能发育成熟。这种精子没有受精能力,在精液中比例过高常导致男性不育。

（2）颈部　此部最短,位于头部以后,呈圆柱状或漏斗状,又称为连接段。它前接核的后端,后接尾部。核膜虽为双层膜结构,但两层的间距很小,而且只在核后端与颈部的连接处有核膜孔。

（3）尾部　分为三部分,即中间段、主段和末段。主要结构是贯穿于中央的轴丝。精细胞的两个中心粒移向核的尾侧,微管形成轴丝,伸向细胞尾部,随细胞变长相应伸长,部分线粒体聚集在轴丝近侧段形成线粒体鞘,细胞质向尾部汇集并脱落。精子轴丝的结构与动物鞭毛（或纤毛）的结构相似,基本组成上都是"9×2＋2"型,即位于中央的两条是单根的微管,四周是9条二联体微管,经过上述变化,精细胞从圆形转变为蝌蚪状的精子(图4-7)。

知识链接4-2

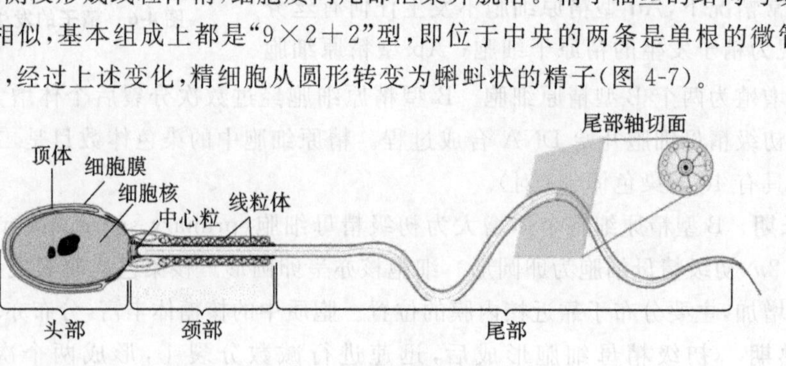

图 4-7　精子模式图

（二）卵子的发生

从卵原细胞（oogonium）发育为卵子（oogenesis）的过程称为卵子的发生,经历增殖期、生长期和成熟期这3个发育阶段,形成卵子都要经过减数分裂。但是在初级卵母细胞完成减数分裂 I 后,只形成一个大的次级卵母细胞并排出第一极体(first polar body)。次级卵母细胞即为生理上成熟的卵子,因为次级卵母细胞的细胞核是处于减数分裂 II 的中期,必须在精子入卵后卵子才完成减数分裂 II,并排出第二极体,极体在随后的发育中被丢弃掉。

1. 增殖期 在胚胎第 6 周时,生殖嵴有 1000～2000 个原始生殖细胞,它们以克隆方式增殖为卵原细胞。至第 20 周时,生殖细胞约为 700 万个,其中约 200 万个为卵原细胞,约 500 万个已发育成初级卵母细胞。卵原细胞的增殖可延续至胚胎第 6 个月。卵原细胞中,有二倍数染色体($2n$),所以也是二倍体。以人为例,卵原细胞中有 46 条染色体。

2. 生长期 卵原细胞体积增大成初级卵母细胞(primary oocyte),细胞内积累了大量卵黄、RNA 和蛋白质等物质,为受精后的发育提供信息、物质和能量准备。其染色体仍为二倍体($2n$)。在减数分裂诱导物质的诱导下,初级卵母细胞进入减数分裂 I 并停止在前期 I 的双线期。女性生殖细胞在卵泡(follicle)中发育,卵泡的发育过程分为 4 个阶段。

(1) 原始卵泡(primordial follicle) 由中央 1 个初级卵母细胞与其周围一层卵泡细胞(follicular fell)构成,初级卵母细胞由胚胎期卵原细胞分化而成。

(2) 初级卵泡(primary follicle) 由中央 1 个初级卵母细胞与其周围的单层或多层卵泡细胞构成。卵泡周围的间质细胞逐渐密集形成卵泡膜。在卵母细胞与卵泡细胞间出现一层以糖蛋白为主要成分的非细胞性结构,称为透明带(zona pellucida),它具有很强的抗原性,其表面有特异性受体,能对同种精子进行专一性的识别与结合,从而使受精过程具有物种专一性。

(3) 次级卵泡(secondary follicle) 当卵泡细胞增至 6～12 层时,细胞间出现一些大小不等的腔并逐渐合并成一个大的卵泡腔,腔内充满由卵泡细胞分泌和从血管渗透来的卵泡液,内含透明质酸酶和性激素。沿透明带周围卵泡细胞呈放射状排列,称放射冠(corona radiata);其余的卵泡细胞沿卵泡腔分布,称颗粒层(granulosa)。卵泡膜分化为内、外两层。次级卵泡的生长主要受卵泡刺激素(follicular stimulating hormone)的影响,大的次级卵泡可发育成熟和排卵,小的次级卵泡大部分将闭锁。

(4) 成熟卵泡(mature follicle) 卵泡液增多和卵泡腔扩大,将初级卵母细胞和其周围的卵泡细胞挤至卵泡一侧,形成突向卵泡腔的突起,称为卵丘(cumulus oophorus)。此时的称近成熟卵泡(premature follicle)或囊状卵泡。当囊状卵泡增大至直径 15～20 mm 时向卵巢表面突出,即为成熟卵泡。

3. 成熟期 随着垂体促性腺激素的大量分泌,黄体生成素(luteinizing hormone,LH)渗入卵泡液,促使初级母细胞恢复并完成减数分裂 I,形成 2 个细胞:一个是次级卵母细胞(secondary oocyte);另一个很小,称为第一极体(first polar body)。减数分裂 II 后,次级卵母细胞形成一个卵细胞(ootid)和 1 个小的细胞即第二极体(second polar body);第一极体则形成 2 个第二极体,极体以后不能继续发育而退化、消失。卵细胞即成为卵子,它们都具有单倍数染色体(n),人类即有 23 条染色体。这样 1 个初级卵母细胞经过减数分裂形成 1 个卵细胞和 3 个极体(图 4-8)。

胎儿自第 5 个月起至出生后,卵巢中的卵母细胞逐渐退变。新生儿两侧卵巢共有 70 万～200 万个原始卵泡,青春期已减少到约 4 万个。卵泡生长速度较慢,1 个原始卵泡发育至成熟排卵,并非在 1 个月经周期内完成,而是跨几个周期才能完成。在 1 个周期内,卵巢虽然有若干不同发育状况的卵泡,但其中只有 1 个卵泡发育至一定大小时才可在垂体促性腺激素作用下,于月经周期增生期内迅速生长成熟并排卵。排卵时,次级卵母细胞停留在减数分裂 II 中期,受精后,它才完成减数分裂 II,形成卵细胞,若未受精,次级卵母细胞在 24 h 内死亡。

(三) 减数分裂

减数分裂是指有性生殖的个体在形成生殖细胞过程中发生的一种特殊分裂方式,不同于

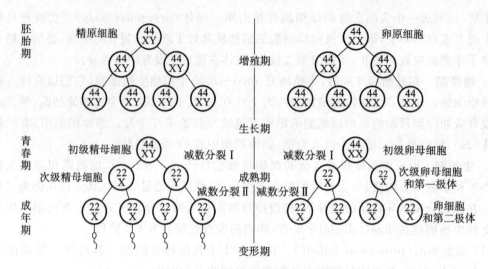

图 4-8　精子和卵子发生示意图

有丝分裂和无丝分裂,减数分裂仅发生在生命周期某一阶段,它是进行有性生殖的生物性母细胞成熟、形成配子的过程中出现的一种特殊分裂方式。受精时雌雄配子结合,恢复亲代染色体数,从而保持物种染色体数的恒定。

1. 减数分裂 Ⅰ

(1) 前期 Ⅰ

①细线期(leptotene):细胞核中的染色体呈细线状,此时染色体的复制已完成,但在光镜下看不出染色单体,所以每条染色体呈一条细线,称为染色线(chromonema),盘旋凝缩的部分染色较深,称为染色粒(chromomere)。

②偶线期(zygotene):每对形态、大小相同的同源染色体从靠近核膜的某一点开始相互靠拢在一起,在相同位置上的染色体准确地配对,这个过程称为联会(synapsis)。联会的结果是每对染色体形成一个紧密相伴的二价体(bivalent)。人的 23 对染色体形成 23 个二价体。

联会时,同源染色体之间形成一种蛋白质的复合结构,称为联会复合体(synaptonemal complex)。联会复合体是在同源染色体之间沿纵轴方向形成的。电镜下,每个联会复合体呈三条纵带状结构,总宽度为 150～200 nm,两侧电子密度高的为侧体,属于同源染色单体的一部分;中央区较明亮,正中有由蛋白质构成的暗色纵线,为中央成分,中央成分和侧体之间经梯形排列的横纤维相连接。此时在二价体的某些区域上,两条非姐妹染色单体间存在交叉(chiasma),这表明它们之间发生了片段的交换(crossing-over)。联会复合体中央区有一些圆形、椭圆形或棒形的,直径约 90 nm 的蛋白质集合体,称为重组节(recombination nodules)(图 4-9)。

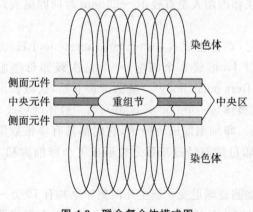

图 4-9　联会复合体模式图

③粗线期(pachytene):染色体进一步螺旋化,变得短粗。在光镜下可以看到每个二价体都是由两条同源染色体组成,每条染色体有两条染色单体连于 1 个着丝粒。这样每个二价体含 4 条染色单体,称为四分体(tetrad)。同源染色体的姐妹染色单体之间互称非姐妹染色单体(non-sister chromatid),见图 4-10。

重组节中含有大量与 DNA 重组有关的酶,是一个多酶集合体。重组节的数目与交叉的

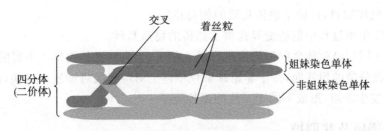

图 4-10　非姐妹染色单体交叉模式图

数目大致相等,重组节在联会复合体的分布与交换的分布基本一致。因此,一般认为重组节是与交换有关的结构。粗线期的过程较长,人的粗线期约为 16 天。

④双线期(diplotene):随着二价体进一步螺旋化、缩短,联会复合体解体,联会的同源染色体相互排斥而发生分离,交叉点逐渐向两端移动,称为交叉端化(terminalization of chiasmata)。人的生殖细胞,每个二价体平均有 2.36 个交叉。此期中,初级卵母细胞中有 rRNA 的扩增,形成大量核糖体,储备供早期胚胎发育使用。

⑤终变期(diakinesis):二价体高度螺旋化,变得很粗短并移至核的周边区。交叉数目减少,一般只有二价体的端部保留交叉。核仁、核膜消失。

(2)中期 I　各二价体排列在赤道面上,纺锤体形成,纺锤丝的微管与着丝粒区的动粒相连。一对同源动粒朝向两极。这时,二价体仍有交叉联系着。

(3)后期 I　二价体中的同源染色体彼此分开,分别被纺锤丝拉向两极,每一极只获得同源染色体中的一条,即二分体(dyad)。由于粗线期中同源染色体的非姐妹染色单体发生了交换,所以每条染色体的染色单体上的 DNA 并不相同。

(4)末期 I　各二分体移向两极后,到达两极的非同源染色体又聚集起来,重现核膜、核仁,然后细胞分裂为两个子细胞。减数分裂 I 中,成对的同源染色体分离,进入不同的细胞。这两个子细胞的染色体数目,只有原来的一半。以人为例,分裂后所形成的细胞中,只有 23 个二分体,而且发生重组(交换)。

2. 减数分裂 II　减数第二次分裂与减数第一次分裂紧接,也可能出现短暂停顿。DNA 不再复制。每条染色体的着丝粒分裂,姐妹染色单体分开,分别移向细胞的两极,有时还伴随细胞的变形。

(1)前期 II　与减数第一次分裂前期相似,二分体首先是散乱地分布于细胞之中,而后再次聚集,核膜、核仁再次消失,再次形成纺锤体。

(2)中期 II　各二分体的着丝粒排列到细胞中央的赤道面上形成赤道板。注意此时已经不存在同源染色体了,着丝粒纵裂形成两条染色体。

(3)后期 II　每条染色体(二分体)的着丝粒分离,两条姐妹染色单体也随之分开,成为两条染色体。在纺锤丝的牵引下,两条染色体分别移向细胞的两极。

(4)末期 II　到达两极的染色体,解旋、伸展,分别进入两个子细胞。核膜、核仁重现,两个子细胞只含有单倍数染色体。至此,第二次减数分裂结束。

上述过程中,染色体只复制一次,细胞连续分裂两次,这是染色体数目减半的一种特殊分裂方式。减数分裂和受精作用不仅是保证物种染色体数目稳定的机制,同时也是物种适应环境变化不断进化的机制。

(四)减数分裂的生物学意义

(1)保证了有性生殖生物个体世代之间染色体数目的稳定性。通过减数分裂导致了性细胞(配子)的染色体数目减半,即由体细胞的 $2n$ 条染色体变为 n 条染色体的雌雄配子,再经过两性配子结合,合子的染色体数目又重新恢复到亲本的 $2n$ 水平,使有性生殖的后代始终保持亲本固有的染色体数目,保证了遗传物质的相对稳定。

（2）为有性生殖过程中创造变异提供了遗传的物质基础。

（3）各对非同源染色体之间以自由组合进入配子,为自然选择提供了丰富的材料。

（4）在减数分裂的粗线期,由于非姐妹染色单体上对应片段可能发生交换,使同源染色体上的遗传物质发生重组,形成不同于亲代的遗传变异。

四、细胞增殖及其调控

（一）细胞增殖有关的概念

生长和增殖是生物的基本特性,无论是单细胞的生物还是多细胞的生物,每个细胞都必须进行生长和分裂。细胞通过分裂形成的新细胞必须具有与亲代细胞相似的遗传性,因此,细胞分裂的前提是遗传物质的复制,各种细胞器及生物大分子的倍增与细胞体积的增大。细胞通过分裂,将复制的遗传物质均等地分配到两个子细胞中,保证了细胞遗传的稳定。

细胞增殖周期（cell generation cycle）,简称为细胞周期（cell cycle）,是指细胞从前一次有丝分裂结束开始到这一次有丝分裂结束为止所经历的全过程。

20世纪50年代以前,人们根据细胞在增殖周期中的形态变化,将其分为静止期（resting phase）,即现在所说的间期（interphase）和分裂期（dividing phase）或丝裂期（mitotic phase）。

20世纪50年代以后,由于细胞化学、细胞分光光度计和放射自显影等新技术的应用,在对间期细胞进行了大量的研究之后发现,间期细胞不是静止的,相反,却进行着极为复杂的生化变化。1953年,Howard和Pelc在用^{32}P标记的蚕豆根尖的研究中,发现DNA合成并不像以前认为的那样发生在有丝分裂期,而是在分裂间期的一段时间内完成的,并首先建立了细胞周期的概念。

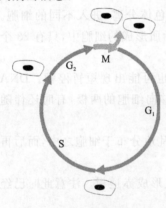

图4-11 细胞周期示意图

目前,将细胞周期分为DNA合成前期（G_1期）、DNA合成期（S期）、DNA合成后期（G_2期）以及有丝分裂期（M期）。而S期和G_2期正是人们过去误认为不重要的静止期,事实上,该期恰恰是细胞周期中极为重要的阶段（图4-11）。

细胞周期是一个相当复杂的过程,不同类型的细胞周期持续的时间不完全相同,而且细胞的分裂状态也各异。不同的生物、不同的组织以及机体发育的不同阶段,其细胞周期时间差异很大。周期短的不足1 h（如卵裂期细胞）,周期长的可达1年（如肝细胞）,甚至有些细胞的周期跟人的寿命一样长（如骨骼肌细胞和神经细胞）。

此外,细胞周期的长短还跟细胞体积大小有关。同类细胞中,体积大的能够较快地进入S期,而体积小的需经过较长的G_1期,方可进入S期。

细胞周期所持续的时间一般为12~32 h,人的细胞周期约为24 h:分裂期30 min,G_1期9 h,S期10 h,G_2期4.5 h。M期所持续的时间较短,一般为30~60 min;分裂间期的时间跨度较长,根据细胞的类型和所处的条件不同而不同,有几小时、几天、几周或更长。

不同生物的细胞周期时间是不同的,同一系统中不同细胞的细胞周期的时间也有很大的差异。一般说来,S+G_2+M期的时间变化较小,而G_1期持续时间的差异可能很大。如小鼠食管和十二指肠上皮细胞同属于消化系统,但它们的细胞周期时间却明显不同,分别为115 h和15 h。这种差异主要是由G_1期的不同造成的,因为食管上皮细胞的G_1期长达103 h,而十二指肠上皮细胞的G_1期仅为6 h。由此看来,细胞周期的长短主要取决于G_1期的长短（表4-1）。

表 4-1 几类不同的细胞周期的比较

细胞类型	细胞周期各相/h				
	G_1	S	G_2	M	合计
人宫颈瘤细胞(HeLa)	8	6	4.5	1.5	20
人骨髓瘤细胞	25~30	12~15	3~4	—	40~49
指数期细胞	5	12.1	2.1	0.5	19.7
半稳定期细胞	30.2	16.2	3.8	0.6	50.8
停滞期细胞	47.7	31.0	7.3	0.7	86.7
急性淋巴性白血病白细胞	1~10 天	20	2~3	1.0	2~10 天
中国仓鼠成纤维细胞	2.7	5.8	2.1	0.4	11
小鼠肿瘤细胞	—	12	6	0.5	18.5
小鼠成纤维细胞	9.1	9.9	2.3	0.7	22

（二）细胞周期各时期的特点

1. G_1期（DNA 合成前期） 从细胞分裂完成到 DNA 合成开始。细胞体积逐渐增大，制造 RNA（包括 tRNA、mRNA、rRNA 以及核糖体等）。RNA 的合成又导致结构蛋白和酶蛋白的形成，这些酶又控制着形成新细胞成分的代谢活动。G_1期又分为 G_1早期和 G_1晚期两个阶段。细胞在 G_1早期中合成各种在 G_1期内所特有的 RNA 和蛋白质，而在 G_1晚期至 S 期则转为合成 DNA 复制所需要的若干前体物和酶分子，包括胸腺嘧啶激酶、胸腺嘧啶核苷酸激酶、脱氧胸腺嘧啶核苷酸合成酶等，特别是 DNA 聚合酶急剧增多。这些酶活性的增高对于充分利用核酸底物在 S 期合成 DNA 是必不可少的条件。

（1）RNA 的合成 实验证明，G_1期 RNA 的含量增加很快。同时，RNA 聚合酶活性也迅速提高。用 RNA 合成抑制剂便可阻断细胞从 G_1期向 S 期前进。例如，用小剂量放线菌素 D（actinomycin D）作用于小鼠 L 细胞和小鼠白血病 L_{5178}Y 细胞，均能阻断这类细胞从 G_1期进入 S 期。可见，G_1期合成 RNA 是细胞进入 S 期的必要条件。

（2）蛋白质的合成 RNA 在此期大量合成，导致蛋白质含量明显增加。S 期所需的 DNA 复制相关的酶系如 DNA 聚合酶及与 G_1期向 S 期转变相关的蛋白质如触发蛋白（trigger protein）、钙调蛋白（calmodulin，CaM）、细胞周期蛋白（cyclin）等均在此期合成。触发蛋白是一种不稳定蛋白（unstable protein），它对于细胞从 G_1期进入 S 期是必需的。只有当其含量积累到临界值，细胞周期才能朝 DNA 合成方向进行。钙调蛋白是真核细胞内重要的 Ca^{2+} 受体，它调节细胞内 Ca^{2+} 的水平，钙调蛋白的含量在 G 晚期可达到峰值，用抗钙调蛋白药物处理细胞，可延缓其从 G_1期到 S 期的进程。G_1期蛋白质量的提高，可能与蛋白质合成增强有关，而另一原因则可能是其降解的减弱。蛋白质的磷酸化作用在此期也较为突出，组蛋白的磷酸化在 G_1期开始增加，这将有利于 G_1晚期染色体结构成分的重排。非组蛋白和一些蛋白激酶在 G_1期也可发生磷酸化，已知大多数蛋白激酶磷酸化发生于其丝氨酸、苏氨酸或酪氨酸部位。

如前所述，各种细胞的周期时间不同，主要取决于 G_1期的长短。已知此期细胞合成的触发蛋白起重要作用，只有当这种蛋白合成量的浓度积累达到一定数量时，细胞才能越过 R 点，从 G_1期进入 S 期。在 G_1期至 S 期这一阶段，与 DNA 合成有关的一些酶活性亦显著增高，特别是 DNA 聚合酶活性急剧增高。

总之，无论在细胞周期的哪个阶段，只有 RNA 含量和染色质凝集程度达到一定阈值才能进入具有增殖活性的状态。研究细胞群体中细胞之间增殖动力学的各种变化，为解释细胞对环境信号及药物治疗的不同反应机制提供了科学依据,对临床医学的理论和实践都具有重要意义。

R 点的限制作用,使机体细胞或体外培养细胞的增殖状态成为三种类型。

①持续增殖细胞(cycling cell):细胞通过 R 点后,始终保持旺盛的增殖活性,连续进行增殖,也称周期细胞。这类细胞分化程度低,能量代谢和物质代谢水平高,对外界信号极为敏感且周期时间较为恒定。它们不断地补充那些分化、衰老、死亡的细胞,保持组织的更新,维持机体代谢平衡,如上皮基底细胞、胚胎细胞、体外培养的对数生长期细胞和恶性肿瘤细胞。

②暂不增殖细胞(quiescent cell):较长时间地停留在 G_1 期,合成大量特异性的 RNA 和蛋白质,随后代谢活性下降,处于细胞增殖的静止状态(G_0 期),也称 G_0 期细胞。但是,这类细胞并没有丧失增殖的能力,在适宜的条件下可被激活成为增殖状态。如肝、肾和胰等脏器的实质细胞均属此种类型。

③终末分化细胞(terminal differentiated cell):丧失增殖能力,始终停留在 G_1 状态,结构和功能发生高度分化,直至衰老死亡,也称终端分化细胞。如哺乳动物的红细胞、角化上皮细胞、肌细胞和神经元等。此类细胞又称为不育细胞。根据扫描电镜观察发现,G_1 期细胞变得扁平,表面出现许多泡状结构及指状的微绒毛。当 G_1 期继续进行时,细胞的边缘变薄和活跃,呈现一种皱褶的外形。

2. S 期(DNA 合成期)   从 DNA 合成开始到 DNA 合成结束的全过程,结果 DNA 的含量增加 1 倍。S 期是细胞进行大量 DNA 复制的阶段,组蛋白及非组蛋白也在此期大量的合成,最后完成染色体的复制。DNA 的复制需要多种酶的参与,包括 DNA 聚合酶、DNA 连接酶、胸腺嘧啶核苷激酶和核苷酸还原酶等。随着细胞由 G_1 期进入 S 期,这些酶的含量或活性可显著增高。

DNA 复制具有严格的时间顺序性。通常,G≡C 含量较高的 DNA 序列在早 S 期复制,晚 S 期复制的主要为 A═T 含量较高的 DNA 序列;就染色质而言,常染色质的复制较异染色质早,典型的例子如:女性的细胞中,当其他染色体都被复制完以后,才开始进行钝化的 X 染色体复制。

S 期是组蛋白合成的主要时期。此时胞质中可出现大量的组蛋白 mRNA,新合成的组蛋白从胞质进入胞核,与复制后的 DNA 迅速结合,组装成核小体,进而形成具有两条单体的染色体。除了组蛋白合成以外,在 S 期细胞中还进行着组蛋白持续的磷酸化。中心粒的复制也在 S 期完成。原本相互垂直的一对中心粒彼此分离,各自在其垂直方向形成一个子中心粒,由此形成的两对中心粒在以后的细胞周期进程中将发挥微管组织中心的作用,纺锤体微管、星体微管的形成均与此相关。

DNA 复制是细胞增殖的关键。细胞增殖的主要物质基础是细胞质和遗传物质的成倍增加,前者的合成贯穿于整个细胞周期,后者复制仅局限在 S 期。正常情况下,只有完成了复制的染色质才能凝集成染色体,进行细胞分裂。当 DNA 合成过程受到人工阻断时,M 期就被推迟出现,直到解除这种阻断、DNA 复制完成,M 期才会出现。有人做过这样的实验:用处于 S 期的细胞和 G_2 期细胞进行细胞融合,形成双核体细胞,结果处于 S 期的细胞核会使处于 G_2 期的细胞核推迟进入 M 期,只有等到 S 期的细胞核完成 DNA 复制之后,两个融合的细胞核才会同时进入分裂期。可见,不完全的 DNA 复制可产生一种使 M 期延迟的信号。另外还发现,当处于 G_2 期细胞的 DNA 受到像 X 射线照射之类的损伤时,也会推迟 M 期的出现,直至损伤完全修复为止。这说明完全的 DNA 复制是细胞分裂的首要条件。

DNA 复制的启动,需要有一种非组蛋白类的启动信号,它被称为 S 期激活因子(S-phase activator)。这种 S 期激活因子是在细胞运行到 G_1 期和 S 期交界的时候才开始合成的,到达 S 期中期含量最高,仅出现在 S 期细胞质中,S 期结束时瞬时消失。细胞融合实验证明:用 S 期

和 G_1 期细胞融合,则 G_1 期的细胞核提前 8 h 进入 S 期,这是因为 G_1 期细胞已经为 DNA 复制做了准备,只是缺乏 DNA 复制的启动信号,当接收了融合细胞 S 期细胞核的激活因子后,处于 G_1 期的细胞就可以进入 S 期。在 S 期还不断合成新的蛋白质。研究发现,这些蛋白质为与 DNA 复制有关的酶(如胸苷激酶、DNA 聚合酶等)。如果在 S 期的细胞中加入抑制新的蛋白质合成的药物(如嘌呤霉素等)来阻断蛋白质的合成,那么 DNA 合成的速度会明显下降,甚至完全停止。组蛋白的合成是与 DNA 复制同步进行的,在细胞内合成的组蛋白能迅速地进入细胞核,与细胞核内的 DNA 及时组装成核小体。如果在 S 期细胞中加入抑制 DNA 合成的药物,如阿糖胞苷等,则组蛋白的合成立即终止。可见,DNA 和组蛋白在染色质复制过程中互为条件、相互制约,形成联动装置,以保证新合成的组蛋白在数量上适应 DNA 复制的需要。

根据扫描电镜观察,S 期细胞的主要形态特征是 S 期细胞更为扁平,外表光滑无泡,微绒毛较少且不明显,在细胞边缘上出现垂直的"折"(亮区)。

3. G_2 期(DNA 合成后期) 从 DNA 合成结束到分裂期开始前的阶段。这一时期为细胞分裂准备期,主要为细胞分裂准备物质条件。G_2 期将加速合成新的 RNA 和蛋白质。细胞中合成一些与 M 期结构、功能相关的蛋白质,与核膜破裂、染色体凝集密切相关的成熟促进因子即在此期合成。微管蛋白在此期合成达高峰,为 M 期纺锤体微管的组装提供了丰富的原料。已复制的中心粒在 G_2 期逐渐长大,并开始向细胞两极分离。根据扫描电镜观察,G_2 期细胞的主要形态特征是"折"仍存在,细胞表面再次出现微绒毛,但没有 G_1 期的泡状结构。

4. M 期(有丝分裂期) 细胞有丝分裂期。在此期细胞中,染色体凝集后发生姐妹染色单体的分离,核膜、核仁破裂后再重建,胞质中有纺锤体、收缩环出现,随着两个子细胞核的形成,胞质也一分为二,由此完成细胞分裂。在有丝分裂期,除非组蛋白外,细胞中蛋白质合成显著减少,其原因可能与染色质凝集成染色体后,其模板活性降低有关。DNA 的合成在 M 期完全被抑制。M 期细胞的膜也发生显著变化,细胞变圆,细胞贴壁能力下降,根据这一特点,可进行细胞同步化筛选。

(三)细胞增殖的调控

细胞周期的研究不仅是基础细胞生物学的重要研究课题,而且对于癌症的研究也有十分重要的意义,癌实际上是破坏了细胞分裂调控能力的一种疾病。

美国科学家 Hartwell、英国科学家 Hunt 和 Nurse 因发现了细胞周期关键分子的调节作用获得了 2001 年诺贝尔生理学或医学奖。Hartwell 的主要贡献是发现了控制细胞周期的"START"基因,Hunt 的主要贡献是发现了细胞周期的关键调节物质 CDK(细胞周期蛋白依赖性激酶),Nurse 的主要贡献是发现了调节 CDK 功能的细胞周期蛋白(cyclin)。

细胞周期的控制系统是一个典型的生化操作装置,这种装置是由一套相互作用的蛋白质组成,正是这些蛋白质间的相互作用,调控了细胞周期的进程。

1. 细胞融合实验 细胞周期调控有两个主要事件,一个是对 DNA 复制起始的控制,发生在 G_1 期和 S 期之间,第二个事件是对染色体凝集的控制,发生在 G_2 期和 M 期之间。其控制系统由一套相互作用的蛋白质组成,主要有促成熟因子(MPF)、cdc 基因、CDK 和细胞周期蛋白。1970 年,Colorado 大学的 Rao 和 Johnson 通过一系列的细胞融合实验加深了对这两个事件的认识。

首先他们将同步培养的 G_1 期的 HeLa 细胞同 S 期的 HeLa 细胞进行融合,他们发现,G_1 期的细胞质受到 S 期细胞质的激活,开始了 DNA 复制,这一实验结果表明,正在进行复制的细胞的细胞质中含有促进 G_1 期细胞进行 DNA 复制的起始因子。与此相反,他们将 S 期的细胞与 G_2 期的细胞进行融合,发现 G_2 期的细胞核不能再启动 DNA 的复制,这表明,S 期的细胞质中的 DNA 复制起始因子对于已进行了 DNA 复制的 G_2 期的细胞核没有作用。

其他一些融合细胞实验得到了更有意义的结果。如将处于分裂期的细胞与处于细胞周期其他阶段的细胞融合,M 期的细胞质总是能够诱导非有丝分裂的细胞中的染色质凝聚,将这种现象称为染色体超前凝聚(premature chromosome condensation,PCC)。由于 G_1 期、S 期和 G_2 期细胞中染色质的复制状态不同,PCC 的结果也不相同。这些研究结果说明处于 M 期的细胞中一定有一种使染色体由松散状态凝聚成染色体的物质,即细胞周期调节因子的存在。

2. 促成熟因子的发现 虽然细胞融合实验揭示了调节细胞周期的因子的存在,但没有提供这些因子的化学本质是什么的信息。为了进一步研究促使 G_1 期细胞 DNA 复制以及诱导细胞提前进入有丝分裂的调节因子的本质,用蛙和无脊椎动物的卵母细胞及早期的胚进行了一系列的实验。一些动物的受精卵特别适合作为细胞周期的研究材料,因为这些卵细胞特别大,如蛙的卵细胞的直径可达 1 mm,并且在受精后进行快速胚胎发育,通过细胞周期进行分裂,产生了许多小细胞。在每个细胞周期之间,G_1 期和 G_2 期很短,或没有 G_1 和 G_2 期,但是都有 S 期和 M 期。在受精卵的发育早期,没有新基因的转录,因为胚胎早期发育阶段所需的 mRNA 和大多数蛋白质都是在卵母细胞形成时就合成好了并被包装在成熟的卵细胞中。另外在早期的细胞分裂周期中,细胞也不会生长,所有的细胞都是通过对称分裂形成两个小细胞。

在细胞周期的特定阶段分离蛙的卵细胞,并从蛙卵细胞中制备提取物。为了检测蛙卵提取物的生物活性,将它注射到非洲爪蟾的卵母细胞(未受精卵的不成熟的前体),观察这些提取物对细胞周期的影响。这种卵母细胞是检测提取物活性的良好系统,因为这种细胞已经完成了 DNA 复制并正好停留在第一次减数分裂的 M 期之前,如果注射物具有促分裂活性,即可使注射的卵母细胞进入 M 期。因此卵母细胞所处的细胞周期阶段相当于周期细胞的 G_2 期。

在这些实验中,发现注射来自 M 期卵细胞中的提取物,可使卵母细胞进入 M 期。而用来自细胞周期其他阶段的提取物注射卵母细胞则不能诱导其进入 M 期,这是首次发现在 M 期的细胞中有促进细胞分裂的因子的存在,由于当时对这种因子的化学本质和作用机制都不清楚,只是简单地称为 M 期促进因子,后来称为促成熟因子(maturation promoting factor,MPF)。通过注射实验还发现,MPF 的活性在细胞周期中波动很大,在有丝分裂前急剧升高,但在有丝分裂后急剧下降直到零。

虽然 MPF 首先发现于蛙的卵细胞,但在实验过的所有动物细胞中都发现了 MPF,说明这种因子是普遍存在的。

由于 MPF 的纯化工作困难,所以对它的分离纯化研究了好几年,直到 1988 年才用柱层析技术从蛙卵中纯化了 MPF。这种蛋白激酶后来被称为细胞周期蛋白依赖性激酶(cyclin-dependent kinase,CDK),另一个亚基称作细胞周期蛋白(cyclin)。

3. 真核生物细胞周期调控的一般模型 在发现 MPF 后的一二十年中,细胞周期调控一直集中在对 MPF 样(MPF-like)的酶的研究,这类酶称为依赖于细胞周期蛋白的蛋白激酶,主要功能是控制细胞周期的进程;研究的生物也从蛙卵母细胞和胚胎转向酵母和培养的哺乳动物细胞,取得了很大的进展。根据这些进展提出了真核生物细胞周期调控的一般模型。

该模型总结了控制细胞周期三类主要的 CDK 复合物的作用,这三种复合物分别是:G_1 期、S 期和有丝分裂 CDK 复合物。当细胞被激活进入细胞周期时,首先是 G_1 期 CDK 复合物进行表达。准备进入 S 期的细胞通过激活转录因子,引起 DNA 复制所需酶类以及编码 S 期 CDK 复合物的基因表达。S 期 CDK 的活性开始被一种特异抑制物所抑制,而在 G_1 期的后期,G_1 期 CDK 复合物诱导 S 期 CDK 抑制物的降解,释放出有活性的 S 期 CDK 复合物。

活性 S 期 CDK 复合物通过将 DNA 预复制复合物中蛋白质的调节位点磷酸化,将 DNA 预复制复合物激活(预复制复合物是 G_1 期在 DNA 复制起点上装配的复合物)。这些被 S 期 CDK 复合物磷酸化的蛋白质不仅能够激活 DNA 复制起始,还能够阻止新的预复制复合物的装配,从而保证了每条染色体在细胞周期中只复制一次,进而保证了每个子细胞中的染色体数的稳定。

有丝分裂 CDK 复合物是在 S 期和 G_2 期合成的,但是它们的活性一直受到抑制直到 DNA 合成完毕。一旦被激活,有丝分裂 CDK 复合物就会诱导染色体凝聚、核膜解体、有丝分裂器的装配以及凝聚的染色体在中期赤道板上排列。在所有凝聚的染色体都与适当的纺锤体微管结合之后,有丝分裂 CDK 复合物激活后期启动复合物。允许有丝分裂进入到后期。在此期间,姐妹染色单体分开,分别进入有丝分裂的两极。在后期末,有丝分裂 CDK 活性降低,使得分离的姐妹染色单体去凝聚、核膜重新形成、胞质分裂,最后形成子细胞。

细胞周期中 3 个关键的过渡,即 G_1 期-S 期、中期-后期、后期-末期及胞质分裂期,这些过渡都是通过触发蛋白质的降解进行的,所以是不可逆转的,这样迫使细胞周期只能沿一个方向行进。

在高等生物中,细胞周期的调控主要是调节 G_1 期 CDK 复合物的合成和活性,G_1 期 CDK 复合物的活性受催化亚基特异位点的磷酸化状态调节。细胞外生长因子促分裂原(mitogen)能够诱导 G_1 期 CDK 复合物的合成和激活,一旦促分裂原作用了一定的时间,使细胞通过了 G_1 晚期的某一点,即使将促分裂原除去,细胞也会继续完成有丝分裂。G_1 晚期的细胞分裂控制点被称为限制点(restriction point)。

4. 细胞周期的监控机制——"限制点"机制 在多细胞的真核生物发育和生长过程中精确控制细胞的周期是决定组织大小和形态的关键。限制点是哺乳动物细胞周期 G_1 期控制进入 S 期的调节点,哺乳动物细胞体外培养时,需要添加多肽生长因子促进细胞的分裂。如果缺少生长因子,就会被阻止在 G_0 阶段;一旦在培养基中添加了生长因子,这些细胞在 14~16 h 后通过细胞周期限制点,再过 6~8 h,细胞进入 S 期,并完成余下的细胞周期过程。若将这些细胞在完全通过限制点之前从含有生长因子的培养基转移到没有生长因子的培养基上,这些细胞不能进入 S 期,并不能完成细胞周期。但是,细胞一旦通过了限制点,这些细胞就能够进入 S 期并完成其后的细胞周期过程。

细胞周期是高度有组织和精确的时序调控过程,它严格地沿着 G_1 期－S 期－G_2 期－M 期的顺序循环运转,为保证这一过程的正常进行,细胞形成一套检验细胞周期中 DNA 合成和染色体分配的机制,即"限制点"机制。这些监测机制可以检测到 DNA 结构的受损或复制不全,还能检测到细胞分裂过程中所需的蛋白复合物的缺失。在酵母细胞中,当发生影响细胞周期正常运行的事件时,检测点相关的信号转导通路将被激活,它们可以抑制 CDK 的活化,从而阻止有丝分裂期的发生。阻断细胞周期的进行后,"限制点"机制采取诱导基因转录、促进 DNA 的修复等有效的补救措施以排除故障。当故障排除后,细胞周期才能恢复运转。当损伤过大,细胞无法修复时,限制点将启动细胞凋亡程序以清除那些带有病变倾向的细胞,减少对机体的危害。目前为止可以将所发现的细胞周期限制点分为三种:①DNA 损伤限制点:它包括两个关键性限制点,即 G_1 期/S 期转换点和 G_2 期/M 期转换点。②DNA 复制限制点:其在 S 期中负责 DNA 复制的进度。③纺锤体组装检测点:其在分裂期起作用,检测纺锤体有无组装、染色体是否正确排列并与纺锤体连接,以及染色体是否正确分配等。

限制点对细胞周期进程进行严格的监督,使 DNA 复制和有丝分裂准确无误地进行,保证遗传的稳定性。

5. 细胞周期调控的分子机制 在多细胞真核生物中,参与细胞周期调控的核心蛋白分子主要分为 3 大类,分别是:细胞周期蛋白依赖性激酶(CDK)、细胞周期蛋白(cyclin)及细胞周期蛋白依赖性激酶抑制因子(CKI)。其中,CDK 是细胞周期调节的中心环节,cyclin 是 CDK 的正调节因子,CKI 是 CDK 的抑制因子。

CDK 作为"细胞周期发动机",在细胞周期的调节中起关键作用。各种 CDK 在细胞周期的各个特定时间被激活,通过磷酸化底物,驱使细胞完成细胞周期,这就是细胞周期的驱动机制。在整个细胞周期过程中,CDK 只有通过与特定的 cyclin 与 CDK 结合而改变 CDK 的蛋白质构象,激活 CDK 的蛋白激酶活性。具有激酶活性的 CDK 使周期蛋白特定的氨基酸残基磷酸化,使后者的三维构象发生变化,从而引起一系列的链式反应,调控细胞周期进程。CDK 的激活还需要在其保守的苏氨酸和酪氨酸残基上发生磷酸化,促进 CDK 与 cyclin 结合,所以促进了细胞周期的进程。CDK 的活性可被 CKI 抑制,调节细胞周期。

综上所述,我们可以知道 cyclin 负责正调控,与 CDK 结合引起 CDK 活化,而 CDI 负责负调控,与 CDK-cyclin 结合将抑制其活性,三者缺一不可。但是参与周期调控的基因绝非仅此几个,它们在促进或是阻止周期进行中究竟起何作用,它们与 cyclin、CDK 有何关系等问题,都值得人们进一步思索与探讨。关于细胞周期调控的分子机制的进一步研究,将有助于人们理解肿瘤细胞中染色体是如何进行重排、丢失或不均等地分配到子代细胞中,从而使人们有可能更好地对肿瘤进行预防、诊断及治疗。

(四) 细胞增殖与医学

细胞正常的分裂、增殖、分化与衰老维持着机体自身的稳定,细胞周期的异常会导致这一系列过程的紊乱。许多生长因子、细胞因子、激素及癌基因产物对 DNA 代谢的调节都是通过影响细胞周期实现的,许多基因的表达又受到细胞周期的制约。调控细胞周期的核心因子就是细胞周期蛋白依赖性激酶(CDK),它与不同的细胞周期蛋白形成多种复合物,作用于细胞周期的不同时相,决定着细胞周期的进程,而近几年来陆续发现的多种细胞周期蛋白依赖性激酶抑制因子(cyclin dependent kinase inhibitor,CKI),更加深了对肿瘤发生机制的了解。

目前公认的细胞周期调控模式是细胞周期在不同时相的多个调控点上受到调节,在这些调控点上的失控就很容易导致肿瘤的发生。到目前为止,已有三类细胞周期调控因子被发现,分别是细胞周期蛋白(cyclin)、细胞周期蛋白依赖性激酶(CDK)和细胞周期蛋白依赖性激酶抑制因子(CKI),它们之间的相互作用调节着细胞周期的进程。

1. 细胞周期蛋白依赖性激酶(CDK)　20 世纪 70 年代初,就在 Masui 等人从蛙卵中发现促成熟因子(MPF)的同时,Nurse 等人发现和建立了一种酵母突变株,发现有一类基因与细胞周期调节密切相关,称为细胞分裂周期基因(cdc 基因,cell division gene),它们控制着细胞周期的启动及各时相的转换,其中以 cdc2 最为重要。后来确定 cdc2 基因的编码产物与 MPF 为同一物质。现发现 cdc2 激酶广泛存在于从酵母到人类多种生物中,形成了一个庞大的家族。目前发现的细胞周期蛋白依赖性激酶主要有 CDK1~6,cdc2 已被命名为 CDK1,这些激酶中与肿瘤的发生关系最为密切的有三种:CDK2、CDK4 和 CDK6。

CDK 的主要生物学作用是启动 DNA 的复制和诱发细胞的有丝分裂,其生物学作用的异常可能导致肿瘤的发生。与肿瘤发生较为密切的 CDK4 到目前为止还没有发现存在基因突变,但在某些肿瘤细胞系中 CDK4 和 CDK6 有过度表达的现象。过度表达的 CDK4 还可使细胞对 TGF-β 的生长抑制作用失去敏感性。

2. 细胞周期蛋白(cyclin)　细胞周期蛋白是一类随着细胞周期的不同时相而发生变化的蛋白质,并因此而得名,在高等的真核细胞中,细胞周期蛋白主要有五种,即 cyclin A、cyclin B、cyclin C、cyclin D、cyclin E,这五种细胞周期蛋白中都含有 100~150 个氨基酸的保守区,称为细胞周期蛋白盒(cyclin box),能与 CDK 结合。根据 cyclin 调控细胞周期时相的不同,细胞周期蛋白又可分为 G_1 期和 M 期两类。

G_1 期细胞周期蛋白包括 cyclin C、cyclin D、cyclin E 三种,是指在 G_1 期和 G_1 期/S 期交界处发挥作用、启动细胞周期并能促进 DNA 合成的细胞周期蛋白。

cyclin D 包括三个亚型:cyclin D1、cyclin D2 和 cyclin D3。这三个亚型各有其组织特异

性,但每种组织至少表达一种 cyclin D 的亚型。目前对 cyclin D1 的研究最为深入,编码人类 cyclin D1 的基因 CCND1 位于 11q13 染色体上,CCND1 具有很多原癌基因的特征,cyclin D1 还在多种肿瘤组织中过度表达,其中包括乳腺癌、食管癌、原发性肝癌组织等。编码 cyclin D2 和 cyclin D3 的基因分别为 CCND2 和 CCND3,它们在一些肿瘤中也被发现有扩增现象,但不 及 cyclin D1 分布广泛。cyclin D 的致癌作用主要表现在协同 CDK 对 Rb 蛋白磷酸化。 cyclin D 通过与 Rb 蛋白结合,磷酸化后的 Rb 蛋白失去其抑制活性。

M 期细胞周期蛋白是指在 G_2 期/M 期交接处发挥作用,诱导细胞分裂的细胞周期蛋白, 包括 cyclin A 和 cyclin B 两种。目前已有大量证据显示,M 期细胞周期蛋白与肿瘤的关系也 是非常密切的。在人类肝细胞性肝癌中,cyclin A 的基因中存在着乙型肝炎病毒片段的整合 位点。在正常细胞中,受到辐射损伤的 DNA 不能进入有丝分裂。但在许多肿瘤细胞系中,尽 管 DNA 受到损伤,cyclinB-cdc2 仍然被激活,使许多携带损伤 DNA 的细胞大量增殖,提示 cyclinB-cdc2 磷酸化调节机制的缺陷与细胞转化有一定的关系。

p16 基因位于人类染色体 9p21,编码一个相对分子质量为 15845 的蛋白质。p16 蛋白对 CDK 的抑制具有特异性。p16 除对 CDK4 具有抑制作用外,还可以作用于 CDK6,cyclinD-CDK4 在 G_1 中后期细胞增殖的调控上具有重要作用。作为 cyclinD-CDK4 的主要抑制蛋白, p16 在细胞中的异常可能是肿瘤发生的一个不可忽视的原因。

p16 基因的纯合缺失在肿瘤中非常普遍,近几年的研究结果显示纯合缺失率最高的为食 管癌,其次为间质癌、胶质瘤、鼻咽癌、乳腺癌、卵巢癌、胃癌等。而同种类型的肿瘤中,肿瘤细 胞系的纯合缺失率又高于原发性肿瘤。p16 基因突变的频率也很高,在黑素瘤中可达 78.5%, 胰腺癌为 59%,而肿瘤细胞系的突变率也明显高于原发性肿瘤,因此,p16 基因的纯合缺失和 突变在某些肿瘤的发生中起着非常重要的作用。

细胞周期的调控是一个精细的平衡过程,目前对多种调控因子及其调控机制的研究,为肿 瘤的发生及发展机制提供了坚实的理论基础。而近几年来陆续发现的多种细胞周期蛋白依赖 性激酶抑制蛋白又大大丰富了这个领域,因此,对于细胞周期各调控因子及其相互关系的进一 步研究,不仅将对肿瘤的发生会有更深的了解,也为肿瘤的治疗提供了新的思路。

第二节 细胞分化

多细胞的生物个体(包括脊椎动物和人类)是由不同类型的细胞组成的,而这些细胞通常 是一个受精卵细胞经增殖分裂和细胞分化衍生而来的后裔。在个体发育中,由同一来源的细 胞(如受精卵)经细胞分裂后逐渐在形态、结构、功能和特征上形成稳定差异,形成不同的细胞 类群的过程称为细胞分化(cell differentiation)。细胞分化是个体发育的基础,在个体发育过 程中,通过调控的细胞分裂和细胞分化增加细胞数目和细胞类型,进而不同类型的细胞构成机 体的组织和器官,执行不同的生命功能。同一个受精卵来源的细胞为什么细胞形态、结构和功 能都会变得不一样?多年来无数的生物科学研究人员为此寻找答案。阐明细胞分化的机制, 对于认识个体发育的机制和寻找新的疾病防治方法具有重要意义。

一、细胞分化有关的基本概念

(一)细胞分化是基因选择性表达的结果

细胞分化导致细胞的差异,实质上主要是特异性蛋白的差异,但是细胞的基因组都是一样 的,其基因组 DNA 并不全部表达,而呈现选择性表达,即它们按照一定的时空顺序,在不同细胞和同一细胞的不同发育阶段发生差异表达（differential expression），即基因选择性表达。例如，鸡的输卵管细胞合成卵清蛋白，胰岛 β 细胞合成胰岛素，成红细胞合成 β-珠蛋白，这些细胞表达蛋白质的差异都是在个体发育过程中逐渐产生的。使用现代分子生物学技术 Southern 杂交和 Northern 杂交能验证鸡的三种细胞的基因差异表达（表 4-2）。用卵清蛋白基因、胰岛素基因和 β-珠蛋白基因分别制作 DNA 探针，对三种细胞的基因组 DNA 进行 Southern 杂交实验，结果显示，三种细胞的基因组 DNA 中均存在卵清蛋白基因、胰岛素基因和 β-珠蛋白基因；用同样的三种基因片段作为探针，对这三种细胞中提取的总 RNA 进行 Northern 杂交实验，结果显示，卵清蛋白 mRNA 仅在输卵管细胞中表达，胰岛素 mRNA 仅在胰岛 β 细胞中表达，β-珠蛋白 mRNA 仅在成红细胞中表达。

表 4-2　分子杂交技术检测基因及 mRNA 在鸡的不同细胞的表达情况

实验方法	Southern 杂交 DNA 探针-细胞总 DNA			Northern 杂交 DNA 探针-细胞总 RNA		
细胞类型	输卵管细胞	成红细胞	胰岛 β 细胞	输卵管细胞	成红细胞	胰岛 β 细胞
卵清蛋白基因 DNA 探针	+	+	+	+	−	−
β-珠蛋白基因 DNA 探针	+	+	+	−	+	−
胰岛素基因 DNA 探针	+	+	+	−	−	+

（二）细胞分化是奢侈基因在时间与空间上的差异表达

细胞分化是通过严格而精密的基因选择性表达实现的。分化细胞基因组所表达的基因可以分为持家基因（house-keeping gene）和奢侈基因（luxury gene）。持家基因（house-keeping gene），也被称为管家基因，是生物体所有细胞中都表达，为维持细胞存活和生长所必需的蛋白质编码的基因，如糖酵解酶类、细胞骨架蛋白、染色质的组蛋白和核糖体蛋白的编码基因等。奢侈基因（luxury gene），又称组织特异性基因（tissue-specific gene），是特定类型细胞中为其执行特定功能蛋白质编码的基因，不同奢侈基因的特异性表达赋予了分化细胞不同的特征，如前文的卵清蛋白基因、胰岛素基因和 β-珠蛋白基因等。

在多细胞生物个体发育过程中，基因的表达具有严格的时间和空间（或组织）特异性，实际上是奢侈基因在时间与空间上的差异表达。表达血红蛋白是红细胞分化的主要特征。脊椎动物的血红蛋白由 2 条 α-珠蛋白链和 2 条 β-珠蛋白链组成四聚体。α-珠蛋白和 β-珠蛋白基因结构相似，都属于同一基因簇（基因家族），但分别定位于不同染色体上，在哺乳动物中，每个基因家族的不同成员分别在发育的胚胎、胎儿和成体各个阶段表达，生成不同的血红蛋白。人 β-珠蛋白基因家族包括五个基因——ε、$^G\gamma$、$^A\gamma$、δ 和 β，分别在发育的不同阶段表达：ε 基因在早期胚胎的卵黄囊中表达；$^G\gamma$ 和 $^A\gamma$ 基因在胎儿肝脏中表达；δ 和 β 基因在成人骨髓红细胞前体细胞中表达。所有这些基因的蛋白质产物都与 α-珠蛋白基因编码的 α-珠蛋白结合，从而在发育的三个阶段中分别形成有不同生理特性的血红蛋白。在个体发育过程中，同一基因产物在不同的组织器官中表达是有差异的。不同组织细胞中不仅表达的基因数量不相同，而且基因表达的强度和种类也各不相同，这就是基因表达的组织特异性。如鸡的卵清蛋白仅在输卵管细胞中表达，胰岛素仅在胰岛 β 细胞中表达，β-珠蛋白仅在红细胞中表达。

每种类型细胞的细胞分化是由多种调节蛋白共同参与完成的。不仅每个基因拥有许多基因调节蛋白来调控它，而且每个基因调节蛋白也参与调控多个基因。在启动细胞分化的各类调节蛋白中，一个关键调节蛋白的表达能够启动特定谱系细胞的分化。在个体发育过程中，一个关键基因调节蛋白的表达能够引发一整串下游基因的表达。例如，在哺乳动物的成肌细胞向肌细胞分化过程中，myoD 基因起重要作用。myoD 在肌前体细胞和肌细胞中表达，它的表达将引起某一级联反应,包括 MRF4、myogenin 基因的顺序活化,导致肌细胞分化(图 4-12)。

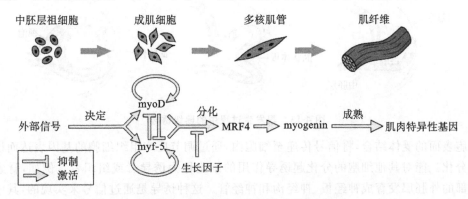

图 4-12 脊椎动物骨骼肌细胞分化机制

二、影响细胞分化的因素

(一)细胞决定与细胞记忆

细胞决定(cell determination)是指在个体发育过程中,在细胞形态、结构和功能等可识别的分化特征出现之前细胞的分化命运就已经确定了。在原肠期胚胎形成了内、中、外三个胚层,在形态上看不出什么差异,但是它们具有不同的预定的发育和分化去向:内胚层(endoderm)将发育为消化道及其附属器官、唾液腺、胰腺、肝脏以及肺等的上皮成分;中胚层(mesoderm)将发育成骨骼、肌肉、纤维组织和真皮,以及心血管系统和泌尿系统;外胚层(ectoderm)则形成神经系统、表皮及其附属物。

细胞的分化去向源于细胞决定,现有研究认为卵细胞细胞质的不均一性与细胞决定密切相关。在卵母细胞的细胞质中,许多 mRNA 与蛋白质结合后处于非活性状态。在卵母细胞发育到卵细胞的过程中,非活性的 mRNA 在卵细胞质中不均匀分布,受精后形成的受精卵的非活性的 mRNA 不均一地分配到不同的子细胞中,因而卵裂细胞含有不同的 mRNA,非活性的 mRNA 被激活后,子细胞向不同的方向分化。

细胞可以将细胞决定的这种作用储存起来并形成长时间的记忆,逐渐向特定方向分化。果蝇成虫盘(imaginal disc)细胞是果蝇幼虫体内已决定的尚未分化的细胞团,在幼虫发育的变态期之后,不同的成虫盘可以逐渐发育为果蝇的不同器官,如腿、翅、触角等成体结构。有研究人员将成虫盘的部分细胞移植到成体果蝇腹腔内,在果蝇腹腔中移植 9 次、细胞增殖 1800 代之后再移植到幼虫体内,被移植的成虫盘细胞在幼虫变态时,仍能发育成相应的成体器官。

(二)胞外信号分子对细胞分化的影响

胚胎发育过程中,一部分细胞对周围细胞产生影响并使其向一定方向分化的现象,称为胚胎诱导(embryonic induction)或近旁组织的相互作用(proximate tissue interaction)。最典型的例子是眼发生过程中的逐级诱导过程(图 4-13),早期的视泡诱导与之接触的外胚层的上皮细胞形成晶状体,晶状体又诱导覆盖在其上方的外胚层形成角膜。

胚胎诱导主要是通过诱导组织释放的各种旁分泌产生的信号分子来实现的。发育过程中常见的旁分泌产生的信号分子有成纤维细胞生长因子(fibroblast growth factor,FGF)、Hedgehog 家族蛋白、Wnt 家族蛋白、TGF-β 超家族等类型。这些因子在胚胎的不同发育阶段以及处于不同位置的胚胎细胞中差异表达,导致细胞分化方向的改变,这种现象称为位置效应(position effect)。这些旁分泌因子以诱导组织为中心形成由近及远的浓度梯度,它们与反应

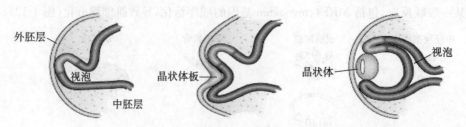

图 4-13 眼发生过程中的逐级诱导

组织细胞表面的受体结合,将信号传递至细胞内,通过调节反应组织细胞的基因表达而诱导其发育和分化。能对其他细胞的分化起诱导作用的细胞称为诱导者或组织者。例如,脊索可诱导其顶部的外胚层发育成神经板、神经沟和神经管。这种诱导是通过信号来实现的,其中有些诱导信号是短距离的,仅限于相互接触的细胞间;有些是长距离的,通过扩散作用于靶细胞。诱导的信号作用方式有诱导信号(inductive signaling)、级联信号(cascade signaling)、梯度信号(gradient signaling)、拮抗信号(antagonistic signaling)、组合信号(combinatorial signaling)、侧向信号(lateral signaling)等,见图 4-14。

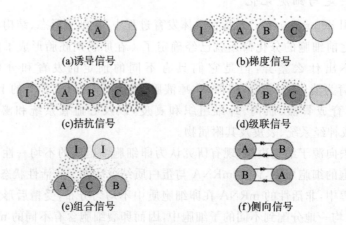

图 4-14 诱导的信号作用方式

(三)激素对细胞分化的影响

激素是远距离细胞间的相互作用的细胞分化调节因子,激素虽然分布在整个循环系统,但它只作用于特定的靶细胞,促进其生长和分化。激素影响细胞分化与发育的典型是动物发育过程中的变态(metamorphosis)效应。如在雄性哺乳动物中,睾丸分泌的激素能促进乌尔夫氏管的发育,而引起米勒管的萎缩;摘除胚胎睾丸,则促进米勒管的发育,形成雌性生殖管道。昆虫的变态发育受保幼激素和脱皮激素调控,前者的功能是保持幼虫特征,促进成虫器官原基的发育,后者的功能是促进蜕皮和成虫形态的出现,当两者保持一定的比例时,幼虫蜕皮而长大,当保幼激素含量减少或不合成时,幼虫化蛹,成虫器官发育,最后变为成虫。成虫期又开始合成保幼激素,促进性腺的发育。

(四)环境对细胞分化的影响

环境因素对细胞分化产生影响进而影响到生物的个体发育,涉及的环境因素有物理因素、化学因素和生物因素。如孵化温度可以决定某些爬行动物(如鳄鱼)的性别,密西西比短吻鳄(*Alligator mississippiensis*)和红耳龟(*Trachemys scripta elegans*)的不同孵化温度影响性别(图 4-15)。而哺乳类动物(包括人类)B 淋巴细胞的分化与发育则依赖于外来抗原的刺激,如在妊娠早期时感染风疹病毒易引起先天性白内障和心脏发育畸形。

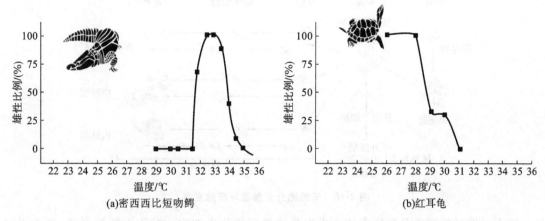

图 4-15 密西西比短吻鳄和红耳龟的不同孵化温度与性别比例

(a)密西西比短吻鳄   (b)红耳龟

三、干细胞

（一）干细胞的定义与特点

干细胞(stem cell,SC)是一类具有自我更新(self-renewing)和分化潜能的细胞,即干细胞保持未定向分化状态且具有增殖能力,在合适的条件下或给予合适的信号,它可以分化成多种功能细胞或组织器官。干细胞在形态学上呈圆形或椭圆形、体积较小、核质比较大,细胞质中各种细胞器不够发达,生化特征表现为具有较高的端粒酶活性,不同类型的干细胞可能具有特异的生化标志,如 nestin 为神经干细胞的标志分子。干细胞的增殖速度缓慢且稳定,干细胞增殖时,首先要经过一个短暂的增殖期,产生过渡细胞。干细胞存在于人体或动物个体整个发育过程的各种组织中,是个体的生长发育、组织器官的结构和功能的动态平衡,以及其损伤后的再生修复等生命现象发生的重要基础。

（二）干细胞的分类

根据个体发育过程中出现的先后次序不同,干细胞又可分为胚胎干细胞(embryonic stem cell)和成体干细胞(adult stem cell)。成体干细胞又称为组织干细胞,存在于成年动物的许多组织和器官,可以分为造血干细胞、骨髓间充质干细胞、神经干细胞、肌肉干细胞等。在特定条件下,成体干细胞或者产生新的干细胞,或者按一定的程序分化,形成新的功能细胞,从而使组织和器官保持生长和衰退的动态平衡。

根据分化潜能的大小,干细胞可以分为三种类型:①全能干细胞(totipotent stem cells),指那些具有发育全能性的早期胚胎细胞,如处于 8 细胞期(有的哺乳动物为 16 细胞期)之前的每一个胚胎细胞(包括受精卵),这种状态的任何一个细胞植入子宫后,都可以发育为一个完整的个体。②多能干细胞(pluripotent stem cell),指那些具有分化为成熟个体中所有类型细胞的潜能,但不能形成完整个体的早期胚胎干细胞,也习惯称为胚胎干细胞(embryonic stem cell,ES 细胞),如内细胞团。胚胎干细胞(ES 细胞)的主要来源是植入前囊胚泡的内细胞团,在体外培养环境中 ES 细胞首先形成胚状体,并分化为三胚层干细胞,然后三胚层干细胞再分化成不同的组织细胞。③单能干细胞(unipotent stem cells),是指在组织器官发育过程中起着重要作用的干细胞,是一种专能干细胞(multipotent stem cell)。在成体组织中的干细胞也称成体干细胞(adult stem cell),如图 4-16 所示。

（三）细胞分化与干细胞

细胞分化的稳定性(stability)是指在正常生理条件下,已经分化为某种特异的、稳定类型

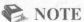

NOTE

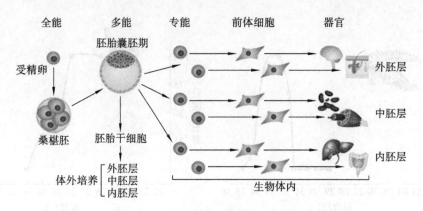

图 4-16 干细胞分化潜能与胚胎发育

且一般不可能逆转到未分化状态或者成为其他类型的分化细胞。对于干细胞来说,处于不同发育阶段和不同组织器官中的干细胞的分化潜能则具有严格的谱系限定性,受精卵可以形成个体,内细胞团细胞(多能干细胞)可以产生个体中任何一种组织细胞,专能干细胞只产生其细胞谱系内的细胞类型,而不产生其他组织中的细胞类型。然而在某些特定条件下,已分化的细胞可以重新进入未分化状态或转分化为另一种类型细胞,可以有去分化、转分化,对于干细胞,还有转决定和直接诱导分化(图 4-17)。去分化(dedifferentiation)是指在某些条件下,分化了的细胞也不稳定,其基因活动模式也可发生可逆性的变化,而又回到未分化状态。特定条件下已分化的细胞可转分化为另一种类型细胞。在高度分化的动物细胞中还可见到另一种现象,即从一种分化状态转变为另一种分化状态,这种情况称为转分化(transdifferentiation)。直接诱导分化(directly induced differentiation)是指将多能干细胞直接诱导为一种特定的分化细胞。转决定(transdetermination)是指将一种干细胞或前体细胞(progenitor cell)诱导分化为与其共同的干细胞谱系内的另一种细胞类型。

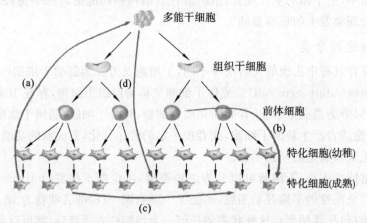

图 4-17 干细胞的可塑性
(a)去分化;(b)转决定;(c)转分化;(d)直接诱导分化

在动物和人类中,体细胞部分去分化的例子较多(如蝾螈肢体再生时形成的胚芽细胞及人类的各种肿瘤细胞等),但体细胞通常难以完全去分化而成为全能细胞。然而研究发现,一些"诱导"因子能够将小鼠和人的体细胞直接重编程而去分化为具有多向分化潜能的诱导多能干细胞。在高等动物中,现有手段可以将已经分化的体细胞向多能干细胞或者其前体细胞逆向转化。如采用高表达特定转录因子的手段,将四个转录因子(Oct3/4、Sox2、c-Myc、KLF4)基因导入小鼠皮肤成纤维细胞(fibroblast)中,可以使来自胚胎小鼠或成年小鼠的成纤维细胞获得类似胚胎干细胞(embryonic stem cell, ES 细胞)的多能性,这些细胞称为诱导多能干细胞(induced pluripotent stem cell, iPS 细胞),如图 4-18 所示。

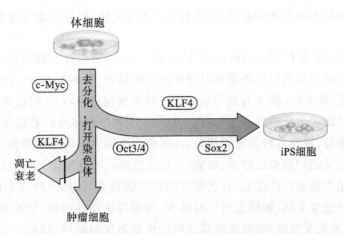

图 4-18　诱导多能干细胞(iPS 细胞)建系过程的示意图

四、细胞分化与医学

细胞分化是包括人类在内的多细胞生物个体发育的基础。细胞分化与发育异常将引起多种疾病,理解细胞分化的本质,有助于研究疾病发生的机制,有助于寻找新的防治方法。

肿瘤细胞和胚胎细胞(包括干细胞)具有许多相似的生物学特性,均呈现出未分化和低分化的特点,核质比大,核仁数目多,核膜和核仁轮廓清楚,细胞器不发达等。分化程度低或未分化的肿瘤细胞缺乏正常分化细胞的功能,如胰岛细胞瘤可无胰岛素合成,结肠肿瘤可不合成黏蛋白,肝癌细胞不合成血浆白蛋白等。从细胞分化观点分析肿瘤,认为分化障碍是肿瘤细胞的一个重要生物学特性,甚至有研究人员认为肿瘤本身是一种分化疾病,是由正常基因功能受控于错误的表达所致。从细胞分化角度来看,组织中存在专能干细胞,认为肿瘤的发生是由于组织中的干细胞发生突变的可能性最大。

生物界普遍存在再生现象,一般再生是指生物体缺失部分后重建的过程。再生医学通过研究生物体的组织特征与功能、创伤修复与再生机制及干细胞分化机制,寻找有效的生物治疗方法,促进机体自我修复与再生,或构建新的组织与器官以维持、修复、再生或改善损伤组织和器官功能。低等动物(如蝾螈)再生的本质是多潜能未分化细胞的发育。人类除了肝脏之外,一般不会再生器官,但是研究人员可以寻找相对未分化的多能干细胞或者诱导多能干细胞。现有的诱导多能干细胞技术已经比较成熟,可以诱导多能干细胞分化成目的体细胞和发育成类器官,有助于研究人及动物的发育机制及影响因素;可以模拟体内细胞与组织间复杂的相互作用,进行药学筛选、药理和毒性试验;有望为细胞移植提供无免疫原性的材料,如诱导多能干细胞产生神经细胞治疗神经退行性疾病(帕金森病、亨廷顿病、阿尔茨海默病等),用胰岛细胞治疗糖尿病,用心肌细胞修复坏死的心肌等。

第三节　细胞衰老

一、细胞衰老的定义

衰老可以分为机体水平、器官水平、组织水平、细胞水平、细胞器水平和生物大分子水平等不同层次的衰老。细胞衰老(cell senescence)是指随着时间的推移,细胞增殖能力和生理功能逐渐发生衰退的变化过程,衰老最终将导致细胞死亡。机体衰老不等于构成机体衰老的所有细胞都已发生衰老,细胞衰老将导致细胞的形态结构、功能和生理生化特征发生改变;细胞衰老是生物机体衰老的细胞生物学基础,机体衰老并不是疾病,但它可能与许多老年性疾病紧密关联。

1961 年,L. Hayflick 在《Experimental Cell Research》杂志发表研究结果,发现利用来自胚胎和成体的成纤维细胞进行体外培养时停止分裂的情况:发现胚胎的成纤维细胞分裂传代 50 次后进入生长停滞状态;而来自成年组织的成纤维细胞只培养 20 代就开始出现生长停滞;来自老年人的成纤维细胞只能培养 2~4 代。这些说明细胞在体外培养条件下的寿命,与所取培养细胞的组织年龄、种属等特性密切相关,这些规律被称为 Hayflick 界限。

细胞衰老将会导致细胞形态结构、功能、生理生化特征发生变化。细胞衰老的形态学变化主要表现为细胞结构的退行性改变:衰老细胞的细胞膜皱缩、细胞膜脆性和通透性发生改变,物质进出细胞膜的速度变化,细胞表面电荷减少,细胞膜流动性减低,细胞连接减少。衰老细胞的水分减少、细胞脱水皱缩,细胞膜和膜结构的细胞器如溶酶体、线粒体、内质网、高尔基复合体等中的不饱和脂肪酸与超氧自由基反应生成脂褐素;核膜内折凹陷,DNA 双螺旋解链能力下降,异染色质点状聚集、着色增强,核发生固缩、破碎及溶解等;线粒体的数目减少、体积增大、mtDNA 突变或丢失。衰老初期,线粒体嵴变小、氧化磷酸化产生 ATP 的能力降低;核糖体从内质网上脱离,粗面内质网总量减少,合成蛋白质能力下降;溶酶体活性下降,清除异物的能力下降,细胞内出现较多的色素颗粒及残余体的积累,但是半乳糖苷酶活性增加;细胞骨架体系出现紊乱,微管和微丝参与的信号传导途径发生改变。细胞衰老的生理学变化主要表现为功能衰退与代谢低下:衰老细胞的 DNA 复制能力丧失及对促有丝分裂刺激的效应减弱,不能进行正常 DNA 复制,细胞周期多停滞在 G_1 期和 S 期的衔接期;衰老细胞的酶活性中心被氧化,金属离子 Ca^{2+}、Zn^{2+}、Mg^{2+}、Fe^{2+} 等丢失,酶分子的二级结构、溶解度和等电点发生改变;绝大多数的 DNA 的复制与转录受到抑制,但个别基因会异常激活,端粒 DNA 丢失,线粒体 DNA 特异性缺失,DNA 氧化、断裂、缺失和交联,甲基化程度降低,mRNA 和 tRNA 含量降低;蛋白质总含量下降,细胞内蛋白质发生糖基化、氨甲酰化、脱氨基等修饰反应,导致蛋白质的稳定性、抗原性和可降解性下降,自由基使蛋白质肽键断裂,交联而变性;不饱和脂肪酸被氧化,引起膜脂之间或与脂蛋白之间交联,膜的流动性降低。

二、细胞衰老的机制

细胞衰老是复杂的生命活动,受到细胞内的基因及环境因素多重影响,目前有许多机制来解释细胞衰老。

自由基学说提出自由基导致细胞损伤和衰老。自由基是指那些在原子核外层轨道上具有不成对电子的分子或原子基团。若氧原子上含有不成对电子的自由基,称为活性氧自由基,包括超氧阴离子、过氧化氢和羟自由基。在正常生理条件下,机体的自由基来源于环境中的高温、辐射、光解、化学物质等引起的外源性自由基和机体内各种代谢反应产生的内源性自由基。由于自由基活性强,容易与细胞内的生物大分子发生损伤,过多的自由基会对许多细胞组分造成破坏。它们能使细胞膜中的不饱和脂肪酸氧化,从而使膜内酶活性破坏、膜蛋白变性、膜脆性增加、膜结构发生改变,因而膜的运输功能紊乱以致丧失,还能使 DNA 链和 RNA 链断裂、交联、碱基羟基化、碱基切除等,干扰遗传物质的复制和转录,导致 DNA 发生突变。

基因衰老学说提出衰老受衰老相关基因调控。该学说认为控制生长发育和衰老的基因都在特定时期有序地开启和关闭。现有研究已发现了许多与衰老有关的基因,根据其功能可分为衰老基因和抗衰老基因。衰老基因表达产物可以抑制 DNA 和蛋白质的正常合成,促进衰老,如 p16 基因。细胞衰老时 p16 基因的 mRNA 的转录及蛋白质表达水平增高,p16 基因表达增强将使细胞寿命变短;相反,如果抑制 p16 基因的表达,细胞的寿命则延长。长寿基因的产物可阻碍衰老基因的表达,如 WRN 基因。WRN 基因位于人 8 号染色体上,编码 DNA 解旋酶,是保证 DNA 复制所必需的基因;若 WRN 基因发生突变,则影响 DNA 复制,导致衰老提前和寿命缩短,比如 Werner 早衰症。

端粒学说提出染色体端粒随细胞分裂不断缩短为衰老的主要原因。端粒(telomere)是染色体末端由简单串联重复序列组成的特殊结构;细胞分裂过程中,端粒不能完全复制而逐渐变短。端粒随细胞的分裂不断缩短,当端粒长度缩短到一定阈值时,细胞就进入衰老过程。端粒酶是一种由 RNA 和蛋白质组成的核糖核蛋白酶,可使端粒长度增加,在生殖细胞和肿瘤细胞等细胞中活性高,这些细胞端粒随着细胞分裂并不变短,而正常的体细胞中则缺乏端粒酶或端粒酶活性很低,端粒随细胞的分裂不断缩短。

代谢废物累积学说提出代谢废物积累可引起细胞衰老。生物代谢过程中,由于细胞功能衰退,细胞不能将某些代谢废物及时排出胞外,同时也不能将其降解与消化,这样代谢废物越积越多,在细胞中占据的空间越来越大,影响细胞代谢废物的运输,以致阻碍了细胞的正常生理功能,最终引起细胞的衰老。例如,脂褐质在细胞内增加到一定程度,造成细胞衰老。

除了上述学说外,还有 DNA 损伤衰老学说、分子交联学说、差误灾难学说、糖基化学说、神经免疫网络论、钙调蛋白学说、微量元素学说等。

第四节 细胞死亡

细胞死亡是指细胞生命现象的终结。传统的细胞死亡方式包括细胞坏死和细胞凋亡。近年来,该领域分子机制的研究取得了长足进步,2009 年细胞死亡命名委员会(Nomenclature Committee on Cell Death,NCCD)建议统一根据形态学标准定义和分类细胞死亡,目前发现细胞死亡种类有凋亡(apoptosis)、自噬性细胞死亡(autophagic cell death)、坏死(necrosis)、角化性细胞死亡(cornification)和非典型细胞死亡,方式包括有丝分裂崩溃(mitotic catastrophe)、失巢凋亡(anoikis)、沃勒变性(Wallerian degeneration)、副凋亡(paraptosis)、细胞焦亡(pyroptosis)、内亡(entosis)、兴奋性中毒(excitotoxicity)、铁死亡(ferroptosis)。2012 年该委员会又根据功能分类,把程序性死亡形式分为失巢凋亡(anoikis)、自噬性细胞死亡(autophagic cell death)、依赖的内源性凋亡(caspase-dependent intrinsic apoptosis)、不依赖的内源性凋亡(caspase-independent intrinsic apoptosis)、角化性细胞死亡(cornification)、内亡(entosis)、死亡受体引起的外源性凋亡(extrinsic apoptosis by death receptors)、依赖受体引起的外源性凋亡(extrinsic apoptosis by dependent receptors)、有丝分裂崩溃(mitotic catastrophe)、坏死性凋亡(necroptosis)、PARP-1 依赖性细胞死亡(parthanatos)、细胞焦亡(pyroptosis)。本书主要介绍传统分类的细胞坏死和细胞凋亡。

一、细胞坏死

细胞坏死(necrosis)是细胞受到环境中的物理或化学刺激,导致病理状况(如创伤、缺血、缺氧等)而发生被动死亡,不能被细胞信号转导的抑制剂阻断。死亡细胞的生物膜(细胞膜、细胞器膜等)破坏,细胞及细胞器水肿,但染色质不发生凝集,紧接着,细胞膜崩解、组织自溶(坏死细胞被自身的溶酶体消化),细胞内容物及前炎症因子释放,引发急性炎症反应。

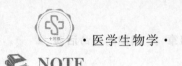

二、细胞凋亡

（一）细胞凋亡的定义

细胞凋亡（apoptosis）是细胞在一定的生理或病理条件下（内源或外源信号诱导下），其死亡途径被激活，并在有关基因的调控下发生的程序性死亡过程。

目前很多情况下，细胞凋亡亦被称程序性细胞死亡（programmed cell death，PCD），即在一定时间内，细胞按特定的程序发生死亡，这种细胞死亡具有严格的基因时控性和选择性。但许多学者认为细胞凋亡与 PCD 有一定的区别，PCD 是个功能性分类概念，而凋亡是一个形态学分类概念。

（二）细胞凋亡的形态特征变化

细胞凋亡的形态特征变化主要包括细胞皱缩、染色质凝聚及边缘化、细胞膜内侧的磷脂酰丝氨酸外翻、凋亡小体形成、细胞骨架解体等。

凋亡的主要过程首先为细胞表面的特化结构如微绒毛消失，细胞间的接触消失，但细胞膜依然完整；线粒体大体完整，但核糖体逐渐从内质网上脱离，内质网囊腔膨胀，并逐渐与质膜融合；染色质固缩，形成新月形帽状结构等形态，沿着核膜分布；然后形成凋亡小体，核染色质断裂为大小不等的片段，与某些细胞器如线粒体一起聚集，为反折的细胞质膜所包围；细胞表面产生了许多泡状或芽状突起，逐渐形成单个的凋亡小体；最后凋亡小体逐渐被邻近的细胞吞噬并消化。

（三）细胞凋亡的生化特征变化

1. DNA 片段化　细胞凋亡时，细胞的内源性核酸内切酶（endonuclease）活化、特异地在 DNA 连接区切断 DNA 链，形成长度为 180～200 bp 整数倍的寡聚核苷酸片段，在进行琼脂糖凝胶电泳时，凋亡细胞表现出特征性的 DNA 梯状条带（DNA ladder），而细胞坏死时，DNA 随意断裂为长度不一的片段，琼脂糖凝胶电泳呈"弥散状"。

2. 细胞凋亡中的蛋白酶　细胞凋亡的起始、发生及发展过程是受多种蛋白酶调控的，如天冬氨酸特异性的半胱氨酸蛋白水解酶（cysteine proteinases）家族、端粒酶或分裂素及钙蛋白酶（calpain）等。

3. 细胞质中 Ca^{2+}、pH 值的变化　胞内 Ca^{2+} 库（如内质网）释放，胞外 Ca^{2+} 内流使细胞质内 Ca^{2+} 持续升高，启动细胞凋亡，Ca^{2+} 的释放影响了细胞内的稳态，从而触发凋亡。细胞质内的 pH 值改变，如胞质碱化和酸化均能影响细胞凋亡。

4. 线粒体参与细胞凋亡中的作用　在细胞凋亡过程中，线粒体呼吸链受损，能量代谢受到破坏，线粒体释放细胞色素 C（cytochrome C，cyt C），产生活性氧类物质（reactive oxygen species，ROS），线粒体渗透转变孔（permeability transition pore，PT pore）通透性升高，这些变化或引发细胞凋亡，或参与细胞凋亡信号通路，或是参与形成效应产物等。

（四）细胞凋亡的检测方法

检测细胞凋亡的方法有很多，一般根据其形态学特征、生化特征，利用流式细胞仪进行检测。

利用形态学特征鉴定细胞凋亡主要是利用光学显微镜和电子显微镜。对组织或细胞进行各种染色，如台盼蓝染色、HE 染色、甲基绿-派诺宁染色、吉姆萨（Giemsa）染色，可在普通光学显微镜下观察；用荧光染料如 DAPI、吖啶橙、Hoechst 33258 对组织或细胞进行染色，在荧光显微镜下观察或制成超薄切片，再用电子显微镜观察，这两种方法都可以区分细胞凋亡与坏死。如吉姆萨染色可以使染色质着色，用普通光学显微镜可以观察到染色质凝集、边缘化及凋亡小体的形成。

有许多根据凋亡细胞的生化特征开发的细胞凋亡检测方法。凋亡细胞表现出生化特征性的 DNA 梯状条带(DNA ladder),可用琼脂糖凝胶电泳法、原位末端标记法、ELISA 法等进行检测。这些方法具有很高的特异性和敏感性,为凋亡的研究提供了强有力的工具。

用流式细胞仪可以检测出凋亡细胞,在 DNA 直方图上正常二倍体细胞的 G_0/G_1 峰前出现一个亚二倍体峰(apoptotic peak,AP 峰),如图 4-19 所示。在细胞凋亡早期,位于细胞膜内侧的磷脂酰丝氨酸(PS)迅速翻转到细胞膜外侧,使 PS 暴露在细胞膜表面,可以用 PS 与膜联蛋白 V 的相互作用检测外翻的 PS;碘化丙啶(propidium iodide,PI)是一种核酸染料,它不能透过完整的细胞膜,但 PI 能够透过凋亡中晚期的细胞和死细胞的细胞膜,并与细胞核结合呈现红色。利用荧光染色实现在同一个细胞中检测上述两个凋亡事件。流式细胞仪双重凋亡检测试剂盒灵敏度和特异性都很高,已得到广泛应用。

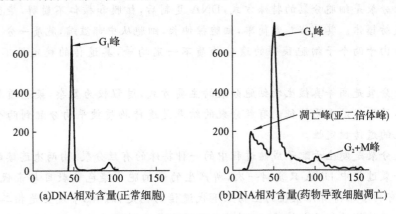

图 4-19 流式细胞术分析凋亡细胞
注:处理的细胞在 G_1 峰左侧可见一典型的凋亡峰型(亚二倍体峰)。

(五)细胞凋亡与医学

细胞凋亡在机体正常发育和自稳态的维持过程中发挥重要作用。细胞凋亡还是一种生理性保护机制,它能清除损伤、衰老与突变的细胞,维持生理平衡。某些致病因素可使正常细胞的凋亡机制失控,致使细胞凋亡减弱或增强,从而破坏机体细胞的自稳态,最终导致各种疾病的发生,例如,肿瘤就是细胞凋亡过低导致的。现有研究发现在许多恶性肿瘤发病过程中,凋亡活化基因被抑制和凋亡抑制基因被激活,使得机体不能正常清除恶变细胞。如阿尔茨海默病(AD)就是细胞凋亡过度导致的。阿尔茨海默病的发生是由于 β-淀粉样蛋白在海马及基底神经核的神经元中过量表达,诱导神经元凋亡,从而导致大量神经元丧失。

三、细胞其他死亡方式

自噬性细胞死亡是 1966 年 Duve C 和 Wattiaux R 在发现溶酶体的同时发现的细胞的自吞噬现象。自噬性细胞死亡(autophagic cell death)是指一些损坏的蛋白或细胞器被双层膜结构的自噬小泡包裹后,送入溶酶体(动物)或液泡(酵母和植物)中进行降解并被循环利用。自噬性细胞死亡也是一种生理性保护机制,细胞可以自噬、清除或降解受伤、变性、衰老和失去功能的细胞器及生物大分子,持续自噬将导致细胞死亡。

正常上皮细胞或不具备转移性质的实体瘤细胞从原位脱落进入血流后就会引发细胞凋亡,这种在脱离原来生存环境的特殊情况下诱发的细胞凋亡称为失巢凋亡。失巢凋亡可以防止脱落的细胞种植并生长于其他不适宜的地方。肿瘤细胞,尤其是转移的恶性肿瘤细胞,具有极强的抵抗失巢凋亡的特性,其从瘤体上脱落进入循环系统后并不发生凋亡,通过自分泌、旁

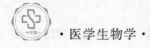

分泌机制抵抗凋亡得以存活,并重新获得附着能力而扩散、转移和侵袭。

细胞焦亡(pyroptosis)是由一种微生物感染等引起的程序性细胞死亡方式,其特征为依赖caspase-1,并伴有大量促炎症因子的释放。细胞焦亡广泛参与感染性疾病、神经系统相关疾病和动脉粥样硬化性疾病等的发生发展。与凋亡的形态学相似,细胞焦亡的细胞表现为细胞核浓缩,染色质 DNA 断裂以及 TUNEL 染色阳性。但与凋亡不同,细胞焦亡时细胞膜完整性丧失后胞内容物释放,可诱发炎症反应。

小结

细胞增殖是生命的重要特征。细胞通过分裂进行增殖,繁衍后代。细胞增殖方式主要有 3 种:无丝分裂、有丝分裂和减数分裂。

无丝分裂是细胞分裂的特殊方式,DNA 复制后,核膜和核仁不崩解,染色质不凝集,也不形成纺锤体。其过程非常简单,细胞核伸长,细胞从中部溢缩,胞质一分为二,形成两个细胞。由于两个子细胞获得的遗传物质不一定均等,其遗传的稳定性不一定能得到保证。

有丝分裂是高等真核生物细胞分裂的主要方式,过程较为复杂,染色质凝集、纺锤体及收缩环的形成是重要特征。有丝分裂的结果是遗传物质被平均分配到两个子细胞,保证了细胞的遗传稳定性。

减数分裂是发生于配子成熟过程中的一种特殊的有丝分裂,由两次连续的分裂组成,因整个分裂过程中 DNA 只复制一次,所产生的子细胞中染色体数目与亲代细胞相比减少一半,有利于维持有性生殖的生物上下代遗传的稳定性。配子发生是指二倍体的生殖细胞成为单倍体的卵子或精子,分别称为卵子发生和精子发生。卵原细胞发育为卵子的过程一般可分为增殖期、生长期、成熟期三个时期,经过一系列变化过程特别是减数分裂过程,由二倍体的卵原细胞转变为单倍体的卵子。精原细胞发育为精子的过程与此类似,但是形态差异极大。

细胞周期是指细胞从前一次有丝分裂结束开始到这一次有丝分裂结束为止所经历的全过程。包括分裂期和间期两个阶段。分裂期细胞形态变化明显,细胞在间期中进行活跃的蛋白质、核酸等物质的合成。根据 DNA 合成情况,间期细分为三个时期,即 G_1 期、S 期、G_2 期。细胞周期进程严格受控于细胞中由多种蛋白构成的复杂调控网络。细胞周期蛋白(cyclin)与细胞周期蛋白依赖性激酶(CDK)是这一调节体系的核心,其他成员还包括生长因子、抑素、cAMP、RNA 剪接因子等。细胞周期与医学关系密切,细胞分裂、增殖构成组织再生的基础。细胞周期的异常可导致肿瘤的产生,了解肿瘤细胞周期的特点有利于对肿瘤进行临床治疗,并能帮助确定有效的治疗方法及指导用药。

细胞分化指在个体发育中,由同一来源的细胞(如受精卵)经细胞分裂后逐渐在形态、结构、功能和特征上产生稳定差异,形成不同的细胞类群的过程。细胞分化的方向由细胞决定来选择。细胞分化的分子基础是基因的选择性表达。细胞分化受多种因素的影响。

细胞衰老是指随着时间的推移,细胞增殖能力和生理功能逐渐发生衰退的变化过程,衰老最终将导致细胞死亡。机体衰老不等于构成机体衰老的所有细胞都已发生衰老。细胞衰老导致细胞的形态结构、功能和生理生化特征发生改变;细胞衰老是生物机体衰老的细胞生物学基础;细胞衰老是许多老年病发病的基础。无论细胞的寿命有多长,最后的结局都是衰老和死亡。

细胞的各种生命现象发生不可逆的终结称为细胞死亡。细胞死亡有两种形式:细胞坏死和细胞凋亡。细胞坏死是细胞受到化学因素、物理因素和生物因素等的伤害,导致细胞死亡的现象。细胞凋亡是细胞在一定的生理或病理条件下(内源或外源信号诱导下),其死亡途径被激活,并在有关基因的调控下发生的程序性死亡过程。检测细胞凋亡可分为三方面:形态学检测、生化检测和流式细胞仪检测。

能力检测

1. 何谓细胞增殖周期? 其包含哪几个时期?

2. 比较有丝分裂和减数分裂的异同。

3. 简要说明 CDK 在细胞周期中是如何执行调节功能的。

4. 影响细胞分化的因素有哪些?

5. 结合细胞凋亡特征列举细胞凋亡的检测方法有哪些。

能力检测答案

(董　超　李国庆)

推荐阅读文献

[1]　王望九. 医学生物学[M]. 2 版. 北京:中国中医药出版社,2016.

[2]　赵宗江. 细胞生物学[M]. 3 版. 北京:中国中医药出版社,2016.

[3]　刘佳,周天华. 医学细胞生物学[M]. 北京:高等教育出版社,2014.

第五章　胚胎发育

本章PPT

第一节　胚胎发育过程

胚胎发育指的是胚胎从受精卵到胚胎脱离卵膜的这一过程。最早的起源是将只有单套染色体的细胞，融合成具有双套染色体的卵，可以经由卵子与精子受精而形成，也可以经由无性繁殖产生。再进行称为卵裂的快速的有丝分裂后，最后各种细胞分化成不同的组织、系统与器官，如皮肤、神经系统、骨骼与肌肉、循环系统等，形成完整的生物个体。

一、卵裂和囊胚的形成

精子与卵子结合之后会形成受精卵，由于卵黄的分布具有不对称的特性，因此受精卵可以分为动物极（会发展成外胚层）和植物极（会发展成中胚层与内胚层）。在卵裂时期，卵子会先分裂成两个细胞，之后细胞通常会逐次倍增，但是对哺乳类而言，有时候会有不同时分裂并造成只有奇数个细胞的现象。在这个阶段，胚胎的总体积大致不变。

细胞分裂成16～64个细胞的阶段，称为桑葚胚（morula），在这个阶段，动物极的分裂频率会超越靠近植物极且具有卵黄的细胞群。到了128个以上细胞数目的阶段，称为囊胚（blastula），囊胚内部靠近动物极的区域会形成一个囊胚腔。

不同的物种具有不同的卵裂方式，可以分为完全卵裂（holoblastic cleavage）和不完全卵裂（meroblastic cleavage），分别又可以细分成许多不同方式，如无脊椎动物的辐射卵裂与螺旋卵裂、哺乳动物的旋转式分裂等。

二、原肠胚的形成

当细胞分裂成为囊胚之后，会经过一段称为原肠形成的形态发生过程，之后形成原肠胚。原肠形成过程有许多不同方式，大致分成以下5种方式。

1. 内陷式（invagination）　植物极的细胞向胚胎内部凹陷，最后穿过胚胎在另一端开口。值得注意的是，后来出现的开口会成为动物的口部，原先的凹陷处则成为肛门，后口动物因此而得名，如海胆的内胚层。

2. 衰退式（involution）　植物极的细胞向内沿囊胚腔内壁增生，外部则被动物极细胞取代，如青蛙的中胚层。

3. 进入式（ingression）　特定地方的细胞在分裂之后，移动到其他特定的位置，如海胆的中胚层、果蝇的神经母细胞。

4. 脱层式（delamination）　外层的细胞滑动，原本只有一层的细胞增生为两层，如哺乳类与鸟类的下胚叶（hypoblast）。

5. 包覆式（epiboly）　外层的细胞扩张，向植物极的凹陷处挤压，逐渐向囊胚腔内壁移动成为两层，如青蛙与海胆的外胚层。

动物的胚胎利用这5种方式形成了外胚层、中胚层与内胚层的组合，而这三种胚层在之后会形成各种细胞。如由内胚层发展而来、具有多潜能性的间叶细胞，其可以分化成成纤维细胞、软骨母细胞、硬骨母细胞、脂肪细胞、平滑肌细胞、横纹肌母细胞、造血母细胞等。

三、神经胚的形成

胚胎形成中枢神经系统原基即神经管的过程称为神经胚形成（neurulation），正在进行神经管形成的胚胎称为神经胚（neurula）。

神经胚形成主要有两种方式：初级神经胚形成（primary neurulation）和次级神经胚形成（secondary neurulation）。初级神经胚形成：指由脊索中胚层诱导覆盖于上面的外胚层细胞分裂、内陷并与表皮脱离形成中空的神经管。次级神经胚形成：指外胚层细胞下陷进入胚胎形成实心细胞索，接着再空洞化形成中空的神经管。

外胚层细胞的命运：背部中线区的细胞将形成脑和脊髓；中线区外侧的细胞将生成皮肤；上述二者相交处的细胞为神经嵴细胞（neural crest），它们将迁移到各处形成外周神经元、色素细胞、神经胶质细胞等。神经管形成的起始：来自背部中胚层的信号诱导预置神经板边缘的细胞的背侧收缩，而预置的表皮细胞向中线移动，使表皮与神经板交接处凸起形成神经褶。

人类胚胎的神经管闭合缺陷症是由不同区域的神经管的封口时间不同导致的。若第二区封口失败，则胚胎的前脑不发育，导致致死性的无脑症；若第 5 区不封口则导致脊柱裂口症。Sonic Hedgehog、Pax3 等因子是神经管闭合所必需的。孕妇服用叶酸和适量的胆固醇可降低胎儿患神经管缺陷的风险。

（一）初级神经胚形成的过程

1. 神经板形成　位于背中线处预定形成神经组织的外胚层细胞变长加厚，而预定形成表皮的细胞则变得更加扁平，使预定神经区上升到周围外胚层的上面，由此形成神经板（neural plate）。神经板和表皮细胞都能发生固有运动（intrinsic movements）。神经板和表皮细胞协调一致的运动最终引起神经管举起和交叠。

2. 神经底板形成　以前认为只有神经板中线处细胞才能形成神经管底板，而外缘部分和神经褶则构成神经管最靠近背面的部分。头部神经底板形成方式可能如此。但最近证据表明，躯干神经底板具有独立起源，是由亨氏节一部分细胞"插入"神经板中央形成的。

3. 神经板的整形和弯曲　神经板的整形与神经板细胞内在力量直接有关。神经板最主要的整形作用是通过位于脊索上面的神经板中线细胞实现的，这些细胞被称为中间铰合点。神经板的弯曲通过神经板细胞内在力量的作用而实现，同时外胚层细胞为神经管的弯曲提供了另一种动力。

4. 神经管闭合　左、右神经褶被牵引到背中线而结合到一起，神经管随即闭合。某些动物神经褶连接处的细胞形成神经嵴细胞，但哺乳类动物神经褶举起时头部神经嵴细胞就开始迁移。神经管的形成并非在整个外胚层同时发生，如 24 h 鸡神经胚的尾部区域仍在进行原肠作用时，头部神经管已明显形成。神经管前后两端的开口分别称为前端神经孔和后端神经孔。神经管最终形成一个与表面外胚层分离的闭合的圆柱体。神经管和表面外胚层的分离被认为是受不同的细胞粘连分子表达调节的。神经管细胞最初都表达 E-细胞选择蛋白（E-cadherin），代之以合成 N-选择蛋白（N-cadherin）和 N-CAM。结果两种组织不再黏附在一起。

（二）次级神经胚形成的过程

次级神经胚形成可以看作是原肠作用的继续，只是背唇细胞并没有内卷到胚胎内部，而是在腹面不断生长。次级神经胚形成包括髓索的形成及其随后空洞化形成神经管。蛙和鸡胚的腰椎和尾椎形成时能观察到这种形式的神经胚形成。次级神经胚形成的特点如下：神经管由胚胎内细胞组成的实心索中空而成。鸟类、哺乳类、两栖类动物胚胎的后部神经管及鱼类胚胎

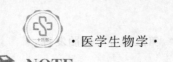

的全部神经管的形成均为此种方式。

（三）脑区形成

神经管同时在三个层次水平上分化成中枢神经系统：①在解剖学水平，神经管及其管腔膨胀和收缩而形成脑室和脊髓的中央管；②在组织学水平，神经管壁细胞发生重排形成脑和脊髓不同的功能区域；③在细胞学水平，神经上皮细胞本身分化成身体中不同类型的神经元和神经胶质。

（四）表皮和皮肤结构起源

神经胚形成之后，覆盖胚胎表面的细胞构成预定表皮。多数脊椎动物的表皮分为两层：外面一层为胚皮，是临时性结构，一旦底层细胞分化成表皮，胚皮便脱落；内面一层细胞称为基层或生发层，它是能形成所有表皮细胞的生发性上皮。

生发层细胞分裂产生外面另一层细胞，构成棘层。棘层和生发层一起构成马尔皮基层。马尔皮基层细胞再分裂产生表皮的颗粒层。颗粒层细胞不再分裂，开始分化成表皮细胞，即角质细胞。最终角质细胞形成角质层。角质层细胞生成后不久就脱落，并被颗粒层新形成的细胞所取代。

有两种主要生长因子能刺激表皮发育：第一种是转化生长因子-α（transforming growth factor-α，TGF-α）。TGF-α由基层细胞合成，并促进基层细胞自身分裂。银屑病患者的特征是大量表皮细胞脱落，可能与 TGF-α 过度表达有关。另一种生长因子是角质细胞生长因子（keratinocyte growth factor，KGF），也称为成纤维细胞生长因子 7（FGF7）。KGF 是真皮下面的成纤维细胞产生的一种外分泌生长因子，可调节基层细胞的增殖。

四、三胚层的发育

脊椎动物中胚层的分化对于器官和系统的发生起着主导和奠基的作用。其中脊索是这一阶段发育的启动者和组织者，而在脊索和神经管的作用下，中胚层分化深入。脊椎动物中胚层的分化发育与神经胚的形成几乎是同时进行、相互促进的，而神经胚发育的完成又为中胚层的进一步发育奠定了形态结构以及诱导控制环境的基础。

由于中胚层的形成减轻了内、外胚层的负担，引起了一系列组织、器官、系统的分化，为动物体结构的进一步复杂完备提供了必要的物质条件。中胚层的形成，促进了动物新陈代谢的加强。中胚层的形成也是动物由水生进化到陆生的基本条件之一。

（一）神经胚时期中胚层可分成 5 个区域

脊索中胚层（chordamesoderm）形成脊索；背部体壁中胚层（somitic dorsal mesoderm）形成体节和神经管两侧的中胚层细胞；中段中胚层（intermediate mesoderm）形成泌尿系统和生殖器官；侧板中胚层（lateral plate）形成心脏、血管、血细胞；头部间质（head mesenchyme）形成面部结缔组织和肌肉。

（二）心脏的发生

形成循环系统是侧板中胚层重要的功能之一。循环系统是发育过程中最先行使功能的系统，而心脏是第一个行使功能的器官。脊椎动物的心脏起源于脏壁中胚层的两个区域（心脏原基），分别位于身体的两侧。这两个区域与周围临近组织的相互作用决定心脏发育。

（三）血管的形成

血管是生理限制、物理限制和进化限制协调统一的产物。由中胚层形成血管的过程称为血管形成。鸡胚拥有两种成血管细胞。第一种是脑区轴旁中胚层提供形成头部血管的成血管细胞。第二种成血管细胞来自脏壁中胚层，它们移居到内脏器官、肠和主动脉基底部。

心脏发育的主要阶段如下：①预定心脏形成区的形成（预定心脏形成细胞通过原条迁移形成心脏原基）；②心脏形成细胞的分化；③两个心脏原基合拢形成心管；④心脏腔室的分隔，心脏四腔形成。

有三种生长因子可能参与血管形成的启动：第一种是碱性成纤维细胞生长因子（FGF2），为中胚层细胞形成血管细胞所必需；第二种是血管内皮生长因子（VEGF），VEGF能特异性地促进成血管细胞分化，并促进成血管细胞分裂增殖，形成血管内皮；第三种是血管生成素（angiopoietin-1），能调节内皮细胞和平滑肌细胞之间的相互作用。

（四）血细胞的发育

干细胞（stem cell）是能够保持胚胎细胞特性，大量增殖以产生更多的干细胞和更多的分化细胞的细胞群，它们在成年动物体内连续不断地经历进一步的发育变化。有些干细胞锁定在 G_0 期，而另一些干细胞则处于活跃的细胞周期中。干细胞后代进入的发育途径依赖于它所处位置的分子环境。干细胞存在于所有组织中，最容易研究且研究最多的是多能造血干细胞的发育。多能造血干细胞可以产生所有类型的血细胞，Till 和 McCulloch（1961）证实了它们的存在。最早的多能造血干细胞是 CFU-M、CFV-L。CFU-M、CFV-L 的发育取决于转录因子 SCL。缺少SCL 的小鼠将死于血细胞及淋巴细胞缺乏。CFU-M、CFV-L 能产生 CFU-S 细胞（血细胞）和CFU-L 细胞（淋巴细胞），两者都是多能干细胞，它们的后代能分化成大量不同类型的细胞。

第二节 胚胎发育的分子基础

一、细胞黏着与识别

在细胞识别的基础上，同类细胞发生聚集形成细胞团或组织的过程叫细胞黏着。它对于胚胎发育及成体的正常结构和功能都有重要的作用。在发育过程中，细胞间细胞黏着的不同强度，决定着细胞在内、中、外三胚层的分布。在器官形成过程中，细胞黏着使具有相同表面特性的细胞聚集在一起形成器官。

二、细胞骨架在胚胎发育中的作用

细胞骨架包括微管（MT）、微丝（MF）及中间纤维（IF）。它们分别由不同蛋白质以不同方式组装成不同直径的纤维。微管是直径 $24\sim26$ nm 的管状纤维，包括 3 种微管蛋白，即 α-tubulin、β-tubulin 和 γ-tubulin，它们在排卵期的卵母细胞中合成，并贯穿整个植入前胚胎的发育过程。微丝是专指由肌动蛋白组成的、直径约 7 nm 的纤维。其具有 3 种异构体，其他的一些结合蛋白质可能与肌动蛋白相互作用，使微丝表现出独特的结构状态。中间纤维是一类在形态上十分相似，而化学组成上有明显差别的蛋白纤维。中间纤维可分为三大类型，即细胞角蛋白类、波形纤维蛋白类和神经纤维蛋白类。

细胞骨架对哺乳动物卵母细胞的正常发育和受精起着十分重要的作用。近年来，借助于对细胞周期调控研究所取得的成果，以及生化分析与胚胎学的结合，人们得以在分子水平上描述参与调节卵母细胞成熟和受精中细胞骨架系统的信号途径。多种信号转录途径精密调节着卵母细胞成熟和受精等特殊的细胞周期事件。微丝对于原核迁移及胚胎卵裂等都具有重要作用。细胞骨架的微管蛋白在排卵期的卵母细胞中合成，并贯穿整个植入前胚胎的发育过程。其中 β-tubulin 是控制染色体有序地排列在中期减数分裂器赤道板上的主要成分。早期胚胎发育过程中细胞骨架结构发生了一系列明显的变化。在第一次有丝分裂的中期，γ-微管蛋白

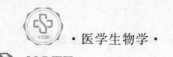

又重新位于纺锤体的两极。随着第一次细胞周期的结束,两个间期细胞的 2 细胞胚胎形成,这时微管蛋白主要分布在 2 细胞核周围。在 2~4 细胞胚胎中,微管形成微管网络散布于细胞质中,在间期细胞核去凝集的染色质周围分布尤为突出。微丝集中于子细胞皮层和卵裂沟处,但细胞核周围微丝分布差异较大。在 3 细胞和 4 细胞胚胎期,可见少量的微管蛋白分布在各间期卵裂球的细胞核附近。已有报道表明,微管蛋白在有丝分裂纺锤体形成过程中具有重要作用。早期胚胎间期中微管蛋白仍以凝集状态存在,也许是早期胚胎快速卵裂得以正常进行的需要。

三、形态发生中的细胞死亡

形态发生指生物发生中产生新的形态过程。多细胞生物既有时间上的分化,又有空间上的分化。在个体的细胞数目大量增加的同时,分化程度越来越复杂,细胞间的差异也越来越大,而且同一个体的细胞由于所处位置不同而在细胞间出现功能分工,头与尾、背与腹、内与外等不同空间的细胞表现出明显的差别。因此,胚胎发育不仅需要将分裂产生的细胞分化成具有不同功能的特异的细胞类型,同时,要将一些细胞组成功能和形态不同的组织和器官,最后形成一个具有表型特征的个体,这一过程称为形态发生。在形态发生的过程中,细胞间的位置关系要发生改变,同功能细胞组成组织,其关系密切,与不同功能的组织细胞进行协调工作,共同维持个体生命。

根据这种含义,形态发生是高级的复合过程,可大致把它分为生长、分化、形态发生活动等来进行考察。形态发生常伴有一方面的部分退变,这种情况显著地表现为变态和细胞的死亡。

第三节 胚胎诱导

一、胚胎诱导的定义

动物在一定的胚胎发育时期,一部分细胞影响相邻细胞使其向一定方向分化的作用称为胚胎诱导,或称为分化诱导。能对其他细胞的分化起诱导作用的细胞称为诱导者或组织者。

如将正常的能够发育成神经组织的细胞从两栖类原肠期的早期胚胎中切下,然后移植到另一个胚胎的可以发育成表皮的区域中,结果,移植来的细胞发育成了表皮而不是神经细胞。同样,将可以分化发育成表皮组织的细胞移植到能够发育成神经组织的胚胎中,移植的细胞发育成了神经细胞。

胚胎诱导一般发生在内胚层和中胚层或外胚层和中胚层之间。从诱导的层次上看,分为三级,即初级诱导、二级诱导和三级诱导。能够诱导新胚胎形成的现象称为初级胚胎诱导。

二、诱导物

能诱导原肠胚外胚层形成一定的结构,并具有区域性诱导效应的组织称为异源诱导者(heterogeneous inductor)。它们虽不是组织者,却具有与组织者相当的形态而发生效应,而且无种的特异性。它们包括许多成体和幼体的多种组织,广泛存在于动物界。最初发现成体组织对两栖类原肠胚外胚层具有神经诱导作用的是 Holtfreter (1934)和庄孝德(1939)。异源诱导者对于胚胎诱导的研究十分重要。由于异源诱导者来源广,组织量多,取材方便,可提纯较多的具有诱导活性的化学物质,便于深入研究它们对细胞分化所起的作用。这为从分子水平研究胚胎诱导和细胞分化奠定基础。对异源诱导者的研究证明,它在预定外胚层中诱导出的组织的分化范围远远超过正常发育中外胚层的分化范围,包括大多数由中胚层和内胚层分化的组织。

根据异源诱导者在早期胚胎中的诱导效应,可以分为以下两种。

1. 植物极化因子(vegetalizing factor) 包括中胚层诱导,主要形成中胚层的结构,如肌肉、脊索等。

2. 神经化因子(neuralizing factor) 诱导前脑、中脑、后脑和脊髓。

第四节 胚胎发育与医学

胚胎发育与医学结合后产生了一门新兴学科——胎儿医学,其将产科学、儿科学、外科学、影像学、遗传学、生物学、生物化学、伦理学等众多不同领域的学科有机结合在一起。临床上以母体医学为基础,将胎儿视为完整个体,从而给予全面的监测与管理。近年来,随着医学临床转化日臻迅速,胎儿遗传检测技术不断发展,胎儿医学在诸多方面取得了长足发展,包括出生缺陷的筛查、诊断,进而开展预防或治疗、多胎妊娠的管理等工作。以出生缺陷防治工作为例,自20世纪90年代起其就作为我国围产保健领域的重点,从科学研究到临床实践,国家各级行政管理等都给予了高度重视。从卫生经济学角度出发,贯彻三级预防理念,特别是在计划妊娠女性中,增补小剂量叶酸预防开放性神经管畸形的发生,并对胎儿常见染色体异常(21三体综合征等)进行常规产前筛查和产前诊断。此外,胎儿结构畸形在出生缺陷中占有一定比例,高水平产前超声筛查技术水平能够及时诊断出胎儿结构异常,并进行适当干预。随着细胞分子产前诊断技术及包括MRI在内的影像学检查水平的提高,产前诊断技术飞速发展,为进一步有效合理地进行早期胎儿宫内干预提供可能,并进一步改善胎儿近、远期预后。

小结

胚胎发育是一个复杂的生理现象,从受精卵发育为一个新个体历经了复杂的演变过程,包括细胞增殖、死亡、分化、识别、迁移和功能表达,以及组织和器官的形成等。这些变化有着严密规律,具有精细的时间顺序和空间关系。来自同一受精卵的细胞,它们的基因结构是相同的,在胚胎发育变化中,细胞基因的表达起决定作用,并受内、外环境因素的影响。胚胎发育机制是现代发育生物学中重大的研究课题,还需要继续深入研究。

能力检测

1. 在胚胎发育的哪一阶段每一个细胞都具有发育成完整胚胎的潜能?(　　)
A. 胎儿期　　B. 原肠胚　　C. 囊胚　　D. 桑葚胚

2. 下列关于人体早期胚胎发育的说法正确的是(　　)。
A. 卵裂期细胞经过了细胞分裂,不再分化　　B. 原肠胚细胞属于全能细胞
C. 囊胚腔先于原肠腔出现　　D. 卵裂期胚胎已经分化

3. 胚胎工程技术包含的内容有(　　)。
①胚胎移植 ②核移植 ③胚胎分割 ④体外受精
A. ①②③　　B. ②③④　　C. ①③④　　D. ①②④

4. 下列关于精子和卵细胞结合成受精卵的过程的叙述中,不正确的是(　　)。

能力检测答案

A. 受精作用大体包括精卵识别、精子附着、精卵质膜融合等几个阶段

B. 受精卵中的细胞质主要来自卵细胞

C. 受精卵中的遗传物质一半来自父方,一半来自母方

D. 只有同种动物的精卵细胞才可以互相融合,这主要取决于细胞膜表面的糖蛋白

5. 关于受精过程的叙述错误的是(   )。

A. 获能后的精子与卵子相遇后,释放顶体酶,穿过透明带,进入放射冠

B. 透明带反应是防止多精入卵的第一道屏障

C. 精子与卵子细胞膜相互融合,精子入卵

D. 雄原核形成的同时,卵子完成减数第二次分裂

(赵　亮)

推荐阅读文献

[1]　张金山.发育生物学[M].西安:第四军医大学出版社,2014.

[2]　张红卫.发育生物学[M].3 版.北京:高等教育出版社,2013.

[3]　尤永隆,林丹军,张彦定.发育生物学[M].北京:科学出版社,2011.

第六章　遗传与变异

|第一节　遗传的基本规律|

本章 PPT

孟德尔(Mendel,1822—1884 年)于 1965 年发表论文《植物杂交实验》,以豌豆为研究对象,描述了其性状在杂交过程中传递的特点,揭示了遗传因子的分离律和自由组合律。1910 年,摩尔根(Morgan,1886—1945 年)以果蝇为实验材料进行杂交实验,发现了生物性状在传递中的连锁与交换律。孟德尔的分离律和自由组合律以及摩尔根的连锁与交换律,统称为遗传的三大规律,这三大规律奠定了现代遗传学的理论基础。

一、分离律

孟德尔选取豌豆为实验材料,在自然环境下,豌豆能够通过自花授粉,产生同型子代,维持亲代纯种性状。性状(trait)是指生物所具有的形态、功能或生化的特点。孟德尔利用豌豆的这一特点,进行人工授粉,开展了杂交实验,观察了 7 对既明显又稳定的相对性状(表 6-1)。相对性状是指一些相互排斥的性状,同一个体非此即彼,不能同时具备两种相对性状,如豌豆种子表面的圆滑和皱缩就是一对相对性状。这种可观察到的性状,称为表型(phenotype)。将豌豆亲代(P)纯种圆滑种子与纯种皱缩种子进行杂交,杂交后所结的种子就是子 1 代(F₁代)。实验结果显示所有的 F_1 代只出现圆滑种子,这种在 F_1 代杂种状态下表现出来的性状称为显性性状(dominant character),而未表现出来的性状称为隐性性状(recessive character),如种子的皱缩性状。用 F_1 代圆滑种子长出的植株进行自花授粉,所结的种子为子 2 代(F_2代),结果 F_2 代中出现了圆滑和皱缩两种不同性状,此现象为性状的分离(segregation)。统计 253 株杂种植株的 F_1 代所得种子(F_2代),F_2 代种子共 7324 粒,其中圆滑的有 5474 粒,皱缩的有 1850 粒,两者之比约为 2.96∶1,接近 3∶1 的比例。其他 6 对性状的分离比率如表 6-1 所示,经统计学分析显示基本都接近 3∶1 的比例。

表 6-1　孟德尔豌豆杂交实验结果

相对性状	亲本表型	F_1代	F_2代	F_2表型比
种子形状	圆滑×皱缩	全部圆滑	5 474 圆滑,1 850 皱缩	2.96∶1
子叶颜色	黄色×绿色	全部黄色	6 022 黄色,2 001 绿色	3.01∶1
种皮颜色	褐色×白色	全部褐色	705 褐色,224 白色	3.15∶1
豆荚形状	饱满×缢缩	全部饱满	882 饱满,299 缢缩	2.95∶1
豆荚颜色（未成熟时）	绿色×黄色	全部绿色	428 绿色,152 黄色	2.82∶1
花的部位	腋生×顶生	全部腋生	651 腋生,207 顶生	3.14∶1
茎的长度	长茎×短茎	全部长茎	787 长茎,277 短茎	2.84∶1

上述实验中,决定豌豆种子圆皱表型的基因组称为基因型(genotype),同一基因座位上控制两个不同表型的基因称为等位基因(allele gene),一般显性基因用大写字母表示,隐性基因

用小写字母表示,如 R 与 r。基因型为 RR 或 rr 的个体,表示一对等位基因彼此相同,称为纯合子(homozygote)。亲代圆滑纯合子基因型为 RR,皱缩纯合子基因型为 rr。由亲代 RR 与 rr 杂交产生的 F_1 代基因型为 Rr,一对等位基因不相同,称为杂合子(heterozygote)。孟德尔推测:F_1 代杂合子形成两类数目相同的生殖细胞,即含 R 或含 r 基因的生殖细胞,经自花授粉产生的 F_2 代基因型分别是 RR、Rr、Rr 和 rr,RR 和 Rr 表型都是圆滑种子,所以 F_2 代既有圆滑的也有皱缩的种子,并且它们之间的比例为 3∶1(图 6-1)。

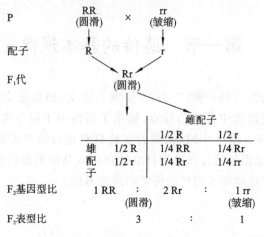

图 6-1 豌豆种子性状的分离

为了验证上述推测,孟德尔用杂合子 F_1 代(Rr)与纯合隐性的亲代(rr)回交。若推测成立,杂合子 F_1 代生成两种分别含有 R 或 r 的生殖细胞,当 F_1 代的生殖细胞(R 或 r)与亲代的生殖细胞(r)随机受精后,将形成基因型 Rr 和 rr 的两种 F_2 代种子,而且 Rr 和 rr 的比例为 1∶1。实验结果与预期结果一致。孟德尔在此基础上提出了分离律(law of segregation),即生物在生殖细胞形成过程中,成对等位基因彼此分离,分别进入不同的生殖细胞,每一个生殖细胞只能得到成对等位基因中的一个,这一分离律也称为孟德尔第一定律。

二、自由组合律

孟德尔的杂交实验是从一对性状开始的,在此基础上,他同时观察两对或者两对以上性状,发现了自由组合律(law of independent assortment)。豌豆的子叶有黄、绿两种颜色,种子有圆滑和皱缩两种形状,以相对性状分析,黄和绿是一对相对性状,黄对绿为显性;圆滑和皱缩是一对相对性状,圆滑对皱缩为显性。将豌豆的黄色圆滑纯种(YYRR)与绿色皱缩纯种(yyrr)杂交后,F_1 代都是黄色圆滑种子(YyRr)。F_1 代自交后,产生 4 种 F_2 代种子:黄圆(315)、黄皱(101)、绿圆(108)、绿皱(32)。在 F_2 代中,黄(315+101)和绿(108+32)、圆(315+108)和皱(101+32)之比均为 3∶1,符合分离律。而将两种性状同时观察,则出现了亲代没有的黄皱和绿圆性状,而且黄圆(315)∶黄皱(101)∶绿圆(108)∶绿皱(32)≈9∶3∶3∶1。孟德尔推测,F_1 代基因型为 YyRr,F_1 代将形成 YR、Yr、yR、yr 4 种数量相等的配子,F_1 代之间自交时,雌、雄都是如上 4 种配子,它们之间随机结合,就表现出如上 4 种表型而且呈一定的比例(9∶3∶3∶1),如图 6-2 所示。

孟德尔通过 F_1 代黄圆豌豆(YyRr)与绿皱(yyrr)亲代进行两种性状传递的测交实验,完全证实了他的预测。F_1 代基因型为(YyRr),将形成 YR、Yr、yR、yr 4 种数量相等的配子,与绿皱(yyrr)亲代进行杂交时,绿皱亲代只形成一种生殖细胞(yr),此时,雌、雄配子直接受精后,可形成黄圆(YyRr)、黄皱(Yyrr)、绿圆(yyRr)、绿皱(yyrr)4 种,并呈 1∶1∶1∶1 的比例(图 6-3)。

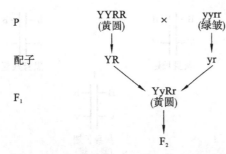

图 6-2 豌豆两对性状的自由组合

	1/4 YR	1/4 Yr	1/4 yR	1/4 yr
1/4 YR	1/16 YYRR 黄圆	1/16 YYRr 黄圆	1/16 YyRR 黄圆	1/16 YyRr 黄圆
1/4 Yr	1/16 YYRr 黄圆	1/16 YYrr 黄皱	1/16 YyRr 黄圆	1/16 Yyrr 黄皱
1/4 yR	1/16 YyRR 黄圆	1/16 YyRr 黄圆	1/16 yyRR 绿圆	1/16 yyRr 绿圆
1/4 yr	1/16 YyRr 黄圆	1/16 Yyrr 黄皱	1/16 yyRr 绿圆	1/16 yyrr 绿皱

总计：9/16黄圆：3/16黄皱：3/16绿圆：1/16绿皱

F₁的配子	黄圆		×	绿皱	
	YyRr			yyrr	
	YR	Yr	yR	yr	
亲本植株的配子yr	YyRr	Yyrr	yyRr	yyrr	
测交后代类型	黄圆	黄皱	绿圆	绿皱	总数
测交1	31	27	26	26	110
测交2	24	22	25	26	97
总数	55	49	51	52	207
比率	1 :	1 :	1 :	1	

图 6-3 豌豆两对性状的自由组合测交

三、连锁与交换律

20世纪初，摩尔根及其同事用果蝇进行了大量的杂交实验，提出了连锁与交换律（law of linkage and crossing over），被后人誉为遗传的第三定律，并利用该定律确定基因在染色体上的相对位置，建立了果蝇的基因图。摩尔根于1926年发表了著名的《基因论》，提出了基因在染色体上呈直线排列的理论。

在黑腹果蝇中，灰身（B）对黑身（b）为显性，长翅（V）对残翅（v）为显性，这两对基因在常染色体上。用纯种灰身长翅（BBVV）果蝇和纯种黑身残翅（bbvv）果蝇杂交，F₁代全是灰身长翅（BbVv）。用F₁代进行下列两种方式的测交，所得到的结果却完全不同。

（1）取F₁代的雄蝇与黑身残翅（bbvv）的雌蝇测交，按两对基因的自由组合律预测，F₂代应产生灰身长翅（BbVv）、灰身残翅（Bbvv）、黑身长翅（bbVv）、黑身残翅（bbvv）4种表型的后代，且比率为1∶1∶1∶1。然而实验结果并非如此，实际上F₂代中只出现和亲本相同的两种类型——灰身长翅（BbVv）、黑身残翅（bbvv），且数目相同。此结果表明灰身和长翅，黑身和残翅是联合传递的性状，也就是说F₁代在配子形成过程中只形成BV和bv两种精子，与卵子（bv）受精后，形成灰身长翅（BbVv）、黑身残翅（bbvv）两种类型的F₂代。这种现象称为完全连锁（complete linkage），如图6-4所示。

（2）如果F₁代雌果蝇与黑身残翅（bbvv）的雄果蝇进行测交，F2代中就出现4种类型，灰身长翅（BbVv）占41.5%，黑身残翅（bbvv）占41.5%，灰身残翅（Bbvv）占8.5%，黑身长

NOTE

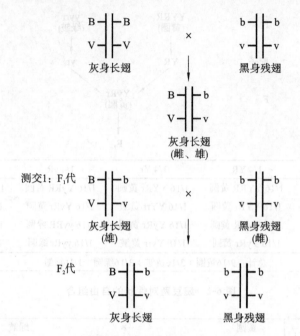

图 6-4　果蝇的完全连锁

（bbVv）占 8.5％。表明 83％为亲代组合，17％为重新组合，即重组率为 17％，这种遗传现象称为不完全连锁（incomplete linkage），如图 6-5 所示。

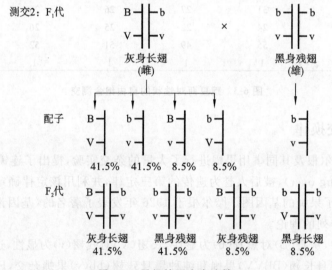

图 6-5　果蝇的不完全连锁

　　摩尔根对上述遗传现象进行了解析，果蝇的灰身基因（B）和黑身基因（b）是一对等位基因；长翅基因（V）和残翅基因（v）是另一对等位基因。这两对等位基因中，基因 B 和基因 V 位于同一条染色体上，基因 b 和基因 v 位于另一条同源染色体上，在世代传递过程中连锁在一起传递而不能自由组合。细胞学实验证实，在 F₁ 代卵子发生过程中，同源染色体的非姐妹染色单体联会和交叉使这两对等位基因 BV 和 bv 之间发生了交换，即形成了 Bv 和 bV 新的连锁关系，所以形成的 4 种卵子，与精子（bv）受精后，就会形成 4 种类型的后代。本实验中，因交换而形成的重组类型占 17％，即重组率（或交换率）为 17％。

　　连锁和交换是生物界普遍存在的遗传现象，凡是位于同一条染色体上的基因群，均称为一个连锁群（linkage group）。摩尔根等人在 1914 年已发现黑腹果蝇有 4 个连锁群。凡是在遗传学上充分研究过的生物中,连锁群数目等于单倍体染色体数(n)。同一连锁群中的各对等位基因之间可以发生交换而重组。一对同源染色体上的两个基因座之间的距离愈大、重组率愈高。因此,重组率可反映两个基因在一条染色体上的相对距离。在遗传学上以重组率作为图距单位来衡量基因在染色体上的相对距离,当重组率为 1‰ 时,计为 1 厘摩(centiMorgan,cM),以此构建基因连锁图。重组率在现代医学和人类基因制图中,已成为基因连锁图的重要计算单位。

第二节 人类的单基因遗传

单基因遗传病(single-gene disease,monogenic disease),简称单基因病,是指受一对等位基因控制而发生的遗传病。单基因遗传病的遗传可分为核基因的遗传和线粒体基因的遗传。核基因遗传的单基因遗传病遵循孟德尔定律,也称孟德尔遗传病,根据决定该疾病的基因所在的染色体和等位基因的显隐性关系,可分为常染色体显性、常染色体隐性、X 连锁显性、X 连锁隐性以及 Y 连锁遗传等不同的遗传方式。线粒体基因的遗传属于细胞质遗传,具有其独特的遗传规律。

有别于经典的孟德尔遗传分析方法,人类性状或疾病的遗传方式只能通过观察这些性状或疾病在不同家系内的分离或传递情况进行推断,这种方法称为系谱分析法(pedigree analysis)。系谱(pedigree)是指从先证者入手,追溯调查其家系所有成员的亲属关系,收集某种疾病发病或性状分布情况,按一定格式绘制成的图解。系谱应包括家族的所有成员,无论是否发病或具有某种性状,常用的系谱绘制符号如图 6-6 所示。先证者(proband)是指某个家系中首先被医师或遗传研究者发现的罹患某种遗传病的患者或者具有某种遗传性状的成员。

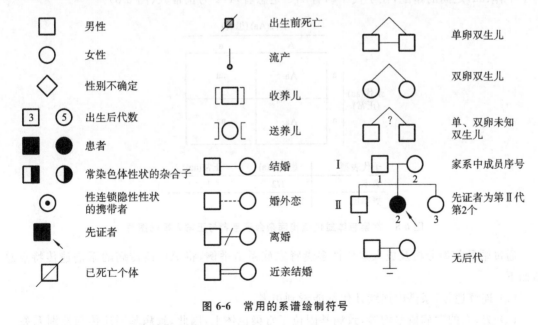

图 6-6 常用的系谱绘制符号

一、常染色体显性遗传

(一)常染色体显性遗传婚配类型及系谱特征

常染色体显性(autosomal dominant,AD)遗传病是指致病基因位于 1～22 号染色体上,在杂合子的情况下发病的一类遗传病,如多囊肾、软骨发育不全、亨廷顿病、家族性高胆固醇血症等。

多囊肾（PKD，MIM 173900）是一种常见的 AD 遗传病，主要表现为肾囊肿、肝囊肿、颅内动脉瘤，急性和慢性疼痛和肾结石是常见并发症，最严重的肾并发症是终末期肾病。该疾病是由定位于 16 号染色体 p13 的 PKD1 基因杂合突变引起。图 6-7 是多囊肾家族的系谱。系谱中Ⅱ、Ⅲ、Ⅳ代均有患者，即连续遗传，先证者Ⅲ3 的双亲中母亲Ⅱ4 也患多囊肾，先证者同胞 3 人中，先证者和其妹妹Ⅲ6 均为患者，其兄Ⅲ1 为正常。先证者Ⅲ3 和Ⅲ4 的后代中没有病患。先证者妹妹Ⅲ6 的儿子患病。在系谱图中男性和女性均有该病患者，说明发病与性别无关。

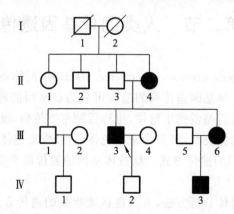

图 6-7　一个常染色体显性遗传性多囊肾家族的系谱图

如果用 A 表示决定某种显性疾病的基因，a 表示相应的隐性等位基因，那么在完全显性（complete dominance）的情况下，患者的基因型为 AA 或 Aa，且绝大多数为 Aa；正常人的基因组型为 aa。在现实社会中，常染色体显性遗传病患者的双亲通常是杂合子患者（Aa）和正常纯合子个体（aa）之间的婚配，在子代中约有 1/2 是患者，1/2 为正常人（图 6-8）。

	亲代(Aa)(患者)	
	A	a
亲代(aa)(正常)　a	Aa	aa
a	Aa	aa

子代表型	患者(Aa)	正常(aa)
概率	1/2	1/2
概率比	1 :	1

图 6-8　常染色体显性遗传病杂合子患者与正常人婚配图解

通过婚配类型分析及成人遗传性多囊肾家族系谱举例，将 AD 遗传病的系谱遗传特点总结如下。

（1）连续遗传，系谱中连续几代都能看到患者。

（2）男、女的发病概率均等，致病基因位于常染色体上，因此，致病基因遗传与性别无关。

（3）患者同胞和后代有 1/2 的患病概率，也可以说患者每生育一次，都有 1/2 的概率生出该病患儿。

（4）患者的双亲通常有一方患病，致病基因由患病的亲代遗传下来。如果双亲都未患病，则有可能是新发生的突变所致，一些突变率较高的病种有时可以见到这种情况。

（5）由于未从亲代得到致病基因，患者正常同胞的后代将都会正常，除非发生新的基因突变。

（二）常染色体显性遗传的其他类型

常染色体完全显性是一类典型的显性遗传，纯合子（AA）和杂合子（Aa）患者在表型上并无差别。实际上，性状分为显性和隐性是相对的，由于受到遗传背景或环境因素的影响，某些突变基因性状的遗传存在着许多例外情况，并具有特殊的表型。

1. 不完全显性（incomplete dominance）或半显性（semi-dominance）遗传 杂合子（Aa）患者的表型介于显性纯合子（AA）患者与隐性纯合子的正常人（aa）之间，即杂合子中显、隐性基因均得到一定程度的表达，表现为显性纯合患者病情重，杂合子患者病情轻。软骨发育不全（achondroplasia，OMIM 100800）是其中的一个例子，该病的纯合子个体（AA）病情严重，常于婴儿期死亡，杂合子（Aa）则可以发育成临床上所见的软骨发育不全性侏儒。

2. 共显性（codominance）遗传 一对不同形式的等位基因，彼此之间没有显性和隐性的区别，在杂合状态下两种基因的作用都完全表现出来，即等位基因分别表达其基因产物，形成相应表型，称为共显性。如人类的 ABO 血型、MN 血型和人类白细胞抗原（HLA）等属于共显性遗传方式。其中，ABO 血型（ABO blood group，MIM 110300）包括位于 9 号染色体长臂上三个不同的等位基因 I^A、I^B 和 i。当个体携带 I^A 和 I^B 基因时，就可以同时分别表达红细胞膜上的 A 抗原和 B 抗原，其血型就是 AB 型。

3. 不规则显性（irregular dominance）遗传 不同杂合子（Aa）个体在不同内、外环境作用下可以表达显性基因，也可以表达隐性基因，而且显/隐性状的表达程度也可以不同，这种显性的传递方式有些不规则。一个群体中带有某一致病基因的个体，表现出相应疾病表型的比率一般用外显率（penetrance）来表示。如果带有致病基因的杂合子个体100%表现出相应表型，称为完全外显（complete penetrance）；低于100%，则为不完全外显（incomplete penetrance）或外显不全；未外显的个体，携带有显性致病基因但不表现疾病，尽管其表型正常，但致病基因可能传递给后代，系谱中出现隔代遗传现象。

4. 延迟显性（delayed dominance）遗传 一些 AD 遗传病在生命的早期并不表现，而是达到一定的年龄后才表现出来。例如，亨廷顿病（MIM 143100）是一种进行性神经病变，临床特征为慢性进行性加重的舞蹈样动作、精神异常和痴呆。亨廷顿病的杂合子患者多在 40 岁以后才发病。由于发病年龄延迟，有时携带有致病基因的个体在还没有出现该病症状之前，就已经生育并且把致病基因传递给下一代，而该个体死于其他疾病或者意外伤亡，那么在系谱中可以看到隔代遗传，即患者的双亲都是正常人。

二、常染色体隐性遗传

常染色体隐性（autosomal recessive，AR）遗传病是指致病基因位于 1～22 号常染色体上，在杂合子（Aa）时并不发病，只有隐性纯合子（aa）即突变基因的纯合子个体才发病的一类疾病，如先天性聋哑、苯丙酮尿症、半乳糖血症、白化病等，先天性代谢病多数为 AR 遗传。

在 AR 遗传的等位基因 A 和 a 中，a 为突变基因，只有隐性纯合子（aa）表现为疾病，而杂合子（Aa）表型正常。在 AR 家系中，患者的一对等位基因分别来自其双亲，因而患者的双亲都带有一个致病基因 a。若双亲表型正常，则他们的基因型均为 Aa，这类带有隐性致病基因的杂合子本身不发病，但可将隐性致病基因传递给下一代的人群，称为携带者（carrier）。

在 AR 遗传病家系中，AR 遗传病患者往往是两个携带者之间婚配所生的后代，两个肯定携带者婚后所生子女中，约有 1/4 的个体为患儿或者说他们每生育一次，都有 1/4 的概率生出患儿。而表型正常的子女中约有 2/3 是携带者，即每一个表型正常子女有 2/3 的概率为携带者（图6-9）。实际上，由于隐性致病基因发生率低，人群中最多的婚配类型应该是杂合子携带

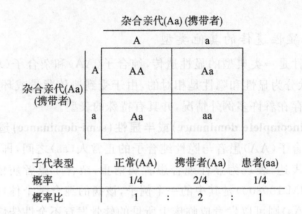

子代表型	正常(AA)	携带者(Aa)	患者(aa)
概率	1/4	2/4	1/4
概率比	1 :	2 :	1

图 6-9 常染色体隐性遗传杂合子(携带者)相互婚配图解

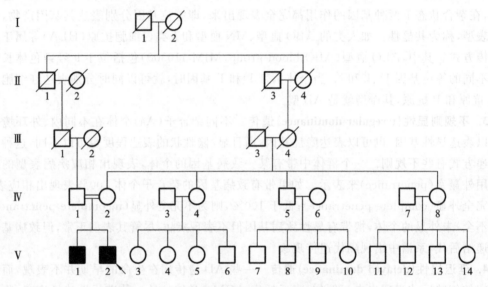

图 6-10 一个常染色体隐性遗传的耳聋家族系谱图

者(Aa)与正常人(AA)之间的婚配,子代表型全部正常,但其中 1/2 是携带者。

图 6-10 显示一个典型的先天性耳聋家系的疾病传递方式即为 AR。系谱中,先证者 V2 与其哥哥均为纯合子患者,他们的双亲Ⅳ1 和Ⅳ2 为肯定携带者。Ⅳ1 和Ⅳ2 为表兄妹婚配,疑似该病基因来源于同一祖先。在这个系谱中,无连续遗传现象。

通过上述典型系谱举例和婚配类型分析,总结 AR 遗传特点如下。

(1)患者常在系谱中呈水平分布。即患者在同一代尤其是同胞间出现;患者同胞患病的概率为 1/4,致病基因携带者占表型正常同胞的 2/3。

(2)患者的父母都是无临床症状的致病基因携带者。患者的父母与子女通常不发病,故患者在系谱里呈散发或隔代出现,这是 AR 与 AD 的主要鉴别点。

(3)发病没有性别区别,男、女患病概率相等。因此,在总体上,男、女之间患者的数量基本相等。

(4)如图 6-10 所示,由于近亲双方同时携带同一种致病隐性基因的概率高,其子女隐性基因纯合子的概率比正常人群的明显增高,患病概率就升高(详见本章第四节),近亲结婚家族里出现的疾病通常是极其罕见的隐性遗传病。

三、X 连锁遗传

X 连锁遗传(X-linked inheritance)病是指致病基因位于 X 染色体上,上、下代之间随着 X

染色体传递的一类疾病。根据致病基因的显隐性不同,X连锁遗传分为X连锁隐性遗传和X连锁显性遗传。与常染色体遗传相比,X连锁遗传有如下的特点。

(1) 半合子(hemizygote):指男性X染色体上的基因型,由于正常男性只有一条X染色体,基因数目只相当于正常女性的一半,称为半合子;位于男性唯一的一条X染色体上的致病基因,不管是显性还是隐性,都能表达而导致疾病发生。

(2) 交叉遗传(criss-cross inheritance):男性的X由母亲传来,Y由父亲传来,因此男性患者的X连锁基因只能来自母亲,将来只能传给女儿,不存在"父→子"或"男→男"传递的现象。

(一) X连锁显性遗传病

致病基因位于X染色体上,杂合时就发病的这类疾病称为X连锁显性(XD)遗传病。对女性XD遗传病而言,致病基因纯合子和杂合子都表现为疾病,但一般群体中致病基因频率很低,因此,女性一般是杂合子发病。已报道的XD遗传病有抗维生素D佝偻病、鸟氨酸氨甲酰转移酶缺乏症、口面指综合征I型等。

抗维生素D佝偻病(vitamin D resistant rickets)(MIM 307800)又称低磷酸血症,是一种较为典型的XD遗传病。该病发病率约为1∶20000,多发生于儿童,由于肾小管对磷的再吸收障碍,导致血磷下降,尿磷增多,肠道对磷、钙的吸收不良而影响骨质钙化,主要表现为生长发育迟缓,身材矮小,双下肢弯曲畸形,下肢疼痛,行走无力,骨质疏松或多发性骨折,牙釉质发育不良。在成人主要表现为软骨病和骨关节畸形。患者智力正常。

抗维生素D佝偻病基因按其功能命名为PHEX基因(磷酸盐调节基因)。PHEX基因已定位于染色体Xp22.11,cDNA全长已经被克隆,包含2247bp跨22个外显子的编码区,编码一条含749个氨基酸残基的蛋白质。

图6-11是一个较典型的X连锁显性遗传的抗维生素D佝偻病的家族系谱图,在这个家系中可以看到代代都有患者,男性患者的后代中女儿全部患病而儿子全部正常。在整个系谱中女性患者5名,男性患者2名,女性发病率高。

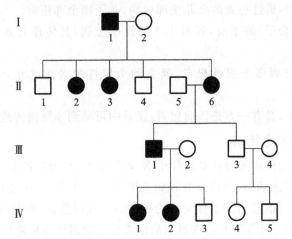

图6-11 一个X连锁显性遗传的抗维生素D佝偻病的家族系谱图

在XD遗传病中,将突变的致病基因用X^A来表示,那么男性患者的基因型为X^AY,女性患者的基因型为X^AX^A或X^AX^a,但一般都为X^AX^a;正常男性的基因型为X^aY,正常女性的基因型为X^aX^a。女性杂合子患者(X^AX^a)与正常男性(X^aY)之间的婚配,子女中各有1/2的概率为患者(图6-12);半合子男性患者(X^AY)与正常女性(X^aX^a)之间的婚配,子女中女儿都将患病,儿子则都正常(图6-13)。

根据上述系谱举例和婚配类型分析,总结XD遗传病的系谱遗传特点如下。

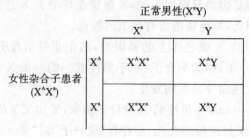

子代表型	正常女性 (X^A^X^a^)	女性杂合子患者 (X^A^X^a^)	正常男性 (X^a^Y)	半合子男性患者 (X^A^Y)
概率	1/4	1/4	1/4	1/4
概率比	1	：1	：1	：1

图 6-12　X 连锁显性遗传病女性杂合子患者与正常男性婚配图解

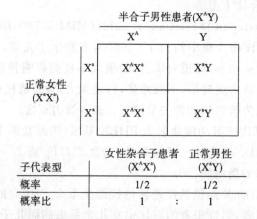

子代表型	女性杂合子患者 (X^A^X^a^)	正常男性 (X^a^Y)
概率	1/2	1/2
概率比	1	：1

图 6-13　X 连锁显性遗传病半合子男性患者与正常女性婚配图解

（1）由于交叉遗传，男性患者的女儿全部患病，儿子则全部正常。

（2）女性患者（杂合子）的子女，各有 1/2 的概率患病，其传递方式与常染色体显性遗传相同。

（3）群体中女性患者多于男性患者，通常约为男性患者的 2 倍，一般女性患者的病情较轻。

（4）患者的双亲中，必有一方是该病患者；家系中可见到连续遗传现象。

（二）X 连锁隐性遗传病

X 连锁隐性（XR）遗传病的致病基因位于 X 染色体上，且为隐性基因。男性为半合子，只要携带一个致病基因就患病；而女性只有致病基因纯合子才发病，杂合状态下表型正常，但可以把致病基因传给下一代，杂合子女性又称为携带者。红绿色盲、血友病 A、血友病 B、迪谢内（Duchenne）肌营养不良、葡萄糖-6-磷酸脱氢酶缺乏症等都属于 XR 遗传病。

血友病 A（hemophilia A）（MIM 306700）是一种典型的 XR 遗传病，是由于定位于染色体 Xq28 的 F8 基因（MIM300841）遗传性缺陷所致的凝血障碍性出血性疾病。图 6-14 是一个 XR 遗传病的系谱（血友病 A 系谱），在这个家系中只有男性患者，都是由携带者母亲传来。

在 XR 遗传病中，由于致病基因位于 X 染色体上，用 X^b^ 表示，那么正常男性基因型为 X^B^Y，正常女性的基因型为 X^B^X^B^ 或 X^B^X^b^（携带者）；男性患者的基因型为 X^b^Y，女性患者的基因型为 X^b^X^b^。因此，XR 时带有致病基因的所有男性都发病，男性发病率就是致病基因频率；女性有两条 X 染色体，女性携带者数目为男性半合子数目的 2 倍，但女性只有突变基因纯合子才发病，因此女性的发病率为男性发病率的平方。

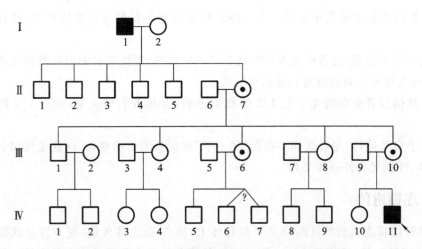

图 6-14 一个 X 连锁隐性遗传的血友病 A 家族系谱图

在 XR 家系中,最常见的是女性携带者(X^BX^b)与正常男性(X^BY)之间的婚配,子代中男性将有 1/2 受累,1/2 正常,而所有女性的表型都正常,但 1/2 为携带者(图 6-15)。XR 遗传病半合子男性患者(X^bY)与正常女性(X^BX^B)之间的婚配,所有子女的表型都正常,但由于交叉遗传,所有女儿均为携带者(图 6-16)。一些发病率较高的 XR 遗传病,可见到女性患者,其父母双方都带有致病基因 X^b,她是 XR 男性患者(X^bY)和女性携带者(X^BX^b)婚配所生。

正常男性(X^BY)

		X^B	Y
女性携带者(X^BX^b)	X^B	X^BX^B	X^BY
	X^b	X^BX^b	X^bY

子代表型	正常女性(X^BX^B)	女性携带者(X^BX^b)	正常男性(X^BY)	半合子男性患者(X^bY)
概率	1/4	1/4	1/4	1/4
概率比	1 :	1 :	1 :	1

图 6-15 X 连锁隐性遗传病女性携带者与正常男性婚配图解

半合子男性患者(X^bY)

		X^b	Y
正常女性(X^BX^B)	X^B	X^BX^b	X^BY
	X^B	X^BX^b	X^BY

子代表型	女性携带者(X^BX^b)	正常男性(X^BY)
概率	1/2	1/2
概率比	1 :	1

图 6-16 X 连锁隐性遗传病半合子男性患者与正常女性婚配图解

根据如上典型系谱举例和婚配类型分析,XR 遗传病的系谱遗传特点总结如下。

（1）男性的发病率远高于女性。在一些致病基因频率低的 XR 遗传病中,往往只有男性患者。

（2）在一个系谱里,患者可能不连续地在几代里出现,男性患者的致病基因由携带者母亲传来(新生突变除外),只通过女儿传递给后代。

（3）女性携带者生育的儿子有 1/2 的概率患病,女儿若表型正常,则有 1/2 的概率是携带者。

（4）由于交叉遗传,患者之间不存在"父—子"致病基因传递现象,往往是兄弟、姨表兄弟、舅父与外甥、外祖父与外孙等关系。

四、Y 连锁遗传

决定某种性状或疾病的基因位于 Y 染色体上,随 Y 染色体传递,这种性状或疾病的传递方式称为 Y 连锁遗传(Y-linked inheritance)。Y 染色体是人类染色体中最小的。目前已经定位在 Y 染色体上的基因仅 48 种,性别决定区(SRY)和无精子因子(AZF)基因是两个研究较为深入的基因。

外耳道多毛症(Hairy ears,OMIM:425500)是 Y 连锁遗传的性状,表现为外耳道生长成簇的黑色硬毛。图 6-17 为一个外耳道多毛症家族的系谱图,系谱中所有男性患者的儿子均有此性状,而所有女性都不具有这一性状。

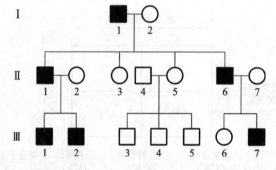

图 6-17　一个外耳道多毛症家族的系谱图

由于 Y 染色体只存在于男性个体,由父亲传递给儿子,再由儿子传递给孙子,因此,其遗传方式也称为全男性遗传(holandric inheritance)。

五、非经典孟德尔遗传及相关概念

孟德尔遗传规律是现代遗传学的基石。迄今为止,大多数的遗传病都被归属于孟德尔遗传病的范畴,其疾病传递遵循孟德尔遗传规律。许多研究结果证明,除了孟德尔遗传机制外,还存在其他的遗传机制,以及影响孟德尔遗传的诸多因素。

1. 表现度(expressivity)　在不同遗传背景和环境因素影响下,相同基因型的个体在性状或疾病的表达程度上产生的差异。前文提到的外显率与表现度的根本区别在于外显率阐明了基因表达与否,是个"质"的问题;而表现度要说明的是在基因表达前提下的表现程度如何,是个"量"的问题。在一个家系中,病患人数占相同基因型个体总数的百分比,即为外显率;携带相同突变基因的患者,病情程度存在重度、中度、轻度的差异,称为表现度不一致(variable expressivity)。

2. 遗传印记(genetic imprinting)　又称基因组印记(genomic imprinting),是指来自父方和母方的等位基因在通过精子和卵子传递给子代时发生了修饰,使带有亲代印记的等位基因具有不同的表达特性,这种修饰常为 DNA 甲基化修饰,也包括组蛋白乙酰化、甲基化等修饰。

以脐疝-巨舌-巨人症综合征(BWS,OMIM:130650)为例,BWS 患者表现为胚胎和胎盘过度增生,巨舌,巨大发育,儿童期易发生肿瘤。该病主要是由 11 号染色体上的 IGF2 和 CDKN1C 两个印记基因的错误表达引发,IGF2 为父本表达的等位基因,CDKN1C 为母本表达的等位基因。父本单亲二体型(UPDs)是引发 BWS 的主要原因,即 IGF2 基因双倍表达,CDKN1C 基因不表达。其他一些印记基因在胚胎发育过程中的过量或缺失表达也可导致类似于 BWS 的综合征,如原来母本表达的 IPL 基因的不表达或母本的 ASCL2 基因逃避印记都将导致胚胎的过度发育。

遗传印记发生在哺乳动物的配子形成期,并持续影响下一代个体的表型。但遗传印记不会改变基因组 DNA 的序列,因此这是一种可逆的基因失活形式,仅仅影响基因的表达,不是一种永久性的改变。

3. 遗传早现(anticipation) 一些遗传病在连续世代传递过程中,其发病年龄一代比一代提早且病情加重,这种现象称为遗传早现。最典型的例子是强直性肌营养不良(myotonic dystrophy,MD),它是一组多系统受累的 AD 遗传病。Ⅰ型 MD(MD1,OMIM 160900)是由强直性肌营养不良蛋白激酶(DMPK,OMIM 605377)基因 3′端非编码区的一个三核苷酸重复序列$(CTG)_n$拷贝数增加引起的。正常人的$(CTG)_n$拷贝数在 5~37 之间,而 MD1 患者增加为 50~3000,疾病的严重程度和发病年龄与$(CTG)_n$的重复数目相关,拷贝数越多,发病年龄越小,病情越重。由于$(CTG)_n$拷贝数在传代过程中不稳定,造成遗传早现。

4. 从性遗传(sex-conditioned inheritance) 位于常染色体上的基因,由于受到性别的影响而显示出男、女表型分布比例的差异或基因表达程度的差异。例如,遗传性秃顶(OMIM 109200)为 AD 遗传病,但人群中男性秃顶明显多于女性。杂合子(Aa)男性表现为秃顶症状;杂合子女性则不表现秃顶,但可以传递给后代。这种表达上的差异受性别的影响,可能与雄激素的作用有关。

5. 遗传异质性(genetic heterogeneity) 一种遗传性状可以由多个不同的遗传基因改变所引起,包括等位基因异质性和基因座异质性。

同一基因座上的等位基因发生不同类型的突变,从而引起个体表型的差异,称为等位基因异质性(allele heterogeneity)。这样的表型差异可以是在临床上难以区别的两种疾病,也可以是表型截然不同的两种疾病。因此,等位基因异质性是单基因遗传病临床表现多样化的重要原因。例如,RET 基因的不同突变可以引起以结肠蠕动障碍和严重慢性便秘为特征的希尔施普龙(Hirschsprung)病,也可以导致Ⅱa 和Ⅱb 型多发性内分泌腺瘤病的发生。

基因座异质性(locus heterogeneity)是指两个或两个以上座位上的基因突变导致相同或相似表型发生的现象。高苯丙氨酸血症可以由 5 个不同的基因突变引起即是一个例子。

异质性这一概念对于遗传病的临床基因诊断和确定基因治疗靶点具有重要意义。不同病因引起的同种疾病或者同一种病因引起的不同疾病将可能有不同的遗传方式、发病年龄、疾病进程、严重程度、预后以及复发率等,需要引起临床医生的注意。

六、线粒体遗传病

线粒体是真核细胞的能量代谢中心,也是唯一具有自主 DNA 的细胞器。人类不同细胞中通常具有一个甚至数百个线粒体,每个线粒体都存在两个甚至十几个线粒体 DNA。人类线粒体 DNA(mitochondrial DNA,mtDNA)全长 16569 bp,编码了 13 个蛋白质、22 个 tRNA 和 2 个 rRNA。13 个蛋白质都是氧化呼吸链复合体的组分,22 个 tRNA 和 2 个 rRNA 参与线粒体蛋白合成。人类一些常见的疾病,如氨基糖苷类药物性耳聋、帕金森病以及非胰岛素依赖型糖尿病等,往往都与 mtDNA 的突变有关。

mtDNA 突变的主要类型包括：点突变、大片段缺失和 mtDNA 拷贝数降低。mtDNA 点突变是最常见的突变类型，若发生在蛋白编码区，可导致错义突变，严重的会引起氧化呼吸链复合体功能缺陷，主要与脑脊髓性及神经疾病相关，如 Leber 遗传性视神经病和神经肌病；若发生在 tRNA 和 rRNA 基因上，将会影响 mtDNA 编码的全部多肽链的翻译过程，与线粒体肌病相关，这类疾病的临床表型更具有系统性，如线粒体脑肌病伴乳酸酸中毒及脑卒中样发作、母系遗传的肌病及心肌病等。mtDNA 大片段缺失往往涉及多个基因，导致线粒体氧化磷酸化功能下降，产生较为严重的系统代谢性疾病，典型疾病为 KSS、慢性进行性眼外肌瘫痪等。mtDNA 拷贝数变异，仅见于一些致死性婴儿呼吸障碍，乳酸中毒或肌肉、肝、肾衰竭的病例。

Leber 遗传性视神经病（Leber hereditary optic neuropathy，LHON）（OMIM 535000）是一种最常见的遗传性视神经疾病，也是典型的线粒体遗传病之一。LHON 具有特殊的临床特征，主要累及青壮年男性，发病年龄常在 17～30 岁。男性的发病率为女性的 4～5 倍。眼科学检查主要表现为急性或亚急性视力无痛性减退，双眼同时或先后发病，可同时伴有中心视野缺失及色觉障碍。LHON 患者的视力损伤程度分为轻度、中度、重度和极重度四个程度。

1988 年 Wallace DC 等发现第一个与 LHON 相关的 mt DNA 突变位点，即 MT-ND4 基因 G11778A 突变。迄今发现的突变主要集中在线粒体复合体I的亚基基因上，如 MT-ND1、MT-ND4 和 MT-ND6，主要突变有 Gly11778Ala、Thr14484Cys、Gly3460Ala 等（图 6-18）。

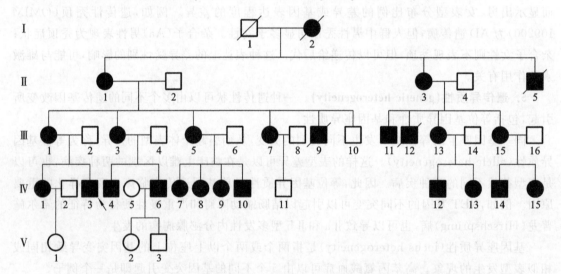

图 6-18　一个携带 MT-ND4 基因 G11778A 突变的 LHON 家系

线粒体遗传病的特点总结如下。

（1）母系遗传（maternal inheritance）　由于受精时精子的线粒体不进入卵子，受精卵中的线粒体只从卵子而来，因此 mtDNA 只从母亲传递给下一代。母亲的线粒体疾病能遗传给下一代，男、女都可能得病，也只有下一代的女性才能将线粒体疾病继续往下传递（图 6-18）。

（2）同质性（homoplasy）和异质性（heteroplasy）　在正常人的细胞中，所有 mtDNA 都来源于母亲的卵母细胞，若每个细胞内的所有 mtDNA 都相同，全部突变或全部正常，称之为同质性；若在同一细胞里同时存在正常 mtDNA 和突变 mtDNA，则称为异质性。异质性的程度以突变 mtDNA 的比例为指标。异质性可以出现在同一细胞，也可以出现在同一组织、器官，从而造成疾病表型的复杂性，同一突变在同一家系各不用成员间可有不同表现，同一患者在不同发育期可有不同临床症状等。

（3）阈值效应（threshold） 即突变 mtDNA 需要超过一定的比例才会导致线粒体功能的改变。阈值是一个相对概念，易受突变类型、组织、老化程度变化的影响，个体差异较大。因此，相同突变在不同家系中，可产生不同的外显率和表现度。

（4）高突变率 mtDNA 的突变率要高于核基因组 DNA。mtDNA 的高突变率至少有三方面原因。①在高超氧化物的环境下，mtDNA 更易受到损伤。②mtDNA 损伤后，修复机制非常有限。由于缺乏像核基因组 DNA 所具有的多种不同的 DNA 损伤修复机制，mtDNA 发生损伤后，突变难以修复。③由于双环 mtDNA 缺乏像细胞核中 DNA 与组蛋白结合而形成的保护，使得 mtDNA 更易被损伤。

（5）mtDNA 在有丝分裂和减数分裂期间，经过复制、分离、细胞分裂时，突变型和野生型 mtDNA 发生分离，随机地分配到子细胞中，使子细胞拥有不同比例的突变型 mtDNA 分子，这种随机分配导致 mtDNA 异质性变化的过程称为复制分离。突变型 mtDNA 具有复制优势，在分裂不旺盛的细胞（如肌细胞）中逐渐积累，产生阈值效应。而在卵细胞形成期 mtDNA 数量剧减，称为"遗传瓶颈效应"（genetic bottleneck effect）。"瓶颈"的 mtDNA 复制、扩增，造成子代 mtDNA 异质性的差异，出现不同的表型。

第三节 人类的多基因遗传

人类的一些遗传性状或疾病不是由一对等位基因控制的，而是受多对基因和环境因素的共同影响，这种遗传方式称为多基因遗传（polygenic inheritance）或多因子遗传（multifactorial inheritance，MF）。在多基因遗传性状中，每一对控制基因的作用是微小的，故也称为微效基因（minor gene），但是多对微效基因的作用累积之后，可以形成明显的表型效应，这种现象称为累加效应（additive effect）。

多基因遗传导致的疾病称多基因遗传病（polygenic inheritance disease）。常见的成人疾病如高血压、冠心病、痛风、糖尿病、精神分裂症及抑郁症等，都是多个基因和环境因素共同作用的结果，而且遗传基础复杂，故也把这些疾病称为复杂遗传病（complex genetic disease）。一些常见的先天性畸形（congenital malformation）也是其中的一类。

一、数量性状

在单基因遗传中，由一对基因控制的相对性状差异明显，可区分为 2～3 个群体，呈不连续变异，所以单基因遗传的性状也称质量性状（qualitative character）。而多基因遗传性状的变异在群体中的分布是连续的，可以用正态分布曲线表示，不同个体间的差异只是量的变异，因此，由多基因遗传的性状称为数量性状（quantitative character）。

人的身高、血压和智力都是数量性状，如正常人的身高平均为 165 cm，变异在群体中是连续的，曲线只有一个峰即平均值。人身高由矮到高是逐渐过渡的，很矮和很高的两种极端的人只是极少数，大多数人身高接近平均值，这种变异的曲线呈正态分布（图 6-19）。对大多数人而言，控制身高的基因是微效的和累加的。子代平均身高为双亲身高的平均值略偏向人群的平均值，比如身高偏高的父母所生子女的身高的平均值虽然仍会偏高，但比父母的平均身高略低，比父母更加靠近人群平均值。而极少数遗传病对身高的影响较小，在整个群体的分布曲线中几乎没有作用。分析身高遗传表明子代平均身高更加接近群体的身高平均值，而不是双亲的身高的平均值。统计学应用于遗传学时，数量性状遗传在子代中出现少量极端表型个体是正常的。

·医学生物学·

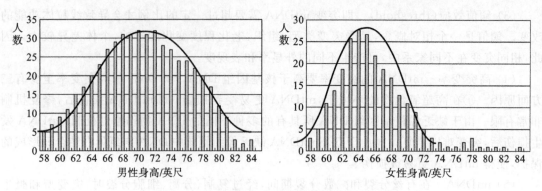

图 6-19　一组美国 20 岁男性和女性身高分布图

注:1 英尺≈0.3 m。

二、多基因遗传病

(一) 易患性与发病阈值

在多基因遗传病中,若干作用微小但有累积效应的致病基因构成了个体患某种疾病的遗传因素。这种由遗传基础决定一个个体患病的风险,称为易感性(susceptibility)。而由遗传因素与环境因素共同作用并决定一个个体是否易于患病的可能性,称为易患性(liability)。在群体中易患性的变异与多基因遗传性状一样,呈正态分布,即群体中大多数个体的易患性近似平均值,易患性很高或很低的都很少。当某一个体的易患性达到一定限度时,该个体就会患病,这种由易患性决定的多基因遗传病的发病的最低限度称为阈值(threshold)。因此,易患性的变异在群体中的分布就被阈值分为两部分:大部分为正常个体,小部分为患者。阈值代表在一定条件下患病所必需的、最低的易患基因的数量(图 6-20)。

虽然就一个个体来说,易患性难以测定,只能依其婚后所生子女患病情况做出粗略估计,但一个群体的易患性平均值则可由该群体的患病率(即超过阈值部分)做出估计。多基因遗传病的群体易患性是呈正态分布的,它具有正态分布的特征(图 6-21):①以平均值(μ)为 0,在 ±1 个标准差(σ)的范围内的面积占正态分布曲线范围内面积的 68.2%,此范围以外的面积占 31.8%,左侧和右侧分别约占 16%;②在 ±2σ 范围内的面积占正态分布曲线范围内面积的 95.4%,此范围以外的面积占 4.6%,左侧和右侧分别约占 2.3%;③在 ±3σ 范围内的面积占正态分布曲线范围内面积的 99.7%,此范围以外的面积占 0.3%,左侧和右侧分别约占 0.15%。

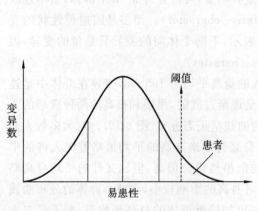

图 6-20　群体易患性变异分布图

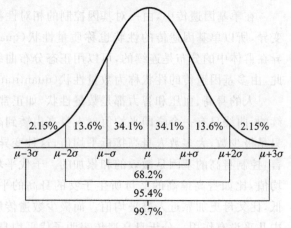

图 6-21　正态分布曲线中 μ 与 σ 的关系

　　以正态分布的平均值和标准差之间的关系作为估量的尺度；由患病率估计群体的阈值与易患性平均值之间的距离，而这个距离即以正态分布的标准差作为衡量单位。多基因遗传病的易患性阈值与平均值距离越近，其群体易患性的平均值越高，阈值越低，则群体发病率也越高。反之，两者距离越远，其群体易患性平均值越低；阈值越高，则群体发病率越低。因此，可从群体发病率的高低计算出阈值与平均值之间的距离。

　　（二）遗传率

　　易感性的高低受遗传和环境因素的双重影响，而遗传率正是为了衡量多基因遗传中遗传因素与环境因素两者的相对作用大小而提出的。遗传率（或遗传度，heritability）是指在多基因遗传病发生过程中，遗传基础所起作用的大小程度，一般用百分率（%）来表示。一种遗传病如果完全由遗传基础决定，其遗传率就是 100%，当然这种情况很少见。某病的遗传率高，表明遗传因素在该病易患性中所起的作用大；遗传率低，则反映环境因素在该病易患性中起主要作用。不同类型的多基因遗传病，遗传率可能有所不同，遗传率高的能达到 70%～80%。遗传率的计算是根据一般群体和患者亲属易患性分布的对比求得的。一些常见的多基因遗传病和先天性畸形的患病率和遗传率如表 6-2 所示。

表 6-2　常见多基因遗传病的群体发病率、先证者以及亲属发病率、性别比、基因遗传率

疾病	一般群体发病率/(%)	先证者以及亲属发病率/(%)	男：女	遗传率/(%)
腭裂±唇裂	0.17	4	1.6	76
腭裂	0.04	2	0.7	76
先天性髋关节脱位	0.1～0.2	4	0.2	70
先天性畸形足	0.1	3	2.0	68
脊柱裂	0.3	4	0.8	60
无脑儿	0.5	4	0.5	60
先天性心脏病	0.5	2.8	—	35
精神分裂症	0.1～0.5	4～8	1	80
糖尿病（青少年型）	0.2	2～5	1	75
原发性高血压	4～8	15～30	1	62
冠心病	2.5	7	1.5	65
支气管哮喘	4	20	0.8	80
胃溃疡	4	8	1	37
先天性幽门狭窄	0.3	2（男性先证者） 10（女性先证者）	5.0	75
先天性巨结肠	0.02	2（男性先证者） 8（女性先证者）	4.0	80
强直性脊柱炎	0.2	7（男性先证者） 2（女性先证者）	0.2	70

　　计算人类多基因遗传病遗传率的高低在临床实践中有重要意义，传统的计算方法主要有两种，即 Falconer 公式和 Holzinger 公式。Falconer 公式是根据先证者亲属的患病率与遗传

率有关而建立的;而 Holzinger 公式是根据遗传率越高的疾病,一卵双生的患病一致率与二卵双生患病一致率相差越大而建立的。Falconer 公式如下:

$$h^2 = b/r \qquad ①$$

式中,h^2 为遗传率,b 为亲属易患性对患者易患性的回归系数,r 为亲缘系数。b 可由下列两个公式求得:

$$b = (X_g - X_r)/a_g \qquad ②$$
$$b = p_c(X_c - X_r)/a_c \qquad ③$$

当已知一般人群的患病率 q_g 时,用公式②计算回归系数 b;当缺乏一般人群的患病率数据时,可设立对照组,调查对照亲属的患病率,用公式③计算 b 值。X_g 为一般群体易患性平均值与阈值之间的标准差数;X_r 为患者亲属易患性平均值与阈值之间的标准差数;X_c 为对照组亲属易患性平均值与阈值之间的标准差数;a_g 为一般群体易患性平均值与一般群体中患者易患性平均值之间的标准差数,a_c 为对照组亲属易患性平均值与对照组亲属中患者易患性平均值之间的标准差数。$p_c = 1 - q_c$,q_c 为对照组亲属的患病率。X_g、X_c、X_r、a_g、a_c 均可由正态分布表所编制的 X 和 a 值表查得。

(三) 多基因遗传病的特点

多基因遗传病的特点如下。

(1) 家族聚集倾向,但无明显的遗传方式。因为在系谱分析中,同胞中发病率远低于 1/2 或 1/4,为 1%~10%,既不符合常染色体显性和隐性遗传,也不符合 X 连锁遗传,但这些疾病及其在子代的再发风险,确实表现出家族聚集倾向。

(2) 近亲婚配,子女再发风险率增高。这是因为近亲婚配的双方带有更多的从共同祖先遗传来的致病基因。近亲婚配时,子女患病风险增高,但不如常染色体隐性遗传显著。

(3) 发病率与群体发病率、遗传率、亲属级别、亲属中受累人数、病情的严重程度及性别差异均相关。

(4) 发病率有种族或民族差异,这表明不同种族或民族的基因库是不同的。

三、多基因遗传病发病率估计

1. 发病率与群体发病率和遗传率的关系　在相当多的多基因遗传病中,其群体发病率($P = q_g$)为 0.1%~1%,遗传率为 70%~80%。患者一级亲属的发病率(f)可用 Edward 公式来计算,P 为群体发病率。Edward 公式应用的条件如下:某个多基因遗传病的群体发病率应在 0.1%~1%,遗传率应为 70%~80%。如果群体发病率或遗传率过高或过低,则不能应用该公式。当遗传率低于该值时,则患者一级亲属的发病率低于群体发病率的平方根。相反,遗传率高于该值时,则患者一级亲属的发病率高于群体发病率的平方根。例如,早发型糖尿病的群体发病率为 0.2%,其遗传率为 75%,患者一级亲属的发病风险 $f \approx 4\%$;如果遗传率为 100%,患者一级亲属再发风险上升到 11%;如果遗传率为 50%,患者一级亲属的再发风险下降到 2%。因此,多基因遗传病的再发风险与疾病的遗传率高低有关。

2. 发病率与亲缘关系的远近有关　患者的一级亲属(双亲、同胞、子女)有相同的发病率,这与常染色体显性遗传明显不同。二级亲属(叔、伯、舅、姑、姨、侄(女)、外甥(女))的患病风险较一级亲属的明显下降,但其后远亲患病风险下降较慢。例如,唇裂患者一级亲属发病率为 4%,二级亲属为 0.7%,三级亲属为 0.3%。随亲属级别的降低,患者亲属患病风险迅速下降,对于发病率低的疾病,这个特点更为明显(表 6-3)。

表 6-3　多基因遗传病患者不同级别亲属发病率的比较

疾病	群体发病率	发病风险			
		一卵双生	一级亲属	二级亲属	三级亲属
唇裂±腭裂	0.001	×400	×40	×7	×3
足内翻	0.001	×300	×25	×5	×2
神经管缺陷	0.002	—	×8		×2
先天性髋关节脱臼	0.002	×200	×25	×3	×2
先天性幽门狭窄	0.005	×80	×10	×5	×1.5

3. 患者亲属再发风险与亲属中受累人数有关　由多基因遗传病所致的畸形患者的同胞及子女的患病风险增高,再发风险一般在 $1\%\sim10\%$ 之间,比一般群体中畸形发病率高 $10\sim40$ 倍。一般而言,一个家庭中患病人数越多时,意味着再发风险高,这是基因累积效应所致。如一对夫妇已有一个唇裂患儿,再次生育唇裂患儿的发病率为 4%,若再生出一个患者,则表明夫妇二人都带有较多的易患基因,虽然他们本人未发病,但其易患性极为接近阈值,再次生育的发病风险将增加 $2\sim3$ 倍,即近于 10%。再如在一个家庭中只有双亲之一患神经管缺陷,再发风险为 4.5%;若双亲之一再加一个子女患病,再发风险增加到 12%;若双亲之一再加两个子女患病,再发风险增加到 20%。表 6-4 为 Smith 研制的一个表格,通过双亲是否为患者及其同胞中已发生该病患者人数来估计再发风险。

表 6-4　多基因遗传病再发风险估计(Smith 表格)

双亲患病数		0			1			2		
一般群体发病率/(%)	遗传率/(%)	患者同胞数			患者同胞数			患者同胞数		
		0	1	2	0	1	2	0	1	2
1.0	100	1	7	14	11	24	34	63	65	67
	80	1	6	14	8	18	28	41	47	52
	50	1	4	8	4	9	15	15	15	26
0.1	100	0.1	4	11	5	16	26	62	63	64
	80	0.1	3	10	4	14	23	60	61	62
	50	0.1	1	3	1	4	9	7	11	15

4. 病情严重程度与再发风险　多基因遗传病的基因累加效应还体现在病情的严重程度上。畸形或病情越严重,亲属的再发风险率越高。因为病情严重的患者必定带有更多的易患基因,其父母也会带有更多的易患基因使易患性更接近阈值,所以再次生育时的再发风险也相应地增高。例如,只有一侧唇裂的患者,其同胞的再发风险为 2.46%;一侧唇裂并腭裂的患者,其同胞再发风险为 4.21%;而两侧唇裂并腭裂的患者,其同胞再发风险则高达 5.74%。这一点也与单基因遗传病不同,在单基因遗传病中,不论病情的轻重如何,一般都不会影响其再发风险。

5. 性别与再发风险　当一种多基因性状频率在不同性别有明显差异时,表明发病率高的性别其阈值低,发病率低者其阈值高。对于发病率低的性别群体的个体来说,一旦发病,就表明他们所携带的易患性基因相当多,其后代的发病风险较高,尤其是与其性别相反的个体。群体发病率高的性别患者,其后代中发病风险将较低,尤其是发病率低的性别的个体。先天性幽

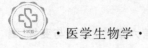

门狭窄患者,男性发病率是女性的5倍(男性发病率为0.5%,女性发病率为0.1%)。如为男性患者,儿子发病风险为5.5%,女儿发病风险为2.4%;相反,如为女性患者,她儿子的发病风险为19.4%,女儿风险为7.3%。

第四节　群体中的基因

群体(population)也称为种群,广义的群体是指同一物种的所有个体,如人种群体,包括全世界所有的人。狭义的群体是物种的结构单位,是指生活在某一地区,能够相互交配的同一物种的个体群,即孟德尔群体(Medelian population)。群体遗传学(population genetic)主要研究群体中基因的分布及逐代传递中影响基因频率和基因型频率的因素,通过数学手段研究基因频率和相对应的表型在群体中的分布特征和变化规律,也是人类遗传学、人类进化和后基因组学研究的中心任务。群体遗传学研究获得的资料可用于遗传咨询、遗传筛查等,具有重要的临床意义。鉴于多基因遗传性状或疾病的复杂性,本章主要讨论的是基因型与表型呈一一对应关系的质量性状即单基因性状在群体中的遗传组成及其变化规律。

一、基因频率

基因库(gene pool)是一个群体中所有个体的基因型的集合。对二倍体生物来说,有 n 个个体的一个群体的基因库由 $2n$ 个单倍体基因组所组成。因此,在一个有 n 个个体的群体基因库中,对每个基因座来说,各有 $2n$ 个基因,共有 n 对同源染色体。例外的是性染色体和性连锁基因,它们在异型配子的个体中只有单份剂量存在。

生物的表型是可以直接观察的,但基因型和基因无法直接观察,基因库中的变异可用基因型的频率或基因频率来研究。如果我们知道特定基因型与其相应的表型之间的关系,就能将表型的频率转换成基因型的频率。

现在以红细胞血型 MN 血型为例。MN 血型有3种:M、N 和 MN,这是由一个基因座上的两个等位基因 L^M 和 L^N 所决定的。从一个群体中采集730人的血样研究他们的血型,22人为 M 型,216人为 MN 型,492人为 N 型。将每种血型的人数除以总人数得到的是血型及其相应的基因型频率(genotype frequency),由此可以用来描述血型 M-N 基因座上的变异。由于这730人是随机采集的样本,一个随机样本是一个群体的、有代表性的、无偏向的样本,因此可将观察到的频率看作这个群体的特性(表6-5)。

基因频率(gene frequency)的计算是很方便的。一个 $L^M L^M$ 基因型个体有两个 L^M 等位基因,这个样本中 L^M 等位基因的数目是 $(2×22)+216=260$。样本中等位基因的总数是个体数的2倍,即 $2×730=1460$。这样,L^M 等位基因在样本中的频率为 $260/1460=0.178$。同样,L^N 等位基因的频率为 $1-0.178=0.822$。

表6-5　在一个群体中 MN 血型和基因型的频率

血型	基因型	人数	频率
M	$L^M L^M$	22	0.030
MN	$L^M L^N$	216	0.296
N	$L^N L^N$	492	0.674
总计		730	1.000

二、遗传平衡定律

(一) Hardy-Weinberg 定律

英国数学家 Hardy 和德国内科医生 Weinberg 分别于 1908 年和 1909 年证明,如果一个群体无限大,群体内的个体随机婚配,没有突变发生,没有任何形式的选择压力,则群体中各种基因型比例可以逐代保持不变,这就是遗传平衡定律或 Hardy-Weinberg 定律 (Hardy-Weinberg law)。它是遗传学中基本的原理之一,奠定了现代群体遗传学重要的理论基础。

假设在一个理想的群体中,某一基因座上有且仅有两个等位基因 A 和 a,其基因频率分别为 p 和 q,因此,$p+q=1$。这一群体中三种可能的基因型分别是 AA、Aa 和 aa,每种基因型频率可以通过不同等位基因频率计算得出。单倍体精子和卵子随机配对的第一代基因型频率分布情况,即 AA:Aa:aa$=p^2:2pq:q^2$(表 6-6)。

表 6-6　亲代等位基因频率和子代基因型频率

	精子 A(p)	精子 a(q)
卵子 A(p)	AA(p^2)	Aa(pq)
卵子 a(q)	Aa(pq)	aa(q^2)

如果第一代个体相互随机婚配,可以得到各种婚配类型频率(表 6-7)及第二代基因型频率分布特点(表 6-8)。在这一群体中第一代和第二代的基因型频率是一致的(即 AA:Aa:aa$=p^2:2pq:q^2$)。实际上,无论经过多少代,基因型频率都将保持不变,每种基因型的个体数量随着群体大小不同而增减,但是相对频率不变,这就是 Hardy-Weinberg 定律的推理过程。根据 Hardy-Weinberg 定律可知,尽管显性基因有掩盖隐性基因的作用,但是因为各种基因型的比例保持平衡,所以隐性变异不会因此而逐渐消失。

表 6-7　第一代随机婚配类型频率

	AA(p^2)	Aa($2pq$)	aa(q^2)
AA(p^2)	AA×AA(p^4)	AA×Aa($2p^3q$)	AA×aa(p^2q^2)
Aa($2pq$)	Aa×AA($2p^3q$)	Aa×Aa($4p^2q^2$)	Aa×aa($2pq^3$)
aa(q^2)	aa×AA(p^2q^2)	aa×Aa($2pq^3$)	aa×aa(q^4)

表 6-8　第二代随机婚配类型频率

婚配类型	频率	后代		
		AA	Aa	aa
AA×AA	p^4	p^4	—	—
AA×Aa	$4p^3q$	$2p^3q$	$2p^3q$	—
AA×aa	$2p^2q^2$	—	$2p^2q^2$	—
Aa×Aa	$4p^2q^2$	p^2q^2	$2p^2q^2$	p^2q^2
Aa×aa	$4pq^3$	—	$2pq^3$	$2pq^3$
aa×aa	q^4			q^4

注:AA$=p^4+2p^3q+p^2q^2=p^2$;Aa$=2p^3q+2p^2q^2+2p^2q^2+2pq^3=2pq$;aa$=p^2q^2+2pq^3+q^4=q^2$。

(二) Hardy-Weinberg 定律的应用

Hardy-Weinberg 定律在医学上最重要的应用是通过某一性状(疾病)频率在群体中的分

布情况,确定等位基因频率和杂合子频率,并以此为依据进行遗传咨询和遗传筛查。然而,前提是必须确定该群体是否处于 Hardy-Weinberg 平衡(Hardy-Weinberg equilibrium)。

1. Hardy-Weinberg 平衡的判定　当确定了某一群体特定性状的基因型频率,证明该群体中每个基因的相对比例(即 p^2、$2pq$、q^2 的比例)保持不变,就可以判断这个群体中该性状是否处于 Hardy-Weinberg 平衡。假设某一基因座上有一对等位基因 A 和 a,组成三种基因型 AA、Aa/aA 和 aa,在一个 2000 人的随机群体中,所观察到的基因型分布如下:

$$AA=1200；Aa/aA=680；aa=120$$

从以上数据可以计算出 A 等位基因频率 $p=(2×1200+680)/(2000×2)=0.77$,而等位基因 a 的频率 $q=(2×120+680)/(2000×2)=0.23$,如果该群体处于 Hardy-Weinberg 平衡,用 χ^2 检验计算预期值和观察值之间的差异是否具有统计学意义,即可确定等位基因频率和基因型频率分布是否符合 Hardy-Weinberg 平衡(表 6-9)。根据 χ^2 分布表可知:$\chi^2=3.84$,则 $P=0.05$;$\chi^2=6.63$,则 $P=0.01$;$\chi^2=7.88$,则 $P=0.005$;$\chi^2=10.83$,则 $P=0.001$。当 $P>0.05$ 时,表示预期值和观察值之间差异没有统计学意义,可以认为等位基因频率和基因型频率分布符合 Hardy-Weinberg 平衡;当 $P<0.05$ 时,表示预期值和观察值之间差异有统计学意义,等位基因频率和基因型频率分布不符合 Hardy-Weinberg 平衡。

表 6-9　不同基因型频率的预期值和观察值

	观察值(O)	预期值(E)	$(O-E)^2/E$
AA	1200	1185.8	0.170
Aa/aA	680	708.4	1.138
aa	120	105.8	1.906

注:$\chi^2=\sum(O-E)^2/E=3.214；P>0.05$。

又例:某地区一群体有 1994 人,其中血型为 M 型的有 433 人,N 型 591 人,MN 型 960 人,该群体资料是否符合 Hardy-Weinberg 平衡?根据表型计算出 M 基因和 N 基因频率,再进行 χ^2 检验(表 6-10)。

表 6-10　MN 血型调查资料的遗传平衡 χ^2 检验

	L^ML^M	L^ML^N	L^NL^N	合计
观察值(O)	433	960	591	1984
预期值(E)	419.81(np^2)	985.65($n×2pq$)	578.53(nq^2)	1984
$(O-E)^2/E$	0.41	0.67	0.27	$\chi^2=1.35$

注:$p=(433×2+960)/(1984×2)=0.46；q=(591×2+960)/(1984×2)=0.54$。

$\chi^2<\chi^2_{0.05}=3.84，P>0.05$,预期值和观察值之间差异不显著,我们可以认为这个群体符合 Hardy-Weinberg 平衡。

2. 基因频率的计算　在遗传分析及遗传咨询中,等位基因频率和基因型频率的计算都是必不可少的,特别是在估计遗传风险时更有价值。对于遗传平衡群体,可根据遗传平衡定律计算常染色体或性染色体上有显性、隐性区分的等位基因的频率。

(1)常染色体隐性遗传病　当已知一个性状在某群体中的频率,就可以确定等位基因频率和杂合子频率。如在某一随机婚配的群体中,白化病的发病率为 1/10 000,那么该群体的致病基因携带者的频率为 1/50(表 6-11)。表明本病的发病率虽然很低,但携带者频率却很高,约是患者的 200 倍,也就是说致病基因绝大多数存在于杂合子中,这些携带者的生存和婚配是白化病传递下去的重要原因,该数据对白化病家族的遗传咨询非常重要。

表 6-11　某群体中白化病的基因型频率

表型	正常		患病
基因型	AA	Aa	aa
频率	p^2	$2pq$	$q^2 = 1/10\ 000$

注：$q^2 = 1/10\ 000$，因此，$q = 1/100$，$p = 99/100$；致病基因携带者的频率：$2pq = 2 \times \dfrac{1}{100} \times \dfrac{99}{100} = \dfrac{1}{50}$。

常染色体隐性遗传病患儿的双亲是肯定携带者，若上述白化病患儿的父母离异后与群体中任意个体再婚，假设新配偶的家族中无相同疾病的家族史，再生出患儿的风险为：(肯定携带者的风险)×(新配偶为携带者的风险)×1/4 = 1×1/50×1/4 = 1/200。

对于罕见的隐性遗传病($q^2 \leqslant 0.0001$)，$p \approx 1$，故杂合子频率($2pq$)约为 $2q$，也就是说杂合子频率是致病基因频率(q)的 2 倍；因此，群体中致病基因携带者人数($2q$)远远高于患者(q^2)。随着隐性遗传病的发病率(q^2)下降，携带者和患者的比率明显升高，即一个等位基因的频率越低，该等位基因存在于杂合子中的比例越大(表 6-12)。这对于制订隐性遗传病筛查计划有重要意义。

表 6-12　隐性遗传病发病率对携带者/患者比率的影响

发病率	基因频率	携带者频率	携带者/患者($2pq/q^2$)
1/1000	1/32	1/16	1000/16 = 62.5
1/5000	1/71	1/36	5000/36 ≈ 139
1/10 000	1/100	1/50	10 000/50 = 200
1/50 000	1/244	1/112	50 000/112 ≈ 446
1/100 000	1/316	1/518	100 000/158 ≈ 633

(2) 常染色体显性遗传病　如并指症，在群体中多为杂合子(Aa)发病。由于 $q \approx 1$，杂合子频率($2pq$)约为 $2p$，因此，只要知道杂合子的发病率，就易求得基因 A 的频率。如并指症在群体中的发病率为 1/2000，即 $2p = 1/2000$，致病基因 A 的频率 $p = 1/4000$。

(3) X 连锁隐性遗传病　X 连锁基因频率的估计不同于常染色体基因，因为男性为半合子。X 连锁隐性遗传病中，男性发病率等于致病基因频率 q，女性发病率为 q^2，男性患者发病率远高于女性患者，男女患者之比为 $q/q^2 = 1/q$，因此，X 连锁隐性遗传病中致病基因频率越低，则男性患者的相对比例越高。例如，在某一群体中红绿色盲在男性中占 7%，则该群体致病基因频率 $q = 7\%$，女性携带者频率 $2pq \approx 13\%$，0.49% 女性受累，男性患者人数是女性的 14 倍(表 6-13)。

表 6-13　血友病 B 在男性和女性中频率分布

	男性		女性		
基因型	$X^B Y$	$X^b Y$	$X^B X^B$	$X^B X^b$	$X^b X^b$
频率	p	q	p^2	$2pq$	q^2

注：X^B 为显性正常基因，X^b 为隐性致病基因；已知 $q = 7\%$，$p = 93\%$。

(4) X 连锁显性遗传病　由于女性两条 X 染色体中任何一条带有显性致病基因均可患病，男性仅有一条 X 染色体，其上带有显性致病基因也将患病，故男、女患病比例为 $p/(p^2 + 2pq) = 1/(2-p)$，若显性致病基因频率 p 很低，$1/(2-p) \approx 1/2$，提示男性发病率是女性发病率的 1/2。

三、影响遗传平衡的因素

Hardy-Weinberg 平衡的群体是一个理想群体,这个群体为无选择、无突变且无限大的随机婚配群体。但是在自然界中不可能有无限大的群体,也很难找出群体中永远不会发生突变而绝对不受自然选择的基因,也不可能是真正意义上的随机婚配群体,因此自然界中只能有近似满足 Hardy-Weinberg 遗传平衡条件的群体。从理想群体出发,我们将逐一探讨某些可以影响基因分布或改变基因频率的因素,包括突变、选择、非随机婚配、遗传漂变和基因流等。

(一) 突变

突变是遗传物质发生的改变,这种变化的频率称为突变率(μ),用每代每个配子中每个基因座的突变数量来表示。假设初始群体的某一基因座全是等位基因 A 的纯合子,每一世代由等位基因 A 突变成等位基因 a 的突变率为 1.0×10^{-5}/(基因·代),那么,此后第一世代的等位基因 a 的频率为 1.0×10^{-5},而等位 A 的频率为 $1.0-1.0\times10^{-5}$;第二世代等位基因 a 的频率应为 $(1.0-1.0\times10^{-5})\times1.0\times10^{-5}+1.0\times10^{-5}$,即 $2.0\times10^{-5}-1.0\times10^{-10}$,而等位基因 A 的频率将为 $1.0-2.0\times10^{-5}+1.0\times10^{-10}$。显然,突变的等位基因 a 的频率增长极其缓慢,而且随着等位基因 A 的频率降低,突变等位基因 a 的增长速度逐渐减小。在不考虑选择等其他因素的情况下,约 1 万年以后 A 的频率降为 0.9;约 7 万代后 A 的频率降为 0.5;到 200 万代后,A 的频率仍约为 0.15。因此,由突变引起群体的基因频率改变十分缓慢。据估计,人类基因的突变率为 $10^{-6}\sim10^{-4}$/(基因·代)。例如:PKU 的突变率为 25×10^{-6}/(基因·代),DMD 的突变率为 100×10^{-6}/(基因·代)。

基因突变是一种可遗传的变异,新的等位基因只有当突变发生时才能产生。绝大部分的基因突变属于中性突变(neutral mutation),即基因突变前后对机体未产生明显的益处或害处。而大部分导致功能改变的基因突变将使个体受到损伤,因而有害。个别突变对个体有利,且可能在群体中传播开来。突变提供了进化作用的原材料,也为自然选择作用提供了广阔的空间。

(二) 选择

19 世纪中期,达尔文(Charles Darwin)提出了"自然选择"学说,并通过发表《物种起源》一书,使得进化论广泛普及。自然选择(natural selection)的基本含义如下:由于某种原因,携带某些等位基因的个体比不携带这些等位基因的个体具有更多的后代,导致这些基因在下一世代中的频率上升。也就是说,选择作用导致了不同基因型个体生存能力和生育能力的差别,它对遗传平衡有重要影响。

1. 适合度 为了对自然选择进行定量研究,将基因型在某一特定环境作用下表现的平均生活能力和繁殖力定义为相应基因型的适应值(adaptive value)或适合度(fitness),用 f 表示。一般将正常的纯合个体的适合度定为 1,其他基因型的适合度则用相对生育率来表示。例如,根据丹麦的一项调查,软骨发育不全的侏儒 108 人,共生育 27 个子女,这些侏儒的 457 个正常同胞共生育了 582 个子女,侏儒的相对生育率(f)如下:

$$f=\frac{27/108}{582/457}\approx0.2$$

遗传学上用适合度来衡量生育力的大小,当适合度为 0 时,表示遗传性致死,即无生育力;当适合度为 1 时,为生育力正常;因此只有选择作用发生在育龄期之前,才会影响群体的基因频率或基因型频率,而发生在育龄期之后的选择作用,其影响将是微不足道的。

2. 选择系数 选择系数(selection coefficient,s)指在选择作用下适合度降低的程度,用 s 表示。s 反映了某一基因型在群体中不利于存在的程度,因此 $s=1-f$。如上例中软骨发育不全侏儒的选择系数 $s=1-f=1-0.2=0.8$。这说明,由于疾病的影响,患者的相对生育率下降,约 80% 的个体会被淘汰。

NOTE

（三）突变率的计算

选择的结果总是倾向于增加具有较高适合度的等位基因和基因型的频率,若一个群体突变与选择作用达到平衡,那么群体的遗传结构就趋于稳定,形成遗传平衡的群体。下面我们讨论选择作用和不同遗传方式对基因突变率的影响。

1. 常染色体显性基因突变率的计算 对于常染色体显性遗传病,多为杂合子（Aa）发病,发病率 $I=2pq \approx 2p$,p 为致病基因频率。当适合度（f）等于 0 时,所有新病例的出现一定是由新突变所致,因此该疾病发病率是突变率的 2 倍（$I=2\mu$）;如果适合度大于 0,且该病符合 Hardy-Weinberg 平衡,这时适合度下降所造成的致病基因频率减少必须通过新突变来补偿,基因突变率 $\mu=sp=s \cdot I/2=I(1-f)/2$。

例如:据丹麦哥本哈根市的一项调查,几年来在医院出生的 97 075 个婴儿中,有 10 个患有软骨发育不全性侏儒症,其发病率为 10/97 075,已知该病的选择系数为 0.80,突变率为 $\mu=sp=s \cdot I/2=0.80 \times \dfrac{10}{97\ 075} \times \dfrac{1}{2}=41 \times 10^{-6}$。

2. 常染色体隐性基因突变率的计算 对于常染色体隐性遗传病,受累者均为隐性纯合子 aa,发病率 $I=q^2$。因此,只有基因型为 aa 的个体被淘汰,基因型为 Aa 的个体不被淘汰。下降的有害基因频率由新的突变来补偿,从而达到遗传平衡,即 $\mu=sq^2=sI=I(1-f)$。

例如:苯丙酮尿症为常染色体隐性遗传病,发病率为 1/16 500,适合度 f 为 0.30。代入公式 $\mu=I(1-f)=(1-0.30) \times 1/16\ 500=42 \times 10^{-6}$/（基因·代）。

3. X 连锁隐性基因突变率的计算 在 X 连锁隐性遗传病患者中,男性为半合子,只要有隐性基因 X^a 就面临淘汰,男性的发病率 I 就是基因频率 q。女性 X^aX^a 纯合子患者甚少,可忽略不计。女性携带者 X^AX^a 不被淘汰。亦即 2/3 的 X 连锁隐性基因存在于杂合子女性中,1/3 存在于男性患者中,所以每代有 $sq/3$ 的 X 连锁隐性基因被淘汰,并由 μ 来补偿,以维持群体的遗传平衡,即 $\mu=sq/3=I(1-f)/3$。

例如:血友病 A 的男性发病率 q 为 0.00008,适合度为 0.25,那么 $\mu=sq/3=1/3 \times (1-0.25) \times 0.00008=20 \times 10^{-6}$/（基因·代）。

4. X 连锁显性基因突变率的计算 在 X 连锁显性遗传病中,其致病基因 X^A 的频率若为 p,男性半合子 X^AY（$p/3$）和女性杂合子 X^AX^a（$2pq/3$）均将发病而面临选择。选择系数为 s,q 值近似为 1,故选择将使每一代均有 $s(p/3+2p/3)=sp$ 被淘汰,这将由新的突变来补偿以维持平衡,因此 $\mu=sq$。

（四）平衡多态

群体中的多态性（polymorphism）是指群体中同一基因座位上有两种或两种以上等位基因同时存在,并且其中频率最低的等位基因的频率也远远高于依赖突变所能维持的基因频率,譬如人群中的 ABO 血型、MN 血型、HLA 等等。一般认为,对于同一基因座上的两个或两个以上的等位基因,等位基因频率至少为 1%,携带该等位基因的杂合子频率大于 2%,则认为该基因座具有多态性。产生多态现象的原因较多,包括平衡选择现象、遗传漂变学说等。

最著名的例子是镰状细胞贫血。在非洲赤道的黑人群体中,镰状细胞贫血患者高达 4%,突变基因 β^S 和其正常等位基因 β^A 的频率分别为 0.2 和 0.8。镰状细胞贫血患者多在成年前死亡,即 $f=0$,$s=1$,一般不会将 β^S 基因传给后代。这样,β^S 基因的频率将会缓慢地下降。然而,在这样的群体中,β^S 基因的频率稳定地保持在 0.20,即处于平衡多态（balanced polymorphism）。这是因为在这样的群体中,杂合的镰状细胞性状（$\beta^A\beta^S$）的频率（$2pq$）高达 32%。杂合子由于其血红蛋白的结构特点,导致其对恶性疟原虫感染具有较强的抵抗力,因此可通过选择优势来补偿因患者死亡而失去的致病基因 β^S,以维持稳定的平衡多态。对于某些常染色体隐性遗传病,杂合子比正常纯合子具有更高的适合度,称之为"杂合子优势"。现在已

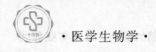

知的美国黑人中,由于其生存于非恶性疟疾流行区,杂合子的抗疟性不能显示选择优势,因而突变基因 β^s 的频率逐渐降低,现已接近 0.10。

人类基因组具有广泛的多态性,人类群体除了呈现 DNA 多态性外,还有转录水平上的表达差异,染色体多态性、蛋白质多态性、酶多态性和抗原多态性等。正是不同基因座等位基因的多种组合,导致群体的高度遗传多样性和个体的遗传独特性。

DNA 多态性可作为遗传标记广泛用于基因定位、连锁分析和关联研究。2002 年,由美国、加拿大、英国、中国、日本和尼日利亚等国研究机构发起了国际人类基因组单体型图计划(HapMap 计划),并于 2007 年 10 月,发表了第二阶段数据,共发现超过一千万个单核苷酸多态性(single nucleotide polymorphism,SNP),并完成了 310 万个 SNPs 的基因分型,构建完成一张精度更高、信息更完整的人类 DNA 多态图谱。HapMap 计划提供的高密度 SNP 信息为全基因组关联研究(genome wide association study,GWAS)提供可能。

(五) 随机遗传漂变

Hardy-Weinberg 遗传平衡群体在理论上是一个无限群体,并且是完全的随机婚配,然而,实际的人类自然群体都是有限群体,每对父母生育的子女数也极为有限。曾有人用计算机做过一个模拟实验,计算在一个 25 人的小群体中,当基因 A 和基因 a 的频率都为 0.5 时,经过42 代随机婚配,基因 A 可固定下来而其等位基因 a 则消失;若是一个 250 人的群体,当基因 A 和基因 a 的频率各为 0.5 时,即使经过 100 代随机婚配,基因 A 和基因 a 都不会固定,也不会消失;而在一个 2500 人的群体中,基因 A 和基因 a 的频率在每一代的波动都很小,等位基因 A 和基因 a 永远都不会固定或消失。这种由于群体容量的有限性和基因在世代传递中的随机抽样作用而造成的基因频率随机波动,被称为随机遗传漂变(random genetic drift)。遗传漂变的速度与群体大小有关。群体越小,遗传漂变越显著;群体越大,遗传漂变越不显著。

遗传漂变的一个著名例子如下。位于太平洋东卡罗群岛的 Pingelap 岛现有岛民 1600 多人,有一种罕见的常染色体隐性遗传的先天性失明症(bb),其患病率高达 5%。根据 Hardy-Weinberg 平衡定律,该群体中 bb 频率(q^2)= 0.005;b 频率(q)≈ 0.22;B 频率(p)= 0.78;Bb 频率($2pq$)= 0.34。在 1780—1790 年间,一次台风袭击了 Pingelap 岛,造成了大量人员死亡,只有 9 名男性和 20 余名女性幸存,推测幸存者中有先天性失明致病基因的携带者,由于基因型比例发生漂变,隐性基因纯合子患者迅速增加。我们假设最初留下来的 30 多人的小群体中,只有一人为携带者(Bb),突变基因 b 的频率 $q = 1/60 = 0.016$,经过若干代的婚配后上升为0.22。这种剧烈的遗传漂变形式,发生在从一个较大群体中分离出一个小群体并在此基础上逐渐发展起来的群体中,称为"奠基者效应(founder effect)"。

由于地理隔离、宗教或民族风俗习惯等因素形成的社会隔离,可以形成隔离群体,这些隔离群体与其他人群间没有基因交流,使得杂合子的比例下降,纯合子的比例增加,产生类似近亲婚配的遗传效应。隔离群体中,常常可以看到高频率的近亲婚配。例如:我国甘肃临夏县的回族、保安族的近亲婚配率约 10%,四川布拖县彝族的近亲婚配率高达 14.6%,贵州赤水市苗族近亲婚配率高达 16.2%。隔离群体中近亲婚配的不良效应可以导致某些隐性遗传病发病率显著增高和智力低下发生率增高。

(六) 迁移

群体遗传变异的另一重要来源是群体间的基因交流,即群体的混合行为。混合行为通常导致新群体的基因频率介于两个初始群体之间。不同种族或不同民族的基因频率可能存在较大差异。当一定数量的个体从一个群体迁移(migration)到另一个群体,其结果是使不同人群通婚,彼此掺入外来基因,导致基因流动,引起接受群体基因频率的改变。这种等位基因跨越种族或地界的渐近混合称为基因流(gene flow)。例如,在欧洲和西亚白种人中,对苯硫脲(PTC)的尝味能力缺乏(味盲)者频率为 36%,这种性状是一种常染色体隐性遗传性状,味盲

(tt)的频率 $q^2=0.36$,味盲基因频率 $q=0.60$。在我国汉族人群中,PTC 味盲者为 9%,$q^2=0.09$,味盲基因频率 $q=0.30$。我国宁夏一带聚居的回族人群中,PTC 味盲者为 20%,$q^2=0.20$,味盲基因频率 $q=0.45$。这可能是在唐代,欧洲和西亚的人尤其是古代波斯人沿丝绸之路到长安进行贸易,以后在宁夏附近定居,与汉族人通婚,形成基因流所致。

（七）非随机婚配

Hardy-Weinberg 平衡定律是基于"随机婚配"假定条件下导出的。随机婚配指选择配偶时并不考虑配偶的基因型。非随机婚配比较常见的类型如下:婚配倾向于发生在有一定亲缘关系个体间(近交,inbreeding),或倾向于远离亲缘关系的个体间(enforced out breeding 或 negative inbreeding)。此外,个体间不是根据亲缘关系的远近,而是根据肤色、身高、生活习性、智力状况等因素的相似程度来择偶,称为选型婚配(assortative mating)。选型婚配的结果将导致群体内纯合度的增加。

与选型婚配一样,近亲婚配(consanguineous marriage)的结果也会导致群体纯合度的增加。近亲婚配中的夫妇双方可能从共同祖先继承到同一基因,婚后又可能把同一基因传递到他们子女,使得子女的这一对基因是相同的。近亲婚配使子女得到一对相同基因的概率称为近婚系数(inbreeding coefficient),用符号 F 表示。

1. 常染色体近婚系数

(1) 表兄妹婚配的常染色体近婚系数　设 P_1 的基因型为 A_1A_2,P_2 的基因型为 A_3A_4。P_1 把基因 A_1 传给 B_1 的概率是 $1/2$,B_1 得到 A_1 将其传给 C_1 的概率是 $1/2$,而 C_1 得到基因 A_1 后再将其传给 S 的概率还是 $1/2$。这样,S 从 P_1 经 B_1、C_1 获得基因 A_1 的概率即为 $(1/2)^3$;同理,S 从 P_1 经 B_2、C_2 获得 A_1 的概率也为 $(1/2)^3$;故 S 的基因型为 A_1A_1 的概率 $(1/2)^3 \cdot (1/2)^3 = (1/2)^6$。同样,S 的基因型为 A_2A_2、A_3A_3 或 A_4A_4 的概率也为 $(1/2)^6$。因此 S 的近婚系数 $F=4\times(1/2)^6=1/16$(图 6-22)。

(2) 二级表兄妹婚配的常染色体近婚系数　二级表兄妹(从表兄妹)在婚配的情况下,基因的传递过程比表兄妹婚配又增加了 1 步,故其近婚系数 $F=4\times(1/2)^8=1/64$(图 6-23)。

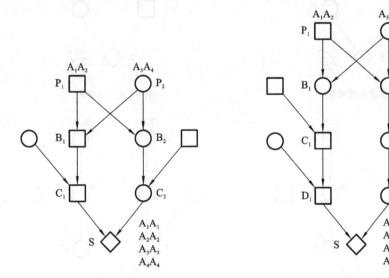

图 6-22　表兄妹婚配中基因传递图解　　图 6-23　二级表兄妹婚配中基因传递图解

(3) 其他形式近亲婚配的近婚系数　通过类似的基因传递过程分析,可以得到其他形式近亲婚配的近婚系数:①舅甥女(或姑侄)间的近婚系数为 $1/8$;②表舅甥女(或堂姑侄)间的近婚系数为 $1/32$;③半表兄妹(只有一个共同的祖先)间的近婚系数为 $1/32$;④半从表兄妹间的近婚系数为 $1/128$。

2. X 连锁基因的近婚系数　对常染色体上的基因而言,父母为近亲结婚时,对儿子和女儿的影响程度相同。但对 X 染色体上的基因，情况则有所不同。由于男性只有一条染色体，基因不存在纯合性问题，因此当父母是近亲结婚时，对儿子无影响。同时，从传递特点来看，男性的 X 连锁基因一定给他的女儿，所以传递概率为 1；相反，男性的 X 连锁基因不可能传递给他的儿子，所以传递概率为 0。因此，在计算有关 X 连锁基因的近婚系数时，只计算女儿的 F 值。

在姨表兄妹婚配（图 6-24(a)）中，基因 X_1 由 P_1 经 B_1、C_1 传至 S，只计 1 步（B_1 传至 C_1）；基因 X_1 经 B_2、C_2 传至 S 需 2 步（B_2 传至 C_2 再传至 S）。故 S 为 $X_1 X_1$ 的概率为 $(1/2)^3$。基因 X_2 从 P_2 经 B_1、C_1 传至 S，需计 2 步，基因 X_2 从 P_2 经 B_2、C_2 传至 S，却需计 3 步，所以 S 为 $X_2 X_2$ 的概率为 $(1/2)^5$；同理，S 为 $X_3 X_3$ 的概率为 $(1/2)^5$。因此，姨表兄妹婚配的近婚系数为 $(1/2)^3 + (1/2)^5 \times 2 = 3/16$。

在舅表兄妹婚配（图 6-24(b)）中，基因 X_1 从 P_1 传至 B_2 时中断，不能形成 $X_1 X_1$。基因 X_2 从 P_2 经 B_1、C_1 传至 S，需计 2 步；基因 X_2 从 P_2 经 B_2、C_2 传至 S，也只需计 2 步；所以 S 为 $X_2 X_2$ 的概率为 $(1/2)^4$；同理，S 为 $X_3 X_3$ 的概率为 $(1/2)^4$。因此，舅表兄妹婚配的近婚系数为 $2 \times (1/2)^4 = 1/8$。

在姑表兄妹婚配（图 6-24(c)）中，基因 X_1 从 P_1 传至 B_2 时中断，基因 X_2 和 X_3 从 P_2 经 B_1 传至 C_1 时中断，故近婚系数为 0。堂表兄妹婚配（图 6-24(d)），基因 X_1 从 P_1 传至 B_1 时中断，基因 X_2、X_3 从 P_2 经 B_1 传至 C_1 时中断，故近婚系数为 0。舅表兄妹婚配的近婚系数小于姨表兄妹婚配；姑表兄妹和堂兄妹婚配的近婚系数为 0。

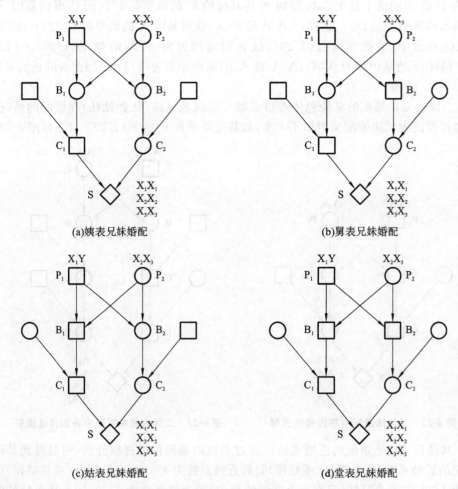

(a)姨表兄妹婚配   (b)舅表兄妹婚配

(c)姑表兄妹婚配   (d)堂表兄妹婚配

图 6-24　近亲婚配的 X 连锁基因的传递图解

3. 近亲婚配的危害 近亲婚配的危害,主要体现在隐性遗传病纯合子患者频率的增加。对常染色体上的基因而言,近亲婚配子女隐性致病基因纯合子(aa)的两个来源分别如下:①从共同祖先传递而来,形成纯合子 aa 的概率为近婚系数 F 与隐性致病基因频率 q 的乘积 Fq;②由不同祖先分别传来,形成纯合子的概率为 $(1-F)q^2$。①②两种情况合计,近亲婚配产生隐性纯合子的概率为 $Fq+(1-F)q^2 = q^2+Fpq$。

因此,表兄妹婚配导致隐性纯合的概率为 $q^2+pq/16$;从表兄妹婚配导致隐性纯合的概率为 $q^2+pq/64$。近亲婚配产生隐性纯合子的概率在随机婚配产生隐性纯合子概率 q^2 的基础上再加 Fpq;群体中隐性致病基因的频率越低,近亲婚配导致该病发病的危险越小。

同时,我们用相对风险 β 来描述近亲婚配与随机婚配导致隐性纯合概率的比值。

上式表明,近亲婚配导致隐性纯合的风险总是大于或等于随机婚配,近婚系数越大,群体中致病基因频率越低,则近亲婚配导致隐性纯合的相对风险越高。因此,越是罕见的隐性遗传病,患儿出自近亲婚配的概率越大(表 6-14)。

表 6-14 近亲婚配和随机婚配生出隐性纯合子概率及相对风险

基因频率(q)	随机婚配(q^2)	近亲婚配($q^2+pq/16$)	近亲婚配相对风险(β)
1.0×1.0^{-1}	1.0×1.0^{-2}	1.5625×1.0^{-2}	1.5625
1.0×1.0^{-2}	1.0×1.0^{-4}	7.1875×1.0^{-4}	7.1875
1.0×1.0^{-3}	1.0×1.0^{-6}	6.3438×1.0^{-5}	63.4375
1.0×1.0^{-4}	1.0×1.0^{-8}	6.2594×1.0^{-6}	625.9375

(八)遗传负荷

遗传负荷(genetic load)是指在一个群体中,由于致死基因或有害基因的存在而使群体适合度降低的现象。一个群体的遗传负荷主要来源于突变负荷(mutation load)和分离负荷(segregation load)。

突变负荷是指由于基因产生致死突变或有害突变而降低了适合度,给群体带来的负荷。显性致死突变发生后,由于选择的作用,致死基因随突变个体的死亡而消失,群体的遗传负荷不会增高。然而,隐性致死基因突变形成后,突变基因以杂合状态在群体中保留许多世代,因此群体的遗传负荷就会增高。

分离负荷是指由于杂合子 Aa 和杂合子 Aa 之间的婚配,后代中必将产生一部分适合度降低的纯合子 aa,从而降低群体的平均适合度,造成遗传负荷的增高。另外,近亲婚配和环境污染等都可以导致群体的遗传负荷增高。

遗传负荷一般用群体中每个个体平均所带致死基因或有害基因的数量来衡量。一般的估计倾向于认为,一个人可能带有 4~8 个有害基因。近亲婚配的一个明显效应,就是使纯合子的频率增加。因此近亲结婚会增加群体的遗传负荷,从而导致群体适合度的降低。

环境中存在的有害因素,可以诱发基因突变、畸形和癌的发生,从而增加群体的突变负荷。电离辐射可以直接破坏 DNA 的分子结构甚至引起染色体结构改变;化学品中有许多是诱变剂、致癌剂和致畸剂,它们都有致癌和致畸的作用。这些突变如果是非致死性的,将增加群体的突变负荷。

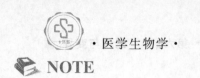

第五节　分子病与酶蛋白病

一、分子病的定义

分子病是由于 DNA 突变导致其编码蛋白质分子的一级结构即氨基酸序列改变而引起的遗传病。1949 年,美国生物化学家、诺贝尔化学奖得主鲍林等发现镰状细胞贫血患者的血红蛋白与正常血红蛋白的电泳迁移速度不同,认为这是由两种血红蛋白分子间存在化学差异所致,首次提出了"分子病"的概念。目前发现的分子病已有 200 多种,除了镰状细胞贫血外,由凝血因子的变异引起的血友病、胆固醇受体异常引起的家族性高胆固醇血症等都属于分子病的范畴。随着分子生物学技术的发展,越来越多的分子病将被人们认识。

二、分子病的分类及常见分子病

(一) 血红蛋白病(Hb 病)

遗传性血红蛋白病包括两类:一类是由于基因突变,导致血红蛋白中氨基酸异常而形成的异常血红蛋白;另一类是由于遗传缺陷所致的血红蛋白中一种或几种肽链合成速率降低而引起的遗传性血红蛋白。前一类称为异常血红蛋白病,后一类称为地中海贫血综合征。

血红蛋白(Hb)的相对分子质量为 64000,是结合蛋白,单体由一条珠蛋白肽链和一个血红素组成,血红素由原卟啉与亚铁原子组成,一个珠蛋白分子含有两对肽链,α 链由 141 个氨基酸残基构成,含较多组氨酸。非 α 链有 β、γ、δ、ξ 及 ε 5 种;后 2 种与 α 链、γ 链分别组成胚胎早期(妊娠前 3 个月以内)珠蛋白。β 链含 146 个氨基酸残基,δ 链亦由 146 个氨基酸残基组成,仅 10 个氨基酸与 β 链不同。

珠蛋白基因簇是迄今研究得较为清楚的真核基因簇之一。人类的珠蛋白基因簇分为两类:一类是 α 珠蛋白基因簇;另一类是 β 珠蛋白基因簇。α 珠蛋白基因簇位于 16p13,每条染色体上均有两个 α 珠蛋白基因;β 珠蛋白基因簇分布在 11p15,每条染色体上只有一个 β 珠蛋白基因。若两类基因发生突变和缺失,均会引起相应贫血疾病的发生。

1. 镰状细胞贫血　镰状细胞贫血(sickle-cell anemia)是一种常染色体隐性遗传病,患者的红细胞在缺氧状态下变成镰刀形。

珠蛋白 β 链第 6 位上的谷氨酸被缬氨酸代替后形成镰刀形红细胞(HbS),导致电荷改变,在低氧状态下溶解度是 Hb 的 1/6。在氧分压低的毛细血管区,HbS 溶解度锐减而呈半凝胶状态并集合成管状,使红细胞扭曲成镰刀形。开始是可逆改变,经过反复缺氧则形成不可逆性镰刀形红细胞。

镰刀形红细胞阻塞微循环可引起局部缺血、缺氧或坏死,产生痛性危象、腹痛、关节痛等,可导致肝、肾、神经等不同器官的病变。镰刀形红细胞的细胞膜易受损破裂,导致进行性溶血性贫血。患者多在成年前死亡。

2. 地中海贫血　地中海贫血(thalassemia,简称地贫)又称海洋性贫血。其为临床常见的常染色体遗传性溶血性贫血。在东南亚、地中海等地区多见,因最早在地中海沿岸的意大利、希腊、马耳他等地区发现,故称地中海贫血。

地中海贫血是由调控珠蛋白合成的基因缺失或突变,导致构成血红蛋白的 α 链和 β 链珠蛋白的合成比例失衡,红细胞寿命缩短所致。本组疾病的临床症状轻重不一,大多表现为慢性进行性溶血性贫血。根据基因缺陷的分类,临床上主要分为 α 链珠蛋白地中海贫血及 β 链珠蛋白地中海贫血。α链珠蛋白地中海贫血基因位于 16 号染色体 16p13.3。β链珠蛋白地中海贫血基因位于 11 号染色体 11p1.2。基因型为杂合子的个体由于无或仅有轻度贫血，一般称为 α 或 β 地中海贫血基因携带者，出现明显贫血症状者称为地中海贫血患者。

（二）血浆蛋白异常病

血浆蛋白是血浆中最主要的固体成分，含量为 $60 \sim 80$ g/L，血浆蛋白种类繁多，功能各异。用不同的分离方法可将血浆蛋白分为不同的种类。最初用盐析法只是将血浆蛋白分为白蛋白和球蛋白。用醋酸纤维薄膜电泳法可分为白蛋白、α1 球蛋白、α2 球蛋白、β 球蛋白和 γ 球蛋白 5 条区带，而用分辨率较高的聚丙烯酰胺凝胶电泳法则可分为 30 多条区带。用等电聚焦电泳与聚丙烯酰胺凝胶电泳组合的双向电泳，分辨力更高，可将血浆蛋白分成 100 余种。目前临床较多采用简便快速的醋酸纤维薄膜电泳法。

血浆蛋白按功能又可分为八大类：①凝血系统蛋白质，包括 12 种凝血因子（除 Ca^{2+} 外）。②纤溶系统蛋白质，包括纤溶酶原、纤溶酶、激活剂及抑制剂等。③补体系统蛋白质。④免疫球蛋白。⑤脂蛋白。⑥血浆蛋白酶抑制剂，包括酶原激活抑制剂、血液凝固抑制剂、纤溶酶抑制剂、激肽释放抑制剂、内源性蛋白酶及其他蛋白酶抑制剂。⑦载体蛋白。⑧未知功能的血浆蛋白。

1. 血友病　血友病（hemophilia），是一组由于血液中某些凝血因子的缺乏而致使患者发生严重凝血障碍的遗传性出血性疾病，男女都可发病，但绝大部分患者为男性。包括血友病 A（甲）、血友病 B（乙）和因子Ⅺ缺乏症（曾称血友病丙），以及 vWF 缺乏的血管性假血友病。前二者为性连锁隐性遗传，后二者大多呈现出常染色体显性遗传。

（1）血友病 A　血友病 A 是由于编码凝血因子 FⅧ的基因缺陷而导致的机体出血紊乱性遗传病，由于 FⅧ基因突变导致 FⅧ蛋白表达下降或活性下降，引起患者凝血功能障碍。根据血浆中凝血因子 FⅧ活性水平的不同，可将血友病 A 按病情的严重程度分为 3 类：重型（FⅧ活性≤1%）、中型（1%～5%）和轻型（5%～20%），重型血友病 A 患者会出现自发性出血的症状而危及生命。由于编码凝血因子 FⅧ的基因位于 X 染色体上，因此血友病 A 的发病群体多为男性，其在男性中的发病率为 1/5000，女性患者罕见，约 60% 的患者有遗传病家族史，另外约 40% 的患者为新发突变。

FⅧ基因位于 X 染色体 Xq28，长为 186 kb，由 26 个外显子组成，编码 2351 个氨基酸，其中第 14 号外显子为 3.1 kb，是目前发现的人类最大的外显子。20 世纪 80 年代初，Gitschier 和 Toole 等的研究小组利用基因技术成功克隆了人 FⅧ基因和 cDNA 序列，揭示了血友病 A 的遗传病因学，为其遗传诊断和遗传风险评估奠定了理论基础。

血友病 A 的遗传方式主要表现为以下几个特点：①人群中男性患者远多于女性患者，对于单个系谱而言，往往只见到男性患者；②双亲无病时，女儿不会发病；但儿子可能发病，儿子如果发病，母亲则是携带者，女儿亦有 1/2 的可能性为携带者；③男性患者的兄弟、外甥、外孙以及母方的血缘男性亲属如外祖父、舅父、姨表兄弟等也可能是患者；④女性患者的父亲亦为患者，母亲为携带者或患者；⑤相当一部分散发病例起因于新产生的突变，疾病的适合度越低，来源于新突变的比例越高。

目前已知的 FⅧ基因突变类型包括：点突变、倒位、缺失、重复和插入等。目前血友病 A 没有有效的根治方法，普遍使用的缓解出血症状的方法为不断输注 FⅧ制品，对患者来说花费昂贵，且存在免疫抑制的现象。基因治疗的出现，使其成为血友病 A 理想的治疗策略。很多学者开始致力于血友病 A 基因治疗的研究，并且取得了较大的进展。

（2）血友病 B　血友病 B 是凝血因子Ⅸ遗传性缺陷所致的严重出血性疾病，呈 X 连锁隐性遗传，其发病率为 1/30000。编码 FⅨ蛋白的基因于 1982 年被克隆，它位于 Xq27.1 带，全长 38 kb 共 8 个外显子,7 个内含子,编码 415 个氨基酸。在正常情况下,当人的血管受到损伤而出血时,创伤表面释放的激肽原和激肽释放酶即激发凝血级联反应,最终使血液中可溶性的血纤维蛋白原转变成不溶的呈网状聚合的血纤维蛋白,从而使血液凝固。参与凝血级联反应过程的凝血因子有十几种,FⅨ即为其中之一。FⅨ基因可发生缺失或插入突变、单碱基置换突变、倒位突变导致功能异常使凝血异常。

在级联反应中,FⅨ不仅是必需的蛋白因子,而且当 FⅨ 与调控蛋白 FⅧ 形成复合物后,反应速度成千倍增加,致使凝血过程仅在几分钟内即可完成。因此,当人体内缺乏 FⅨ 时,便表现为自发性或微外伤后出血不止,严重者可因关节出血而导致关节变形和残废或因内脏或颅内出血而死亡。

血友病 B 的临床治疗仅限于蛋白替代治疗即输血,或补充 FⅨ 浓缩制剂。但由于 FⅨ 在人体内半衰期仅为 24 h,患者需要反复输血或血液制品来维持生命,不但要承受沉重的经济负担,而且还面临艾滋病病毒、乙肝病毒和朊病毒感染的威胁。

2. 血管性假血友病(vWD)   血管性假血友病是 Erik von Willebrand 在 1926 年首先报道的一种新的出血性疾病,因此命名为 von Willebrand disease(vWD)。有临床症状的 vWD 发病率约为 1/1000,为发病率最高的遗传性出血疾病,vWD 患者数要远多于血友病患者数。vWD 是一种常染色体显性或隐性遗传的出血性疾病,是由血管性假血友病因子(von Willebrand factor,vWF)数量的缺乏或者质量的异常引起的。vWF 由内皮细胞和巨核细胞合成,基因定位于 12 号染色体短臂末端,编码 2813 个氨基酸,vWF 可以介导血小板黏附至血管损伤部位,同时与 FⅧ 结合,作为载体具有稳定 FⅧ 的作用。

目前国内对 vWD 的诊断治疗仅仅处于起步阶段。

(三)免疫缺陷病

免疫缺陷病(immunodeficiency disease)是一组由免疫系统发育不全或遭受损害所致的免疫功能缺陷的一类疾病,可根据是否可查出引起免疫缺陷病的原因分为原发性免疫缺陷病与继发性免疫缺陷病;或根据缺陷的免疫成分可分为细胞免疫缺陷病、体液免疫缺陷病、联合免疫缺陷病、吞噬细胞免疫缺陷病、补体免疫缺陷病等。

X 连锁无丙种球蛋白血症(X-linked agammaglobulinemia,XLA)属于原发性体液免疫缺陷病,大多数情况下男性发病,女性携带,但也有男性携带者不发病的报道。典型病例出生后半年左右开始发生反复化脓感染或迟至幼年发病,患者体内缺少成熟 B 细胞,基本上不能自主产生免疫球蛋白,必须依靠免疫替代疗法维持体液免疫水平。该病严重危害患者健康,危及患者生命。80%~90%临床诊断病例可检出相关致病基因 BTK(Bruton's tyrosine kinase)发生突变,定位于 X 染色体 q21.3-22,该基因表达于正常人各期 B 细胞。BTK 属于非受体型蛋白酪氨酸激酶 Tec 家族的一员。BTK 基因缺失或突变,使 B 细胞发育受阻于原 B 细胞,极少成熟 B 细胞。患儿表现为外周血中 B 细胞数显著降低(<1%),缺乏各类免疫球蛋白。骨髓检查原始 B 细胞数正常,而前 B 细胞数显著下降。

XLA 患者对病原微生物高度易感,易出现反复、严重、迁延甚至致死的感染,此外自身免疫病和肿瘤的发生率增高,严重影响儿童的健康,及早诊断和恰当的治疗有可能使预后大为改观。目前对本病的治疗主要分为免疫替代和免疫重建两大类。

(四)受体病

由于递质或激素等生物活性分子的靶细胞受体异常而产生的疾病称为受体病。按照受体异常的原因,受体病大致可分为原发性和继发性两大类。原发性受体病是指受体的先天异常,属于遗传病;继发性受体病是指因某些后天因素所引起的受体异常,大部分属于自身免疫病,少部分属于受体调节异常病。

1. 家族性高胆固醇血症 家族性高胆固醇血症（familial hypercholesterolemia，FH）是一种以血浆总胆固醇（TC）和低密度脂蛋白胆固醇（LDL-C）水平增高，身体不同部位的皮肤或肌腱散发大小不等的黄色瘤及早发冠心病为特征的常染色体显性遗传病。血浆 TC 和 LDL-C 水平的升高最具有代表性。目前已报道 7 种基因突变可导致该疾病的发生，其中最常见的被称为"FH 基因"的是位于低密度脂蛋白受体（LDL-R）、枯草菌素蛋白转换酶 9（PCSK9）、载脂蛋白 B（ApoB）上的基因。在"FH 基因"中，LDL-R 突变导致的临床症状较其他几种突变更为严重，ApoB100 次之。

LDL-R 基因突变是 FH 的主要病理基础。LDL-R 基因定位于染色体 19p3l. 1-13. 3，长约 45 kb，包含 18 个外显子和 17 个内含子，编码 839 个氨基酸。成熟的 LDL-R 特异性结合 LDL-C，使其进入细胞内进行代谢。在存在基因突变的 FH 患者中，约有 85% 的 FH 患者发现 LDL-R 发生基因突变，突变基因编码的 LDL-R 不能正常结合并清除 LDL-C，导致 LDL-C 在血液中聚集。

ApoB100 是 LDL-C 颗粒组成成分。ApoB100 基因定位于 2p23-24，长约 43 kb，包含 28 个内含子和 29 个外显子。2%～5% 的有临床表现的 FH 患者是由于 ApoB100 突变引起。ApoB 100 是构成除高密度脂蛋白胆固醇以外所有脂蛋白基本架构的一种重要蛋白质，保证循环中极低密度脂蛋白和 LDL-C 结构完整性，同时也充当 LDL-R 的配体。ApoB 100 的异常使 LDL-C 与 LDL-R 亲和力降低，引起 LDL-C 清除能力降低。与 LDL-R 突变相比，ApoB 100 基因突变引起的 FH 的临床表现较轻。

杂合型 FH 患者总胆固醇水平可达到正常人的 2 倍以上，纯合型 FH 患者 TC 水平可达到 4 倍以上。皮肤和肌腱黄瘤是 FH 临床诊断的重要标志，纯合型 FH 患者比杂合型出现的更早更明显，多出现在臀部、肘关节、膝关节及手部。但是眼睑的黄瘤不具有特征意义，因为在很多非 FH 单纯血脂增高的患者中也可发现。角膜弓是 FH 患者的另一个特征，约 30%FH 患者有角膜弓。

饮食治疗与运动疗法、他汀类药物、血浆置换可用于治疗 FH。

2. 睾丸女性化综合征（TFS） 睾丸女性化综合征（testicular feminization syndrome，TFS）是男性假两性畸形的最常见类型，因雄激素受体（AR）缺损、缺失或突变而部分或全部呈女性化表型，是原发性闭经的第三大原因，约占原发性闭经的 10%。

TFS 首次由 Steglehner 报道于 1817 年，又称雄激素不敏感综合征。人群发病率为 1/60000～1/20000，相当于全部性分化障碍的 5%。70% 的 TFS 系 X 连锁隐性遗传病，通过女性携带者遗传给后代，后代中的女性 50% 为携带者，男性有 50% 患病。另有 30% 的 TFS 的发病可能与 X 染色体上的 AR 基因随机突变有关。

体内 AR 缺陷程度的不同可导致不同的临床表型，据表型将 TFS 分为完全型与不完全型两种，完全型第二性征发育较好，不完全型则发育较差，且表现不同程度的男性化。

TFS 患者的染色体核型为 46，XY，Y 染色体短臂有睾丸决定基因（TDG），使性腺发育成睾丸，并分泌睾酮及副中肾管抑制激素（MIH）。MIH 抑制苗勒氏管的发育，阻止子宫、输卵管及阴道上 1/3 形成，因而无子宫、输卵管和阴道上 1/3 部分。AR 是一种蛋白质，决定该受体的基因在 X 染色体 Xq11-q12 的人雄激素受体基因（Tfm 位点）上。TFS 患者的 Tfm 基因多有突变，加之男性无等位基因，微小的改变也将影响靶细胞 AR 的形成，使雄激素不能与受体结合而发挥生物学效应，从而影响患者向男性化方向发展，结果中肾管不能发育为附睾、输精管和精囊。胚胎及新生儿期引带缩短导致睾丸的下降，后者是雄激素通过 AR 才能发挥的生物学效应。TFS 患者的 AR 缺陷，雄激素不能起效，睾丸下降受限而表现为隐睾。

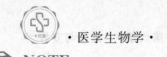
（五）膜蛋白病

进行性假肥大性肌营养不良（DMD）是一种 X 连锁隐性致死性遗传病，典型临床特征为进行性肌萎缩和腓肠肌无力伴小腿腓肠肌假性肥大，活产婴儿的发病率为 1/3500。一般 3～6 个月发病，进行性加重，12 岁左右即不能行走，约 20 岁夭折。本病由抗肌萎缩蛋白基因突变引起。抗肌萎缩蛋白基因于 1986 年哈佛大学 Dr. Kunkel 通过定位克隆技术克隆，位于 Xp21，是目前发现的最大的人类基因，长约 2600 kb，含 79 个外显子。

迄今尚无有效的治疗方法，富有前途的治疗方法为基因治疗和成肌细胞移植。

三、酶蛋白病的定义

编码酶蛋白的基因发生突变导致合成的酶蛋白结构异常，或由于基因调控系统突变导致酶蛋白合成数量减少，使机体代谢紊乱，称为酶蛋白病。

四、酶蛋白病的分类及常见酶蛋白病

（一）氨基酸代谢病——苯丙酮尿症（PKU）

苯丙酮尿症（phenylketonuria，PKU）属常染色体隐性遗传病，是为数不多的可治性、遗传性、代谢性疾病。因苯丙氨酸羟化酶（PAH）基因突变，导致 PAH 活性降低或丧失，苯丙氨酸在肝脏中代谢紊乱所致。正常情况下苯丙氨酸代谢的主要途径是通过肝细胞中 PAH 转化为酪氨酸，合成甲状腺素、肾上腺素和黑色素等。PKU 患者由于缺乏 PAH，苯丙氨酸不能羟化为酪氨酸，而循另一条代谢通路，即苯丙氨酸与 α-酮戊二酸进行转氨基作用生成苯丙酮酸，大量的苯丙酮酸在血液与组织中堆积并排泄于尿液中，形成 PKU。

PHA 基因位于 12q22-24.2，长 1.5 Mb，编码 451 个氨基酸。截至 2003 年，已有超过 400 种不同位点的 PAH 基因突变被证实，上述任一编码基因的突变都有可能造成相关酶的活性缺陷，致使苯丙氨酸发生异常累积，亦可发生 PKU。

智力低下是本病的最主要表现。患儿出生时正常，生后数月出现呕吐、易激惹、生长迟缓等现象，未经治疗者在 4～9 个月就出现明显的智力发育落后，语言发育障碍。半岁以内智商（IQ）多在 90 左右，半岁后迅速降低，1 岁后在 50 左右，3 岁后在 40 左右。智力低下的程度不同，约 60% 属于重型低下（IQ＜50），其余为中、轻型，仅有 1%～4% 的病例智力接近于正常（IQ≥80）。

此外，可发生惊厥、神经和精神症状、色素脱失症，约 1/3 患儿出现皮肤干燥，易生湿疹，且一般治疗无效。患儿有特殊的发霉样气味或鼠尿味。

治疗方法有限制苯丙氨酸摄入的传统饮食疗法及四氢生物蝶呤（BH4）相关药物治疗。

（二）糖代谢病

1. 半乳糖血症　半乳糖血症（galactosemia）为血半乳糖增高的中毒性临床代谢综合征。半乳糖血症在欧美人群中发病率为 1/60000～1/40000，日本的半乳糖血症发生率约为 1/100000。

半乳糖来源于乳糖，乳糖来源于乳液，经乳糖酶水解后成为半乳糖和葡萄糖，再经肠道入血液循环。半乳糖需在经代谢转变为葡萄糖才能加以利用，其相关酶的缺乏将导致半乳糖代谢障碍。半乳糖代谢中的 3 种相关酶中的任何一种酶先天性缺乏均可导致半乳糖血症：①半乳糖-1-磷酸尿苷酰转移酶（GALT）缺陷：此为经典的半乳糖血症，较为常见，其基因位于 9p13。②半乳糖激酶（GALK）缺陷：较为罕见，其基因位于 17q21-22。③尿苷二磷酸-半乳糖-4'-差向异构酶（GALE）缺陷：罕见，其基因位于 1p35-36。

半乳糖血症均为常染色体隐性遗传病，杂合子者上述三种半乳糖相关酶活性约为正常人

的 1/2,而纯合子者酶活性显著降低。

由于婴儿的主要食物为乳制品,因此经典型半乳糖血症患儿生后不久进食乳制品后即可出现临床症状,而在部分性酶缺陷的患者中临床症状可能出现较晚或终身不出现。GALK 缺陷的半乳糖血症患儿的临床表现主要为白内障;GALE 缺陷患儿常无明显临床表现;GALT 缺陷患儿急性期常表现为低血糖、喂养困难、黄疸、体重不增、呕吐、腹泻、嗜睡、张力减低以及严重的感染等症状。

由于 GALT 缺陷患儿急性期症状重,早期治疗对改善其急性期症状及预后有极大的意义,因此目前的研究热点多集中于 GALT 缺陷的早期诊断与治疗。未经治疗者大都在新生儿期死亡,平均寿命约为 6 周。如确诊应限制乳类,改用豆浆、米粉等,并辅以维生素、脂肪等营养必需物质。通常在限制乳类 3~4 天后即可见临床症状改善,肝功能在 1 周后好转。在患儿开始摄入辅食以后,必须避免一切可能含奶类食品和某些含乳糖的水果、蔬菜(如西红柿、西瓜等)。

2. 糖原贮积症 糖原贮积症(glycogen storage disease,GSD)是一种罕见的由先天性酶缺陷所导致的糖代谢障碍疾病,大多为常染色体隐性遗传。多为婴幼儿患病,患儿出现肝肿大和生长发育迟缓,常因此夭折,仅少数可成长为成人。糖原合成和分解所需的酶至少有 8 种,按照缺陷的酶及发现的年代顺序不同可将糖原贮积症分为 13 个型,其中 Ⅰ 型最为多见。

Ⅰ 型糖原贮积症主要有 GSD Ⅰa 和 Ⅰb 两种亚型,Ⅰa 型约占 80%,因葡萄糖-6-磷酸酶(G6PC)先天性缺陷所致;Ⅰb 型约占 20%,因 G6PC 转运体(G6PT)缺陷所致。G6PT 可将 6-磷酸葡萄糖从胞质转运到内质网腔,并被 G6PC 分解成葡萄糖和磷酸。G6PC 在肝脏、肾脏、小肠等组织中表达,而 G6PT 在人体各组织中均有表达,但 G6PT 仅在 G6PC 存在下转运 6-磷酸葡萄糖的功能才明显,故两者对维持血糖稳定均发挥重要作用。

G6PC 基因位于染色体 17q21,长约 12.5 kb,有 5 个外显子,编码 357 个氨基酸。迄今,人类基因突变数据库中共报道 G6PC 致病突变有 85 种。G6PT 基因位于染色体 11q23,约 4.5 kb,有 9 个外显子,编码 492 个氨基酸,致突变有 78 种。

G6PC 和 G6PT 先天性缺陷使糖原仅能分解到 G6P 水平,糖异生途径也受阻。当外源性葡萄糖消耗殆尽时,血糖水平迅速下降,血糖降低使升糖激素分泌增多,G6P 转化为丙酮酸的旁路亢进,丙酮酸继续酵解产生大量乳酸;患儿单糖和双糖利用障碍,通过旁路转化为乳酸,形成高乳酸血症。长期高乳酸血症可导致生长迟缓和骨龄落后。GSD 虽有严重低血糖,但不影响智力发育。成年女性可出现多囊卵巢综合征。

主要的治疗方法为饮食治疗,通过增加进餐次数维持血糖水平正常。

(三)脂代谢病

1. 肾上腺脑白质营养不良 一种 X 连锁隐性遗传代谢病,也称为 X-连锁肾上腺脑白质营养不良(X-linked adrenoleukodystrophy,X-ALD),属于最常见的过氧化物酶体病,发病率为 1/100000。半数以上的患者发病于儿童和青少年时期,表现为进行性的精神和运动障碍、视力及听力下降、肾上腺皮质功能低下等。由于 X-ALD 患者的临床表现极为多样,患者的发病年龄各不相同,最初受累器官分布广泛,病情发展速度个体差异很大,因而被研究者称为"复杂而令人困惑的疾病"。

X-ALD 的致病基因位于 Xq28,长 3.7 kb,编码 745 个氨基酸。在 X-ALD 患者的过氧化物酶体中,饱和的极长链脂肪酸(VLCFA)β 氧化过程受到损害,造成患者体内的极长链脂肪酸堆积,涉及多种组织及器官,包括脑、肾、眼、肝及肢体其他部位,以脑白质和肾上腺皮质损害为主。

2. 神经节苷脂沉积性疾病 一组常染色体隐性遗传病。根据酶缺乏的不同可分为 GM1

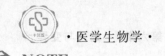
神经节苷脂沉积症和 GM2 神经节苷脂沉积症。

GM1 神经节苷脂沉积症系由溶酶体 β-半乳糖苷酶缺乏所致,该酶催化 GM1 神经节苷脂分解,β-半乳糖苷酶基因位于 3p21-3pter,编码 677 个氨基酸。酶的不足导致 GM1 神经节苷脂沉积,由于 β-半乳糖苷酶还同时分解其他底物,如黏多糖(主要为硫酸角质素),故酶缺乏可同时引起这些物质的沉积,导致与黏多糖沉积症类似的外表。婴儿型 GM1 神经节苷脂沉积症一般出生时或出生后不久即表现为喂养困难、全身肌张力低下,逐渐出现特征性外貌异常,如方头、鼻梁凹陷、低位耳、齿龈增生等。

GM2 神经节苷脂沉积症是由于氨基己糖苷酶 Hex 先天不足引起,该酶有 2 种同工酶,即 HexA 和 B,二者均由 2 条多肽链组成:HexA 为 α 和 β 2 条多肽链(α,β),HexB 则为 2 条 β 肽链(β,β),所以 α 链的缺陷只影响 HexA 的活性,而 β 链的缺陷对 HexA 和 B 都有影响。α 和 β 肽链的编码基因分别位于 15q23-q24 和 5q13。HexA 和 B 均能水解糖蛋白和糖脂,但只有 HexA 能水解 GM2 神经节苷脂,且必须依赖 GM2 激活蛋白(GM2A 基因的表达产物)。因此 HexA、HexB、GM2A 任一基因突变均可引起相应的酶缺陷,从而使 GM2 神经节苷脂降解障碍而在细胞内堆积,即为 GM2 神经节苷脂沉积症。根据发病年龄不同分为婴儿型、晚婴型、少年型和成人型 4 型,也有将后三者统称为晚发型。本症最多见婴儿型,由于 HexA 活性完全丧失,所以起病早、病情重、进展快。此型症状较典型,患儿出生时正常,4 个月左右可出现对声音刺激特别敏感,表现为突发惊跳和四肢伸展性阵挛。4~6 个月出现智力运动发育倒退现象,逐渐不能独坐及翻身取物,并对外界反应淡漠,肌张力减退,锥体束征阳性,此后肢体阵挛。8~9 个月可出现眼震、失明、眼底樱桃红斑。2 岁常有癫痫发作,脑电图异常表现,但无外周神经受累表现,无面容骨骼改变,病情逐渐进展至痴呆,常在 3~5 岁死于恶病质。

（四）嘌呤代谢病（自毁容貌综合征）

嘌呤代谢病属于 X 连锁隐性遗传性嘌呤代谢缺陷病,由于次黄嘌呤-鸟嘌呤磷酸核糖转移酶(HGPRT)缺乏引起。缺乏该酶使次黄嘌呤和鸟嘌呤不能转换为黄嘌呤核苷酸(IMP)和鸟苷酸(GMP),而是降解为尿酸,表现为高尿酸血症、精神发育迟缓、舞蹈症,并有特征性的强迫性自身毁伤行为。

HGPRT 广泛存在于人类各组织的胞质中,以脑组织中含量最多,HGPRT 基因位于 X 染色体 Xq26-q27.2 上,长 34 kb,应用限制性内切酶、DNA 探针等技术,初步研究结果表明少数患者 HGPRT 基因大部分缺失或发生重排。

本病全部发生于男孩,女孩可作为基因携带者而无症状。患儿出生时完全正常,大多从 3~4 个月时发现发育停滞、反复呕吐、全身肌张力低下。在 7~8 个月时逐渐出现细微的手足徐动或舞蹈样不自主运动。之后,已经学会的运动能力又开始退化或丧失,肌张力也从低下转为增高,并出现腱反射亢进、踝阵挛或肢体挛缩。发育停顿,表现为经常躁动不安、啼哭、言语含糊不清等,并有半数的儿童出现惊厥。

目前对于神经症状尚无有效的疗法。

第六节 染色体病

一、染色体畸变

染色体畸变(chromosomal aberration)是指体细胞或生殖细胞内染色体发生异常的改变,包括数目畸变、结构畸变。数目畸变是由于染色体在减数分裂或有丝分裂时不分离,而使 46

条染色体固有数目增多或减少。结构畸变是基因断裂后未能在原位重接，导致染色体重排，主要包括缺失、重复、插入、易位和倒位等。无论数目畸变，还是结构畸变，其实质是涉及染色体上基因群的增减或位置的转移，使遗传物质发生了改变，可以导致染色体异常综合征。

导致染色体畸变的因素有多种，主要包括化学因素、物理因素、生物因素和母亲年龄等。

1. 化学因素　许多化学物质，如一些化学药品、农药、毒物和抗代谢药等，都可引起染色体畸变。某些药物特别是一些抗肿瘤药物、保胎及预防妊娠反应的药物，均可引起人类染色体畸变或产生畸胎。已有研究证实，环磷酰胺、氮芥、白消安(马利兰)、氨甲蝶呤、阿糖胞苷等抗癌药物均可导致染色体畸变。抗痉挛药物苯妥英钠可引起人淋巴细胞多倍体细胞数增多。长期接触苯、甲苯、铝、砷、二硫化碳、氯丁二烯、氯乙烯的工人，出现染色体数目异常和发生染色体断裂的频率远高于一般人群。农药中的除草剂和杀虫的砷制剂等都是染色体畸变的诱变剂。某些食品的防腐剂和色素等添加剂中所含的化学物质也可以引起人类染色体发生畸变，如硝基呋喃基糖酰胺 AF2、环己基糖精等。

2. 物理因素　在自然空间存在的各种各样的射线都可对人体产生一定的影响，但其剂量极微，故影响不大。但大量的电离辐射具有潜在危险，如放射性物质爆炸后散落的放射性尘埃、医疗上所用的放射线、工业放射性物质的污染等，对人体都有一定的损害，也可引起细胞染色体的改变。长期接受射线治疗或从事放射工业的人员，由于微小剂量的射线不断积累，会引起体细胞或生殖细胞染色体畸变。

有试验证明，将受照射小鼠处于 MⅡ中期的卵细胞和未受照射的同期卵细胞比较，发现不分离在受照射组中明显增高，这一现象在年龄较大的小鼠中尤为明显。还有学者报道，受到过电离辐射的母亲生育 Down 综合征患儿的风险明显增高。

3. 生物因素　导致染色体畸变的生物因素包括两个方面：一是由生物体产生的生物类毒素引起染色体畸变，如真菌毒素；二是某些生物体本身可引起染色体畸变，如病毒。用病毒感染离体培养细胞将会出现各种类型的染色体异常。当人体感染某些病毒(如风疹病毒、乙肝病毒、麻疹病毒和巨细胞病毒等)时，就有可能引发染色体的畸变。

4. 母亲年龄　当母亲年龄增大时，所生子女的体细胞中某一序号染色体有三条的情况要多于一般人群。母亲年龄越大(超过 35 岁)，生育 Down 综合征患儿的危险性就越高。这与生殖细胞老化及合子早期所处的宫内环境有关。一般认为，生殖细胞在母体内停留的时间越长，受到各种因素影响的机会越多，在以后的减数分裂过程中更容易产生染色体不分离而导致染色体数目异常。

（一）染色体数目畸变

1. 整倍体改变　如果染色体的数目变化是单倍体(n)的整倍数，即以 n 为基数，整倍地增加或减少，则称为整倍体(euploid)。超过二倍体的整倍体称为多倍体(polyploid)。在 $2n$ 的基础上，如果增加一个染色体组，为 $3n$，为三倍体(triploid)。在 $2n$ 的基础上增加两个 n，为 $4n$，为四倍体(tetraploid)。如果在 $2n$ 的基础上减少一个染色体组，则称为单倍体(haploid)。通常三倍体的形成原因可为双雌受精或双雄受精；四倍体形成的主要原因是核内复制和核内有丝分裂。

（1）双雌受精(digyny)：一个二倍体的异常卵子与一个正常的精子发生受精，从而产生一个三倍体的合子。

（2）双雄受精(diandry)：一个正常的卵子同时与两个正常的精子发生受精。

（3）核内复制(endoreduplication)：在一次细胞分裂时，DNA 复制两次，而细胞只分裂了一次。这样形成的两个子细胞都是四倍体，这是肿瘤细胞常见的染色体异常特征之一。

（4）核内有丝分裂(endomitosis)：在细胞分裂时，染色体正常复制了一次，但至分裂中期

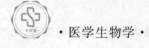
时,核膜仍未破裂、消失,也无纺锤体的形成。因此,细胞分裂未能进入后期和末期,没有细胞质的分裂,结果细胞内含有四个染色体组,形成了四倍体。

在自发流产的胎儿中三倍体是最常见的类型。有调查资料表明,有染色体畸变的约占50%,其中,三倍体占18%,四倍体占5%。三倍体胎儿易于流产的原因推测是在胚胎发育过程中,三倍体细胞有丝分裂时形成三极纺锤体,因而造成染色体在细胞分裂中后期染色体分布和分配紊乱,导致子细胞中染色体数目异常,最终导致胚胎不能正常发育而流产。四倍体比三倍体更为罕见,往往是四倍体和二倍体($4n/2n$)的嵌合体。

2. 非整倍体改变 一个体细胞的染色体数目增加或减少了一条或数条,称非整倍体(aneuploid)。这是临床上最常见的染色体畸变类型。

当体细胞中染色体数目少了一条或数条时,称为亚二倍体(hypodiploid)。临床上常见的有 21 号、22 号和 X 染色体的单体型,核型分别为 45,XX(XY),−21、45,XX(XY),−22 和 45,X。

当体细胞中染色体数目多了一条或数条时,称为超二倍体(hyperdiploid)。在超二倍体的细胞中某一同源染色体的数目不是两条,而是三条、四条或更多。例如,某对染色体多了一条($2n+1$),细胞内染色体数目为 47,即构成三体型(trisomy)。这是人类染色体数目畸变中最常见、种类最多的一类畸变。在人类常染色体病中,除了第 17 号染色体尚未有三体型的病例报道外,其余的染色体三体型均有报道,由于染色体的增加,特别是较大染色体的增加,将造成基因组的严重失衡,进而干扰胚胎的正常发育,因此绝大部分常染色体三体型核型只见于早期流产的胚胎。只有少数三体型胚胎可以存活至出生,但多数寿命不长,并伴有严重畸形。三体型以上的统称为多体型(polysomy)。多体型常见于性染色体中,如性染色体四体型(48,XXXX;48,XXXY;48,XXYY)和五体型(49,XXXXX;49,XXXYY)等。如果患者细胞中一对同源染色体同时缺失,即减少了一对同源染色体($2n-2$),称为缺体型(nullisomy)。人类缺体型尚未见报道,这种核型的个体是不能存活的。

有时细胞中某染色体数目发生了异常,其中有的增加,有的减少,而增加和减少的染色体数目相等,结果染色体总数不变,还是二倍体数(46 条),但不是正常的二倍体核型,则称为假二倍体(pseudodiploid)。

一个个体内同时存在两种或两种以上核型的细胞系,这种个体称为嵌合体(mosaic)。如46,XX、47,XXY、45,X、46,XX 等。嵌合体可以是数目异常之间、结构异常之间以及数目和结构异常之间的嵌合。

3. 非整倍体的产生机制 非整倍体的产生原因,多数是在性细胞成熟过程或受精卵早期卵裂中,发生了染色体不分离(nondisjunction)或染色体丢失(chromosome lose)。

在细胞分裂进入中、后期时,如果某一对同源染色体或姐妹染色单体彼此没有分离,而是同时进入一个子细胞,结果所形成的两个子细胞中,一个将因染色体数目增多而成为超二倍体,另一个则因染色体数目减少而成为亚二倍体,这个过程称为染色体不分离。染色体不分离可以发生在细胞的有丝分裂过程,也可以发生在配子形成时的减数分裂过程。

染色体丢失又称染色体分裂后期延滞(anaphase lag),在细胞有丝分裂过程中,某一染色体未与纺锤丝相连,不能移向两极参与新细胞的形成;或者在移向两极时行动迟缓,滞留在细胞质中,造成该条染色体的丢失而形成亚二倍体。

(二)染色体结构畸变

染色体结构畸变受多种因素的影响,如物理因素、化学因素、生物因素和遗传因素等。染色体在外界因素作用下发生断裂(breakage),断裂片段发生重接(rejoin)。断裂的片段如果在原来的位置上重新接合,称为愈合或重合(reunion),即染色体恢复正常;如果染色体断裂后未在原位重接,也就是断裂片段移动位置与其他片段相接或者丢失,则可引起染色体结构畸变,又称染色体重排(chromosomal rearrangement)。

临床上常见的染色体结构畸变包括缺失、重复、易位、倒位、环状染色体和等臂染色体等。

1. 缺失(deletion)　染色体片段的丢失,使位于这个片段的基因也随之发生丢失。按染色体断点的数量和位置可分为末端缺失和中间缺失两类。

2. 重复(duplication)　一个染色体上某一片段增加了一份或一份以上,使这些片段的基因多了一份或几份的现象。发生的原因可能是同源染色体之间的不等交换或染色单体之间的不等交换及同源染色体片段的插入等。

3. 倒位(inversion)　某一染色体发生两次断裂后,两断点之间的片段旋转180°后重接,造成染色体上基因顺序的重排。染色体的倒位可以发生在同一臂(长臂或短臂)内,也可以发生在两臂之间,分别称为臂内倒位和臂间倒位。

4. 易位(translocation)　一条染色体的断片移接到另一条非同源染色体的臂上,这种结构畸变称为易位。常见的易位方式有相互易位、罗伯逊易位和插入易位等。①相互易位(reciprocal translocation):两条染色体同时发生断裂,断片交换位置后重接,形成两条衍生染色体(derivation chromosome)。当相互易位仅涉及位置的改变而不造成染色体片段的增减时,则称为平衡易位。②罗伯逊易位(Robertsonian translocation):又称着丝粒融合(centric fusion),通常发生在近端着丝粒染色体上。当两个近端着丝粒染色体在着丝粒部位或着丝粒附近部位发生断裂后,二者的长臂在着丝粒处接合在一起,形成一条衍生染色体,两个短臂则构成一个小染色体。小染色体往往在第二次分裂时丢失,这可能是由于小染色体缺乏着丝粒,也可能是由其完全由异染色质构成所致。由于丢失的小染色体几乎全是异染色质,而由两条长臂构成的染色体上则几乎包含了两条染色体的全部基因,因此,罗伯逊易位携带者虽然只有45条染色体,但表型一般正常。而在形成配子的时候就会出现异常,造成胚胎死亡而流产,或者是生出先天性畸形的患儿(图6-25)。③插入易位(insertional translocation):两条非同源染色体同时发生断裂,但只有其中一条染色体的片段插入到另一条染色体的非末端部位。

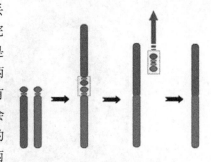

图6-25　染色体罗伯逊易位

5. 环状染色体(ring chromosome)　一条染色体的长、短臂同时发生了断裂,含有着丝粒的片段两断端发生重接,即形成环状染色体。

6. 双着丝粒染色体(dicentric chromosome)　两条染色体同时发生一次断裂后,具有丝粒的片段的两个断端相连接,形成了一条双着丝粒染色体。

7. 等臂染色体(isochromosome)　一条染色体的两个臂在形态和遗传结构上完全相同,称为等臂染色体。等臂染色体一般是由着丝粒分裂异常造成的。在正常的细胞分裂中,着丝粒纵裂,姐妹染色单体分离,形成两条具有长、短臂的染色体。如果着丝粒横裂,长臂、短臂各自形成一条染色体,即形成了一条具有两个长臂和一条具有两个短臂的等臂染色体。

二、染色体病

染色体病(chromosome diseases)是由染色体异常或畸变所引起的疾病。由于染色体上基因众多,因此染色体病常涉及多个器官、系统的异常,有严重或明显的临床症状,又称为染色体异常综合征。染色体病是一大类严重的遗传病。染色体畸变严重的胚胎大部分流产或死产,少数存活至出生,常造成机体多发畸形、智力低下、生长发育迟缓和多系统功能障碍,有的还有特殊的皮肤纹理改变。染色体病没有有效的治疗方法,遗传咨询和产前诊断预防染色体病尤为重要。根据涉及的染色体种类分为常染色体病和性染色体病。

（一）常染色体病

常染色体病(autosomal disease)是由常染色体数目或结构异常引起的疾病。常染色体病约占染色体病的 2/3。包括 21 三体综合征、单体综合征、部分三体综合征、部分单体综合征和嵌合体等。以下为临床常见的常染色体病。

1. 21 三体综合征　21 三体综合征(trisomy 21 syndrome)也称 Down 综合征(Down Syndrome,DS)、先天愚型或唐氏综合征。21 三体综合征是发现最早也是最常见的染色体病。1866 年英国医师 John Langdon Down 首先对此病做了临床描述,故命名为 Down 综合征,1932 年 Wardenburg 提议用染色体异常解释本病,但当时还没有合适的方法加以验证。1959 年法国细胞遗传学家 Lejeune 等分析了 9 例 Down 综合征患儿的成纤维细胞的染色体后,发现有三个 21 号染色体,故本病又称为 21 三体综合征。新生儿中 Down 综合征的发病率约为 1/800,Down 综合征发病率随母亲生育年龄的增高而增高,尤其当母亲年龄大于 35 岁时,发病率明显增高。

智力发育不全是本病最突出的症状,患者智商通常在 25~50,随年龄增长而逐渐明显,动作发育和性发育都延迟。患者呈现特殊面容,眼距过宽、鼻梁低平、眼裂狭小、外眼角上倾、内眦赘皮、外耳小、耳廓常低位或畸形、硬腭窄小、舌大外伸、流涎,故又被称为伸舌样痴呆(图 6-26)。

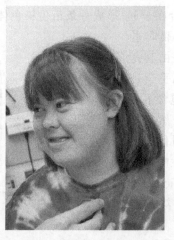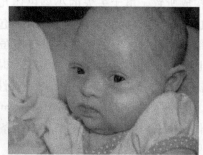

图 6-26　Down 综合征患儿

患者其他症状或体征还有,肌张力低下、四肢短小、手短宽而肥、小指因中间指骨发育不良而只有一条指横褶纹、肤纹异常、可有通贯手;40% 有先天性心脏病,白血病的发病风险是正常人的 15~20 倍;患者 IgE 水平较低,容易发生呼吸道感染;白内障发病率较高。存活至 35 岁以上的患者出现老年性痴呆(Alzheimer 病)的病理表现。男性患者常有隐睾,无生育能力;女性患者通常无月经,偶有生育能力,并有可能将此病遗传给下一代。

根据患者的核型组成不同,可将 Down 综合征分为以下遗传学类型。

21 三体型:也称游离型,此型患者具有三条独立存在的 21 号染色体。约占全部患者的 92.5%,核型为 47,XX(XY),+21(图 6-27)。父母核型大多正常,它是生殖细胞形成过程中,在第一次减数分裂时 21 号染色体发生不分离,结果形成染色体数目异常的配子,当其与正常的配子结合后,即产生 21 三体型的患儿。染色体不分离发生在母方的病例约占 95%,且随母亲的生育年龄增高而增高,另 5% 见于父方。生过此型患儿的父母,再生同类患儿的危险率为 1%~2%。有研究表明可能与染色体支架蛋白-拓扑异构酶Ⅱ(topoⅡ)的活性改变有一定关系。极少数为家族遗传原因(母亲是 21 三体型患者)。

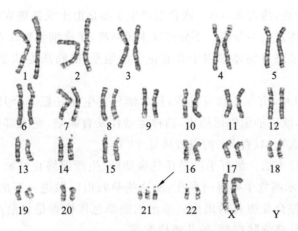

图 6-27　Down 综合征核型

　　易位型:此型约占全部患者的 5%。1960 年 Polani 首次报道了易位型 Down 综合征的病例。易位型患者具有典型的 Down 综合征临床症状。但其增加的一条 21 号染色体并不独立存在,而是与 D 组或 G 组的一条染色体发生罗伯逊易位,染色体总数为 46,其中一条是易位染色体,故称为假二倍体(pseudodiploid)。最常见的是 D/G 易位,如 14/21 易位,核型为 46,XX(XY),−14,+t(14q21q),其次为 G/G 易位,如 21/21 易位,核型为 46,XX(XY),−21,+t(21q21q)。患者的易位染色体,如果是由亲代传递而来的,其双亲之一通常是表型正常的染色体平衡易位携带者(balanced translocation carrier),其核型为 45,XX(XY),−14,−21,+t(14q21q)。染色体平衡易位携带者在生殖细胞形成时,理论上经减数分裂可以产生 6 种类型的配子,但实际上只有 4 种配子形成,故与正常个体婚配后,将产生 4 种核型的个体。由此可见,染色体平衡易位携带者虽外表正常,但其结婚怀孕后,常有自然流产或死胎史,所生子女中,约 1/3 正常,1/3 为易位型 Down 综合征患儿,1/3 为平衡易位携带者。但如果是 21/21 平衡易位携带者,即其核型为 45,XX(XY),−21,−21,+t(21q21q),其婚后所孕胎儿中,1/2 将因核型为 21 单体而流产,1/2 核型为 46,XX(XY),−21,+t(21q21q)。因此,活婴将 100% 为21/21易位型 Down 综合征患儿。对这种类型的携带者应告知其生育风险。易位型 Down 综合征一般常见于较年轻的父母所生子女。由于其双亲之一是染色体平衡易位携带者,故发病具有明显的家族倾向(图 6-28)。

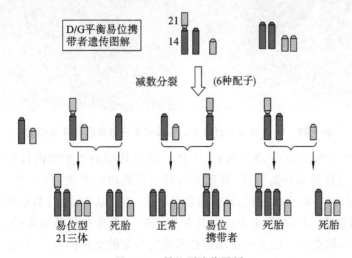

图 6-28　易位型遗传图解

注:存活的胚胎有 1/3 可能性为 Down 综合征。

嵌合型:此型较少见,约占2.5%。嵌合型产生主要是由于受精卵在胚胎发育早期的卵裂过程中,第21号染色体发生不分离。不分离发生得越晚,正常细胞系所占比例就越多,则此患者症状就越轻。因本型患者的体细胞中含有正常细胞系,故临床症状多数不如21三体型严重、典型。

Down综合征胎儿中,有3/4自发流产,且大部分发生在妊娠3个月内,仅约1/4能活到出生。患者智力低下,缺乏抽象思维能力,精神运动性发育缺陷,绝大部分患者都没有自理能力。一般寿命比正常人短,只有8%的患者活过40岁。

目前尚无有效治疗方法。最好手段是在妊娠期间、生产前终止妊娠。产前筛查血清标志物HCG、AFP可以提示高危孕妇群的存在,使这些孕妇得以做进一步的产前检查和咨询,最大限度地防止Down综合征患儿的出生。羊水细胞染色体检查是目前产前诊断最常用的技术,还有绒毛活检、胎儿脐静脉穿刺、胎儿镜检查等。

2. 18三体综合征　1960年Edwards等首先报告本病,故又称为Edwards综合征(Edwards syndrome)。1961年Patau证实了该病的病因是多了一条18号染色体,因此命名为18三体综合征(trisomy 18 syndrome)。

新生儿发病率为1/8000~1/3500,但在某些地区或季节明显增高,达到1/800~1/450。男女性别比为1∶4,这可能与此类男性胚胎不易发育至出生有关。胚胎宫内生长迟缓,小胎盘及单一脐动脉,胎动少,羊水过多,95%胎儿流产;一般过期产,平均妊娠42周;出生时体重低,平均仅2243 g,发育如早产儿,吸吮差,反应弱,因严重畸形,出生后1/3在1个月内死亡,50%在2个月内死亡,90%以上1岁内死亡,只有极个别患者活到儿童期。

18三体综合征的主要临床特征为生命力严重低下,多发畸形,生长、运动和智力发育迟缓。其异常表型主要有:小头畸形、眼裂小、眼球小、内眦赘皮、畸形耳、耳低位、枕骨突出、小颌、唇裂或腭裂、胸骨发育不良、第12肋骨发育不良或缺如;95%有先天性心脏病,它构成了婴儿死亡的主要原因;30%~60%患儿有泌尿系统畸形;手呈特殊握拳姿势,第2和第5指压在第3和第4指之上;足跟向后突出及足掌中凸,有所谓"摇椅样畸形足"(图6-29)。

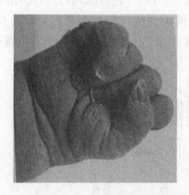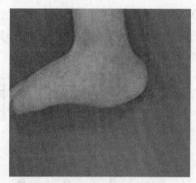

图6-29　18三体综合征患者的特殊握拳姿态和摇椅样畸形足

本病患者有80%核型为47,XX(XY),+18。18三体型的产生多由母亲卵母细胞减数分裂时发生的18号染色体不分离所致,其发生与母亲年龄增大有关;10%为嵌合型,即46,XX(XY)/47,XX(XY),+18,症状较轻;其余为各种易位,主要是18号与D组染色体易位。

3. 13三体综合征　1960年由Patau首先描述的一个具有一条额外的D组染色体的患儿,故又称为Patau综合征。后来通过显带技术确定多余的染色体为13号染色体。

新生儿中13三体综合征的发病率约为1/25 000,女性明显多于男性。发病率与母亲年龄增大有关。畸形比上述两种综合征都严重。99%的13三体综合征胚胎可发生流产(图6-30)。

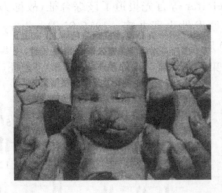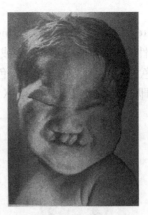

图 6-30　13 三体综合征患儿

13 三体综合征的主要临床特征是中枢神经系统发育严重缺陷,无嗅脑,前脑皮质形成缺如,称为前脑无裂畸形;出生体重低、发育迟缓、严重智力低下、小头、小眼球或无眼球、小颌,多数有唇裂或伴腭裂,耳低位畸形,常有耳聋,80%有先天性心脏病,1/3 有多囊肾,无脾或有副脾,男性有隐睾,女性多有双角子宫及卵巢发育不全,常有多指,有与 18 三体综合征相似的特殊握拳姿势和摇椅样畸形足、肤纹异常。存活较久的患儿还有癫痫样发作、肌张力低下等。

患者中 80%的核型为 47,XX(XY)＋13,额外的 13 号染色体大多来自母方减数分裂 I 期的染色体不分离,母亲高龄可能是原因之一。10%～15%为易位型,多为 13/14 的罗伯逊易位,易位型多为年轻母亲所生,她们常有流产史。5%为嵌合型,核型为 46,XX(XY)/47XX(XY),＋13,一般症状较轻。45%的患儿在出生后 1 个月内死亡,90%在 6 个月内死亡,存活至 3 岁者少于 5%,平均寿命为 130 天。

4. 5p-综合征　1963 年 Lejeune 等首先报道,因患儿具特有的猫叫样哭声,故又称为猫叫综合征(cri du chat syndrome)。1964 年证实本病为第 5 号染色体短臂部分缺失所致,故也称为 5p-综合征。为典型的染色体缺失综合征之一。

5p-综合征发病率在新生儿中为 1/50 000,最主要临床特征是患儿在婴幼儿期的哭声似猫叫。其他症状有生长智力发育迟缓、小头、满月脸、眼距较宽、外眼角下斜、斜视、内眦赘皮、耳低位、小颌、并指、髋关节脱臼、肤纹异常,50%有先天性心脏病、肾脏畸形等。多数患者可活至儿童期,少数活至成年,均伴有严重智力低下,在智商低于 35 的群体中约占 1%。

核型主要为 46,XX(XY),5p-;也有部分是嵌合型。患者 5 号染色体短臂缺失的片段大小不一,很多病例发现缺失片段包括 5p15。80%的病例由染色体片段的单纯缺失,父母生殖细胞中新发生的染色体结构畸变所引起,10%为平衡易位携带者产生的异常配子引起,环状染色体或嵌合体则比较少见。

5. 其他染色体综合征　染色体综合征通常都伴有明显的发育畸形和智力低下。Colpocephaly 综合征,是少见的脑部畸形,病因很多,有些是 8 号染色体三倍体嵌合所致。Williams 综合征,是 7 号染色体部分基因区域存在微小缺失。Prader-Willi 综合征,是 15 号染色体 15q11.2-q12 缺失所致,新生儿发病率为 1/20 000。患儿表现为肌张力降低、腱反射消失、身材矮小、面容变形、生殖器明显发育障碍、精神发育迟滞或智力低下,儿童期常由于过度进食变得肥胖。Angelman 综合征是 15 号染色体 q11-q13 缺失所致,患儿表现为严重精神发育迟滞、小头畸形及早期出现癫痫发作等,出现少见的牵线木偶样姿态和运动障碍。

(二)性染色体病

性染色体病(sex chromosome disease)指性染色体 X 或 Y 发生数目或结构异常所引起的疾病。性染色体虽然只有一对,但性染色体病约占染色体病的 1/3。临床上较常见的性染色体病如下。

1. Klinefelter 综合征　1942 年 Klinefelter 等首先报道了该综合征,故称为 Klinefelter 综合征,也称先天性睾丸发育不全综合征或原发性小睾丸症。1956 年,Bradbury 等在患者的细胞内发现 X 染色质阳性(正常男性 X 染色质为阴性),1959 年,Jacob 和 Strong 证实患者的核型为 47,XXY,即较正常男性多出一条 X 染色体,因此又称为 47,XXY 综合征(图 6-31)。

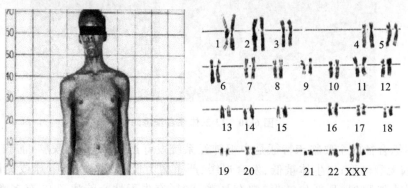

图 6-31　Klinefelter 综合征患者及核型

本病发病率相当高,在男性新生儿中占 1/1000～1/500,在身高 180 cm 以上的男性中占 1/260,在精神病患者或刑事收容所中占 1/100,在不育的男性中占 1/10。

Klinefelter 综合征以睾丸发育障碍和不育为主要特征。第二性征发育不良,阴茎发育不良、睾丸小或隐睾,精曲小管萎缩并呈玻璃样变性,不能产生精子,因而不育。患者男性第二性征发育差,体征呈女性化表现,大部分人无胡须、无喉结、体毛少、阴毛呈女性分布、皮下脂肪丰富、皮肤细腻,约 1/4 的个体发育出女性型乳房、性格和体态也趋向于女性特点。此外还可能有头围小、指距宽、耳畸形、骨骼异常、先天性心脏病等畸形;部分患者有轻度到中度智力障碍,一些患者有精神分裂症倾向。实验室检查可见雌激素增多,激素的失调可能与患者的女性化有关。

患者的主要核型为 47,XXY,约占 80%。嵌合型约占 15%,包括 46,XY/47,XXY;45,X/46,XY/47,XXY;46,XX/47XXY 等。另外还可见核型如 48,XXXY,48,XXYY,49,XXXXY 等。一般来讲,核型中 X 染色体数量越多,表现的症状越严重。例如,49,XXXXY 的个体除了上述症状更明显外,还有智力极度低下,并具有小头、颈蹼、腭裂、桡尺骨连合、肘外翻、膝外翻、脊柱畸形等异常。而嵌合型的症状相对较轻且不典型。本病额外的 X 染色体产生于减数分裂时 X 染色体的不分离,不分离发生在父方和母方的概率均等。

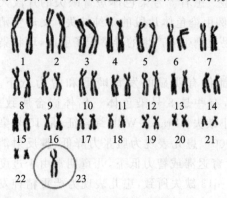

图 6-32　Turner 综合征核型

青春期使用睾酮进行雄激素替代治疗可以收到一定的效果,促使第二性征发育,以维持男性表型,改善患者心理状态。但如果疗效不佳,应停止使用激素。男性乳房发育,可手术切除。凡具有 Y 染色体而性腺发育不良者,易有性腺恶变,应给予重视。

2. Turner 综合征　1938 年 Turner 首先描述该综合征,故命名为 Turner 综合征,随后发现患者体内有条索状卵巢,无卵泡发生,因此称为性腺发育不全或先天性卵巢发育不全。1954 年发现多数患者的 X 染色质阴性。1959 年 Ford 等证实患者的核型为 45,X(图 6-32)。

在新生女婴中 Turner 综合征的发病率约为 1/5000,但在自发流产胎儿中可高达 18%～20%。本病在胎儿中占 1.4%,但在子宫内不易存活,其中 99% 流产。

本综合征表型为女性,出生体重低,新生儿期脚背有淋巴样肿,第 4、第 5 指骨短小或畸形;身材发育缓慢尤其缺乏青春期发育,成年身高仅在 120～140 cm;后发际低,头发可一直延至肩部;50%个体出现颈蹼;还可有盾状胸、肘外翻、两乳头间距过宽、肤纹异常等特征。第二性征发育差,表现为成年外阴幼稚、阴毛稀少、乳房不发育、子宫发育不良、卵巢无卵泡、原发闭经,因而不能生育。此外,约 1/2 患者伴有主动脉狭窄和肾脏畸形。部分患者有轻度到中度智力障碍,一些患者有精神分裂症倾向。

约 55%病例核型为 45,X。还有各种嵌合型和结构异常的核型,一般来说,嵌合型的临床表现较轻,轻者有可能有生育力,而有 Y 染色体的嵌合型可表现出男性化的特征;身材矮小和其他 Turner 体征主要是由 X 短臂单体性决定的;但卵巢发育不全和不育则更多与长臂单体性有关。

Turner 综合征除少数患者由于严重畸形在新生儿期死亡外,一般均能存活。对性腺发育不全的治疗原则主要是对症治疗。在青春期用雌激素治疗可以促进第二性征和生殖器官的发育,月经来潮,改善患者的心理状态,但不能促进长高和解决生育问题。

3. XYY 综合征 1961 年由 Sandburg 等首次报告。本病在男性中的发生率为 1/900。核型为 47,XYY,额外的 Y 染色体肯定来自父方精子形成过程中减数分裂 Ⅱ 期时发生 Y 染色体的不分离。XYY 男性的表型一般正常,患者身材高大,常超过 180 cm,偶尔可见尿道下裂、隐睾、睾丸发育不全,并有生精过程障碍和生育力下降;但大多数男性可以生育,个别患者生育 XYY 的后代。XYY 个体易于兴奋,易感到欲望不满足,厌学,自我克制力差,易产生攻击性行为。

47,XYY 的核型中额外的 Y 染色体来源于父亲 Y 染色体减数分裂不分离,但也有来自47,XYY 父亲的生殖细胞发生的次级不分离。此外,少数个体还有 48,XXYY;49,XYYYY;48,XYYY;47,XYY/46,XY;45,X/49,XYYYY 等特殊核型。此时 Y 染色质的检查会显现出相应数量的 Y 荧光小体。一般来讲,核型中 Y 染色体越多,这些类型的患者会出现智力发育的严重障碍和各种严重畸形。

4. X 三体综合征 1959 年由 Jacob 首先报道,又称为超雌(superfemale)。本病发病率在新生女婴中为 1/1000。在女性精神病患者中发病率约为 1/250。X 三体女性可无明显异常,约 70%病例的青春期第二性征发育正常,并可生育;另外 30%患者的卵巢功能低下,原发或继发闭经,过早绝经,乳房发育不良;1/3 患者可伴先天性畸形,如先天性心脏病、髋脱位等;部分可有精神缺陷。约 2/3 患者智力低下。X 染色体越多,智力发育越迟缓,畸形亦越多见。患者核型多为 47,XXX。体细胞中有两个 X 染色质。少数核型为 46,XX/47,XXX。极少数为 48,XXXX;49,XXXXX。额外的 X 染色体,几乎都来自母方减数分裂的不分离,主要在减数分裂Ⅰ期时发生。

5. 脆性 X 染色体综合征(fragile X syndrome) 1969 年 Lubs 首先在一个智力低下患者及其女性亲属中发现了长臂具有"随体和呈细丝状次缢痕"的 X 染色体。后来,Sortherland 证明细丝位于 X 染色体长臂 2 区 7 带(Xq27),在低叶酸培养条件下表达,并提出了脆性部位(fragile site)的概念。当外周血淋巴细胞在缺乏叶酸或胸腺嘧啶的培养基中培养后,其染色体上就可以观察到明显的断裂或裂隙,这些断裂或裂隙称为脆性部位。现今人们把在Xq27.3 处有脆性部位的 X 染色体称为脆性 X 染色体(fragile X,fra X),而它所导致的疾病称为脆性 X 染色体综合征。其发病率在男性约为 1/1250,在女性约为 1/2000,没有明显的种族特异性。

男性患者表现为中度(IQ=35～49)至重度(IQ=20～34)智力低下,语言障碍和算术能力差;还可表现为多动症、性情孤僻、精神病倾向。体征包括:大睾丸、大耳、长形面容、前额和下颌突出。其中巨大的睾丸是青春期以后出现的典型体征。但患者的睾丸功能正常,可有正常的生育能力。女性患者的临床表现通常较轻,1/3 的女性杂合子有轻度智力发育障碍,其发病与女性正常的 X 染色体随机失活,而脆性 X 染色体在众多体细胞中保持活性有关。但女性只有遗传自母亲携带者时才发病。正常男性携带者的女儿不发病,但外孙(女)可能发病。该病在连续遗传中有早现现象,即发病年龄有一代代提前并加重的倾向。

与脆性 X 染色体智力低下有关的基因已被克隆,并被命名为 FMR1(fragile X mental retardation 1)。该基因位于 Xq27.3,长 38 kb,5′末端有一个三聚核苷酸重复序列(CGG)n。CGG 重复序列的长短在人群中具有多态性,正常人可具有 6~50 个 CGG 重复序列,脆性 X 染色体综合征患者具有 200~1000 个 CGG 重复序列。当重复次数达到约 200 次后,FMR1 基因的 5′端发生异常甲基化,导致基因转录失活而发病。

CGG 串联重复次数的增加和相邻区域的高度甲基化也造成了脆性 X 染色体脆性部位的显示。当一个个体 CGG 的重复次数达到 52 次后,这一区域在减数分裂过程中即显现不稳定状态,其重复次数可继续增加。重复次数在 52~200 次称为前突变(premutation),带有前突变的个体称为携带者。前突变在遗传过程中不稳定,携带者在减数分裂过程中 CGG 串联重复继续增加至 200 次以上并使相邻区域高度甲基化,称为全突变(full mutation),具有全突变的所有男性和约半数女性在临床上发病。但全突变只产生于前突变,不能由正常重复的 CGG形成。而且携带者男性在生女儿时并不发生全突变。前突变携带者女性不表现症状,但在传给子代时重复序列进一步延长达到全突变的长度,其子代出现症状。此外,CGG 发生前突变后在有丝分裂时也表现不稳定,因此受累个体的体细胞中可继续发生 CGG 不同次数的扩增,形成体细胞的"嵌合"性,即不同体细胞 CGG 的重复次数不同。这样一种基因突变的形式被称为"动态突变"。CGG 重复序列不稳定性和延长特征可以解释为什么脆性 X 染色体智力低下综合征的遗传不遵循孟德尔规律。

目前已经发现类似的三核苷酸串联重复的动态增加也是许多其他单基因遗传病(如亨廷顿病、强直性肌营养不良等)的致病原因。

由于已经基本了解这一疾病的分子基础,所以分子诊断技术将比细胞遗传学分析更加有效和可靠。对产前或出生后个体的血液或组织样品提取 DNA,用两种限制性内切酶处理,其中一种不能切割甲基化的 DNA,这样就可对 DNA 进行甲基化分析并估计 CGG 串联重复的长短。另一方法是运用 PCR 技术判断 CGG 串联重复的次数。

6. 两性畸形 个体的性腺或内、外生殖器,第二性征具有不同程度的两性特征称为两性畸形(hermaphroditism)。两性畸形形成的原因很复杂,某些单基因的缺陷和环境因素也可造成两性畸形,性染色体的畸变有时也导致两性畸形的发生。性激素的分泌或代谢直接影响内、外生殖器和各种第二性征的发育,因此在性别分化和发育过程中,性激素的紊乱都可导致两性畸形。

(1)真两性畸形 患者既有睾丸又有卵巢,内、外生殖器间性,第二性征发育异常。核型:约 57% 为 46,XX;12% 为 46,XY;5% 为 46,XX/46,XY;其余为各种染色体异常。

(2)假两性畸形 假两性畸形不是真正的两性畸形,而是一种与核型相符的性腺。患者体内只存在一种性腺,但外生殖器和第二性征兼有两性特征,或者倾向于相反的性别。根据性腺为睾丸或卵巢,可将其分为男性假两性畸形和女性假两性畸形。

①男性假两性畸形:核型为 46,XY。性腺为睾丸,内、外生殖器具有两性特征,第二性征异常部分有女性化表型。包括雄激素不敏感综合征(androgen insensitivity syndrome,AIS)又称睾丸女性化综合征(testicular feminization syndrome),特发性男性假两性畸形,Smith-Lemil-Opitz 综合征。

②女性假两性畸形:核型为 46,XX。性腺为卵巢,内、外生殖器呈间性,第二性征发育有男性化倾向。常见有先天性肾上腺皮质增生症(congenital adrenal hyperplasia,CAH)。

第七节 遗传病的诊断、治疗与预防

一、遗传病的定义

遗传病是以分子水平的基因改变或者以细胞水平的染色体数目或结构畸变为主要致病因素导致的疾病。每年新生儿中患不同种类遗传病者占 4%～5%,随着生态环境恶化及生活方式的改变,遗传病的种类及数量逐年增多。遗传病治疗效果差,费用昂贵,不但摧残患者的身心健康,而且对社会和家庭造成很大的负担,因此采取措施预防遗传病,及时诊断和科学有效的治疗具有重要的临床价值。

二、遗传病的诊断

(一) 临床症状与体征检查

各类遗传病,不论是染色体病或是基因病,都有各自的一系列临床表现,通过细致的病史询问、体格检查以及结合一些辅助检查(如放射线、超声波、心电图、脑电图、实验室检查等)做出诊断。

(二) 家系调查

对遗传病患者的亲属进行调查,了解有无同类病患者。应用这种方法,不但有利于遗传病的诊断,而且对于明确遗传病的遗传方式、发病规律很有帮助。在进行家系调查时,应根据调查结果,绘出详细、准确的家系图,以便进行正确的分析和判断。

(三) 皮肤纹理分析

皮肤纹理是指人体皮肤上某些特定部位出现的纹理图形,如手指、脚趾和手(脚)掌处形成的纹理等。皮肤纹理的特征在很大程度上受遗传因素影响。近代的临床医学证明,一些遗传病(如 Down 综合征、13 三体综合征、18 三体综合征、猫叫综合征等)常具有特征性的指掌纹理。因而,在遗传病的诊断上,皮肤纹理分析可作为一种简便的辅助诊断方法。

(四) 性染色质检查

在女性的间期细胞中,核膜内侧缘可见到一个 X 染色质或 X 小体,其阳性率为 12%～51%,男性则为 1%～2%。在男性的间期细胞中,用荧光染料(如盐酸阿的平等)染色后,可见一个亮荧光小体,称 Y 染色质小体,其阳性率约 70%,而女性都是阴性。通过性染色质检查,可判断出一个个体的细胞中有几条 X 染色体或 Y 染色体,为一些性染色体异常的遗传病(如先天性卵巢发育不全综合征、先天性睾丸发育不全综合征、两性畸形等)提供诊断依据。

(五) 染色体检查

染色体异常的患者,其细胞中的染色体都具有一定的数目异常或结构异常。因此,对所有的常染色体异常或性染色体异常引起的疾病,通过常规染色体检查可做出较明确的诊断。近年来,由于各种染色体显带技术的应用、姐妹染色单体互换(SCE)的检查分析等,使诊断更为准确,观察更为细致,并且陆续发现一些用常规方法无从识别的新染色体结构异常疾病。

(六) 生化检查

一些先天性代谢病,由于基因的突变可造成某种特定酶的缺陷或某些蛋白质缺失、异常,进而引起一些物质在体内大量蓄积,另一些物质由于不能形成而缺乏。根据这种特点,临床上可利用酶分析的方法或其他生物化学的方法,对一些代谢病进行分析和做出诊断。例如,半乳糖血症的患儿缺少半乳糖-1-磷酸尿苷酰转移酶,检查红细胞中此酶的活性,即可做出诊断。

(七）荧光原位杂交（FISH）

FISH 是用染色体特异性 DNA 探针与中期分裂相染色体（或间期细胞核）进行原位杂交,根据特定的荧光信号在分子水平上检测染色体数目和结构异常的一种技术。该技术是染色体高分辨显带技术的补充和发展,目前主要用于分析常规显带技术不能识别的微小标记染色体。其应用范围包括:①鉴定标记染色体的来源,如环状、双随体、双着丝粒额外小染色体、染色体附加片段等标记染色体;②复杂易位,如涉及 3 个或 3 个以上断裂点而形成的染色体复杂重排导致的染色体结构异常;③微小易位等。FISH 具有快速、经济、安全、灵敏度高、特异性强等优点,自问世以来,已广泛应用于细胞遗传学的基因定位等领域中。

(八）基因诊断

基因诊断是应用 DNA 分析技术在分子水平上通过检测人类遗传病的基因缺陷以诊断疾病。

基因诊断可分为直接分析和间接分析。当控制一种疾病的基因其正常结构及突变性质已经清楚的时候,可选择合适的分析方法直接检测基因的缺失或突变。对于基因序列及其基因突变机制尚不清楚的遗传病,目前多利用缺陷基因及与其连锁的限制性内切酶酶切位点多态性为遗传标记,对有缺陷的基因进行连锁分析,做出基因诊断。

在基因诊断中,目前所采用的方法有:限制性内切酶（RE）、斑点杂交、Southern 印迹杂交、限制性片段长度多态性（RFLP）分析、DNA 体外扩增（聚合酶链反应）法、可变数目串联重复（VNTR）序列和 DNA 指纹分析法、单链构象多态性（SSCP）分析、变性梯度凝胶电泳（DGGE）分析、DNA 测序分析及 DNA 芯片技术分析法等。

基因诊断不仅可以明确指出个体是否患病,是否存在基因缺陷并揭示其基因状态,而且可以对表型正常的携带者及某种疾病的易感者做出诊断和预测。基因诊断和传统的诊断方法相比,具有许多特点:针对直接病因诊断;特异性强、灵敏度高;适应性强,诊断范围广;目的基因无组织和发育的特异性。故基因诊断在临床应用中,一般可用于症状前诊断、产前诊断和携带者的检测。症状前诊断可用于某些常染色体显性遗传病的杂合子个体发病年龄往往延迟的病例,如亨廷顿病、家族性多发性结肠息肉病等。产前诊断多用于一些染色体病和先天性代谢病等严重遗传病及智力障碍、先天性畸形等疾病的检测,防止患有严重疾病的患儿出生。携带者检出可对某一种遗传病患者家庭成员疑为携带者进行检测诊断。目前已发现的人类遗传病有 8000 多种,可用基因诊断的疾病已达 4000 多种,如苯丙酮尿症,血友病,α、β 地中海贫血,肝豆状核变性,进行性肌营养不良,家族性多发性结肠息肉病,维生素 D 缺乏性佝偻病等。

(九）产前诊断

产前诊断又称宫内诊断或出生前诊断,是指在胎儿出生前用各种方法了解胎儿在宫内的情况,对某些先天性、遗传性疾病做出诊断。产前诊断是近代医学科学的一项重大进展,尤其是近年来随着影像学、细胞遗传学、生物化学和分子生物学等技术的不断发展,产前诊断的方法和范围不断增加和扩大,诊断的准确性也在不断提高。

产前诊断的对象包括:①夫妇之一有染色体畸变或夫妇核型正常,但曾生育过染色体病患儿的孕妇;②夫妇之一有开放性神经管畸形或生育过这种畸形儿的孕妇;③夫妇之一有先天性代谢缺陷或生育过这种患儿的孕妇;④疑为遗传病基因携带者的孕妇;⑤有习惯性流产史的孕妇;⑥羊水过多孕妇;⑦夫妇之一有致畸因素接触史的孕妇;⑧35 岁以上高龄孕妇;⑨具有遗传病家族史又是近亲婚配的孕妇等。

主要从四个方面来检测胎儿是否患有先天性遗传病：①观察表现型：可用超声波、X线、核磁共振、胎儿镜等检查观察胎儿在子宫内是否发育畸形。②染色体检查：染色体是基因的载体，用羊水里脱落的细胞、绒毛细胞或胎儿血细胞进行培养，行染色体核型分析，能检出各种染色体异常疾病及脆性X染色体综合征等。③基因产物分析：用羊水、羊水里脱落的细胞、绒毛细胞或血液等进行蛋白质、酶和代谢产物的分析，可检测出某些先天性代谢病、血红蛋白病及神经管缺陷等。④基因检测：用DNA分子杂交、限制性内切酶和PCR等DNA重组技术检测DNA。目前主要应用于珠蛋白生成障碍性贫血、镰状细胞贫血及其他单基因遗传病的诊断。

产前诊断取材应用一般以对母体能否出现损伤为依据，可分为有创伤性和无创伤性两大类。有创伤性技术包括绒毛膜穿刺术、羊膜穿刺术、胎儿镜检查、胎儿组织采样；无创伤性技术包括超声诊断、X线检查、核磁共振检查、孕妇血清生化指标分析等。

三、遗传病的治疗

（一）饮食控制疗法

饮食控制疗法的原则是禁其所忌。当代谢发生异常，造成机体重要物质缺乏时，则加以补充；相反，某些代谢物质大量蓄积，应限制该代谢物前身物质的摄入，以维持代谢平衡。例如，半乳糖血症为半乳糖-1-磷酸尿苷酰转移酶缺乏造成。半乳糖-1-磷酸、半乳糖等在体内增多造成幼儿期肝脾肿大和成年期白内障、智力损害等。婴儿期可用豆浆代替乳类，年长儿及成年人应在饮食中摒除半乳糖。

（二）药物疗法

药物疗法的原则是补缺去余。例如，痛风的发病原因是嘌呤代谢产物——尿酸生成过多，以致尿酸盐在关节中沉积。用抗代谢药物——别嘌呤醇可抑制黄嘌呤氧化酶，减少尿酸的产生，使症状缓解。

（三）手术治疗

目前，精心设计的各种外科手术已用于治疗各种遗传病。例如，糖原贮积症Ⅰ型和Ⅱ型患者可应用门静脉和下腔静脉吻合术形成的门静脉短路，使肠道吸收的葡萄糖绕过肝细胞，使患者的肝糖原生成减少。又如，对高脂蛋白血症Ⅱa型患者进行回肠-空肠旁路术可减少肠道的胆固醇吸收，使患者的胆固醇降低。

（四）对症治疗

对症治疗是为缓解患者临床症状采取的治疗措施，从而达到减轻患者痛苦的目的。例如，肾上腺性征异常综合征是肾上腺皮质激素合成过程中几种酶缺乏所引起的一组疾病，常表现为性征异常，酶的缺乏导致激素分泌失调，可给予肾上腺皮质激素治疗。又如，儿童进行性肌营养不良是一组原发于肌肉组织的遗传病，特点为进行性加重的肌肉萎缩与无力，目前只能对症治疗，如补充ATP、维生素E等。早期给予乳酸钠静脉注射可使患儿肌力增加，同时使用生长激素抑制剂、别嘌呤醇、钙通道阻滞剂如维拉帕米等，效果较好。

（五）补充疗法

补充疗法即当体内缺乏某种物质时可人为给予补充，以弥补该物质的缺失。例如，先天性丙种球蛋白缺乏症患者，若能长期给予注射人血丙种球蛋白，可收到较好的治疗效果。人血丙种球蛋白注射剂中95%以上是IgG，仅有微量的IgM、IgA和其他血清蛋白质。作为补充疗法，对于那些缺乏IgG和IgG亚类的体液免疫缺陷者，坚持注射丙种球蛋白能有效控制感染。

（六）排除疗法

由于先天代谢障碍致使某些物质或代谢产物在体内累积过多，设法使积蓄物质排除的方

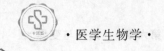
法即排除疗法。黏多糖病Ⅰ型和Ⅱ型患者,因缺乏 a-L-艾杜糖醛酸苷酶和艾杜糖醛酸-a-硫酸酯酶,使硫酸皮肤素和硫酸苷类降解障碍,造成黏多糖在各细胞中大量蓄积,出现骨骼畸形、关节僵直、特殊面容等临床症状。在输入正常人的白细胞后,患者如对输入的白细胞有较好的耐受性,则可补充患者缺乏的酶,治疗后患者尿中排出黏多糖的量显著增加,关节活动性和其他症状都可获得显著改善。

(七) 避开疗法

一些遗传病往往由于患者接触到某些物质(食物、药物)而引起发病或症状加剧,一旦避免接触,则能有效防止发病。例如,葡萄糖-6-磷酸脱氢酶缺乏症的患者就应严禁食用蚕豆或忌用伯氨喹、氨基比林、非那西丁等药物,以防止溶血性贫血的发生。

(八) 替代疗法

当机体先天性缺乏某种物质时,可用与其作用相同或相近的药物加以替代。例如,先天性睾丸发育不全综合征患者雄激素分泌不足,促性腺激素分泌增多,可采用雄激素替代疗法。又如,垂体性侏儒症患者垂体前叶生长激素分泌不足引起垂体性侏儒。体内生长激素(GH)浓度低,应用人类 GH 替代疗法,效果较好。

(九) 器官移植

随着免疫学知识和技术的发展,免疫排斥问题得到控制,因而器官移植也逐渐被用于治疗遗传病,因遗传病造成的某脏器功能严重损害,可通过器官移植加以矫治。例如,肾移植是迄今最成功的器官移植,副作用较其他器官移植小,目前已应用在家族性多囊肾、遗传性肾炎、糖尿病、先天性肾病综合征和淀粉样变性等 10 多种遗传病上,肾移植使这些病得到有效缓解。又如,对重度联合免疫缺陷病患者通过骨髓移植能重建免疫功能,迄今已对多例患者进行了骨髓移植治疗,取得了一定疗效。

(十) 基因治疗

将人的正常基因或有治疗作用的基因导入人体靶细胞,纠正基因的缺陷,补偿或者阻断缺陷基因,达到治疗目的。基因治疗能将病变基因进行矫正或修复,是一种有效的根治方法。主要是治疗遗传病、恶性肿瘤、心血管疾病、感染性疾病等对人类健康威胁严重的疾病,如囊性纤维病、血友病、艾滋病(AIDS)等。治疗方法包括:①基因矫正或置换。②基因封闭。③基因增补。④基因导入,包括体内或体外导入:体内导入即将外源基因导入体内组织,进入相应的细胞并进行表达;体外导入即在体外将基因导入细胞内,常用于内皮细胞、淋巴细胞、肝细胞、肌细胞等。基因治疗目前临床应用于治疗单基因遗传病、恶性肿瘤、病毒性感染、心血管疾病等,而运送治疗基因的载体系统构建是今后研究的一个重要方向。

四、遗传病的预防

(一) 禁止近亲结婚

《中华人民共和国婚姻法》规定:直系血亲和三代以内的旁系血亲禁止结婚。科学家推算,每个表型正常的人身上可能携带有几个甚至十几个有害的隐性致病基因,在近亲通婚的情况下,夫妻双方拥有共同的祖先,这样他们拥有一种致病基因的机会就大大增加,这些隐性致病基因有更多的相遇机会,从而使该种遗传病在后代中得以表现。如据统计苯丙酮尿症在非近亲结婚家族中的发病率约为 1/14500,而在姨表兄妹中的发病率高达 1/1700,约为非近亲结婚家族中发病率的 8.5 倍;白化病在非近亲结婚家族中的发病率约为 1/40000,而在姨表兄妹中的发病率高达 1/3000,约为非近亲结婚家族中发病率的 18.5 倍。另据统计,近亲结婚使后代患多基因遗传病和先天性畸形的发病率也增高。

(二)遗传咨询

遗传咨询是指临床医生或遗传学工作者应用人类遗传学和临床医学的基本原理和技术,就遗传病患者及家属提出的病因、遗传方式、诊断、治疗、预后和复发风险等问题给予科学的答复,并提出建议或指导性意见,以求降低患遗传病的胎儿的出生率,减少家庭和社会在遗传病患者身上的花费,达到优生的目的。其咨询的对象包括:大龄孕妇;生过一胎先天性畸形儿者;有原因不明的流产史、死胎史及新生儿死亡史的夫妇;先天性智力低下者及其血缘亲属;有遗传病家族史的夫妇;近亲婚配者等。例如:Down 综合征是一种较常见的染色体异常疾病,为了预防此病患儿的出生,遗传咨询师应详细了解母亲的年龄,先前是否生育过 Down 综合征的患儿以及有关的染色体核型等,21 三体型的 Down 综合征发病率和母亲年龄、孕妇生育史等都有密切关系。

(三)产前诊断

产前诊断或称宫内诊断,是指在妊娠 16~20 周,经羊膜穿刺术抽取羊水,通过对羊水的生化分析、脱屑细胞的生化检查或对羊水脱屑细胞进行体外培养后进行染色体核型分析、生化检查,为诊断胎儿是否为遗传病或先天性畸形提供依据的医学诊断技术。迄今,通过产前诊断已能较准确地检出染色体、性连锁遗传病、几十种先天性代谢性疾病以及一些遗传性血液病和先天性畸形。经产前诊断确诊遗传病及先天性畸形后,就可对患病胎儿进行产前治疗或待出生后进行早期治疗;对那些难以治疗的患病胎儿可以及时采取终止妊娠、人工流产的措施。因此,产前诊断是对遗传病及先天性畸形进行出生前诊断、治疗以及预防遗传病及先天性畸形发生的一种有效的措施。

(四)婚前检查

婚前检查是指结婚前对男女双方进行常规体格检查和生殖器检查,以便发现疾病,保证婚后的婚姻幸福。婚前全面的体检,可以发现一些异常情况和疾病,从而达到及早诊断、积极治疗的目的,如在体检中发现有对结婚或生育会产生暂时或永久影响的疾病(如女性先天性无阴道、男性隐睾畸形等),可在医生指导下做出对双方和下一代健康都有利的决定和安排。另外通过家族史的询问、家系的调查、家谱的分析并结合体检所得,医生可对某些遗传缺陷做出明确诊断,并根据其传递规律,推算出"影响下一代优生"的风险程度,帮助结婚双方做出婚育决策,减少或避免不适当的婚配和遗传病患儿的出生。

遗传病对社会家庭和个人的危害是巨大的,所以更应采取上述合适的方法来检测以减少遗传病的发生,才能达到优生的目的,使每个家庭能生育健康的孩子。

小结

人类单基因遗传病分为常染色体显性、常染色体隐性、X 连锁显性、X 连锁隐性和 Y 连锁遗传病。根据显性性状的表现特点,常染色体显性又分为完全显性、不完全显性、共显性、不规则显性、延迟显性等类型。显性遗传的特点是连续遗传,隐性遗传的特点是散发的。性染色体遗传的特点是男女发病率不相等,常染色体遗传的特点是男女发病率相等。

线粒体遗传病指遗传物质 DNA 异常导致线粒体功能异常而引起的疾病。线粒体遗传病一般是由母系遗传的异常 mtDNA 所引起,但也有些是核 DNA 异常导致的。1988年由 Wallace 首次提出线粒体遗传病,目前发现的线粒体遗传病有 100 多种。

多基因遗传病的发病率一般高于 0.1%,常表现出家族聚集现象和发病率的种族差异。多基因遗传性状为数量性状,其遗传基础为两对或两对以上的等位基因。每对等位基因表现为共显性。每个基因对性状形成的作用微小。不同基因位点上的基因以累加方式协同作用。最终性状的形成,还取决于环境因素和遗传背景之间相互作用。群体中数量性状变异分布为正态分布。多基因遗传病发病率再发风险的估计比较复杂,要考虑遗传率、群体发病率、家庭中患者人数与病情、性别差异等多种因素,才能做出较准确的判断和估计。

群体遗传学是研究群体遗传结构及其演变规律的学科,主要研究群体中的基因频率、基因型频率及其变化规律。Hardy-Weinberg 平衡又叫遗传平衡定律,指一个群体无限大,群体内的个体随机婚配,没有突变发生,没有任何形式的选择压力,则群体中各种基因型比例可以逐代保持不变。群体的遗传平衡受突变、选择、近亲婚配、随机遗传漂变及迁移等因素的影响。

分子病是由于 DNA 突变,导致其编码蛋白质分子的一级结构即氨基酸序列改变而引起的遗传病。目前,分子病主要分为血红蛋白病、血浆蛋白病、免疫缺陷病、受体病、膜蛋白病等。血红蛋白病有镰状细胞贫血及地中海贫血;血浆蛋白病有血友病及血管性假血友病;免疫缺陷病有 X 连锁无丙种球蛋白血症;受体病有家族性高胆固醇血症及睾丸女性化综合征;酶蛋白病有进行性假肥大性肌营养不良等。

酶蛋白病是编码酶蛋白的基因发生突变导致合成的酶蛋白结构异常,或由于基因调控系统突变导致酶蛋白合成数量减少,导致机体代谢紊乱,包括氨基酸代谢病、糖代谢病、脂代谢病以及嘌呤代谢病。氨基酸代谢病有苯丙酮尿症,糖代谢病有半乳糖血症及糖原贮积症,脂代谢病有肾上腺脑白质营养不良和神经节苷脂沉积性疾病等。这些疾病中除了苯丙酮尿症外均无有效的治疗方法。

染色体病是由于染色体数目或结构畸变所引起的疾病,分为常染色体病和性染色体病两大类。染色体病患者常表现出先天性多发畸形、智力低下、生长发育迟缓,性染色体病患者还伴有性别发育畸形等一系列严重症状。

染色体畸变包括数目畸变和结构畸变两类。理化因素、病毒等均会引起染色体畸变。染色体数目畸变包括整倍性改变和非整倍性改变,其主要发生原因是细胞分裂时染色体发生不分离或丢失。染色体发生断裂和变位重接引起染色体结构畸变,主要有缺失、倒位、易位、重复、环状染色体、等臂染色体、双着丝粒染色体等。有染色体异常的胚胎易发生流产、死胎、患儿多发畸形及智力下降等。

遗传病是以分子水平的基因改变或者以细胞水平的染色体数目或结构畸变为主要致病因素导致的疾病。随着生态环境恶化及生活方式的改变,遗传病的种类及数量逐年增多。遗传病治疗效果差,费用昂贵,不仅摧残患者的身心健康,而且对社会和家庭造成很大的负担,因此采取措施预防遗传病,及时诊断和科学、有效的治疗具有重要的临床价值。

遗传病的诊断包括临床症状与体征检查、家系调查、皮肤纹理分析、性染色质检查、染色体检查、生化检查、荧光原位杂交、基因诊断、产前诊断;治疗包括饮食控制疗法、药物疗法、手术治疗、对症治疗、补充疗法、排除疗法、避开疗法、替代疗法、器官移植、基因治疗;预防包括禁止近亲结婚、遗传咨询、产前诊断、婚前检查。

能力检测答案

能力检测

1. 与单基因遗传病相比,多基因遗传病有哪些不同的特点?

2. 常见分子病有哪些?举例说明。

3. 请说出"47,XX,＋21"所表示的病名,以及其发生原因和主要临床特征。

4. 什么是产前诊断?其主要技术有哪些?

5. 一个有 O 型和 M 型血型的人与一个有 B 型和 MN 型血型的人婚后所生子女可能的血型有哪些?比例如何?

（龚莎莎　郑贤红　何海涛）

推荐阅读文献

[1]　马克世.浅析"分子病"与"构象病"[J].科学教育.2006,12(4):51.

[2]　王蓓,林玲.家族性高胆固醇血症临床表型及其与基因型关系[J].中国实用内科杂志,2016,36(6):508-511.

第七章 生物的多样性

生物多样性（biological diversity）是指地球上所有生物（动物、植物、微生物等）包含的基因以及由这些生物与环境相互作用所构成的生态系统的多样化程度。生物多样性就是生命形式的多样性，是一个描述自然界多样性程度的广泛的概念，通常包括遗传多样性、物种多样性和生态系统多样性三个组成部分。

本章 PPT

遗传多样性是指地球上生物所携带的各种遗传信息的总和。这些遗传信息储存在生物个体的基因之中。因此，遗传多样性也就是生物的遗传基因的多样性，以及生物种内基因的变化。物种多样性是生物多样性的核心。物种（species）是生物分类的基本单位。物种多样性是指地球上动物、植物、微生物等生物种类的丰富程度，包括一定区域内的物种丰富程度和物种分布的均匀程度两个方面，物种多样性是衡量一定地区生物资源丰富程度的一个客观指标。生态系统是各种生物与其周围环境所构成的自然综合体，所有的物种都是生态系统的组成部分。在生态系统之中，不仅各个物种之间相互依赖、彼此制约，而且生物与其周围的各种环境因子也是相互作用的。生态系统多样性主要是指地球上生态系统组成、功能的多样性，以及各种生态过程的多样性，包括生态环境、生物群落和生态过程的多样化等多个方面。

知识链接 7-1

生物多样性是人类社会赖以生存和发展的基础，我们的衣、食、住、行及物质文化生活的许多方面都与生物多样性的维持密切相关。我国是全世界 12 个生物高度多样性的国家之一，并已签署《生物多样性公约》。当前，地球已面临最大规模的动物和植物灭绝的危险，保护和利用物种，已成为国际社会特别关注的重要课题。

第一节 生物分类方法

生物分类学（taxonomy）是一门研究生物类群间的异同以及异同程度，阐明生物间的亲缘关系、进化过程和发展规律的科学。

生物分类是研究生物的一种基本方法。生物分类主要是根据生物的相似程度（包括形态结构和生理功能等），把生物划分为种和属等不同的等级，并对每一类群的形态结构和生理功能等特征进行科学的描述，以弄清不同类群之间的亲缘关系和进化关系。分类的基本单位是种。分类等级越高，所包含的生物共同点越少；分类等级越低，所包含的生物共同点越多。了解生物的多样性，保护生物的多样性，都需要对生物进行分类。

一、分类的方法

人们在不同的历史时期，都对生物进行过分类。从历史发展上看，在分类方法上有人为分类法和自然分类法两种，这两种方法也代表了分类工作发展强有力的两个阶段。

（一）人为分类法

人为分类法主要是凭借对生物的某些形态结构、功能、习性、生态或经济用途的认识将生物进行分类，而不考虑生物亲缘关系的远近和演化发展的本质联系，因此所建立的分类体系大都属于人为分类体系。例如,将生物分为陆生生物、水生生物;草本植物、木本植物;粮食作物、油料作物等。另外,18 世纪瑞典植物学家林奈以生物能否运动为标准,将生物划分为动物界和植物界的两界系统。他还根据雄蕊的有无、数目,把植物界分为一雄蕊纲、二雄蕊纲等 24 个纲。16 世纪我国李时珍在《本草纲目》一书中将植物分为五部,即草部、谷部、菜部、果部和木部;将动物也分为五部,即虫部、鳞部、介部、禽部和兽部;人另属一部,即人部。又如,亚里士多德根据血液的有无,把动物区分为有血液的动物和无血液的动物两大类,等等。

(二)自然分类法

自然分类法着重于生物间存在的不同亲缘关系,依据生物的各种特征,包括外部形态、解剖结构、生理生化、生态、行为、地理分布和系统发育等特征进行分类。这种根据生物界自然演化过程和彼此之间亲缘关系进行分类的方法,称为自然分类法。从形态、生理遗传、进化等方面的相似程度和亲缘关系来确定生物在生物界的地位。它可较真实地反映生物进化的自然系谱,比人为分类法更接近于客观实际。

1859 年达尔文出版了《物种起源》一书,进化论的确立及生物科学的发展,使人们逐渐认识到现存的生物种类和类群的多样性乃是由古代的生物经过几十亿年的长期进化而形成的,各种生物之间存在着不同程度的亲缘关系。分类学应该反映这种亲缘关系,反映生物进化的脉络。

现代生物分类学研究生物的系统发育,特别强调分类与系统发育的关系。在研究分类的过程中,分类学家追求的分类单元应是"自然"的类群,提出的分类系统力求反映客观实际,也就是说要符合系统发育的原则。因为系统发育的亲缘关系是生物进化过程的实际反映。因此,研究各生物类群的分类学家,都把组建该类群的系统发育作为主要目标,以便在此基础上按照生物系统发育的历史,编制生物的多层次分类系统,即自然分类系统。

植物的自然分类法是以植物的形态结构作为分类依据,以植物之间的亲缘关系作为分类标准的分类方法。从生物进化的理论得知,种类繁多的植物,实际上是大致同源的。物种之间相似程度的差别,能够显示出它们之间亲缘关系上的远近。判断植物之间的亲缘关系的方法,是根据植物之间相同点的多少。例如:菊花和向日葵在形态结构等方面有许多相同点,如它们都具有头状花序,花序下有总苞,雄蕊 5 枚,花药合生,于是就认为它们的亲缘关系比较接近。而菊花与大豆相同的地方就比较少,如大豆花是大小和形状都不与菊花相同的蝶形花瓣,二体雄蕊(花丝 9 枚合生,一枚离生),于是就认为它们的亲缘关系比较疏远。

近年来,随着科学的发展,植物的分类已经不仅以形态结构为依据,而且得到了生理学、生物化学、遗传学和古植物学等学科的密切配合。各国植物学家正在这方面继续展开深入的研究,以便使植物分类的方法更加完善。

动物的自然分类方法更加复杂,主要是根据同源性进行分类。分类学家必须考虑多种多样的特征,这些特征包括结构、功能、生物化学、行为、营养、胚胎发育、遗传、细胞和分子组成、进化历史及生态上的相互作用。特征越稳定,在确定分类时就越有价值。

二、分类的等级

在自然分类系统中,分类学家根据生物之间相同、相异的程度与亲缘关系的远近,以不同的分类特征为依据将生物划分为自高而低的 7 个等级或阶元(category)单位,它们的顺序是:界(kingdom)、门(phylum)、纲(class)、目(order)、科(family)、属(genus)和种(species)。上述 7 个阶元是最基本的,必要时还可以在某一等级之前增设一个"超级"(super-)或在之后增加一个"亚级"(sub-),如超纲(superclass)、亚纲(subclass)等。

每一种生物都可以通过分类系统,依不同的分类阶元,表示出它在生物界的分类地位,反

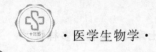
映该种生物的分类属性以及与其他生物之间的亲缘关系。人(*Homo sapiens*，L)的阶元如下。

动物界 Kingdom Animalia

脊索动物门 Phylum Chordata

脊椎动物亚门 Subphylum Vertebrata

哺乳纲 Class Mammalia

真兽亚纲 Subclass Eutheria

灵长目 Order Primates

类人猿亚目 Suborder Anthropoidea

人科 Family Hominidae

人属 Genus Homo

人种 Species sapiens

第二节 种 的 概 念

一、种的概念

物种即种(species)，不同专业的生物学家对物种的概念有不同的理解。分类学家认为物种是依据表型特征识别和区分生物的基本单位。现代遗传学家则把物种定义为：物种是一个具有共同基因库，与其他类群有生殖隔离的群体。生态学家则认为，物种是生态系统中的功能单位，不同物种占有不同的生态位。如果两个物种以相似的方式利用同一有限的资源和能源，它们必定会发生竞争和相互排斥，其中必定有一个获得相对的胜利；如果一个物种的种内发生变异，占据了多个生态位，那么从生态学的角度看，就意味着新种的生成。我国学者陈世骧认为：物种是由种群所组成的生殖单元(和其他单元生殖隔离)，在自然界占有一定的生境，在系谱上代表一定的分支(种是生物进化的单元)。这个定义包括了物种的四个标准，即种群组成、生殖隔离、生境地位和系谱分支，是一个广泛被接受的较为完善的定义。

对物种问题争论的焦点归纳起来主要有两点：一是把种定义为形态结构相似的个体群，把物种分为形态学种和分类学种；二是强调种间生殖隔离的机制。

种是客观存在的，又是进化发展的。一个种通过遗传、变异和自然选择，可能发展成另一个新种。现在地球上众多的种，就是从其共同祖先逐步演化而来。

种不同于亚种(subspecies)和变种(variety)，亚种是种以下的分类阶元，是指同一个种内由于地理隔离彼此分化而成的个体群；变种则不是分类阶元，是指种内的种型或个体变异。

二、种的命名方法

国际上规定，每一个物种只能有一个统一的学名(scientific name)。这就是瑞典植物学家林奈所创建的双名法(binomial nomenclature)，即种的学名是由两个拉丁单词或拉丁化的文字组成的，第一个拉丁单词是表示该种所在属的属名，通常是名词，其第一个字母要大写。第二个拉丁单词是种名，多为形容词或名词二格，字母均小写，其性、数、格要与属名一致。一个完整的学名，在种名之后还应附上命名人的姓氏或姓氏的缩写，第一个字母要大写，有时还要加上命名的年份，以便原始文献的核查。学名字体在印刷时一般要求为斜体；手写时则在其下方加一横线。如：狼的学名应是 *Canis lupus Line*；人的学名是 *Homo sapiens*，L。

对于亚种一般采用三名法(trinomial nomenclature)，即在种名之后再加上一个亚种名，如尖音库蚊淡色亚种(淡色库蚊)为 *Culex pipiens pallens Coquillet*(1898)。

如果要更正一个种的学名,把一个种从一个属划归于另一个属时,给原来命名人的姓氏用括号括起,修正人的姓氏跟在括号后即可。例如,美国红杉的学名是 *Sequoia sempervirens (D. Don) Endl*。

第三节 生物的系统分类

生物种类繁多、姿态万千,大小、结构差异悬殊。迄今为止,我们所知道的动物约有 150 万种、植物约有 50 万种,微生物约有 10 万种。对于 200 多万种生物怎样科学地分类,在人类发展的历史上存在着一个由浅入深、由简至繁、由低级至高级的认识过程。总的说来,人类最早把生物分成截然不同的两大界——动物界和植物界。但随着人们对生物的认识不断深化和科学的发展,近一百多年来,从两界系统经历过三界系统、四界系统、五界系统至六界系统,后又出现了三原界(或三总界)系统。

两界系统:人类对生物的分类最早只是为了易于识别和利用的需要。我国古代人民对生物的分类也都是从把生物分为动物和植物开始的。我国的《诗经》《周礼·地官》等著作中最早提及"二界分类系统"。在这些著作中把百余种植物和动物,分别用草、木、禾、竹、虫、鱼、鸟、犭作为文字名称的部首,或把动物分为毛物、鳞物、羽物、介物及裸物五类,相当于现代动物分类中的哺乳类、鱼类、爬行类、鸟类、甲壳类和软体动物类。古希腊学者亚里士多德(Aristotle)首次把生物分为动物和植物两大界,但都没有科学的理论依据。1735 年瑞典著名的植物学家林奈(Carolus Linnaeus)以生物能否运动为标准,明确提出最传统的两界系统——动物界和植物界,将细菌、真菌等都归入植物界,该系统一直沿用至 1950 年。因此分界系统是从 18 世纪中期开始成立,并且随着科学技术的发展而不断完善和深化。两界系统比较简便,但不能反映生物界的复杂性和进化关系。

三界系统:19 世纪由于显微镜的发明和应用,人们注意到真菌虽然营固着生活及细胞有壁,但不营光合作用,因此归属植物界有所不妥,更突出的是眼虫,它具有动植物两界的共性,按照传统的两分法无法把它们划分到具体的某一界,于是 1886 年德国生物学家海克尔(E. Haeckel)提出了三界系统:植物界、动物界和原生生物界。原生生物界包含所有的单细胞生物、藻类、原生动物、真菌等。

四界系统:三界系统比两界系统前进了一步,初步反映了生物的进化系统,但并没有把细菌、蓝藻等细胞内无明显核区的生物与那些具有明显核区的单细胞真核生物(如酵母类)区分开来。电子显微镜普遍运用于生物学领域,使人类的研究进入细胞生物学时代。人们认识到了原核生物与真核生物之间的巨大差异。Copeland 于 1956 年提出把生物划分为原核生物、原生生物、植物和动物的四界系统。把生物除了动物、植物和真菌等具有真核的三界以外的生物称为原核生物界。

五界系统:根据细胞结构的复杂程度及营养方式的不同,美国生物学家魏泰克(R. H. Whittaker)在 1969 年提出了五界系统:他首先根据核膜结构有无,将生物分为原核生物和真核生物两大类。原核生物为一界(包括细菌和蓝藻等)。真核生物根据细胞多少进一步划分,由单细胞或多细胞组成的某些生物归入原生生物界。余下的多细胞真核生物又根据它们的营养类型分为植物界,光合自养;真菌界,腐生异养;动物界,异养。这种分法在学术界造成相当大的轰动,因为该系统组成了一个纵横统一的系统。从纵向上看,它显示了生命历史的三大阶段:原核单细胞阶段、真核单细胞阶段和真核多细胞阶段(具有三个分支)。在横向上看,它显示了生物演化的三大方向:营光合自养的植物,为自然界的生产者;分解和吸收有机物的真菌,为自然界的分解者;以摄食有机物的方式获取营养的动物,为自然界的消费者(同时又是分解

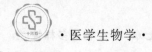

者）。五界系统虽然能反映出生物间的亲缘关系和进化历程，但仍不够完善。

六界系统：1975年特劳巴和1977年我国著名的微生物学家王大耜院士等认为病毒一类非细胞生物应另立一个病毒界，于是提出了六界系统，包括动物界、植物界、真菌界、原生生物界、原核生物界和病毒界。

三总界六界系统：由我国著名的昆虫学家、文学家陈世骧院士提出。他认为：原五界分类系统把原生生物界列为一个中间阶段，削弱了原核与真核两个基本阶段的对比性；在原核生物界和原生生物界内，也没有考虑生态关系，故提出这一更完善的分类法：原核生物总界（内含细菌界和蓝藻界）、真核生物总界（内含植物界、真菌界和动物界）和非细胞生物总界（内含病毒界）。

三原界系统：20世纪70年代以后，随着分子生物科学研究的深入，人们发现了一类栖居于极端生态环境的生物，这类生物的细胞具有原核生物的细胞结构，但在分子生物水平上，它们既不同于一般的原核生物，又区别于真核生物，因此，美国著名的分子生物学家伍斯（Woese）和伍夫（Wolfe）于1977年提出了一个三原界学说。他们把这种"第三生物"称为古细菌原界，它与真核生物原界、原核真细菌原界相比较具有以下特点。

（1）细胞膜的脂类是有醚键、有分支的直链，而真细菌和真核生物均有酯键，无分支直链。

（2）细胞壁种类多样，不含一般真细菌细胞壁含有的胞壁酸、D型氨基酸和二氨基庚二酸，更不同于无细胞壁的动物细胞和有纤维素细胞壁的植物细胞。

（3）核糖体的16SrRNA其核苷酸顺序独特，既不同于真细菌，也不同于真核生物。

（4）tRNA成分不存在胸腺嘧啶（T），区别于真细菌和真核生物。

（5）蛋白质合成起始密码，始于甲硫氨酸，与真核生物相同，不同于真细菌。

（6）对抗生素的敏感性也区别于真细菌和真核生物，比较独特。

（7）这类生物生态条件独特，有的是严格厌氧菌，如产甲烷菌；有的是极端嗜盐菌；有的则是嗜热嗜酸菌。统称为古细菌。

此二人从分子的角度将生物分为三原界：古细菌原界（内含古细菌界，包括产甲烷细菌、极端嗜热细菌和极端嗜盐细菌）、真细菌原界（内含真细菌界，包括细菌和蓝藻）和真核生物原界（内含原生生物界、真菌界、植物界和动物界）。古细菌原界远离真细菌原界但反而靠近真核生物原界。1990年，Woese进一步提出将古细菌的后缀去掉，称之为Archaea（古核），拟与真核、原核相对应。这个研究结果和根据表型比较而建立的系统大部分是相符的，现在已被多数人所接受。

以上介绍了各种生物界级分类的历史和现况，当然人们对生物的认识是不断深入的。例如，还有一些生物目前尚难确定它们的位置，比如类病毒和朊病毒，它们只含相对分子质量较小的RNA或只有蛋白质组成的生命物质。因此，生物界级的分类也将随着科学技术的不断发展更加科学和完善。

目前生物学家较多地接受五界系统或六界系统，但其内容各家略有出入。总之，不同的生物独立成界，都应有其客观的分界特征。

一、病毒界

病毒是一类体积非常微小，结构极其简单，没有细胞结构的特殊生物体。一般由含有核酸（DNA或者RNA）的核心部分和蛋白质外壳部分组成；个体微小，直径一般在15～450 nm之间；无独立的代谢系统，只能在特异性宿主细胞内才能繁殖。

病毒具有高度的寄生性，完全依赖宿主细胞的能量和代谢系统，获取生命活动所需的物质和能量，离开宿主细胞，它只是一个大化学分子，活动停止，可制成蛋白质结晶，为一个非生命体，遇到宿主细胞它会通过吸附、进入、复制、装配、释放子代病毒而显示典型的生命体特征，所以病毒是介于生物与非生物的一种原始的生命体。

二、原核生物界

原核生物的细胞是目前已知的结构最简单,并能够独立生活的一类细胞,是细胞结构的初级阶段。具有一般细胞的形态,细胞内同时具有 DNA 和 RNA;无核膜,所以没有典型的细胞核;细胞质内没有线粒体、高尔基复合体以及内质网等细胞器,有细胞壁,细胞壁含有黏多肽复合物,细胞行无丝分裂,多为异养型。这种细胞称原核细胞,由这种细胞构成的生物称原核生物。

原核生物主要包括蓝藻(蓝绿藻)、细菌、立克次体、黏细菌、螺旋体及支原体等。

三、原生生物界

原生生物有 3.5 万种,包括单细胞动物及藻类,是具有真核的单细胞生物或单细胞群体。它已进入细胞结构的高级阶段,具有染色体、DNA 分子成线状排列、形成细胞核、核的外层有双层结构的核膜包围等特征,细胞内具有细胞器,细胞行有丝分裂。藻类如具细胞壁,则由纤维素及果胶组成。

原生生物没有组织分化;细胞中的各种细胞器分工协作完成其特有的生命过程。因此,原生生物虽然只是一个细胞,但是在生理上却是一个独立而完整的机体,有自养型的,也有异养型的,多营无性生殖。

真核原生生物主要有眼虫、草履虫、衣藻、绿藻及金藻等。

四、真菌界

绝大多数真菌是多细胞结构的真核生物,但与其他真核生物在营养方式、组织结构、生长发育和繁殖方式上都不同。真菌有核膜与核仁的分化,细胞质中有线粒体等细胞器和内质网等内膜结构。通过无性生殖或者有性生殖过程产生各种孢子进行繁殖,大多数像植物一样营固着生活,细胞壁由纤维素及甲壳素组成,没有叶绿体,不能行光合作用,营寄生或者腐生生活。

真菌包括藻菌、子囊菌、担子菌及半知菌等。

五、植物界

植物是多细胞的真核生物,具有叶绿体,行光合作用,营固着生活,是自养真核生物。细胞壁由纤维素组成,细胞质内常具有大的中心液泡,具有繁殖组织或器官的功能,有明显的世代交替或发育阶段。

植物分布广泛,植物界包括多细胞的藻类植物(如褐藻、红藻、多细胞绿藻)、苔藓植物、蕨类植物、裸子植物和被子植物。多细胞的藻类为低等植物,其他的为高等植物(又称有胚植物);裸子植物和被子植物又称为种子植物,其余为孢子植物。

植物界主要包括绿藻门(如水绵)、褐藻门(如海带)、红藻门(如紫菜、石花菜)、苔藓植物门(如苔纲的地衣和藓纲的葫芦藓)、蕨类植物门(又称羊齿植物,主要分为裸蕨纲、石松纲、木贼纲、真蕨纲)、裸子植物门(主要有苏铁纲、松柏纲和银杏纲)和被子植物门(主要分为单子叶植物和双子叶植物)等。

六、动物界

动物是生物界中的一大类,一般不能将无机物合成有机物,只能以有机物(植物、动物或微生物)为原料,来进行摄食、消化、吸收、呼吸、循环、排泄、感觉、运动和繁殖等生命活动,是行摄食营养的多细胞真核生物,无细胞壁,由肌肉收缩引起运动,具有神经系统,能对刺激产生反应,以协调与环境的平衡。

目前,已知动物界的种类约有150万种,其物种的多样性及其对环境的适应性比植物更加明显。主要包括原生动物门(Protozoa)、多孔动物门(Porifera)、腔肠动物门(Coelenterata)、扁形动物门(Platyhelminthes)、线形动物门(Nemathelminthes)、环节动物门(Annelida)、软体动物门(Mollusca)、节肢动物门(Arthropoda)、棘皮动物门(Echinodermata)、半索动物门(Hemichordata)。以上10个门类的动物具有共同的特征:①没有具有身体支持作用的脊索或脊椎;②若有中枢神经系统,皆非管状,且位于消化管道腹面;③如果具有血管,则主要血管位于消化管背面。因此,将其统称为无脊椎动物。脊索动物门(Chordata)是动物界最高等的一个门类,该门动物具有三大基本特征:脊索、鳃裂和背神经管。根据脊索的发达程度,又可分为尾索动物亚门(Urochordata)、头索动物亚门(Cephalochordata)、脊椎动物亚门(Vertebrata)等三个亚门。

小结

生物多样性是指地球上所有生物(动物、植物、微生物等)包含的基因以及由这些生物与环境相互作用所构成的生态系统的多样化程度。生物分类是研究生物的一种基本方法,生物分类主要是根据生物的相似程度(包括形态结构和生理功能等),把生物划分为种和属等不同的等级,并对每一类群的形态结构和生理功能等特征进行科学的描述,以弄清不同类群之间的亲缘关系和进化关系。分类的基本单位是种,分类方法有人为分类法和自然分类法两种。物种是由种群所组成的生殖单元,在自然界占有一定的生境,在系谱上代表一定的分支。瑞典植物学家林奈制订了生物学名的双名法,即属名加种名。属名在前,种名在后。人类最早把生物分成动物界和植物界,随着人们对生物的认识不断深化和科学的发展,近一百多年来,从两界系统经历过三界系统、四界系统、五界系统至六界系统,后又出现了三原界(或三总界)系统。

能力检测

能力检测答案

1. 生物多样性通常包括( )、( )和( )三个组成部分。
2. 生物分类方法有( )和( )两种。
3. 生物的国际命名体制采用瑞典植物学家林奈所创建的( ),即每种生物的学名采用( )和( )命名。
4. 简述生物的分类等级。
5. 叙述生物的分类系统。

(文 平 李 慕)

推荐阅读文献

[1] 喻唯民,徐力,李晓雯,等.苯丙酮尿症研究十八年[J].中国医学科学院学报,2003,25(2):218-222.
[2] 黎丽芬.浅析遗传病的诊断及治疗[J].中国实用医药,2017,12(1):191-192.
[3] 王丽娟,高锦声.遗传病的预防原则[J].中国计划生育学杂志,2001,4(27):243-244.

第八章　生物的进化

生物进化是指一切生命形态发生、发展的演变过程,进化是生命的基本特征之一,一切生物都是进化的产物。这一科学的生命观已为人们所普遍接受,但长期以来就有关生物进化的机制存在着激烈的争论。在各个历史阶段,不同的学者曾提出过各自的见解和理论,并且到目前为止还存在着许多有待进一步探讨和阐明的问题。

近代科学诞生以前,进化思想发展缓慢,当时广为流行的是神创论和物种不变论。这种观点直到 18 世纪仍在生物学中占统治地位,其代表人物是瑞典植物学家林奈。他所提出的分类系统虽然有助于揭示生物物种之间的历史联系,但他却把物种看作是上帝创造的不可改变的产物。随着生产和科学的发展,积累了许多新的与物种不变相矛盾的事实。在大量事实的影响下,甚至像林奈这样坚定的神创论者,在晚年也不得不承认杂交能产生新种的观点。与林奈的观点相反,法国学者布丰相信物种是变化的,现代的动物是少数原始类型的后代。他把有机体与居住环境联系起来,认为气候、食物和人的驯养等因素可引起动物性状的变异。1809 年,另一位法国学者拉马克在其《动物学哲学》中,用环境作用的影响、器官的用进废退和获得性的遗传等原理解释生物进化过程,创立了第一个比较严整的进化理论。其意义在于:否定了神创论和物种不变论,奠定了科学生物进化论的基础,即生物都不是神创造的,而是由更古老的生物进化而来的。1859 年,达尔文发表《物种起源》一书,论证了地球上现存的生物都由共同祖先发展而来,它们之间有亲缘关系,并提出自然选择学说以说明进化的原因,从而创立了科学的进化理论,揭示了生物发展的历史规律。

本章 PPT

第一节　达尔文学说

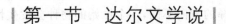

自然选择学说(theory of natural selection)是达尔文进化论的核心部分,自然选择是达尔文在人工选择(artificial selection)的基础上提出的。人工选择是指通过人类不断选择而形成生物新类型的过程,其中包括三个基本要素:变异、遗传和人在动、植物生殖中对变异有目的的选择。达尔文认为,自然选择是环境对生物的选择,在那里没有人为的干扰,只是存在着类似于人类作用的因素。自然选择学说的主要内容如下。

一、变异与遗传

在自然界,生物通过生殖所产生的后代既能保持亲本的遗传性状,同时又具有各种各样的变异。达尔文将变异分为一定变异(definite variation)和不定变异(indefinite variation)。一定变异是指生物的世世代代生长在相似的环境条件下,所有个体或大部分个体,按照同样的方式发生变异。不定变异是指生物虽生活在相似的环境条件下,不同的个体彼此间往往出现明显的差别。达尔文认为不定变异广泛存在,并是选择的主要对象,引起变异的根本原因是环境条件的改变。在生物产生的各种变异中,大部分变异都有遗传倾向。在相似的条件下和连续的世代中,变异通过遗传获得稳定与加强。同时,他也认为获得性是可遗传的。

·医学生物学·

二、生存竞争

达尔文发现生物普遍具有高度的繁殖率与自下而上的竞争能力。生物有着繁殖过剩的倾向，但由于食物与空间的限制及其他因素的影响，每种生物只有少数个体能够发育与繁殖。这是由于生物繁殖过剩（overproduction）而引起的生存竞争。任何一种生物在生活过程中都必须为生存而竞争。生存竞争包括生物与无机环境之间的竞争、生物种内的竞争（如为食物、配偶和栖息地等的竞争），以及生物种间的竞争。由于生存竞争，导致生物大量死亡，结果只有少量个体生存下来。其中，以种内的竞争最为激烈。因繁殖过剩而引起剧烈种内的竞争，是生物发展和进化的动力。

三、自然选择

生物在生存竞争中，对生存有利的变异个体被保留下来，而对生存不利的变异个体则被淘汰，这就是自然选择或适者生存。适应是自然选择的结果。在自然选择过程中，只有适者才能生存，但适应对生存也只有相对的意义，一旦生活环境改变，原来的适应就可能变为不适应。自然选择过程是一个长期的、缓慢的、连续的过程。由于生存斗争不断地进行，因而自然选择也不断地进行，通过一代代的生存环境的选择作用，物种变异被定向地向着一个方向积累，于是性状逐渐和原来的祖先不同，这样，新的物种就形成了。由于生物所在的环境是多种多样的，因此，生物适应环境的方式也是多种多样的，所以，经过自然选择也就形成了生物界的多样性。

四、性状分歧

性状分歧（divergence of characters）是指生物生活在不同的环境中，向不同方向变异和发展形成多种性状的现象。自然环境变化大都是有方向的，因此经过长期的有方向的选择，微小的、有利的变异得到积累而成为显著的变异，通过性状分歧和中间类型的灭绝最终可导致新物种的形成。按照达尔文的观点，性状分歧是新物种形成的基础，地理隔离（geographic isolation）对性状分歧和新物种形成有重要作用。生物进化的根本问题是物种的形成问题，在不同的自然条件下，自然选择的方向不同，一个原始的物种会发生性状分歧，演变为多数物种。

达尔文学说是对进化论研究成果全面的、系统的总结，它揭示了生命现象的统一性是由于所有的生物都有共同的祖先，生物的多样性是进化的结果，生物界千差万别的种类之间有一定的内在联系，开创了生物科学发展的新时代。其不足之处在于研究只停留在个体层次上，未注意种群在生物进化中的作用；对遗传和变异的本质，达尔文还不能做出科学的解释；其强调物种的形成都是渐变的结果，不能很好地解释物种大爆发等现象。

知识链接 8-1

第二节 现代达尔文主义

现代达尔文主义亦称综合进化论（the synthetic theory，包括后来的新综合理论），是达尔文主义选择论和新达尔文主义基因论综合和提高的产物。该学派是现代进化论中最有影响力的一个学派，有许多著名的学者，如英国学者霍尔丹（J. B. S. Haldane）、费希尔（R. A. Fisher）、苏联学者施马里高践等。其中最突出的是学者杜布赞斯基（Theodosius Dobzhansky）。1937年，杜布赞斯基出版了《遗传学和物种起源》一书，标志着新综合理论的形成。

一、突变为生物进化提供了原材料

该学说认为,种群是生物进化的基本单位,种群(population)指在一定时间内占据一定空间的同种生物的所有个体。种群中的个体并不是机械地集合在一起,而是彼此可以交配,并通过繁殖将各自的基因传给后代。同一种群的所有生物共用一个基因库。进化是种群基因库变化的结果。这一认识区别于以往以个体为进化单位的进化学说。进化机制的研究属于群体遗传学范畴,进化的实质在于种群内基因频率和基因型频率的改变及由此引起的生物类型的逐渐演变。突变是生物界普遍存在的现象,突变过程是所有遗传变异的来源,是进化的原始材料。当然大多数突变是有害的,可通过自然选择消除有害突变,保留适应性变异,使基因频率定向改变。

二、选择是进化的主导因素

在生物进化过程中,随机的基因突变一旦发生,就受到自然选择的作用,自然选择的实质是一个群体中的不同基因型携带者对后代的基因库做出不同的贡献。自然选择决定进化的方向,遗传和变异这一对矛盾是推动生物进化的动力。

三、隔离是新种形成的必要条件

自然选择下群体基因库中基因频率的改变,并不意味着新种的形成,因为基因的交流还没有中断,群体分化未超出种的界限,还必须通过隔离,进一步巩固扩大变异,而出现新的物种。隔离的机制分为两类:首先是空间隔离(地理隔离或生态隔离),使已出现的差异逐渐扩大,达到阻断基因交流的程度,即遗传性的生殖隔离(reproduction isolation)的程度,最终导致新种的形成。其次是地理隔离,其在物种形成中起促进性状分歧的作用,生殖隔离是物种形成的最重要的步骤。

现代达尔文主义是在达尔文的自然选择学说和群体遗传学理论的基础上,结合细胞学、生态学、分类学及古生物学等生命科学中其他学科的研究成果,特别是遗传学研究的最新理论成就而发展起来的当代达尔文进化理论,把进化论的研究逐渐深入到基因水平。

┃ 第三节 中性突变学说 ┃

20世纪60年代以来,随着分子生物学的异军突起,人们对进化的认识也开始深入到分子水平,生物分子的进化是生物进化的重要组成部分。1968年,日本学者木村资生根据分子生物学的研究资料,根据核酸、蛋白质中的核苷酸及氨基酸的置换速率,以及这些置换所造成的核酸及蛋白质分子的改变并不影响生物大分子的功能等事实,提出了分子进化中性突变学说(Neutral Theory of Molecular Evolution),即"中性突变学说"或"中性突变的随机漂变理论",向达尔文的自然选择学说提出了挑战。此后,许多学者又根据大量的研究成果予以肯定。1969年美国人J. L. King和T. H. Jukes用大量的分子生物学资料进一步充实了这一学说,并把这一学说称为非达尔文主义。

一、中性突变学说的依据

20世纪50年代,科学家们先后搞清了不同生物体内具有相同功能的一些蛋白质的氨基酸序列和核酸的核苷酸序列。他们发现,生物间的亲缘关系越近,这些生物大分子间的差异越小;亲缘关系越远,差异越大。科学家们还发现,随着生物由低级到高级的演化,同一种分子中的氨基酸或核苷酸以一定的速率置换,也就是说每一种生物大分子不论在哪种生物体内,都以一定的速度进化着。分子进化速率即中性突变速率取决于蛋白质或核酸等大分子中的氨基酸或核苷酸在一定时间内的替换率。生物大分子进化的特点之一是,每一种大分子在不同生物中的进化速度都是一样的。例如,各种脊椎动物血红蛋白分子α链中的氨基酸,都是以每年大约 10 个的速度置换,并且置换的速度与环境的变化和生物时代的长短无关,鲤、马和人的α链都是由 141 个氨基酸所构成,其中鲤和马有 66 个氨基酸不同,马和人有 18 个氨基酸不同。这种分子水平上的置换是由基因突变造成的,其中多数对生物的性状既没有表现出有利也没有表现有害,属于中性突变或近中性突变。例如,决定苯丙氨酸的密码子可以是 UUU,也可以是 UUC,如果 RNA 分子中的一个碱基被置换(U→C),使 UUU 突变成了 UUC,新密码的意义与原密码的相同。同源蛋白质如同工酶所具有的丰富的多态性表明,这些生物大分子具有同样的高级结构,都能很好地完成其生物功能,它们之中哪一个也不比别的分子更优越。也就是说,在分子水平上,不考虑有利突变。

二、中性突变学说的类型

中性突变是指这种突变对生物体的生存既没有好处,也没有害处,也就是说,对生物的生殖力和生活力,即适合度没有影响,因而自然选择对它们不起作用。其主要类型如下。

(1) 同义突变(synonymous mutation):遗传密码是简并性的,即决定一个氨基酸的密码子大多不止一个,三联体密码子中第三个核苷酸的置换,往往不会改变氨基酸的组成。例如,UUU 及 UUC 都是苯丙氨酸的密码子,它们最后一个核苷酸 C 和 U 可以互相置换而不影响氨基酸的性质,即氨基酸不变,因此 UUU 和 UUC 可以认为是同义词。又如 CCC 是脯氨酸的密码,CCC 中最后一个 C 如果为其他 3 种核苷酸的任何一种所取代,形成 CCU、CCA 或 CCG,这 3 个密码也仍然是脯氨酸的密码。所以,虽然发生了突变,但新的密码和原来的密码是同义词,这种突变即是同义突变。

(2) 非功能性突变:DNA 分子中有些不转录的序列,如内含子(intron)与重复序列等。这些序列对合成的蛋白质中的氨基酸没有影响。因此,这些序列中如发生突变,对生物体也无影响。

(3) 不改变功能的突变:结构基因的一些突变,虽然改变了由它编码的蛋白质分子的氨基酸组成,但不改变蛋白质原来的功能。例如,不同生物的细胞色素 C 的氨基酸组成是有一些置换的,但它们的生理功能却是相同的。血红蛋白也是这样,虽然有些氨基酸置换可以产生不良的后果,如人的镰状细胞血红蛋白,但是也有很多突变对生物体血红蛋白的生理功能并无影响。

根据中性突变学说,同义突变的频率是很高的,加上非功能性的突变和不改变功能的突变,可以说,绝大多数突变都是中性突变。

三、遗传漂变

随机遗传漂变(random genetic drift)即遗传漂变(genetic drift),指由于某种随机因素,某一等位基因的频率在群体(尤其是在小群体)中出现世代传递的波动现象。中性突变不引起生物表型的改变,对于生物的生殖力和生活力没有影响,因而自然选择对中性突变不可能起作用,真正起作用的是遗传漂变,即通过群体内个体的随机交配以及突变基因随同一些基因型固定下来或消失不见(即被淘汰掉),新种的形成主要不是由微小的长期有利变异积累而成,而是由那些无适应性的、无好坏利害之分的中性突变积累而成。遗传漂变不只限于小种群,任何一个种群都能发生遗传漂变,遗传漂变是分子进化的基本动力。大的种群如果发生了隔离与迁移而形成小种群时,遗传漂变就可能发生。换言之,中性突变学说认为,突变大多在种群中随机地被固定或消失,而不是通过选择才被保留或淘汰的。通过群体中的随机婚(交)配,一些中性突变将在群体中消失,另一些则被固定和积累下来,引起群体中基因型的变化,并最终导致原来种群的分化和新种群的形成。许多不同物种的功能相同的蛋白质,如血红蛋白、细胞色素C、核酸酶、胰岛素、免疫球蛋白、血纤维蛋白肽等,它们的氨基酸组成是有很大差异的,这是遗传漂变的结果。所以发生在分子水平的中性突变就成为分子进化的核心,生物的进化则是中性突变在自然群体中遗传漂变的结果。

中性突变学说阐明了分子水平上的进化机制,这种机制主要在于中性突变本身,是生物分子随机的自由组合,自然选择不起作用,分子进化的方向与环境无关。中性突变进化理论使生物进化论在分子层次水平上得到了发展并有可能验证定量化、精确化。中性突变学说是达尔文进化论的微观演化水平的进一步发展、修正和补充。

第四节 物种的形成

物种形成(speciation)也叫物种起源,是指物种的分化产生,它是生物进化的主要标志。物种的形成是一种由量变到质变的过程。生殖隔离是新物种形成的标志,不同种群的个体间一般是不能相互交配的,即使交配成功,也不能产生可育的后代。

根据生物发展史的大量事实,物种的形成可以概括为两种不同的方式:一种是渐变式,即在一个相当长的时间内旧的物种逐渐演变成为新的物种,这是物种形成的主要方式。另一种是爆发式,即在短时期内以飞跃形式从一个物种变成另一个物种,它在高等植物,特别是种子植物的形成过程中,是一种比较普遍的形式。

一、渐变式物种形成

渐变式物种形成(gradual speciation)是通过突变、选择和隔离等过程,首先形成若干亚种,然后进一步逐渐累积变异造成生殖隔离而成为新物种。渐变式物种形成要经过漫长的时间和许多世代的逐渐演变才形成新物种,其中最普遍的方式是一个分布很广的物种通过地理隔离先形成亚种,然后发展为生殖隔离,形成两个或多个新物种。

渐变式物种形成又可分为两种方式,即继承式物种形成和分化式物种形成。

1. 继承式物种形成(successional speciation) 这是指一个物种可以通过逐渐积累变异的方式,经历悠久的地质年代,由一系列的中间类型,过渡到新物种。

2. 分化式物种形成(differentiated speciation) 这是指一个物种的两个或两个以上的群体,由于地理隔离或生态隔离,而逐渐分化成两个或两个以上的新物种。它的特点是种的数目越变越多,而且需要经过亚种的阶段,如地理亚种或生态亚种,然后才变成不同的新种。分化式物种形成又可分为异域物种形成(allopatric speciation)和同域物种形成(sympatric speciation)两种形式。前者又称为地理隔离式物种形成(geographic speciation),是指一个物种被分成两个或两个以上的地理分隔群体时,会产生遗传漂变,再加上由于地理条件和生态条件不相同,适应性也不相同,所累积的遗传变异也就不一样,最终导致生殖隔离而形成不同的物种。后者是指分布在同一地区的物种的不同群体之间,由于生态的分异等原因,它们之间没有机会进行杂交和基因交流,从而分化形成新的物种;这主要是由受精前的隔离因素如寄主以及交配季节和时间等的不同,使群体间个体不易进行杂交而造成的。

二、爆发式物种形成

爆发式物种形成(sudden speciation)是指不需要悠久的演变历史,在较短时间内形成新物种的方式。这种形式一般不经过亚种阶段,而是通过染色体数目或结构的变异、远缘杂交、大的基因突变等方式形成新物种,一经出现可以很快达到生殖隔离。例如,多倍体的植物一经产生就是一个新的物种。具有2套染色体组的植物细胞称为二倍体细胞,具有多套染色体组的植物细胞称为多倍体细胞。对于一种物种而言,其细胞里的染色体组是恒定的。在自然条件下,二倍体的植物在形成配子时,减数分裂失败(遗传物质经过一次复制,细胞只分裂一次),产生的配子是二倍体而不是单倍体。接着,又进行了一次自花授粉,两个二倍体配子结合产生四倍体的合子。这种合子发育成成熟的植株,并借助自花授粉来进行繁殖。这种新的四倍体的植株产生后与其二倍体的亲本存在生殖隔离,属于新的物种。通过形成多倍体而产生新的物种,在植物界非常常见,25%~35%的野生被子植物物种和50%的栽培植物物种就是这样形成的。小麦、燕麦、马铃薯、香蕉、花生、苹果等常见的农作物都是多倍体。

小结

　　生物进化是指一切生命形态发生、发展的演变过程,进化是生命的基本特征之一,一切生物都是进化的产物。有关生物进化的机制,在各个历史阶段,不同的学者曾提出过各自的见解和理论。拉马克用环境作用的影响、器官的用进废退和获得性的遗传等原理解释生物进化过程。达尔文进化论的核心思想是自然选择学说,它的基本原理是生存竞争。现代达尔文主义认为种群是生物进化的基本单位,突变是进化的原始材料,自然选择决定进化的方向,隔离是新种形成的必要条件。中性突变学说从分子水平上阐明了进化的机制,中性突变是生物分子随机的自由组合,自然选择不起作用,分子进化的方向与环境无关。物种形成也叫物种起源,是指物种的分化产生,它是生物进化的主要标志。物种的形成有两种不同的方式:一种是渐变式,即在一个相当长的时间内旧的物种逐渐演变成为新的物种,这是物种形成的主要方式。另一种是爆发式,即在短时期内以飞跃形式从一个物种变成另一物种。

能力检测

　　1. 1809年,法国学者拉马克用(　　　　　　)、(　　　　　　)和(　　　　　　)等原理解释生物进化过程,创立了第一个比较严整的进化理论。

　　2. 物种的形成有两种不同的方式:一种是(　　　),另一种是(　　　)。

　　3. 新物种形成的标志是(　　　　　　)。

　　4. 简述中性突变的类型。

　　5. 叙述达尔文进化论的主要论点。

(文 平 李 慕)

推荐阅读文献

[1]　常青,周开亚.分子进化研究中系统发生树的重建[J].生物多样性,1998,6(1):55-58.

[2]　朱朝东,罗世孝,周欣,等.地球生物基因组计划与生物分类学[J].生物多样性,2017,25(11):1251-1254.

[3]　张文华,戴崝,付晓琛,等.生物系统分类体系的建立和林奈的贡献[J].生物学通报,2008,43(5):54-55.

第九章　生物与环境

第一节　种群的大小与分布

种群(population)是在一定时期内占有一定空间的同种生物个体的集合。其定义包含时间、空间和物种三个部分,其中物种是关键;需要指出的是,种群的概念既可指具体的某些生物种群,如一个保护区藏羚羊种群,也可以抽象泛指所有的藏羚羊种群。种群是生态系统的重要组成部分,是生物物种在自然界中存在的最基本单位,是群落的基本组分,因此也成为生态学中研究生物与环境关系的最重要的概念之一。

一、种群的密度和分布格局

种群的密度和分布格局是种群的最基本特征,对其进行研究有利于生物资源的合理利用、生物保护和病虫害防治。

(一)种群的密度

种群的密度(density)是单位面积、单位体积或单位生境中个体的数目,如人口数/平方千米、草本植物的丛数/平方米、水体中藻类与浮游动物的个体数/平方米等。

不同的生物种群的密度差别巨大,由于生物在其自然栖息地内的个体数目计数难度存在差异,针对不同类型的物种,估计种群密度的方法也有所不同。对于一些植物或者易于计数的动物,如植物、鹿群及人类,可以使用总数量调查法(total count method),直接计数调查范围内生物个体总数,计算所得到的单位面积或者空间个体数可以称为绝对密度(absolute density)。但绝大多数物种很难直接计数,研究者通常使用统计学方法,采用随机取样计数的方法如样方法(quadrat method)和标记重捕法(capture-recapture method),计数种群内一小部分个体,来估测整个种群数量和密度。对于一些不容易寻找或不显眼的动物,由于只能发现或者捕捉其中的一部分,难以计算总的数量,只能采取估计的方法。通过这种方式计算得到的密度称为相对密度(relative density),相对密度是表示种群数量高低的一个相对指标。

(二)种群的分布格局

组成种群的个体在其生活空间中的位置状态或布局,称为种群的分布格局(spatial pattern)。种群的分布格局一般可分为3类:①均匀或规则分布;②随机分布;③成群或聚集分布(图 9-1)。

由于种群内个体间的种内竞争,均匀或者规则分布在自然界较少见,但多见于果园、人工林等一些人工群落类型。而随机分布也较为少见,一般见于一些濒危物种。成群分布是最常见的分布类型,其形成原因如下:①资源分布不均匀;②植物种子传播方式以母株为扩散中心;③动物的集群行为。

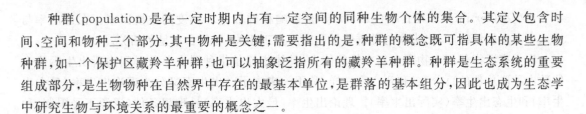

本章 PPT

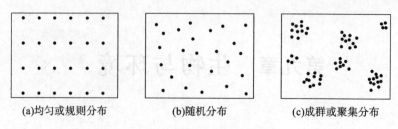

(a)均匀或规则分布　　　　(b)随机分布　　　　(c)成群或聚集分布

图 9-1　种群分布格局类型

二、种群出生率、死亡率和存活曲线

（一）种群的出生率和死亡率

出生率(fertility)和死亡率(mortality)是影响种群数量和密度的主要因素。在迁出率与迁入率不变的情况下,出生率与种群数量和密度呈正相关,与死亡率呈负相关。

出生率泛指任何生物产生新个体的能力,具体指标是指种群在单位时间内所出生后代个体数占种群总数的百分数,和死亡率一样,常用‰来表示。出生率又分为理论出生率(最大出生率)和生态出生率(实际出生率)。理论出生率(最大出生率)是理想条件(资源不受限制、种群内或种间不存在竞争)下种群内后代个体的出生率。但在自然界中,这种情况几乎不存在。生态出生率(实际出生率)就是一段时间内种群每个雌性个体实际的成功繁殖量,是种群在自然条件上所达到的出生率。种群的出生率受到不同发育阶段、环境、性成熟速度、每次生产后代的量、每年的繁殖次数及胚胎期、孵化期等多种因素的影响。

死亡率是在一定时间段内死亡个体的数量除以该时间段内种群中所有个体的数量。与出生率一样分为理论死亡率(最低死亡率)和生态死亡率(实际死亡率)。前者指种群在最适环境下由于生理死亡造成的死亡率,后者是种群在自然条件下的实际死亡率。死亡率在不同的发育阶段也有所不同,在一些极端的生态因子的影响下,死亡率也会大大提高。

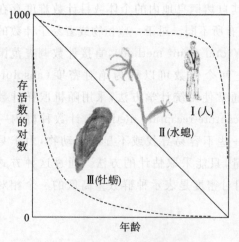

图 9-2　存活曲线的三种基本类型

（二）种群的存活曲线

存活曲线是以种群存活数量的对数值为纵坐标,年龄为横坐标作图,绘制成的一条曲线。存活曲线用以直观地表示出每一个种群死亡-存活的情况。一般可将存活曲线分为如下 3 种基本类型(图 9-2)。

1. Ⅰ型　曲线凸型,表示生命早期存活率高,但达到一定生理年龄,死亡率极高,短期内几乎全部死亡,如大型哺乳动物和人的存活曲线。

2. Ⅱ型　曲线呈对角线型,表示在整个生活期中,有一个较稳定的死亡率,如一些鸟类的成年阶段。

3. Ⅲ型　曲线凹型,表示幼体死亡率很高,仅有极少个体能达到生理寿命,如产卵鱼类、昆虫、一年生草本植物等。

在现实生活中,大部分生物种群的存活曲线并不是单纯的以上三种存活曲线之一,而是表现为接近某种类型或中间型。

三、年龄分布

年龄的分布又指年龄的结构,是指种群中各个年龄组个体所占的百分比,它是衡量种群数量稳定性的重要因子。种群的年龄分布往往用年龄分布(结构)金字塔来表示。在此金字塔中,一般分为 3 个年龄组,分别为老年组、成年组和幼年组。按照年龄分布金字塔形状可以分为 3 种类型(图 9-3)。

1. 增长型(expanding)年龄分布 增长型年龄分布呈现出典型金字塔形锥体(图 9-3(a)),其基部宽,顶部狭,提示种群中有大量幼体,而老年个体很少,种群的出生率大于死亡率,代表增长型种群。

2. 稳定型(stable)年龄分布 稳定型年龄分布直观呈现出钟形锥体(图 9-3(b)),3 个年龄级个体所占比例比较接近,出生率和死亡率大致相平衡,年龄结构和种群大小基本保持不变,代表稳定型种群。

3. 下降型(decline)年龄分布 下降型年龄分布呈现出壶形锥体(图 9-3(c)),锥体基部比较狭,而顶部比较宽,提示种群中幼年组比例远远小于老年组比例,说明种群的死亡率大于出生率。该类型年龄锥体代表下降型种群,揭示该种群正处于衰老阶段。

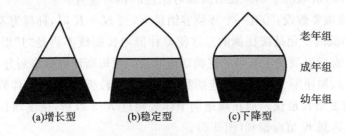

老年组
成年组
幼年组

(a)增长型 (b)稳定型 (c)下降型

图 9-3 种群年龄结构金字塔

第二节 种群的增长

一、种群的增长模型

随着近代生态学与其他学科的相互交叉,人们对种群增长的研究由经典的描述性定义过渡到定量的研究。人们通过对实验数据的分析,建立了种群增长的数学模型,从本质上深刻地认识了种群动态的核心问题。种群的增长模型主要可以分为与密度增长无关的种群增长模型和与密度增长有关的种群增长模型两大类。

(一)与密度增长无关的种群增长模型

若一种群的增长模型与密度无关,其种群不受资源限制变化影响,种群数目将以指数方式增加,因此与密度增长无关的种群增长模型又称为指数增长模型,又可细分为与密度无关的种群离散增长模型和与密度无关的种群连续增长模型。

1. 与密度无关的种群离散增长模型 如果种群各个世代不相重叠,例如,许多一年生植物和昆虫,其种群增长是不连续的,称为与密度无关离散增长。

最简单的种群离散增长模型由下式表示:$N_{t+1}=\lambda N_t$。式中:N_t 表示 t 世代种群大小,N_{t+1} 表示 $t+1$ 世代种群大小,λ 为世代净繁殖率。如果种群以 λ 速率年复一年地增长,即:$N_1=\lambda N_0$;$N_2=\lambda N_1=\lambda^2 N_0$;$N_3=\lambda N^2=\lambda^3 N_0$……$N_t=N_0\lambda^t$。将方程式 $N_t=N_0\lambda^t$ 两侧取对数,即得:$\lg N_t=\lg N_0+t\lg\lambda$。这是直线方程 $y=a+bx$ 的形式。因此,以 $\lg N_t$ 对 t 作图,就能得到一条直线,其中 $\lg N_0$ 是截距,$\lg\lambda$ 是斜率。

2. 与密度无关的种群连续增长模型 大多数种群的繁殖都要延续一段时间并且有世代的

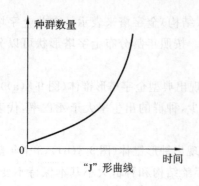

图 9-4　与密度无关的种群连续增长模型

重叠,其种群的增长是一个连续的过程,这时可用与密度无关的种群连续增长模型来表示。其积分式为 $N_t = N_0 e^{rt}$,其中 r 为瞬时增长率,t 为世代数。以种群大小 N_t 对时间 t 作图,可以得到"J"形曲线(图 9-4)。

(二) 与密度增长有关的种群增长模型

在自然条件下,环境和生物本身是有限的,所以大多数种群的"J"形生长都是暂时的,一般仅发生在早期阶段,不少种群的增长受到自身种群密度的影响,是有限的增长。与密度增长有关的增长模型同样分为离散的和连续的,这里主要介绍最为常见的与密度增长有关的种群连续增长模型。其增长模型可以用逻辑斯谛方程来表示:$dN/dt = rN(1-N/K)$,其积分式为:$N_t = K/(1+e^{a-rt})$,式中参数 a 的值取决于 N_0,表示曲线对原点的相对位置。

该模型有两点重要假设:①有一个环境容纳量 K,当 $N_t = K$ 时,种群为零增长。②增长率 r 随密度上升而降低的变化是按比例的。这使得种群增长曲线不再是"J"形,而是"S"形。这"S"形曲线就是生态学发展史上著名的逻辑斯谛曲线。逻辑斯谛曲线常划分为 5 个时期,分别为潜伏期(开始期)、加速期、转折期、减速期和饱和期。在转折期中,当个体数达到饱和密度一半(即 $K/2$)时,密度增长最快。而在减速期个体数超过 $K/2$ 以后,密度增长逐渐变慢。在饱和期,种群个体数达到 K 值而饱和(图 9-5)。

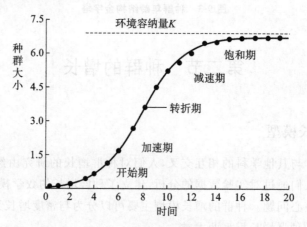

图 9-5　种群在有限环境下的连续增长模型图

二、种间关系与种群增长

种群的增长是一个复杂的动态的过程,与种群的出生率、死亡率、迁入、迁出、年龄分布以及密度息息相关。除此之外,种间关系也会对种群的增长产生重要影响。

主要的种间关系包括竞争、捕食、寄生和互利共生。种间的竞争关系是指两种群(A 和 B)利用同样的有限资源,导致适合度降低,将不利于种群(A 和 B)的增长。捕食关系是指种群 A 摄食种群 B 的全部或者一部分,被捕食的种群 B 的种群增长速率会受到抑制,但若处于种群 B 的个体数量严重下降的极端情况,种群 A 的种群增长速率也会受到一定负面影响。寄生关系是指个体紧密关联的生物,宿主会付出代价,寄生关系会给宿主种群的增长带来较大的负面影响。互利共生关系指个体紧密关联的生活,具有互惠利益,有利于双方种群的增长(表 9-1)。

表 9-1　种间关系对种群增长的影响

相互作用类型	种群 A 种群增长	种群 B 种群增长
竞争	−	−
捕食	+	−
寄生	+	−
互利共生	+	+

注：＋代表有利于种群增长，－代表种群增长受到抑制。

三、种群的生活史对策和生殖对策

种群的生活史是指其从出生到死亡所经历的全部过程，其关键组成包括身体大小、生长率、繁殖和寿命。生物在生存斗争中获得的生存对策称之为生活史对策（life history strategy）或者生态对策（bionomic strategy）。为了实现种群的延续，生物在漫长的进化过程中形成了各种生活史对策来适应不断变化的生态环境。重要的生活史对策主要包括生殖对策、取食对策、迁移对策和体型大小对策等，下文我们重点介绍生殖对策。

生物繁殖后代时所采取的各种抉择称为生殖对策，生殖对策是从生态的视角对生殖方式的审视，反映了不同的资源利用方式，对环境波动的耐受能力。最重要的两种生殖对策是 r-对策和 K-对策。

r-对策种群产生的后代发育快，数量多而个体小，具有高的繁殖能量分配和短的世代周期，这种生殖对策显示出了种群增长率最大化的特征，如昆虫。K-对策种群恰好相反，具有使种群竞争能力最大化的特征；其产生子代数量少，发育较慢，体型较大；繁殖能量分配低且具有长的世代周期，如绝大多数脊椎动物。

r-对策和 K-对策在进化过程中各有其优缺点。K-对策种群竞争性强，数量较稳定，一般稳定在 K（环境容纳量）附近，大量死亡或导致生境退化的可能性较小。但一旦受危害造成种群数量下降，由于其低 r（种群增长率）值，种群恢复会比较困难。大熊猫、大象、虎等都属于此类，在动物保护中应特别注意。相反，r-对策种群死亡率高，但高 r 值使其种群能迅速恢复，而且高扩散能力还可使其迅速离开恶化生境，在其他地方建立新的种群。r-对策种群的高死亡率、高运动性和连续地面临新局面，更有利于形成新物种。

第三节　种群的衰落

一、种群衰落概念

野外种群不可能长期、连续地增长。如果种群数量出现长期的下降，则称为衰落，甚至灭亡。种群衰落常见原因如下：①由种群的波动造成。②由长期的人类过度捕捞或者生态栖息环境的过度破坏造成。一些个体大、出生率低、生长慢、成熟晚的生物最容易受到影响，如鲸种群的衰落主要是由于人类极端捕捞造成的。

二、种群波动与种群衰落

大多数真实的种群由于环境的随机变化和密度制约不会或完全不会在平衡密度保持很长时间，而是动态和不断变化的，这种现象称为种群波动。

环境造成的随机变化很容易造成种群的不可预测的（不规则的）波动。小型的寿命短的生物比起对环境忍受力更强的大型的寿命长的生物,数量更容易发生巨大变化。例如,藻类是小型的、寿命较短、繁殖力快但对环境变化极度敏感的物种,其种群的波动主要受到温度变化和营养物质获得的影响。有统计表明 Wisconsin 绿湾中的藻类在每年 4、5 月种群密度达到最大,约为每毫升 30000 个细胞。从 7 月开始到次年 2 月由于环境的变化,种群数量出现长期的下降,出现种群的衰落。而从 2 月至 4、5 月,种群数量又开始上升达到顶峰,种群开始增长。这可能是因为在不同的月份,水的温度和水中的营养物质含量不同,引起的藻类种群数量骤然的爆发和衰落。

在某些情况下,捕食或食草作用导致的延缓的密度制约会造成种群的周期性波动。以灰线小卷蛾为例,灰线小卷蛾的幼虫以松针为食物,其吞食会影响松树的生理。松针大小减小,降低了幼虫食物的质量。高密度的幼虫使松树来年质量变差,从而导致灰线小卷蛾种群出现衰落。而幼虫数量的减少使松树得到恢复,食物质量的提高又增加了幼虫的数量。这种种群的周期性波动也会引起相应种群衰落的周期性波动。

三、影响种群衰落的生态因子

(一) 生态因子的分类

生态因子(ecological factor)是指环境要素中对生物起作用的因子。从不同的角度出发,生态因子分类的方式也有所不同。

(1) 按照其性质可分为气候因子(如温度、水分、光照、风、气压、雷电等)、土壤因子(如土壤结构、土壤理化性质及土壤生物等)、地形因子(如陆地、海洋、海拔高度、山脉走向与坡度)、生物因子(动植物和微生物之间的各类种间和种内关系)、人为因子(人类活动对自然的破坏和污染作用)等 5 类。

(2) 按照有无生命特征分为生物因子和非生物因子。

(3) 按照生态因子对动物种群数量变动作用,可以分为密度制约因子和非密度制约因子。密度制约因子,如食物、天敌等生物因子随着种群密度变化不同,对动物种群数量调节产生的压力强度也有所不同。而温度、降水等一些气候因子(非密度制约因子),它们的影响强度不会随着种群密度变化而改变。

(二) 常见的影响种群衰落的生态因子

生态因子常直接作用于个体,影响个体生存和繁殖,继而会影响种群数量的变动。可以说几乎所有生态因子会影响种群的衰落,只不过在一定的条件下,不同的生态因子所起的作用大小不同。1913 年美国生态学家 Shelford 提出耐受性定律(law of tolerance):任何一个生态因子在数量上或者质量上的不足或过多,即当其接近或达到某种生物的耐受限度时会使得该种生物衰退(种群衰落)或者不能生存(种群灭亡)。

在生态因子中,对生物生存不可缺少的环境要素也称为生存条件,例如,植物的生存条件是二氧化碳和水,动物是食物、热能和氧气,若是生存条件发生急剧的变化,会引起种群的衰落和灭亡。例如,距今 2.5 亿年前的二叠纪末期,地球上发生了有史以来最严重的灭绝事件,该次物种大灭亡导致了当时地球上 90% 的海洋生物和 70% 陆地脊椎动物死亡。当时生物种群的衰落和衰亡速度之快令人惊异,不少研究者认为这是由于当时地球气候发生巨大改变(全球气候变冷)、大气成分发生改变(主要是大气中 CO_2 含量上升,氧气含量降低)、火山活动频繁及沙漠肆虐等极度恶劣的生态环境所造成的。

当然,由于自然环境变化和选择的作用,物种种群的衰落和消亡是一个自然过程。但值得注意的是,目前许多生物种群的衰落和灭亡在以不自然的速度进行着,有研究表明目前物种灭绝的速度比起几百年前提高了 1000 多倍。这得归结于一些对生物生存不利的人为因子,如人类对动物的过度捕杀及破坏野生动植物生存环境,这些行为都将不利于生物多样性的维持和保护,应当引起人们的高度关注。

生物因子中的种间竞争关系也容易引起种群的衰落,特别是一些特殊的竞争关系,如生态入侵。所谓生态入侵,是指外来物种对生态环境入侵,由于缺少天敌而当地环境又适合其生长,它们与本地物种竞争生存空间、食物、土壤和水分等,在较短的时间内造成了本地生物种群的衰落或灭绝。

第四节 生态系统的基本组成

知识链接 9-1

生态系统(ecosystem)就是在一定空间中共同栖居着的所有生物(即生物群落)与其环境之间通过不断地进行物质循环和能量流动而形成的统一整体。生态系统包括生物群落及其无机环境,它强调的是系统中各个成员的互相作用,并且对范围和大小没有严格的限制,小至动物有机体内消化管中的微生态系统,大到整个地球生物圈,几乎包括所有的生态网络。地球上的森林、草原、荒漠、湿地、海洋、湖泊、河流等生态系统,虽然它们的外貌有区别,生物组成也各有其特点,但其基本组成结构是相似的,其包括 4 种主要组成成分,我们以池塘作为实例来说明(图 9-6)。

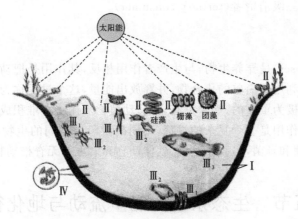

图 9-6　池塘生态系统图解
注:Ⅰ,非生物的物质;Ⅱ,生产者;Ⅲ,消费者;Ⅳ,分解者。

一、非生物环境

非生物环境(abiotic environment)包括参加物质循环的无机元素和化合物(如 C、N、CO_2、O_2、Ca、P、K),联系生物和非生物成分的有机物质(如蛋白质、糖类、脂质和腐殖质等)和气候或其他物理条件(如温度、压力)。非生物环境成分与以下将要介绍的生产者、消费者和分解者这 3 个亚系统的生物成员通过能量流动和物质流动相互作用,共同维持整个生态系统的相对稳定性。

二、生产者

生产者(producer)是能以简单的无机物制造食物的自养生物(autotroph)。生产者通过光合作用合成复杂的有机物质,使生产者(植物)的生物量(包括个体生长和数量)增加,称为生产过程。生产者的生产过程称为初级生产(primary production)或第一性生产,其提供的生产力称为初级生产力(primary productivity)。

对于淡水池塘来说,生产者主要分为两类。

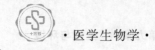

①有根的植物或漂浮植物：通常只生活于浅水中。

②体型小的浮游植物：主要是藻类，分布在光线能够透入的水层中，一般用肉眼看不到。但对水池来说，它比有根植物更重要，是有机物质的主要制造者。因此，池塘中几乎一切生命都依赖它们。

三、消费者

所谓消费者(consumer)是针对生产者而言，即它们不能以无机物质制造有机物质，而是直接或间接地依赖于生产者所制造的有机物质，因此属于异养生物(heterotroph)。异养生物再生产过程称为次级生产(secondary production)，或第二性生产，提供的生产力称次级生产力(secondary productivity)。

消费者按其营养方式上的不同又可分为以下3类。

①食草动物(consumer)：直接以植物体为营养的动物。在池塘中有两大类，即浮游动物和某些底栖动物，后者如环节动物，它们直接依赖生产者而生存。食草动物可以统称为一级消费者(primary consumer)。

②食肉动物(carnivores)：以食草动物为食者。如池塘中某些以浮游动物为食的鱼类。以食草动物为食的食肉动物，可以统称为二级消费者(secondary consumer)。

③大型食肉动物或顶级食肉动物(top carnivores)：以食肉动物为食者，如池塘中的黑鱼或鳜鱼。它们可统称为三级消费者(tertiary consumer)。

四、分解者

分解者(decomposer)是异养生物，与生产者作用相反，其作用是把动植物体内复杂有机物分解为生产者能重新利用的简单的化合物，并释放出能量，这个过程称为分解过程。分解者在生态系统中的作用是极为重要的，如果没有它们，动植物尸体将会堆积成灾，物质不能循环，生态系统将毁灭。分解作用是一个复杂的过程，不同的阶段有不同的生物参与。池塘中的分解者有两类：一类是细菌和真菌，另一类是蟹、软体动物和蠕虫等无脊椎动物。

第五节 生态系统的能量流动与地化循环

生态系统有两大基本功能，分别是能量流动和物质循环。生物群落通常包括多种植物、动物和微生物，它们因食物的关系结合在一起，互相影响，互相依存，形成食物链(网)。这些植物、动物和微生物在食物链(网)上位于不同的层次，形成不同的营养级。生态系统的能量通过食物链和食物网逐级传递的过程称为生态系统的能量流动。物质循环的各种元素最初来自岩石和地壳，并在生态系统的生物成员中被循环利用。全球生物地球化学循环又简称全球地化循环，是生物元素循环研究中一个重要的尺度和层次。全球地化循环主要分为三类：水循环、气体循环和沉积型循环。它对深入分析人类活动对全球气候变化有十分重要的意义，尤其是气体循环中的碳循环。

一、生态系统的能量流动

(一)生态系统能量流动的特点

能量是生态系统的动力，是一切生命活动的基础。一切生命活动都伴随着能量的变化，没有能量的转化，也就没有生命和生态系统。生态系统的重要功能之一就是能量流动，能量在生态系统内的传递和转化规律服从热力学的两个定律。

热力学第一定律又称能量守恒定律:在自然界发生的所有现象中,能量既不能消灭也不能凭空产生,它只能以严格的当量比例由一种形式转变为另一种形式,生态系统的能量流动也服从该定律,因此生态系统的能量流动第一个特点是单向流动。单向流动是指生态系统的能量流动只能从第一营养级流向第二营养级,再依次流向后面的各个营养级。一般不能逆向流动,这是由动物之间的捕食关系确定的。

热力学第二定律是对能量传递和转化的一个重要概括:在能量的传递和转化过程中,除了一部分可以继续传递和做功的能量(自由能)外,总有一部分不能继续传递和做功而以热的形式消散的能量。对生态系统来说也是如此,当能量以食物的形式在生物之间传递时,食物中相当一部分能量被降解为热而消散掉,其余则用于合成新的组织作为潜能储存下来。所以一个动物在利用食物中的潜能时常把大部分转化成了热,只把一小部分转化为新的潜能。因此能量在生物之间每传递一次,一大部分的能量就被降解为热而损失掉。因此生态系统的能量流动的第二个特点是逐级递减。

逐级递减是指在食物链中,输入到一个营养级的能量不可能百分之百地流入后一个营养级,能量在沿食物链流动的过程中是逐级减少的。能量传递的平均效率为10%～20%,即一个营养级中的能量只有10%～20%的能量被下一个营养级所利用。一个食物链中每个营养级能量逐级递减的变化现象,若用图形表示出来,类似于金字塔,故称为生态金字塔。生态金字塔(ecological pyramid)长度代表各级能量、生物量或个体数量的大小,并按营养顺序由下而上叠置在一起,包括能量金字塔、生物量金字塔和数量金字塔。不同的金字塔能形象地说明营养级与能量、生物个体数量、生物量之间的关系,是定量研究生态系统的直观体现。三种金字塔中,只有能量金字塔能较切实地反映生态系统功能。生物量金字塔易夸大大型动物的作用,数量金字塔则易夸大小型动物的作用。

(二)能量流动过程及其渠道

在大多数生态系统中,最初的能量来源于生产者(绿色植物)通过光合作用固定的太阳能,然后以食物链和食物网为媒介从生产者传到各个营养级的消费者和分解者,最终完成整个生态系统能量流动的过程。也就是说能量流动的渠道是食物链(网)。在任何生态系统中都存在着两种最主要的食物链,即捕食食物链(grazing food chain)和碎屑食物链(detrital food chain),前者是以活的动植物为起点的食物链,后者是以死生物或腐屑为起点的食物链。生态系统中能量流动的主要路径为:能量以太阳能形式进入生态系统,以植物物质形式储存起来的能量,沿着食物链和食物网流动通过生态系统,以动、植物物质中的化学潜能形式储存在系统中,或作为产品输出,离开生态系统,或经消费者和分解者生物有机体呼吸释放的热能自系统中丢失。生态系统是开放的系统,某些物质还可通过系统的边界输入,如动物迁移、水流的携带、人为的补充等。生态系统能量的流动是单一方向的。能量以光能的状态进入生态系统后,就不能再以光的形式存在,而是以热的形式不断地逸散于环境。

二、水循环

水是生态系统中生命必需元素得以不断运动的介质,没有水循环也就没有生物地化循环。水也是地质侵蚀的动因,一个地方侵蚀,另一个地方沉积,都要通过水循环。因此,了解水循环是理解生态系统物质循环的基础。海洋是水的主要来源,太阳辐射使水蒸发并进入大气,风推动大气中水蒸气的移动和分布,并以降水形式落到海洋和大陆。大陆上的水可能暂时地储存于土壤、湖泊、河流和冰川中,或者通过蒸发、蒸腾进入大气,或以液态经过河流和地下水最后返回海洋。

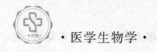

三、气体循环

气体循环主要包括碳循环和氮循环。

（一）碳循环

碳循环主要是以 CO_2 的形式随大气环流在全球范围流动循环。碳循环包括的主要过程如下：①生物的同化过程和异化过程，主要是光合作用和呼吸作用。②大气和海洋之间的二氧化碳交换。③碳酸盐的沉淀作用。

碳循环研究的重要意义在于：①碳是构成生物有机体的最重要元素。因此，生态系统碳循环研究成了系统能量流动的核心问题。②人类活动大规模地使用化石燃料，对碳循环造成了重大影响，这可能是当代气候变化的重要原因。

（二）氮循环

氮是蛋白质的基本组成成分，是一切生物结构的原料。虽然大气中有 79% 的氮，但一般生物不能直接利用，必须通过固氮作用将氮结合成为硝酸盐和亚硝酸盐，或者与氢结合形成氨以后，植物才能利用。氮循环是一个复杂的过程，包括固氮作用、氨化作用、硝化作用和反硝化作用。在这些过程中有许多种类的微生物参加。

1. 固氮作用　固氮作用是由自身固氮菌完成的，这个过程需要能量。最典型的两类固氮菌是根瘤菌和蓝藻，根瘤菌利用共生植物提供的能量完成固氮作用而蓝藻利用光合作用得到的能量完成固氮作用。

2. 氨化作用　微生物分解有机含氮微化合物释放出氨的过程称之为氨化作用。土壤中许多含氮有机物都不能被植物直接吸收，必须通过氨化作用，将氨释放出来，才能被植物利用。植物通过同化作用使无机氮进入蛋白质，随着食物链，蛋白质中的氮元素才能在生态系统中循环利用。

3. 硝化作用　硝化作用是氨的氧化过程。这个过程包括 2 步：第一步，氨转化为亚硝酸盐 (NO_2^-)；第二步，亚硝酸盐 (NO_2^-) 转化为硝酸盐 (NO_3^-)。前者需要土壤中的亚硝化毛杆菌或海洋中的亚硝化球菌，后者需要土壤中的硝化杆菌或海洋中的硝化球菌。

4. 反硝化作用　反硝化作用是硝酸盐还原产生 N_2O 和 N_2 的过程。反硝化作用与硝化作用恰好相反，第一步是由异养细菌将硝酸盐还原为亚硝酸盐，释放 NO。然后亚硝酸盐进一步还原产生 N_2O 和分子氮 (N_2)，两者都是气体。

四、沉积型循环

参加沉积型循环的物质主要来自岩石风化和沉积物的分解，沉积型循环的全球性不如气体型循环明显，循环性能也不够完善。典型的沉积型循环包括磷循环和硫循环。

（一）磷循环

虽然生物有机体的磷含量仅占体重的 1% 左右，但是磷是构成核酸、细胞膜、能量传递系统和骨骼的重要成分。因为磷在水体中通常下沉，所以它也是限制水体生态系统生产力的重要因素。因为磷在生态系统中缺乏氧化-还原反应，所以一般情况下磷不以气体成分参与循环。虽然土壤和海洋库的磷总量相当大，但是能为生物所利用的量却很有限。全球磷循环的最主要途径是磷从陆地土壤库通过河流运输到海洋。磷从海洋再返回陆地是十分困难的，因此长期地离开循环而沉积起来。

（二）硫循环

硫是蛋白质和氨基酸的基本成分，对于大多数生物的生命至关重要。人类使用化石燃料大大改变了硫循环，其影响远大于碳和氮，最明显的就是酸雨。

硫循环是一个复杂的元素循环,既属沉积型,又属气体型。它包括长期的沉积相,即束缚在有机和无机沉积中的硫,通过风化和分解而释放,以盐溶液的形式进入陆地和水体生态系统。还有的硫以气态参加循环。

全球硫循环中,硫从陆地进入大气有 4 条途径:火山爆发释放;化石燃料释放;沙尘带入;森林火灾和湿地等陆地生态系统释放。大气中的硫大部分以干沉降和降水形式返回陆地,剩下小部分被风传输到海洋,另外还有极少的硫经大气传输到陆地。

第六节　能源枯竭与环境污染

一、能源枯竭

能源(energy source)亦称能量资源或能源资源,是为人类的生产和生活提供各种能力和动力的物质资源,是国民经济的重要物质基础。自然界中供给稳定、数量丰富、几乎不受人类活动影响的能源称为非枯竭能源;如数量有限,受人类活动影响可能会枯竭的资源为可枯竭能源。

人类的生存依赖于能源的供应。煤、石油、天然气等常规能源属于可枯竭能源;风能、太阳能、核能等新能源属于非枯竭能源。目前世界上 80％以上的电力都来自煤、石油、天然气的燃烧。虽然这些能源物质储量可观,但是属于不可更新能源,在世界人口急剧增长的情况下,有枯竭的可能,出现所谓的"能源危机"。石油开采了仅仅 100 多年,人们已经明显感觉到了"石油枯竭"的威胁。此外,传统能源的利用还带来了温室效应、酸雨等环境问题。开发优质、高效、清洁且不易枯竭的新型能源如太阳能、风能、海洋能、生物质能、地热能和氢能将是新世纪人类社会的努力方向之一。

二、环境污染

环境污染是指人类直接或间接向环境排放超过其自净能力的物质或能量,降低了环境的质量,破坏了生物种群、群落和生态系统结构和功能的现象。污染环境的物质种类繁多,按照其来源、形态、性质、受污染物影响的环境要素,分为不同的类型。这里,我们主要介绍按照受污染物影响的环境要素的类型。

(一) 水体污染

水体不仅包括水,还包括水中的悬浮物质、溶解物质、底泥及水生生物等完整的生态系统。水体污染破坏了水中固有的生态系统,破坏了水体功能和它在人类生活和生产中的作用。一些有毒、致畸、致癌的化学物质进入水体会直接或者间接地危害人们的身体健康。常见的一些水体污染物有需氧污染物、重金属、一般有机物和植物营养物。需氧污染物发生化学反应会造成水中溶解氧的下降,影响水中生物的正常生活,引起水质恶化。重金属如 Hg、Cd、Pb、Cr 等具有显著生物毒性,且不能被微生物降解;一般的有机物如油类,是海洋的主要污染物,影响鱼类的生殖和发育。为了人类的可持续发展,水体污染防治迫在眉睫。我们可以通过以下几种方式进行防治:减少和消除污染源排放的废水量;建立水资源保护区;加强水环境的综合治理和规划;采用生物综合治理的方法。

(二) 大气污染

大气污染是指由于人类活动或自然过程中某些物质进入大气,呈现出足够的浓度,达到足够的时间,并因此危害了人类的舒适、健康和福利或出现环境污染的现象。大气污染的污染源主要来自工业、生活炉灶与采暖锅炉和交通运输。工业生产排放的大气污染物众多,有烟尘、硫的氧化物、氮的氧化物、有机化合物、卤化物、碳化物等;生活和交通运输主要是 CO、SO_2、氮氧化物和碳氢化物。污染了的大气对人们的健康有直接的影响,当污染物浓度过高可能造成急性中毒,甚至直接造成人类死亡;浓度低的长年累月也会诱发人们产生呼吸道疾病和引起生理机能障碍。比如,1952 年 12 月英国伦敦发生的煤烟事件死亡 4000 余人,人们把这个灾难的烟雾称为"杀人的烟雾"。目前,减少污染物排放量和绿化造林是防治大气污染的有效手段。

(三)土壤污染

土壤污染指的是在自然或者人为因素的影响下,土壤正常生态功能遭到破坏或者干扰,具体表现为土壤的物理、化学及生物进程被破坏,土壤肥力下降,毒性增强最终导致生物的数量和质量下降的现象。

无机和有机的污染物通过不同的方式和途径进入土壤当中,比如污水的灌溉、大气的污染、化肥的施用、农药的喷洒以及工业城市固体废物的排放。土壤的污染会导致环境质量的严重下降和农产品品质的不断下降。同时,污染的土壤中生产出的农作物会积累大量的有毒物质,通过食物链的富集作用最终影响人体的健康。

针对土壤污染,必须采取"以防为主,防治结合"的措施。通过控制和消除工业"三废"排放、加强土壤污灌区的检测和管理以及合理地施用化肥和农药来控制和消除土壤污染源。同时还要控制土壤氧化和还原状况、改变耕作制度和采用农业生态工程措施来防治土壤污染。

小结

种群是一定区域内同种生物个体的集合。种群是生态系统的重要组成部分,是生物物种在自然界中存在的最基本单位,是群落的基本组分,是生态学中研究生物与环境关系的最重要的概念之一。种群的分布格局大致可以分为随机型、均匀型和成群型。种群的密度、出生率、死亡率、年龄分布、存活曲线以及种群增长率是种群的重要群体特征。种群的增长模型有与密度无关的离散型和连续型以及与密度有关的,其中前者增长曲线呈"J"形,后者呈"S"形。受到环境因子及生物因子的影响,种群的数量变动可以表现为季节消长、波动、平衡、爆发和衰落灭亡。生物为了更好地适应环境,在生存斗争中有不同的生活史对策,最重要的两种生殖对策是 r-对策和 K-对策。r-对策使其种群增长率最大,K-对策使其有较强的竞争性。

生态系统是生物群落和环境组成的系统,其有 4 大基本成分:非生物环境、生产者、消费者以及分解者。生态系统的 2 大基本功能是能量流动和物质循环。能量流动是以食物网或食物链为媒介逐级流动,具有单向流动和逐级递减的特点。物质循环主要分为三类:水循环、气体循环和沉积型循环。水循环是生态系统物质循环的基础,气体循环主要包括碳循环和氮循环,典型的沉积型循环包括磷循环和硫循环。

世界人口急剧的增长以及人们对资源的不合理利用,造成了非再生能源枯竭危机,开发优质、高效、清洁且不易枯竭的新型能源如太阳能、风能、海洋能、生物质能、地热能和氢能将是新世纪人类社会的努力方向之一。同时,环境污染的问题也引起了人们的高度关注,主要的环境污染有水污染、大气污染和土壤污染。我们需要根据不同的污染类型的特点进行相关预防和治理。

能力检测

1. 生态系统中能量流动的特点是(　　　　)和(　　　　),渠道是(　　　　)和(　　　　)。

2. 生态系统有哪些主要组成成分,它们如何构成生态系统?

3. 什么是生活史对策? K-对策和 r-对策各有哪些特点?

4. 什么是种群,有哪些重要的群体特征?

5. 常见的环境污染有哪些,我们如何进行相关预防和治理?

能力检测答案

(文　平　李　慕)

推荐阅读文献

[1] DOVGLAS J. FUTUYMA.生物进化[M].葛颂,顾红雅,饶广远,等,译.3 版.北京:高
等教育出版社,2016.

[2] 王根庆.分子进化中性理论的进展[J].天津大学报《自然科学版》,1994,14(4):65-69.

[3] 蓝盛芳.试论达尔文进化论与协同进化论[J].生态科学,1995.(2):167-170.

第十章　生物学技术在医学中的应用

┃第一节　显微镜及其应用┃

显微镜是一种借助物理方法产生物体放大影像的仪器。最早发明于16世纪晚期,至今已有400多年的历史。现在,它已经成为一种极为重要的科学仪器,广泛应用于生物、化学、物理、冶金、酿造、医学等各种科研活动,对人类的发展做出了巨大而卓越的贡献。

显微镜主要由物镜和目镜组成,物镜的焦距短,目镜的焦距长。物镜的作用是将物体放大成实像,目镜的作用是将物镜所成的实像作为物体进一步放大为虚像。显微镜通过聚光镜照亮标本,再通过物镜成像,经过目镜放大,最后通过眼睛的晶状体投影到视网膜。

显微镜的种类繁多,不仅因制造年代和不同国家的产品有不同类型,而且在结构造型及功能等方面亦各异。一般根据照明光源的性质可分为"光学显微镜"和"非光学显微镜"。光学显微镜是利用人眼可见的可见光或紫外线作为光源,它分为单式显微镜和复式显微镜。其中单式显微镜制造简单,放大率及性能均不高,由一块或几块透镜组成,如放大镜、平台解剖镜等;而复式显微镜由多组透镜组合而成,并可根据结构、原理和应用范围的不同分多种类型,如常规普通复式显微镜、专用或多用特种显微镜(荧光和倒置显微镜)及大型多用途的万能显微镜等。非光学显微镜利用电子束作为光源并且以"电磁透镜"作为透镜,因而也称电子显微镜。

光学显微镜显示的层次为显微结构(microscopic structure),电子显微镜显示的层次为亚显微结构(submicroscopic structure)。

一、光学显微镜

光学显微镜(light microscope,简称光镜)是以光为介质,利用可见光照射在物体表面,造成局部散射或反射来形成不同的对比而获得物体的空间信息。

由于普通光镜采用可见光为光源,无法直接观察几乎透明的有机体的组织和细胞,因此,必须先将待观察的样品切成薄片,然后再经过有机染料或者细胞化学等染色处理后才能进行观察。光镜成像技术可用于多种实验研究工作,但是由于受可见光波长的限制,其分辨率不高,只能进行生物组织和细胞的一般结构观察。

光镜主要由聚光镜、物镜和目镜三个部分组成。物镜锁定于标本台上方的物镜转换器上,每一个物镜有固定的放大倍率、数值孔径与工作距离。数值孔径表示物镜捕捉光线的能力,数值越高,捕捉光线的能力越强,即物镜的解像能力越好。工作距离指成像时物镜与标本表面的间距,物镜工作距离与其放大倍率相关。一般生物显微镜物镜的放大倍率介于$2\times\sim100\times$之间,$40\times\sim80\times$的称为高倍镜头,$90\times\sim100\times$的称为油镜镜头。物镜外常刻有一行数字,如40/0.65/0.17,其意义分别为放大倍率$40\times$、数值孔径为0.65、盖玻片的最大容许厚度为0.17 mm。

目镜位于镜筒顶端,进一步放大物镜的成像。最多使用的目镜放大倍率为$10\times$,在个别场合,也有使用$20\times$放大倍率的目镜。双目镜的显微镜瞳距应可以调整,使两目镜之间的间距与使用者眼睛瞳距相匹配,这样才能看到单一的视野和影像。肉眼与目镜距离应适当,才能看到镜头里的整个影像。

二、电子显微镜

电子显微镜(electron microscope,简称电镜)是 20 世纪科学技术的重大发明之一。电镜极大地推进了生命科学,尤其是细胞生物学的建立与发展,使人类对生命的认识进入亚显微结构领域,加深了人类对生命现象和机制的认识(表 10-1)。

表 10-1 细胞亚显微结构的重要发现

亚显微结构	科学家及其发现
叶绿体	1947—1950 年,Sam Granick 和 Keith Roberts Porter 观察到清晰的叶绿体电镜图像
高尔基复合体	1951 年,A. J. Dalton 和 M. D. Felix 首次用电镜观察到了高尔基复合体亚显微结构;同年,Fritiof S. Sjostrand 和 V. Hanson 发表了观察到的高尔基复合体亚显微结构图片,借助对高尔基复合体亚显微结构的分析认为高尔基复合体与细胞内加工和分泌蛋白质有关
线粒体	1952 年,George Emil Palade 发现线粒体具有一个向内折叠的膜结构; 1953 年,Fritiof S. Sjostrand 进一步发现线粒体由双层膜构成
核糖体	1953 年,E. Robinson 和 R. Brown 在植物细胞中观察到一些颗粒状的结构; 1958 年,R. Roberts 根据这些颗粒中的化学成分,将其命名为核糖核蛋白体,简称核糖体; 1963 年,H. S. Slayter 观察到多聚核糖体结构
内质网	1955 年,George Emil Palade 应用电镜和生物化学技术发现内质网可分为粗面内质网和滑面内质网;应用电镜放射自显影技术揭示了内质网的功能
细胞膜	1957 年,J. D. Robertson 用超薄切片技术获得清晰的细胞膜照片,显示暗、明、暗 3 层结构,厚约 7.5 nm,并称之为"单位膜"
中心体	1959 年,Etienne de Harven 和 Bernhard 发现中心体由 9 束平行微管构成
细胞骨架	1961 年,Hans Ris 发现细胞骨架主要由 30 nm 和 9.5 nm 的纤维组成,并推测微管和微丝与细胞的运动、分裂和收缩有关

电子显微镜是以高速电子束作为照明源,利用电子的波动性和粒子性的特点,采用多级电子透镜来控制电子的运动轨迹,使其产生偏转、聚焦或散射,从而在荧光屏上将疏密不同的电子放大图像显示出来,记录在照相装置上的高精密仪器。由于高速运动电子流的波长比光波波长短,因此它的分辨力远比光镜的分辨力高。一般来说,电镜的分辨力可达 10 Å,甚至 1~2 Å。

电镜按其发展及分辨力的强弱可分为:普通透射电镜、扫描电镜、超高压电镜、电视电镜和透射扫描电镜五种。下面主要介绍透射电镜和扫描电镜。

(一)透射电镜

透射电镜(transmission electron microscope,TEM)以电子束透过样品经过聚焦放大后所产生的物像透射到荧光屏上或照相底片上进行观察,分辨率为 0.1~0.2 nm,放大倍数为几万至几十万倍。电子束透射到样品时,可随着物质组分的密度不同而发生相应的电子散射。电子束投射到质量大的结构时被散射得多,投射到荧光屏上的电子就少而形成暗像,在电子照片上则成为黑色,即电子密度高;反之,则称为电子密度低。透射电镜可用于观测粉末的形

NOTE

知识链接 10-2

态、尺寸、粒径大小、粒径分布范围及分布状况等。

（二）扫描电镜

扫描电镜（scanning electron microscope,SEM）是用极细的电子束在样品表面扫描样品为块状或粉末颗粒,成像信号可以是二次电子、被散射电子或吸收电子,其中二次电子是最主要的成像信号。由电子枪发射的能量为 5～35 keV,以其交叉斑作为电子源,经二极聚光镜及物镜的缩小形成具有一定能量、一定束流强度和束斑直径的微细电子束,经扫描线圈驱动在样品表面按一定时间、空间顺序做栅网式扫描,聚焦电子束与样品相互作用,产生二次电子反射（以及其他物理信号）,二次电子的发射量随样品表面形貌而变化。二次电子信号被探测器收集转换成电信号,经视频放大后输入到显像管栅极,调制与入射电子束同步扫描的显像管亮度,得到反映样品表面形貌的二次电子像。扫描电镜的观察倍率从 15 倍～30 万倍。

三、荧光显微镜

荧光显微镜（fluorescence microscope）利用人眼不可见的一定波长的紫外线（λ＝365 nm）或短光波的蓝紫单色光（λ＝420 mm）作为激发光源照射被检物体,使之受激发后产生人眼可见的荧光,再经显微镜成像系统放大来进行镜检。荧光显微镜技术是生物学和医学的重要研究手段,用于对生物组织、生理、病理、微生物、医药、食品、化学等诸方面的鉴定等。另外,由于它染色简便,标本呈彩色图像且敏感度高,因而在细胞生物学研究中也被广泛应用。

荧光显微镜的基本工作原理与荧光产生有直接关系。普通光是由发光体质点的热运动所引起的辐射;而荧光是非温度辐射,是一种冷光。荧光有多种,如光化荧光（由光源激发而产生的荧光）、放射荧光（由放射性物质激发而产生的荧光）、生物荧光（生物体发出的荧光）、化学荧光（如磷氧化时发出的荧光）等。荧光显微镜是利用"光化荧光"这一原理设计制造,达到荧光显微镜技术的镜检目的。

荧光显微镜大大提高了物镜的分辨率,图像与背景的反差非常明显。

将荧光物体放到光谱中的各色区域,就可发现引起荧光最有效的光线是光谱上波长较短的区域,即近紫外线区域,波长为320～400 nm。这种现象的实质是分子吸收了短波光的能量（波长越短,光能越强）,又以发光的形式以波长较长的荧光射出,而为人眼可见,这就是"荧光现象"。荧光接近可见光的红光端,大部分的荧光现象符合这一规律。荧光现象可分为以下两种。

（一）第一次荧光现象

第一次荧光又称"固有荧光"或"自发荧光",即当某些物质在紫外线的照射下可发出可见光,如细胞内的叶绿素经紫外线照射后能发出红色的荧光。

（二）第二次荧光现象

第二次荧光又称"继发荧光"或"诱发荧光",即当某些物质经紫外线照射后不能或只部分发生微弱的荧光,因而就需要先用荧光素处理后,再经紫外线照射使之发生荧光,这是因为组织内吸附或溶解有荧光素。

荧光素的种类很多,大部分为制片技术中所用的染色剂。它对各种被检物体表现出不同的亲和性。因此,对荧光素的选择、应用浓度及处理时间等诸方面都需摸索和积累经验（表 10-2）。

表 10-2　常见的荧光素及应用

名称	浓度/（%）	处理时间/min
吖啶橙	0.1～1.0	0.5～3
荧光红	0.1～1.0	0.5～3

续表

名称	浓度/(%)	处理时间/min
伊红 Y	0.1	1～2
金色胺	0.1～1.0	0.5～3
酸性品红	0.1	1～2
玫瑰红 8	0.1	1～10
玫瑰红 0	0.1～0.001	1～3
甲基绿	0.1～0.01	1～3
刚果红	0.1	1～2
中性红	0.1～0.005	5～数小时
硫酸黄连素	0.1～0.002	1～数小时

注：被检物体经荧光素处理后，荧光色基本上与荧光素的颜色相似，但在不同波长紫外线的激发下，其颜色也各异。

生物体的各种组织、不同的细胞、细胞器、微生物、病毒等，对激发光的选择很重要，可利用不同的激发滤色镜来达到最佳的激发光源（表 10-3）。在荧光素的应用上也如此，必须应用适合某种被检物体的荧光素，才能获得满意的观察效果（表 10-3）。

表 10-3 激发滤色镜与荧光素的应用

激发方法	激发光主波长	应用范围
UV 激发 （紫外光）	334 nm 365 nm	①一般病理细菌异硫氰荧光素染色自发荧光观察 ②一般荧光抗体法观察
V 激发 （紫光）	405 nm 435 nm	①邻苯二酚胺、5-羟基色胺等的观察 ②四环素染色牙齿和骨质的观察研究
B 激发 （蓝光）	405 nm、435 nm 和 490 nm 附近 的连续光谱	荧光抗体法：免疫学 ①吖啶橙（黄）染色：癌细胞、红细胞、蛔虫等的观察 ②金色胺染色：结核分枝杆菌检查 ③喹丫因染色：染色体的观察研究
G 激发 （绿光）	546 nm	孚尔根染色：细胞内的研究

四、相差显微镜

普通光学显微镜是现代生物学实验中最常用的工具之一，但由于它只适用于一般固定染色标本的观察，因此在观察生活状态下的细胞结构和变化时就产生困难。而相差显微镜（phase contrast microscope）的发明则弥补了普通光学显微镜的不足，成为细胞生物学研究不可缺少的工具。其用于细胞分裂的观察、血液的观察、细胞癌变的早期诊断、精子检查和细胞运动以及细胞内部的结构变化检查等。

相差显微镜的种类很多，有普通相差显微镜、变波长相差显微镜、变偏光相差显微镜等。这些相差显微镜都有相似的工作原理和基本结构。相差显微镜是利用把相位差变成明暗差的光学原理来观察活细胞。

光波有振幅、波长及相位的不同。光通过物体时，当波长（颜色）和振幅（亮度）发生变化时，肉眼才能观察到。而光波通过折射率略有不同的物体时，它的波长和振幅不发生变化，但因为在折射率大的物体中比在折射率小的物体中光波前进的距离较短，所以产生了距离的差

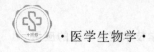

异,这种距离差异就叫光程差。由于光程差引起了光波的相位变化,因此光程差又称为相位差或相差。它等于折射率与厚度的乘积。由于相位差不能被肉眼所识别,因此可利用光的一系列特性把相位差变成明暗差(振幅差),从而使原来看不到的物体变成可见的物体。

从光源射出的光通过标本时,如果标本是完全均质透明的物体,光将继续前进,称为直射光;而如果标本中含有折射率略有不同的物体时,一部分仍为相位和振幅相同的直射光,但另一部分则由于光的衍射现象向周围侧方分散射出,因而称这种光为衍射光。直射光和衍射光同时到达一点时两者互相干涉,形成合成波。

直射光和衍射光干涉所产生的合成波的大小取决于两个光波的振幅和相差。如果振幅相等,相差为零,即波峰与波峰相遇,其合成波有两倍的振幅,光最为明亮;而如果一个光波的相位被推迟,其合成波振幅则减小,光度渐暗;当一个光波恰好推迟半个波长时,即波峰与波谷相遇,则两个光波的振幅互相抵消,成为黑暗状态。如果合成波的振幅比背景光的振幅大,则称为明反差(负反差);如果合成波的振幅比背景光的振幅小则称为暗反差(正反差)。

做相差镜检时,一般不必染色,但有时做鉴别或比较观察时,如果施加淡薄的染色,能够使某一部分的结构特别明显,就可以进行染色观察。观察活细胞、原虫及细菌等的内部结构时,常用詹纳斯绿、中性红等活体染料。观察切片标本时,一般用苏木素、亮绿、美蓝、甲苯胺蓝等色素。除特殊标本外,用银、金等镀的标本,一般得不到良好的效果。

五、倒置显微镜

倒置显微镜(inverted microscope)是生物学和医学等领域中的组织培养、细胞离体培养、浮游生物、环境保护和食品检验以及流质沉淀物等显微观察和研究的理想仪器。

倒置显微镜组成与普通显微镜相似,只是因其物镜、聚光镜和光源的位置均颠倒过来故称为"倒置显微镜",而且在观察培养的活细胞时,具有相差。倒置显微镜和放大镜起的作用相同,即将近处的一个微小物体放大成一个在人眼中清晰的图像,只是倒置显微镜比放大镜的放大率更高。目前,倒置显微镜的发展逐渐与光电转换技术、计算机成像技术相结合,在使用中越来越方便灵活。

根据用途,倒置显微镜可分为生物倒置显微镜、偏光倒置显微镜、金相倒置显微镜、荧光倒置显微镜等种类,在生物学、医疗科研等领域具有广泛的应用价值。

由于样品特点的限制,放置在培养皿(或培养瓶)中的被检物体要求倒置显微镜的物镜和聚光镜的工作距离很长,能直接对培养皿中的被检物体进行显微观察和研究。到目前为止,倒置显微镜物镜的最高放大率为40×,这是因为在光学设计中无法同时解决大数值孔径和长工作距离的要求,一般显微镜的40×物镜的工作距离最大约在0.6 mm,而倒置显微镜40×物镜超长工作距离可达7.4 mm。对于聚光镜来说,则要求其工作距离更长,如超长工作距离的聚光镜,其工作距离可达55 mm。

研究用倒置显微镜都配置有4×、10×、20×及40×长工作距离的平场消色差物镜;目镜常为广视场高眼点补偿10×目镜;聚光镜为长工作距离消色差聚光镜。由于被检物体多为无色透明的活体物质,因此还有恒温控制箱、相衬、微分干涉、荧光及简易偏光等附件,以达到不同的镜检效果。此外附有显微照相、电视录像、电影摄影装置,后两者可记录活体的动态,以便研究之用。

第二节 细胞培养技术

细胞培养技术在20世纪初建立以后,现已广泛应用于生物学、医学等各个领域,成为生物医学研究的重要技术之一。细胞培养泛指所有体外培养,是指从动物活体体内取出组织,在模拟体内环境的特定体外培养环境,进行孵育培养,并促进培养物的存活、分化与增殖。根据培养物的不同,可以分为细胞培养、组织培养、器官培养。三者在培养技术与应用场景等环节有一定区别,但一般而言细胞培养也是组织培养、器官培养的基础。本书主要讨论细胞培养的基本概念与主要技术方法。

细胞培养作为一种重要的现代生物技术,具有诸多优点,也具有一定的局限性。细胞培养的优点有:①以活细胞为研究对象,可长期进行检测研究;②精确可控的实验条件,人为精确调控并保持细胞培养条件,重复性好;③研究样本一致性,通过传代或克隆化保证细胞的均一性;④研究范围广泛,内容便于观察、检测与记录;⑤研究费用相对低廉。虽然具有诸多优点,细胞培养亦有一定不足之处。最根本的问题是,体外培养环境与体内生长的环境不完全相同,尤其是体外环境缺乏神经与内分泌系统的调节作用,导致任何体外培养的细胞,其细胞形态、结构与功能都会发生一定程度的改变。另外,细胞在传代过程中,由于不稳定性存在,可能出现染色体非二倍体改变等情况。

总之,细胞培养技术是一种研究活组织与活细胞的优秀技术,可以进行以下的研究:①细胞内的活动:如染色体复制、DNA 转录与蛋白质合成、细胞内信号的传递等。②细胞与细胞间的相互作用:如细胞间的连接、接触抑制等。③细胞内部与外界环境间的作用:如细胞对药物的反应、细胞分泌等。基于以上应用,细胞培养技术广泛应用于遗传学、免疫学、肿瘤学、病毒学、临床医学等研究领域。特别是伴随现代生物技术发展,细胞培养在疾病的诊断、临床治疗领域应用越来越广泛。如利用细胞培养生产多种生物制剂,如各种生长因子、干扰素、白介素、胰岛素、单克隆抗体等,以及细胞的体外培养,并经适当处理后重新导入体内以达到一定的治疗目的,如肿瘤的免疫治疗过程中,即可采用体外培养的淋巴细胞改善机体的免疫反应。

一、基本概念

1. 体外培养(in vitro culture) 将活体结构成分或活的个体从体内或其寄生体内取出,放在类似于体内生存环境的体外环境中,让其生长和发育的方法。

2. 细胞培养 将活细胞(尤其是分散的细胞)在体外进行培养的方法。

3. 组织培养 从生物体内取出活的组织(多指组织块)在体外进行培养的方法。

4. 器官培养 从生物体内取出的器官(一般是胚胎器官)、器官的一部分或器官原基在体外进行培养的方法。

5. 原代培养 也称初代培养,是从供体取得组织细胞后在体外进行的首次培养。原代培养是建立各种细胞系的第一步,是获取细胞的主要手段。

6. 原代细胞(primary cell) 从机体的组织中经蛋白酶消化或机械分离的方法获得单个细胞并在体外进行模拟机体培养的细胞。

7. 细胞株(cell strain) 通过选择法或克隆形成法从原代培养细胞中获得具有特殊性质或标志物的细胞称为细胞株。

8. 细胞系(cell line) 原代细胞经首次传代成功后即为细胞系,泛指一般可能传代的细胞。其中能够连续传代的细胞称为连续细胞系或无限细胞系,不能连续培养的称为有限细胞系。

9. 差异 细胞在培养过程中缺乏神经体液的调节和细胞间的相互影响,出现分化现象减弱、形态功能趋于单一化,或生存一定时间后衰退死亡,或发生转化获得不死性,变成可无限生长的连续细胞系或恶性细胞系。细胞从体外培养开始,差异变化即开始发生。

10. 分化 体外培养的细胞的分化能力并未完全丧失,在适当的培养与分化条件下,体外培养的细胞具有定向分化的能力。如血管内皮细胞在类似基膜物质底物上培养时能长成血管

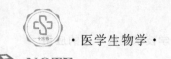

状结构,杂交瘤细胞能产生特异的单克隆抗体,这些均属于细胞分化行为。

二、培养细胞的特征

(一)培养细胞的生长方式与类型

体外培养的细胞,按其生长方式不同,可以分为贴附生长型和悬浮生长型两种类型。

1. 贴附生长型细胞 活体体内细胞在体外培养过程中,大多数以贴附方式生长,细胞必须贴附于底物(支持物)表面才能生长,这类细胞称为贴附(锚着)生长型细胞。目前,多种正常细胞或者肿瘤细胞可在体外培养,与体内条件下各种细胞形态具有组织特异性不同,体外贴附生长的细胞形态表现单一。根据其胚胎起源与细胞形态,大体可以分为上皮细胞型和成纤维细胞型两类。

(1)上皮细胞型:起源于外胚层以及内胚层组织的细胞,在培养过程中细胞形态类似上皮细胞。主要有皮肤以及衍生物、乳腺、消化道上皮等正常组织的细胞,以及上皮性肿瘤(鳞状细胞癌)等。培养中的细胞为扁平、多角形,细胞质近中央处有圆形细胞核,细胞成片生长,紧密衔接,呈现"铺路石"状。

(2)成纤维细胞型:来源于中胚层组织的细胞,如结缔组织、心肌、平滑肌等。细胞形态与体内生长的成纤维细胞类似,因有长短不等的细胞突起而呈现梭形、不规则三角形、扇形,卵圆形核靠近胞质中央。培养中的细胞多呈现旋涡状、放射状或者栅栏状。

2. 悬浮生长型细胞 少数细胞在体外培养过程中,不需要贴附于底物,在悬浮状态下即可以生长。主要为来源于血液、脾或者骨髓的培养细胞。这一类型的细胞,以单个细胞或者微小细胞团的形态在培养液中生长,细胞呈现圆形的形态。其优点是培养细胞数量巨大、易于传代繁殖、易于收获细胞。悬浮生长型细胞种类要少于贴附生长型细胞。

(二)培养细胞的增殖特点

细胞在体外培养过程中,其基本的生物学规律与体内相同,但在某些方面,如增殖规律与体内不完全相同。体外培养的细胞,由于细胞与细胞间以及细胞与基质间的相互作用减少,细胞缺乏异质性和体内的三维结构、激素水平与营养环境改变都产生有利于非特异性细胞伸展、迁移和繁殖的特性,而不是以分化为主的特征。培养细胞的分化特性表达较弱,而细胞增殖特性表达较强,分化的细胞在体外培养过程中常常失去其体内的特异性分化特征。培养细胞的生存与增殖特点有:贴附、伸展、接触抑制与增殖的密度抑制。

1. 贴附、伸展 贴附并伸展,是多数细胞体外培养过程中的基本特点。多数哺乳动物细胞在体内或者体外均附着于一定的底物,在体外条件下,这些底物可以是其他细胞、玻璃或塑料等。在未贴附于底物前,培养细胞一般呈球形;当与底物贴附后,细胞逐渐伸展而出现纤维细胞样或者上皮细胞样形态。细胞的贴附和伸展可以分为几个阶段:以成纤维细胞为例,在细胞接种 5~10 min 内,细胞通过伪足与底物形成接触点;随后细胞逐渐出现放射状伸展,细胞体中心变为扁平;最后,呈现成纤维细胞的形态。

细胞附着于底物,与电荷有关。一些特殊的物质,如层粘连蛋白、纤维连接蛋白、3 型胶原、血清扩展因子等参与细胞的贴附过程,促进细胞附着。这些促贴附物质因带有阳电荷而吸附于底物上,促进悬浮的圆形细胞与底物附着,细胞随后伸展而呈现原来的形态。除此之外,细胞的贴附与伸展还受到离子、机械、物理、生物等其他多种因素的调节。如降低钙离子浓度可以抑制细胞伸展,增加表皮生长因子可以促进神经胶质细胞的皱褶活动。

2. 运动的接触抑制与增殖的密度抑制 接触抑制是体外培养中贴附生长细胞增殖特性之一。细胞在培养过程中不断分裂增殖,同时正常的细胞处于活动或者移动中,其细胞膜呈现特征性皱褶活动。当两个细胞靠近后,为避免细胞重叠,其中之一或两者将停止移动并离开。

当一个细胞被其他细胞包绕而保持接触时,细胞将不再移动,在接触区域的细胞膜皱褶活动将停止,此现象即为接触抑制。因接触抑制的存在,正常细胞不会互相重叠生长。

当增殖的细胞汇合成单层时,单层细胞的分裂活动将停止,细胞可以在静止状态维持一定时间,但不发生分裂增殖。这种增殖特征即为密度依赖性调节(或细胞生长的密度抑制)。转化细胞或肿瘤细胞与正常细胞不同,其密度依赖性调节作用较弱,细胞密度因增殖而较高。

（三）培养细胞的生长过程

1. 单个细胞的增殖过程 体内或者体外培养的细胞处于增殖或者静止状态中,细胞周期就是细胞的增殖过程,包括 DNA 合成与细胞分裂两个关键过程。细胞周期是一个母细胞分裂形成两个子细胞的过程。细胞周期包括:DNA 合成前期（G_1 期）、DNA 合成期（S 期）、DNA 合成后期（G_2 期）、有丝分裂期（M 期）。

整个细胞周期的持续时间和细胞周期中各期的持续时间因细胞种类不同而异。一般而言,哺乳动物细胞周期一般为 10～30 h。其中 S 期、G_2 期与 M 期在不同细胞间差异较小,约为 10 h;而 G_1 期持续时间差异较大。表 10-4 为部分常用培养细胞的细胞周期时间。

表 10-4 部分常用培养细胞的细胞周期时间 （单位:h）

细胞类型	TC	t_{G_1}	t_S	t_{G_2}
Hela 细胞	20～28	8～16	5～9	2～8
人成纤维细胞	16～30	3～16	6～11	4～5
人羊膜细胞	19.4	9.8	6.7	2.2
鼠 L 细胞	18～23	6～11	6～12	3～4
中国仓鼠成纤维细胞	12～15	3～6	4～8	2～3

注:TC,细胞周期;t_{G_1}、t_S、t_{G_2} 分别为 G_1、S、G_2 期时间。

2. 细胞系的生长过程 取自动物体内并进行体外培养的细胞,在其传代前称之为原代培养或者原代细胞。细胞持续增殖达到一定的细胞密度后,即可将其分离至新的培养皿并更换或者补充培养液,此过程称为传代或者再培养。传代生长后,便成为细胞系。来源于正常细胞的细胞系,在培养过程中其生长只能维持在一定的时间范围内,最终停止生长并死亡,其生命期限不是无限的,因此是有限(生长)细胞系。

细胞在体外培养的寿命与其来源有关,其寿命过程一般分为以下 3 个阶段。

（1）原代培养或者初代培养期:细胞自体内取出开始培养到第一次传代的时期,一般为 1～4 周。原代培养中含有的细胞类型较多,细胞为异质性。原代培养的细胞与体内细胞性状相似,更能代表其来源组织的细胞类型或者组织特异性。原代培养细胞在培养过程中,由于一系列的选择过程,最终形成相对均一的细胞系。

（2）传代期:原代培养的细胞增殖达到一定数量后,将其分离接种至多个培养器皿内继续培养,即为传代。通过传代,增殖能力强的细胞将成为优势细胞,非增殖或者组织能力弱的细胞类型其数量将减少。传代期细胞增殖旺盛,一般为二倍体核型并保留来源组织的细胞特性。多次传代后,细胞增殖能力降低甚至停止,进入衰退期。

（3）衰退(老)期:一般正常组织来源的细胞仅能进行有限次数的分裂,随后其增殖缓慢并逐渐停止,细胞衰退、死亡。正常细胞来源的细胞系,经过一定数量的增殖后将死亡,因此是有限细胞系。

细胞在传代过程中,可能有少数的后代细胞发生转化,获得不死性而具有持续或无限增殖的能力。这种永生化的细胞即为无限细胞系,或者连续(生长)细胞系。永生化细胞的生长特性将改变,如:可无限繁殖、接触抑制消失、增殖的密度抑制下降等,并且性状可长期维持。细胞能否转化获得无限增殖能力,与细胞来源有关。如:鸡细胞即使是肿瘤细胞也无永生性;人正常细胞不易获得永生性,但肿瘤细胞可以无限增殖;啮齿类动物胚胎期细胞较容易通过永生化而形成连续细胞系。目前建立的细胞系多来源于肿瘤。

3. 每代细胞的生长过程 细胞在体外培养过程中,分裂增殖数量增加,达到一定密度后,需进行传代。细胞自接种于新培养器皿到下一次再接种传代的时间为细胞的一代。每代细胞的生长过程可以分为三个阶段:

(1) 滞留期:包括悬浮(游离)期及潜伏期。新接种的细胞,细胞质回缩,胞体为圆球形,悬浮于培养液中,逐渐附着于底物(支持物),并逐渐伸展恢复其原有形态。经过悬浮期后,细胞进入潜伏期。在此阶段,细胞具有代谢与运动功能,但无增殖发生。之后细胞分裂增殖,并进入指数增殖期。一般细胞的滞留期为24~96 h,肿瘤细胞系及连续(生长)细胞系滞留期更短,可少于24 h。

(2) 指数增殖期:又称对数期。此阶段细胞增殖旺盛、数量成倍增加、活力最佳,适合进行实验研究。细胞增殖状态可用细胞倍增时间或细胞分裂指数来判断。细胞数量增加后,由于接触抑制和密度抑制,细胞不再分裂增殖而进入平台期。指数增殖期由细胞性状与培养条件决定,一般持续3~5天。

(3) 平台期:又称生长停止期。在接触抑制和密度抑制的作用下,细胞停止分裂增殖,细胞数目不再增加,即达到细胞生长的饱和密度。该阶段细胞虽然停止增殖,但若及时分离培养,进行传代,子代细胞将继续分裂增殖。否则,细胞将发生性状改变,甚至死亡。

细胞传代后,观察细胞增殖过程,进行检测计数,以绘制生长曲线。生长曲线可以提示细胞倍增时间、饱和密度等细胞生长增殖的参数。

三、原代培养

原代培养:第一次培养,是指将培养物放置在体外生长环境中持续培养,到第一次传代的时期。原代培养包括以下几方面含义:培养物一经接种到培养器皿(瓶)中就不再分割,任其生长繁殖;原代培养中的"代"并非细胞的"代"数,因为培养过程中细胞经多次分裂已经产生多代子细胞;原代培养过程中不分割培养物不等于不更换培养液,也不等于不更换培养器皿。

原代培养的细胞一般传至10代左右,细胞的生长就会出现停滞,大部分细胞衰老死亡。但是有极少数的细胞能够渡过"危机"而继续传下去,这些存活的细胞一般能够传到40~50代,这种传代细胞叫作细胞株。细胞株的遗传物质没有发生改变,在培养过程中其特征始终保持。当细胞株传至50代以后又会出现"危机",不能再传下去。但是有部分细胞的遗传物质发生了改变,并且带有癌变的特点,有可能在培养条件下无限制地传代下去,这种传代细胞称为细胞系。

原代培养是建立各种细胞系(株)必经的阶段,其能否成功与组织是否发生污染、供体年龄、培养技术和方法、适宜培养基的选择等多种因素有关。由于原代培养的细胞转化性极小,对病毒敏感性好,因此适应制备疫苗等生物制品;但也存在可能含有外源因子、不能事先检查标本、受供体年龄健康状况的影响而导致批间差异大等缺陷。目前常用的原代细胞培养有鸡胚成纤维细胞,猪肾、猴肾、地鼠肾等原代细胞。

四、传代培养

原代培养成功以后,随着培养时间的延长和细胞不断分裂,一方面细胞间会发生接触抑制,生长速度减慢甚至停止;另一方面也会因营养物不足和代谢物积累而不利于生长或发生中毒。此时就需要将培养物分割成小的部分,重新接种到新的培养器皿(瓶)内,再进行培养。这个过程就称为传代(passage)或者再培养(subculture)。对单层培养而言,80%汇合或刚汇合的细胞是较理想的传代阶段。

体外培养技术中所谓的传"代"概念并不等于细胞生物学中"亲代细胞"与"子代细胞"中"代"的概念。传代培养的实质就是分割后再一次培养,可以相对地衡量培养物的培养年龄。通过换液、传代、再换液、再传代,可以完成细胞系的维持。

传代后细胞先进入增殖缓慢的滞留阶段,然后进入增殖迅速的指数增殖阶段(即对数期),最后达到缓慢生长或增殖停滞的平台期。每种细胞系的生长期都是有特征性的,只要环境条件保持恒定,每一次测定结果应该是可重复的。

五、细胞培养的基本技术

细胞培养在医学的多个领域得到广泛应用,其本身的技术和方法也在不断发展演化。分析比较不同的培养方法,其基本的技术是相似的,这些基本技术是从事细胞培养工作的基础。

(一)无菌技术

体外培养的细胞,由于缺乏机体的免疫系统等保护机制,而失去对微生物的防御能力。而微生物的污染,往往导致细胞的最终死亡。所以体外培养的细胞,必须生长在无菌的环境中。为保障培养细胞的无污染条件,主要通过改善细胞培养实验室设施、进行消毒灭菌、无菌操作等途径来解决。

1. 细胞培养实验室建设 细胞培养实验室与普通生物学实验室的主要区别在于无菌要求,一般通过实验室功能分区,最好能按照无菌操作区、孵育区、制备区、储藏区、清洗和消毒灭菌区等进行分区放置,并进行物理隔离。其中无菌操作区是细胞培养实验室建设重点,一般应包括无菌操作室和超净工作台等。

(1)无菌操作室:只进行细胞培养及气体无菌操作的区域,最好与外界隔绝。一般由更衣间、缓冲间、操作间三部分组成。

无菌操作室的消毒和防污染:为保持无菌状态,经常消毒是必要的,通常采用每日(使用前)紫外线照射(1~2 h),每周甲醛、乳酸、过氧乙酸熏蒸(2 h)和每月新洁尔灭擦拭地面和墙壁一次的方式进行消毒。实际工作中,要根据无菌操作室建筑材料的差异来选择合适的消毒方法。

此外,还应注意防止无菌操作室的污染。造成无菌操作室污染的可能原因包括:送入无菌操作室的风没有被过滤除菌;进出无菌操作室时,能使外界空气直接对流进无菌操作室的操作间等。

(2)超净工作台:在无法装备单独的无菌操作室的条件下,通过安装超净工作台,也可以满足细胞培养的条件和要求。其工作原理:鼓风机驱动空气通过高效过滤器得以净化,净化的空气被徐徐吹过台面空间而将其中的尘埃、细菌甚至病毒颗粒带走,使工作区构成无菌环境。根据气流在超净工作台的流动方向不同,可将超净工作台分为侧流式、直流式和外流式三种类型。

超净工作台的使用与保养:超净工作台的平均风速保持在 0.32~0.48 m/s 为宜,过大、过小均不利于保持净化度;使用前最好开启超净工作台内紫外灯照射 10~30 min,然后让超净工作台预工作 10~15 min,以除去臭氧和使工作台面空间呈净化状态;使用完毕后,要用 70%酒精将台面和台内四周擦拭干净,以保证超净工作台无菌。定期更换超净工作台空气过滤器,并进行功能检测。

2. 消毒灭菌技术 微生物污染是导致细胞培养失败的主要原因之一,防止培养物的污染可以通过消毒灭菌和无菌操作技术来完成。消毒灭菌方法按安装原理可以分为物理、化学两大类。

(1)紫外线消毒:紫外线照射是实验室常用方法,紫外线可杀死多种微生物。革兰阴性菌

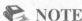

最为敏感,其次是阳性菌,再次为芽孢,真菌孢子的抵抗力最强。紫外线的直接作用是通过破坏微生物的核酸及蛋白质等而使其灭活,间接作用是通过紫外线照射产生的臭氧杀死微生物。直接照射培养室消毒,用法简单,效果好。

(2)高温湿热灭菌:采用高压蒸汽灭菌器进行消毒。高温、湿热对生物材料有良好的穿透力,能造成蛋白质变性凝固而使微生物死亡。布类、玻璃器皿、金属器皿和某些培养液都可以用这种方法灭菌。根据物品种类选择合适的压力和时间,不同压力下的蒸汽所达到的温度不同,不同消毒物品所需的有效消毒压力和时间不同。从压力蒸汽消毒器中取出消毒好的物品(不包括液体),应烘干后再储存备用。

(3)高温干热消毒:一般在烤箱内进行,主要用于灭菌玻璃器皿(如体积较大的烧杯、培养瓶)、金属器皿以及不能与蒸汽接触的物品(如粉剂、油剂)。干热消毒主要是将电热烤箱内物品加热到160 ℃以上,并保持90~120 min,杀死细菌和芽孢,达到灭菌目的。

(4)过滤除菌:将液体或气体用微孔薄膜过滤,使大于孔径的细菌等微生物颗粒阻留,从而达到除菌目的。在体外培养时,过滤除菌大多用于遇热容易变性而失效的试剂或培养液。常用的滤器包括 Zeiss 滤器、玻璃滤器、微孔滤膜滤器等。目前,大多实验室采用微孔滤膜滤器除菌。

(5)化学消毒:常用消毒剂有 75％乙醇、过氧乙酸、乳酸等。0.1％新洁尔灭溶液可对器械、皮肤、操作表面进行擦拭和浸泡消毒。

(6)抗生素消毒:抗生素主要用于消毒培养液,是培养过程中预防微生物污染的重要手段,也是微生物污染不严重时的"急救"方法。不同抗生素杀灭微生物不同,应根据需要选择。

(二)组织取材与细胞分离

人或者动物体内大多数组织都可以体外培养,原代取材是进行细胞培养的第一步。将组织块分离(散)成细胞悬液的方法有多种,最常用的有机械分散、消化分离以及螯合剂解离等方法。

1. 机械分散法 对一些纤维成分较少的组织进行培养,可以直接用机械方法进行分散,再用剪刀剪切后用吸管反复吹打,或者将组织放在注射器内通过针头压出。此方法对组织损伤较大。

2. 消化分离法 其为结合生物和化学的手段,将已经剪切后体积较小的组织进行分散,获得细胞悬液的方法。该方法获得的细胞容易生长、成活率较高。

(1)胰蛋白酶消化法:适用于消化细胞间质较少的软组织,如胚胎、上皮、肝、肾等组织,以及传代细胞等;而对纤维性组织和较硬癌组织效果较差,是应用最广泛的方法。胰蛋白酶消化的效果与 pH、温度、胰蛋白酶浓度、组织块大小和硬度有关,同时 Ca^{2+}、Mg^{2+} 以及血清均抑制胰蛋白酶活性,消化液中应去除该离子与血清。

用无菌的解剖刀和剪子将待消化的组织剪切成3~4 mm 大小的小块,清洗组织碎片;加入 EDTA-胰蛋白酶消化液,37 ℃孵育消化20~60 min,并通过磁力搅拌器搅拌分散细胞;200目孔径不锈钢漏网去除未消化组织块;离心收集细胞,并漂洗去除 EDTA-胰蛋白酶;计数和接种细胞,进行培养。

(2)胶原酶消化法:胶原酶分为Ⅰ、Ⅱ、Ⅲ、Ⅳ、Ⅴ型以及肝细胞专用胶原酶等,根据不同的组织类型选择合适的胶原酶类型。如Ⅱ型胶原酶可以用于肝、骨、甲状腺、心脏等组织,不分型的复合胶原酶多用于肿瘤组织的细胞分离。胶原酶对胶原消化作用强,仅对细胞间质有消化作用而对上皮细胞影响不大。Ca^{2+}、Mg^{2+} 以及血清对其消化作用无影响。其消化方法和步骤与胰蛋白酶消化法类似。

(三)细胞生长状态观察

1. 培养细胞的常规观察 细胞经过原代培养或者传代培养后,均需要进行连续的、动态

知识链接 10-3

的观察。应每日或者隔日,对细胞生长过程中出现的变化,如活细胞形态、数量和细胞运动等情况进行观察,以全面记录细胞生长变化概况。观察内容主要包括:

(1)培养液:肉眼观察培养液的颜色和透明度变化。

(2)细胞生长状态:常规检查细胞的生长增殖变化,贴壁细胞融合度达到80％后应及时传代。

(3)细胞形态变化:通过观察细胞形态,判断细胞生长状态,只有生长良好的细胞才适合进一步传代和实验。

(4)微生物污染:微生物污染的最典型变化为培养液混浊,液体内漂浮菌丝或者细菌。

2. 细胞计数 细胞计数是细胞培养研究中使用的一项常规技术,是了解细胞生长状态、测定药物的生物学反应的重要手段。目前多采用血细胞计数板计数或者电子细胞计数器进行计数。结合台盼蓝染色,计算总细胞中活细胞所占的百分比,可以检查分离细胞的活力。注意:镜下偶见由两个以上细胞组成的细胞团,应按单个细胞计算;若细胞团占10％以上,则需重新制备细胞悬液。

3. 细胞生长曲线 细胞生长曲线是观察细胞生长的基本规律的重要方法。只有具备自身稳定生长特性的细胞,才适合在实验中使用。细胞生长曲线一般在细胞计数的基础上进行,以培养时间为横轴,以细胞数为纵轴,绘制细胞生长曲线(图10-1)。细胞生长曲线的数值可能不够精确,存在20％～30％的误差范围,应结合其他指标进行分析。利用96孔培养板采用MTT法进行生长曲线绘制,较为简便。

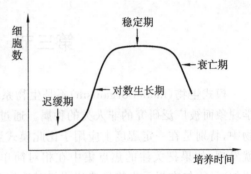

图10-1 细胞生长曲线

4. 细胞分裂指数 细胞分裂指数是计算分裂细胞占全部细胞比例的方法,用来表示细胞旺盛增殖的程度。细胞分裂指数曲线与细胞生长曲线的变化趋势类似,只是在细胞增殖平台期,虽然细胞总数很多,但细胞分裂增殖接近停止,分裂指数曲线值最低。

5. 细胞周期 细胞周期是指从上一次细胞分裂结束到下一次细胞分裂结束所经过的时间,对于真核细胞而言,其有丝分裂包括了有丝分裂间期(G期)和有丝分裂期(M期),其中G期又可进一步划分为G_1期(DNA合成前期)、S期(DNA合成期)、G_2期(DNA合成后期)。细胞周期不同于细胞群体倍增时间,倍增时间是指在对数增长期细胞数量增加1倍的时间。细胞周期是指一个细胞分裂生长周期的时间,一般细胞周期短于细胞倍增时间。细胞周期的测定方法有同位素标记、流式细胞仪测定等方法。

(四)细胞冻存与复苏

培养细胞在传代与研究使用过程中,其生物学特征将随着传代次数的增加和体外环境条件的改变而逐渐发生变化。因此,必须及时进行细胞冻存。细胞可长期存储在温度为－196 ℃的液氮中,也可短暂地存储在温度为－80 ℃的冰箱中。细胞冻存与复苏的基本原则是慢冷快融,以最大限度保持细胞活力。

1. 细胞的冻存 细胞低温保存的基本原理是在－70 ℃以下时,细胞内的酶活性停止,即细胞代谢活动处于停止状态,从而实现长期保存。细胞低温保存的关键在于能通过0至－20 ℃的降温过程。在此温度范围内,细胞内水分很快形成冰晶,引起一系列的不良反应,导致细胞的严重损伤。目前,多采用甘油或者二甲基亚砜作为保护剂,减少冻存过程中细胞内冰晶的形成。

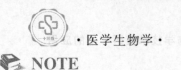

常用的细胞冻存保护液有：包含 10％甘油的完全培养基，包含 10％二甲基亚砜（DMSO）的完全培养基，50％细胞条件培养基和 50％含有 10％甘油的新鲜培养基，或 50％细胞条件培养基和 50％含有 10％二甲基亚砜的新鲜培养基。对于无血清培养基，其培养基成分可能是：50％细胞条件无血清培养基和 50％包含有 7.5％二甲基亚砜的新鲜的无血清培养基，或包含有 7.5％二甲基亚砜和 10％细胞培养级 BSA 的新鲜无血清培养基。

处于对数生长期的细胞为最佳冻存对象，胰蛋白酶消化后收集细胞并计数，加入冻存培养液使保存细胞的最终密度为 $(5\sim10)\times10^{6}/mL$。分装进冻存管，并进行标记后，通过可编程序的冷冻器或者简易细胞冻存盒进行。待细胞降温到 $-70\ ℃$ 后转入液氮罐中长期保存。

2. 冻存细胞的复苏　冻存细胞的复苏与冻存过程相反，必须采用快速复温融化的方法，避免缓慢融化过程中细胞外结晶融化渗入细胞内导致的损伤。

将冻存管直接投入 37 ℃温水中，轻轻摇动促其快速融化。然后用乙醇消毒冻存管，将细胞转移入离心管中，加入含有其体积 10 倍以上的培养液，低速离心去除冷冻培养液。进行活细胞计数后加入完全培养基进行后续培养。

第三节　模 式 生 物

模式生物（model organism）不是生物系统的一个分类单位，而是一类为了理解某些生物学现象而被广泛研究的非人类的种属。通过对其研究所获得的数据和理论可以应用于其他生物中，特别是在一定程度上应用于比此模式生物更复杂的生物中。19 世纪末 20 世纪初，人们就发现，如果把关注的焦点集中在相对简单的生物上则生命现象的难题可以得到部分解答。比如：孟德尔在揭示生物界遗传规律时选用豌豆作为实验材料，而摩尔根选用果蝇作为实验材料，在他们的研究中，豌豆和果蝇就是研究生物体遗传规律的模式生物。由于进化的原因，许多生命活动的基本方式在地球上的各种生物物种中是保守的，这是模式生物研究策略能够成功的基础。选择什么样的生物作为模式生物首先依赖于研究者要解决什么科学问题，然后寻找最有利于解决这个问题的物种。因为这些生物更容易被观察和实验操作。

除了遗传学研究外，模式生物研究策略在发育生物学中也获得了非常广泛的应用，一些物种被大家公认为优良的模式生物，如线虫、果蝇、非洲爪蟾、蝾螈、小鼠等。随着人类基因组计划的完成和后基因组研究时代的到来，模式生物研究策略得到了更多的重视；基因的结构和功能可以在其他合适的生物中去研究，同样人类的生理和病理过程也可以选择合适的生物来模拟。

目前在人口与健康领域应用最广的模式生物包括噬菌体、大肠杆菌、酿酒酵母、秀丽线虫、海胆、果蝇、斑马鱼、爪蟾和小鼠。在植物学研究中比较常用的有拟南芥、水稻等。随着生命科学研究的发展，还会有新的物种被人们用来作为模式生物。但它们会有一些基本共同点：如形体相对较小，容易获得并易于在实验室内饲养和繁殖，世代周期短，形态结构相对比较简单，繁殖系数高（后代数量众多）等，而且通常情况下它的基因组会比较小。前两点是出于实验室空间考虑，而世代周期短是出于研究时间的考虑；形态结构的简单性能够减少特有生命现象的干扰，以便使人们更专注于生物遗传发育的基本规律。

一、背景

早在 19 世纪，人们就发现，相对简单的生物细胞数量相对少，分布相对单一，更便于观察。由于进化的原因，细胞生命在发育的基本模式方面具有相当大的同一性，所以利用生物复杂性较低的物种来研究发育的共同规律是可行的。尤其是当在有不同发育特点的生物中发现共同形态形成和变化特征时,发育的普遍原理也就得以建立。因为对这些生物的研究具有帮助我们理解生命世界一般规律的意义,所以它们被称为模式生物。

二、应用

(一) 基因组研究

为了顺利完成人类基因组特别是功能基因组计划,开展一些模式生物基因组的研究是必要的,于是各国相继启动了模式生物基因组计划(Model Organism Genome Project,MOGP),如大肠杆菌(*Escherichia coli*)、流感嗜血杆菌(*Haemophilus influenzae*)、酿酒酵母(*Saccharomyces cerevisiae*)、秀丽线虫(*Caenorhabditis elegans*)、果蝇(*Drosophila melanogaster*)、拟南芥(*Arabidopsis thaliana*)、小鼠(*Mus musculus*)等。模式生物基因组计划作为人类基因组计划(HGP)的重要组成部分,在 HGP 特别是比较基因组学研究和完成过程中扮演了重要的角色,对提前完成 HGP 的主要目标起到了前所未有的作用。

1. 模式生物基因组研究概况 基因组计划包括结构基因组(structural genomics)计划和功能基因组(functional genomics)计划,前者主要包括两方面:定位和排列基因。定位时,先把每条染色体打断成一些大片段,然后确定这些片段的顺序。基因定位还包括识别染色体上某些短序列的标记,将已知基因的位置标记出。排列基因是确定 DNA 中碱基对的具体排列顺序。即将染色体的所有标记片段进行序列分析,再将片段中的每一段短序列按染色体原来的顺序连接起来,即完成基因组的遗传图谱、物理图谱、序列图谱和基因图谱。后者主要研究基因所具有的功能,并确定基因在生物体生命活动过程中是如何发挥作用的。把研究较多的一些低等生物作为模式生物进行比较分析,从其基因组中发现一些普遍规律或重要信息,来作为高等生物特别是人类基因组研究的基础,如:将酵母作为细胞周期和 DNA 修复的模式;将线虫作为细胞分化发育的模式;将果蝇作为信号传递的模式;小鼠有 500 多种突变型编码的蛋白质,与人的同源性达 90%,因而可作为模式生物以研究人的相应基因及其蛋白质。

2. 模式生物的比较基因组研究 在开展人类基因组计划的同时,进行模式生物基因组研究,其目的在于利用模式生物基因组与人类基因组之间编码顺序和组织结构上的同源性,用单一或简单的生物模式阐明高等生物特别是人的基因组在结构以及物种进化的内在联系,目前已从模式生物之间以及人类之间发现了一些共性特征以及各自的独特性。

(1) 模式生物基因组一般都比较小,但编码基因的比例较高,重复序列和非编码序列较少,是一些"压缩"的基因组。

(2) 模式生物基因组中 G+C 的比例高,同时 CpG 岛的比例也比较高。

(3) 在模式生物中发现了同人的基因组中一样的重复序列。

(4) 在各种不同的物种中,大多数的重要生物功能是由相当数量的同源序列基因蛋白承担。

(5) 同线连锁的同源基因在不同物种基因组中有相同连锁关系。

(6) 生物体的复杂性一般表现在"生物学"的复杂性,与基因组的 C 值大小及基因数量未必一定呈线性关系。

3. 研究基于模式生物基因组信息重要生命活动的分子机制 模式生物是经典遗传学研究的主要对象和基础,研究者们已在个体水平和细胞水平对生物的遗传规律进行了大量的研究,掌握了大量的实验数据;而模式生物基因组计划的研究,是要在分子水平上进一步阐明物种遗传、变化衍化关系及生物生命活动的本质。模式生物基因组计划的研究可为人类基因组计划提供理想的实验系统,发展新的基因组研究方法和技术,其在人类基因组的研究中,占有极其重要的地位。模式生物体的基因组结构相对简单,但核心细胞的生理过程和生化通路在

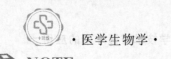

很大程度上是保守的,通过比较和鉴别不同进化阶段生物体的基因组信息,将进一步加深对高等生物特别是人类基因组结构和功能的了解,从而揭示生命的本质规律。

模式生物基因组研究最直接的应用体现在生物信息学领域。当人们发现了一个功能未知的人类新基因时,可以迅速地在任何模式生物基因组数据库中检索得到与之同源的功能已知的模式生物基因,并获得其功能方面的相关信息,从而加快对人类基因的功能研究。

(二)疾病研究

人类疾病的动物模型(animal models of human diseases)是指在医学研究中建立的具有人类疾病模拟表现的动物实验对象和相关材料。人类疾病的发生、发展过程复杂,仅从临床表现和尸体解剖所见难以全面了解和阐述,而且在很多情况下,不能直接将人作为实验对象,需要借助动物复制出类似人类的各种疾病及某些生命现象的模型进行研究,将结果外推到人,以便认识和预防疾病。

人类疾病动物模型具有可以避免用人体进行实验,简化、缩短研究周期,提供发病率较低的疾病材料,严格控制实验条件,提高可比性,便于收集和分析,有助于全面认识疾病的本质等优势。近年来,一些新的更有利于研究的模式实验动物在不断地被引入人类疾病模型的研究应用中。

如早在 1963 年,英国的 Brenner 首次发现了秀丽隐杆线虫(*Caenorhabditis elegans*,简称 *C. elegans* 或秀丽线虫),是研究发育生物学和神经生物学理想的模式动物。2002 年和 2006 年,以 *C. elegans* 为模型在器官发育及程序性细胞死亡基因调控机制和 RNA 干扰机制方面的研究成果获得了诺贝尔生理学或医学奖。经历了近半个世纪,*C. elegans* 已成为研究细胞凋亡、神经发育和学习记忆等多种复杂生命现象调控机制及环境化学品毒性评价的重要模式生物之一。

1. *C. elegans* 模型在神经系统病变的应用 雌雄同体的 *C. elegans* 有 302 个神经元、56 个胶质细胞,约占全部细胞(959 个)的 1/3。*C. elegans* 的神经结构虽然简单,功能却很完善。根据形态不同可将 302 个神经元分为 118 种类型。根据功能可分为感觉神经元、中间神经元和运动神经元 3 种类型,共具有 5000 个化学突触、600 个缝隙连接和 2000 个神经肌肉接头。*C. elegans* 包含多种经典的神经递质如乙酰胆碱、多巴胺、5-羟色胺、谷氨酸、氨基丁酸和神经肽等。这些神经递质在神经元中的合成、储存和代谢等过程都与哺乳动物具有高度相似性。*C. elegans* 的大多数离子通道基因也与哺乳动物具有同源性,是研究神经系统疾病机制的良好模型。

(1)阿尔茨海默病(Alzheimer disease,AD)是一种渐进性神经退行性疾病,目前在 *C. elegans* 中建立的转基因模型有以下几种:①Aβ 模型:基于这个模型,发现了 Aβ 细胞毒性与自由基氧化应激的相关性和热休克蛋白对 Aβ 细胞毒性的抑制作用,并且证实了 Aβ 诱发的神经退行性病变的过程中有蛋白质氧化的参与。②TA 蛋白转基因模型:发现野生和突变 TAU 过表达都会导致运动不协调表型的出现。

(2)帕金森病(Parkinson disease,PD)是一种黑质纹状体系统多巴胺神经功能受损所致的多巴胺和乙酰胆碱平衡失调的慢性疾病。其主要病理特征是黑质纹状体多巴胺能神经元减少和细胞内路易体(Lewy body)的出现。*C. elegans* 有 8 个多巴胺能神经元,在 *C. elegans* 中已经成功制备了化学药物等所致的多巴胺能神经元损伤模型和转基因模型。

2. *C. elegans* 模型在其他疾病研究中的应用

(1)低氧应答模型:对于 *C. elegans* 而言,只要有充足的食物,即使氧浓度降到 2% 时也能够维持机体的正常代谢。当氧浓度低到 1% 时,*C. elegans* 的机体代谢率才会下降为正常的 50%,而此时 *C. elegans* 仍然能够发育和繁衍后代。当氧浓度在 0.25%~1% 时,*C. elegans* 的低氧应答通路被激活,在近乎无氧环境下进入休眠状态。*C. elegans* 的这种适应能力可尽可能减少外界环境对机体的损害,也提示了一些研究低氧损伤的思路。

(2) 成瘾性疾病:成瘾性疾病是复杂的社会、心理和基因遗传因素综合作用的结果。利用 *C. elegans* 可以揭示成瘾性疾病涉及的分子水平和神经环路等调控的行为学反应,以及精神心理活动等的分子和细胞机制。*C. elegans* 长期或短期暴露于酒精或尼古丁的培养基中会出现与哺乳动物类似的行为学变化:急性应答、耐受性、戒断症状和敏化性。

(3) 脂肪代谢疾病方面的研究,*C. elegans* 中保守存在有许多在哺乳动物体内的核心代谢途径:脂肪酸合成、脂肪链的延伸、线粒体中 β-过氧化物酶体系作用下的脂肪酸氧化、糖酵解、葡萄糖及氨基酸的代谢。对 *C. elegans* 的脂肪进行标记非常简单,对脂肪颗粒的定量也较方便,因而 *C. elegans* 可以作为研究脂肪积累调控机制的良好模型。

(4) *C. elegans* 生命周期较短,使其成为衰老研究和抗衰老药物筛选的理想模型。以 *C. elegans* 作为模式生物的衰老研究已经较为深入和系统,已经有近 30 年的历史。目前认为 *C. elegans* 衰老的生理与分子调控机制涉及 3 个调节系统:胰岛素(IGF-1)信号通路、进食限制延缓衰老的调节系统和线粒体呼吸链。

三、常用模式生物

1. 脊椎动物

(1) 斑马鱼:斑马鱼(*Daniorerio*,俗称 zebrafish)属鲤科短担尼鱼属,原产于南亚,是一种常见的热带鱼,是研究脊椎动物器官发育和人类疾病的重要遗传学模型之一。它具有繁殖能力强、体外受精和发育、胚胎透明、性成熟周期短、个体小、易养殖等诸多特点,特别是可以进行大规模的正向基因饱和突变与筛选。这些特点使其成为功能基因组时代生命科学研究中重要的模式脊椎动物之一。2009 年斑马鱼的基因组测序已经完成,其共有 25 对染色体,其基因与人类的基因保守度达到 85%。

斑马鱼单倍体、雌核发育二倍体的制作和突变体的获得均较容易,精子可以冷冻保存,同时其心血管系统的早期发育与人类极为相似,这些特点使得斑马鱼成为目前研究人类疾病及动物胚胎发育的最佳模式生物。特别是在母体产生的因子(如蛋白质和 mRNA)对启动胚胎发育的影响、体轴的形成机制、胚层的诱导与分化、胚胎中细胞的运动机制、器官的形成、左右不对称发育、原始生殖细胞的起源等方面做出巨大贡献。

在人类疾病及治疗方法的研究中斑马鱼模型的起步较晚,但是发展很快。因为斑马鱼幼鱼体积小(出生后 7 天约 4 mm),能被放进 96 孔板进行实验,使斑马鱼对化合物的需求量很小。这使得斑马鱼在高通量先导化合物筛选上具有很大优势,能够缩短药物的体内研究时间。在神经方面,研究人员相继发现了斑马鱼在学习、睡眠、药物成瘾及其他神经行为表型等方面与人类相似,并且可以定量研究。斑马鱼的整个神经递质系统,包括胆碱能、多巴胺能和去甲肾上腺素能通路均已经被阐明。相比于其他无脊椎模式生物,斑马鱼出生后三天就开始发育功能完好的血脑屏障。这些都说明了斑马鱼模型在神经系统疾病研究上的优势。另外,斑马鱼的诸多特性使其在分子生物学操作上具有很大的灵活性,对斑马鱼进行特定基因的暂时性沉默已经成为应用广泛的研究方法。在构建稳定的转基因品系方面,利用化学诱变,锌指核酸酶或定向诱导基因组局部突变(targeting induced local lesions in genomes,TILLING),能够稳定地敲除特定基因。mRNA 注射或插入顺式调控元件等可以在斑马鱼基因组中插入致病突变体。

因为斑马鱼体积小、成本低、繁殖速度快、易于观察以及与人类相对高的同源性和众多的转基因品系,斑马鱼模式生物的使用正逐渐拓展和深入到生命体的多种系统(如神经系统、免疫系统、心血管系统、生殖系统等)的发育、功能和疾病(如神经退行性疾病、遗传性心血管疾病、糖尿病等)的研究中,并已应用于小分子化合物的大规模新药筛选。

（2）小鼠：小鼠（*mus musculus*）属于哺乳纲（Mammalia）啮齿目（Rodentia）鼠科（Muridae）小鼠属（Mus）动物。小鼠是由小家鼠演变而来。它广泛分布于世界各地，经长期人工饲养选择培育，已育成1000多个近交系和独立的远交群。早在17世纪就有人用小鼠做实验，现已成为使用量最大、研究最详尽的哺乳类实验动物。小鼠因其个体小、容易控制、繁殖快等成为现今生物研究中最常使用的模式生物之一。从小鼠的生活习性、行为特征到基因表达及各种生物反映的信息传导通路等都有研究。现今小鼠在医学研究中也比较常见，主要有建立各种疾病模式小鼠，通过对这些模式小鼠的研究开发治疗各种疾病的药物及方法。

从进化的角度看，小鼠作为哺乳动物的代表有其不可动摇的地位。除了小鼠以外的四种模式动物，至少在2.7亿年前就在进化上与人类走到了不同的分支，而小鼠在6千万年前还和人类共同拥有一个祖先。在2002年，小鼠基因组的测序工作初步完成时，研究者们分析了96%小鼠基因组序列，其中有99%的基因能在人的基因组序列中找到同源序列，证实了小鼠与人类在基因水平上的高度同源。同样，小鼠的生理生化指标及其调控机制和人类相同或相似，因此，对小鼠的研究成果有很大的可能性可以推演到人类，所以对小鼠进行研究有很大的应用价值。此外，和狗、猴等大型哺乳动物相比，小鼠的繁殖能力强，生殖周期短。通常实验用的近交系小鼠一胎生育5～10只幼鼠，而远交群的小鼠的生殖能力更强。这些幼鼠在10周之后就能达到性成熟的状态，开始繁殖下一代。对研究者而言，这十分便于在进行分析研究时获得足够的样本，这是小鼠相对于其他哺乳动物的优势之一。小鼠的这些特点使其在世界范围内广泛被使用，而且形成了各种实验用近交系，使用有基本一致遗传背景的近交系小鼠所做出的实验成果容易在不同的实验室重复，这就使实验结果更容易被接受。这也是小鼠作为模式生物的主要优势之一。

小鼠除了应用于相对常规的实验技术外，如形态观察和组织学分析，以及基因鉴定、各种免疫印迹（Western，Northern，Southern Blot）和RNA检验方法（RT-PCR）等微观实验，在众多科学家的努力下，小鼠也成为功能基因组研究的最主要手段之一。

目前基因组改造技术又可以分为四类：一是通过物理或化学方法在小鼠生殖细胞DNA中随机诱导单个或多个碱基的突变形成，然后通过与野生型小鼠交配，将突变传给后代。二是通过ES细胞或受精卵原核显微注射，在基因组中随机插入特定的碱基序列，转基因技术、"基因打靶"技术及转座子技术可以归到此类。三是在基因组的特定位置插入或者删除特定的碱基序列，即基因定位突变，基因剔除（knock-out）和基因敲入（knock-in）属于此类；四是近年发展起来的CRISPR-Cas9技术（clustered regularly interspaced short palindromic repeats-Cas9，CRISPR-Cas9），此技术的工作原理是crRNA（CRISPR-derived RNA）通过碱基配对与tracrRNA（trans-activating RNA）结合形成tracrRNA/crRNA复合物，此复合物引导核酸酶Cas9蛋白在与crRNA配对的序列靶位点剪切双链DNA；而通过人工设计这两种RNA，可以改造形成具有引导作用的sgRNA（single guide RNA），足以引导Cas9对DNA的定点切割。该技术迅速被运用到基因敲除小鼠的构建之中。通过一系列研究，首先证明了通过RNA注射的方式将CRISPR-Casq系统导入小鼠受精卵比DNA注射能更有效地在胚胎中产生定点突变。在此基础上，又发现了该方法没有小鼠遗传品系的限制，能够对大片段的基因组DNA进行删除，也可以通过同时注射针对不同基因的RNA序列达到在同一只小鼠或大鼠中产生多个基因突变的效果。这种方法构建的基因突变动物具有显著高于传统方法的生殖系转移能力，是一种可靠、高效、快速地构建敲除动物模型的新方法。

2. 无脊椎动物

（1）黑腹果蝇：在20世纪生命科学发展的历程中，果蝇扮演了十分重要的角色，它是十分活跃的模式生物。在全球变暖与气候变迁的初期预警系统、遗传学、发育的基因调控、各类神经疾病、帕金森病、老年痴呆症、药物成瘾和酒精中毒、失眠与时差、衰老与长寿、学习记忆与某

NOTE

些认知行为的研究等都有果蝇的"身影"。在众多的果蝇品系中,黑腹果蝇是开展研究较多的一种模式生物,黑腹果蝇(*Drosophila melanogaster*)属于昆虫纲的双翅目,生活史短,易饲养,繁殖快,染色体少,突变型多,个体小,是一种很好的遗传学实验材料。基因组全长约 165 Mb,大约编码 13600 个基因。

果蝇属于双翅目,体长约 0.3 cm,广泛分布于全球温带及热带地区,主要以附生在腐烂发酵的水果上的酵母菌、真菌为食。在夏秋季节,果园、菜市场、草坪等处皆可见其踪迹。在实验室里,果蝇的饲养条件并不苛刻,凡能培养酵母菌的基质都可作为其养料。果蝇的生活周期十分短暂,完成一个世代的交替平均只需要 2 周左右。果蝇由卵发育为成虫大体经过卵、幼虫、蛹和成虫 4 个阶段,属完全变态发育。1 只雌果蝇一生能产下 300~400 个卵,卵经 1 天即可孵化成幼虫,组成一个庞大的家族。如此众多的后代,足以作为一个研究样本进行数理统计分析。果蝇幼小的体型、简单的饲养管理、短暂的生活史、高效的繁殖及极快的胚胎发育速度和完全变态等特点都是其他实验动物无可比拟的。果蝇的染色体数目少,仅 3 对常染色体和 1 对性染色体,便于分析,因而是遗传学研究的最佳材料。20 世纪初,摩尔根选择黑腹果蝇作为研究对象,建立了遗传的染色体理论,奠定了经典遗传学的基础并开创了利用果蝇作为模式生物的先河。约在此后 30 年的时间中,果蝇成为经典遗传学的"主角"。科学家不仅用果蝇证实了孟德尔定律,而且发现了果蝇白眼突变的性连锁遗传,提出了基因在染色体上直线排列以及连锁交换定律。摩尔根在 1933 年因此被授予诺贝尔奖。1946 年,摩尔根的学生,被誉为"果蝇的突变大师"的米勒,证明 X 射线能使果蝇的突变率提高 150 倍,因而成为另一位诺贝尔奖获得者。

在近代发育生物学研究领域中,果蝇也是一枝独秀。1995 年,诺贝尔奖再次授予三位在果蝇研究中辛勤耕耘的科学家,以表彰他们发现早期胚胎发育中的遗传调控机理。同时,果蝇也为进一步阐明基因-神经(脑)-行为之间关系的研究提供了理想的动物模型。

神经生物学家将一个来自大鼠的基因植入果蝇体内,这个基因编码一种离子通道蛋白质。在环境中存在生物能量分子 ATP 的情况下,该离子通道允许带电粒子通过细胞膜,从而传递动作电位。随后,研究者给果蝇注射因为被另一种分子包裹而处于不活动状态的 ATP 分子。用紫外线激光照射果蝇,能使 ATP 分子从束缚中解放出来,启动离子通道,使果蝇的神经受到电信号刺激。实验显示,如果该离子通道蛋白质在控制果蝇爬行的多巴胺能神经元中表达,本来懒散的果蝇在激光照射下会变得过度活跃。如果离子通道表达在控制果蝇逃跑反应的大神经中,则激光可使果蝇跳来跳去、抖动翅膀并飞走。这种研究策略对动物的神经和行为研究有着重要意义。转基因果蝇帮助神经生物学家建立了一种非侵入式的方法,用来控制整个神经系统里的每个神经元。

果蝇在睡眠行为的研究中有大量应用。通过遗传学和生物化学的筛选方法,用果蝇鉴定了十多个钟基因,其中包括 4 个核心钟基因 period (per)、timeless (tim)、clock(clk)和 cycle (cyc)。所有这些钟基因及其相应的表达产物组成了两个相互依赖的转录-翻译反馈环路,从而驱动生理和行为的昼夜节律。科学家可以通过对这些基因的操控和编辑,实现对睡眠分子机制的深度解读。

近一个世纪以来,通过对果蝇的研究,科学家们在生命科学的各个层次积累了十分丰富的资料。人们对它的遗传背景有着比其他生物更全面更深入的了解。作为经典的模式生物,果蝇将在生命科学研究中发挥更加巨大而不可替代的作用。

(2) 秀丽线虫:秀丽线虫在当今的生命科学研究中起着举足轻重的作用。20 世纪 60 年代,Brenner 在确立了分子遗传学的中心法则以后,为探索个体及神经发育的遗传机制,而最终选择了秀丽线虫这一比果蝇更简单的生物,并于 1974 年在《Genetics》上发表文章,在这篇文章中他详细描述了秀丽线虫的突变体筛选、基因定位等遗传操作方法。为秀丽线虫作为模

知识链接 10-4

式生物进行个体发育的遗传研究奠定了基础。

自 Brenner 开始,四十多年来,以秀丽线虫为模式生物的研究几乎涉及生命科学的各个领域并取得了重大突破,如 MAPK 信号传导、细胞程序性死亡、TGF-β 信号传递途径、RNA 干扰(RNA interference,RNAi)和微 RNA(microRNA,miRNA)等。秀丽线虫成虫长约 1 mm,身体为半透明,研究时不需染色即可在显微镜下看到秀丽线虫体内的器官如肠道、生殖腺等;若使用高倍相差显微镜,还可达到单一细胞的分辨率。此外它的细胞数目以及细胞命运图谱几乎固定,并且易于追踪。又因为线虫仅有一千多个体细胞,所以它的所有细胞都可以彻底地观察研究,这与人体数十兆的体细胞比起来,真是简单多了。因此,线虫是研究细胞分裂、分化、死亡等的好材料。它以大肠杆菌为食,易在实验室培养,从一个受精卵发育成可以产卵的成虫只需要 3 天。

在自然状态下,秀丽线虫绝大部分个体为雌雄同体(hermaphrodite),其一生能产生约 300 个受精卵。如果在一个培养皿上放上几只线虫,几天之后就可得到大量的后代。自然产生的秀丽线虫群体中只有约千分之一为雄性,但在实验室里可以用热激的办法来产生雄性个体以用于遗传交配。由于具有雄性和雌雄同体这两种性别特征,秀丽线虫在遗传研究上具有无可比拟的优势。一方面,不同遗传背景的秀丽线虫可以像果蝇等模式动物一样进行遗传交配,进行遗传分析或获得具有多种性状的个体;另一方面,经突变或交配产生的新性状无须再经交配只需转接继代就可以保持了。事实上,秀丽线虫可以像培养动物细胞一样储存在 −80 ℃ 冰箱或液氮中,这就为大量保存各种遗传背景的秀丽线虫株系提供了极大的便利。这一优势也是其他模式动物(如果蝇和小鼠)等所不具备的。

但秀丽线虫也有一些不足之处,如:其虽然是多细胞动物但较低级,与人类种属差异很大,进化地位较为原始;其虽是真核生物但部分基因产生多顺反子,且基因组中非重复序列很高,这些特点表明秀丽线虫较接近原核生物。另外,秀丽线虫不存在高等生物的适应性免疫,只能依靠固有免疫发挥作用,在研究感染性疾病和免疫性疾病时不能反映人类抵抗疾病时的病理生理状况,不适于建立系统感染模型。部分存在于酵母和哺乳动物细胞的自噬基因在秀丽线虫中并无同源基因,比如参与诱导自噬作用的 ATG17。秀丽线虫中自噬同源基因在结构上的不保守,或由于自噬通路不保守造成的同源基因缺失,对于以秀丽线虫作为模式生物研究人类自噬及相关疾病是一大缺陷。

3. 真核微生物 酿酒酵母(*Yeast-Saccharomyces cerevisiae*)是最简单的真核生物,由一个细胞组成一个独立的生物个体。酿酒酵母是与人类关系最广泛的一种酵母,在传统中它用于制作面包和馒头等食品及酿酒,在现代分子和细胞生物学中它用作真核模式生物,其作用相当于原核的模式生物大肠杆菌。酿酒酵母是发酵中最常用的生物种类。酿酒酵母的细胞为球形或者卵形,直径 5~10 μm。其繁殖的方式为出芽生殖。

酿酒酵母是第一个完成基因组测序的真核生物,测序工作于 1996 年完成。酿酒酵母的基因组包含大约 1200 万碱基对,分成 16 组染色体,共有 6275 个基因,其中可能约有 5800 个真正具有功能。据估计,其基因约有 23% 与人类同源。其基因组数据库包含有酵母基因组的详细注释(annotation),是研究真核细胞遗传学和生理学的重要工具。

在酿酒酵母测序计划开始之前,人们通过传统的遗传学方法已确定了酵母中编码 RNA 或蛋白质的大约 2600 个基因。通过对酿酒酵母的完整基因组测序,研究者们发现在 12068 kb 的全基因组序列中有 5885 个编码专一性蛋白质的开放阅读框。这意味着在酵母基因组中平均每隔 2 kb 就存在一个编码蛋白质的基因,即整个基因组有 72% 的核苷酸顺序由开放阅读框组成。这说明酵母基因比其他高等真核生物基因排列紧密。在线虫基因组中,平均每隔 6 kb 存在一个编码蛋白质的基因;在人类基因组中,平均每隔 30 kb 或更多的碱基才能发现一个编码蛋白质的基因。酵母基因组的紧密性是因为基因间隔区较短与基因中内含子稀少。

酵母作为高等真核生物特别是人类基因组研究的模式生物,其最直接的作用体现在生物信息学领域。当人们发现了一个功能未知的人类新基因时,可以迅速地在任何一个酵母基因组数据库中检索与之同源的功能已知的酵母基因,并获得其功能方面的相关信息,从而加快对该人类新基因的功能研究。研究发现,有许多涉及遗传病的基因均与酵母基因具有很高的同源性,研究这些基因编码的蛋白质的生理功能及它们与其他蛋白质之间的相互作用将有助于加深对这些遗传病的了解。此外,人类许多重要的疾病,如早期糖尿病、小肠癌和心脏疾病,均是多基因遗传病;揭示涉及这些疾病的所有相关基因是一个困难而漫长的过程,酵母基因与人类多基因遗传病相关基因之间的相似性将为人类提高诊断和治疗水平提供重要的帮助。

例如,人类遗传性非息肉性小肠癌相关基因与酵母的 MLH1、MSH2 基因,运动失调性毛细血管扩张症相关基因与酵母的 TEL1 基因,布卢姆氏综合征相关基因与酵母的 SGS1 基因,都有很高的同源性。遗传性非息肉性小肠癌基因在肿瘤细胞中表现出核苷酸短、重复顺序不稳定的细胞表型,而在该人类基因被克隆以前,研究工作者在酵母中分离到具有相同表型的基因突变(MSH2 和 MLH1 突变)。受这个结果启发,人们推测小肠癌基因是 MSH2 和 MLH1 的同源基因,而它们在核苷酸序列上的同源性则进一步证实了这一推测。布卢姆氏综合征是一种临床表现为性早熟的遗传病,患者的细胞在体外培养时表现出生命周期缩短的表型,而其相关基因则与酵母中编码蜗牛酶的 SGS1 基因具有很高的同源性。与来自布卢姆氏综合征个体的培养细胞相似,SGS1 基因突变的酵母细胞表现出显著缩短的生命周期。

酵母作为模式生物不仅在生物信息学方面发挥作用,还为高等真核生物提供了一个可以检测的实验系统。例如:可利用异源基因与酵母基因的功能互补以确证基因的功能。如果一个功能未知的人类基因可以补偿酵母中某个具有已知功能的突变基因,则表明两者具有相似的功能。对于一些功能已知的人类基因,进行功能互补实验也有重要意义。例如:与半乳糖血症相关的三个人类基因(GALK2(半乳糖激酶)、GALT(UDP-半乳糖转移酶)和 GALE(UDP-半乳糖异构酶))能分别补偿酵母中相应的 GAL1、GAL7、GAL10 基因突变。在进行互补实验以前,人类和酵母的乳糖代谢途径都已十分清楚,对有关几种酶的活性检测法也十分健全,并已获得其纯品,可以进行一系列生化分析。随着与半乳糖血症相关的三个人类基因的克隆分离成功,功能互补实验成为可能,从而在遗传学水平进一步确证了人类半乳糖血症相关基因与酵母基因的保守性。人们又将这一成果予以推广,利用酵母系统进行半乳糖血症的检测和基因治疗,如:区别真正的突变型和遗传多态性,在酵母中模拟多种突变型的组合表型,或筛选基因内或基因间的抑制突变等。这些方法也同样适用于其他遗传病的研究。

4. 原核微生物 大肠杆菌(*Escherichia coli*,*E. coli*)属于革兰阴性短杆菌,大小为 $0.5~\mu m \times (1\sim3)~\mu m$。周身鞭毛,能运动,无芽孢。能发酵多种糖类,产酸、产气,是人和动物肠道中的正常栖居菌,婴儿出生后即随哺乳进入其肠道,与人终身相伴,其代谢活动能抑制肠道内分解蛋白质的微生物生长,减少蛋白质分解产物对人体的危害,还能合成 B 族维生素和维生素 K,以及有杀菌作用的大肠杆菌素。正常栖居条件下不致病,但若进入胆囊、膀胱等处可引起炎症。在肠道中大量繁殖,几乎占粪便干重的 1/3,为兼性厌氧菌。大肠杆菌很容易培养,使用起来也很安全,因而成为最受欢迎的模式生物之一,被广泛应用于各种生物学基础研究。目前作为模式生物的大肠杆菌的四个菌株已经适应了实验室培养,丧失了感染人类肠道的能力。大肠杆菌繁殖速度也比较快,在理想培养基中每 20 min 数量就能翻一倍。大肠杆菌是研究微生物遗传的重要材料,如局限性转导就是 1954 年在大肠杆菌 K12 菌株中发现的。Lederberg 采用两株大肠杆菌的营养缺陷型进行实验,奠定了研究细菌接合方法学上的基础。

5. 植物 拟南芥(*Arabidopsis thaliana*)属于被子植物门双子叶植物纲十字花科,两年生草本,是一种应用广泛的生物。拟南芥具有植株小(1 个茶杯可种植好几棵)、每代时间短(从发芽到开花不超过 6 周)、结子多(每棵植物可产很多粒种子)、生命力强(用普通培养基就可做人工培养)等优点,是研究有花植物的遗传、细胞、发育和分子生物学的理想模式植物。

在自然界中,拟南芥主要分布于温带,集中在欧洲地区;在东非、亚洲大陆、日本也都有分布,一般生长在野外干燥的土壤中。欧洲文明的扩张把拟南芥带到了北美和澳洲大陆。历史上对拟南芥科学研究的记载最早可追溯至 16 世纪,德国学者 Thai 在德国北部的哈茨山区中首次发现并记录了这个物种。19 世纪分类学家 Heynhold 将其命名为 Arabidopsis thaliana。直到现在,人们在世界各地共收集到 750 多个拟南芥生态型,这些生态型在形态发育、生理反应方面存在很大差异。其中 Col 生态型用于拟南芥的全基因组测序,其整个基因组已于 2000 年由国际拟南芥菜基因组合作联盟联合完成,也是第一个被顺序分析的植物基因组。拟南芥是自花授粉植物,基因高度纯合,用理化因素处理突变率很高,容易获得各种代谢功能的缺陷型。被科学家誉为"植物中的果蝇"。

作为模式生物,拟南芥主要有以下几方面的优势。

(1) 拟南芥的基因组在常见的植物模型中是最小的,总共大约有 1.57 亿个碱基,大约只有小麦的 1/80。拟南芥的染色体数目也很少,只有五对同源染色体。这些特点对于基因的克隆是非常有利的。早在 2000 年,国际合作完成了拟南芥的全基因组测序和分析,并将全部信息放到 The Arabidopsis Information Resource(TAIR)网站上供研究人员查询使用,在植物中它的基因组测序第一个被完成。在后基因组时代,对拟南芥 27 000 个基因和 35 000 个编码蛋白的研究分析也已经取得了很大的进展,为下一步的研究奠定了基础。

(2) 相比水稻、小麦、玉米等作物,拟南芥植株体积小,对环境的适应性强,能在普通 MS 培养基上生长,因此很容易在实验室或人工气候室内大量培养;它的生活周期短,繁殖能力强,大大节省了实验时间。这些特征使得作为遗传研究模型的拟南芥具有其他植物所不可比拟的优势。

(3) 拟南芥还具有一些特殊的遗传特点。例如,自然条件下,拟南芥是严格的闭花自花传粉,基因高度纯合,这使得基因的突变或者其他的遗传特征能够稳定地传递下去。此外,拟南芥又具有很强的可诱变性。目前已知可用于拟南芥人工诱变的方法包括物理的 X 射线、慢中子,化学的 EMS,生物的 T-DNA 插入等,都能获得较高的突变率。

(4) 拟南芥研究的相关遗传手段和生化分子技术都已经比较成熟了。尤其是其基因图位克隆技术和转基因技术,对于拟南芥基因结构和功能的研究提供了很大便利。

(5) 自然界中拟南芥分布广,种群大,为研究提供了丰富的种质资源。数十年来,该领域的先驱们通过大量的工作收集和整理了数百种拟南芥的生态型和大量的突变体;尤其是运用高通量转化技术得到的 T-DNA 插入的突变体库,已经鉴定了 300000 个独立的 T-DNA 插入株,几乎覆盖了所有的编码基因。这些插入突变株的种子免费供全世界的研究者使用,相关信息也可通过 T-DNA database 网站查阅。

(6) 拟南芥的整个幼苗以及成苗的根都是半透明的,可以直接在光学显微镜下观察。拟南芥还可以表达外源转化的荧光分子标签,从而通过荧光显微镜对其生长和发育过程中的细节进行实时动态研究。这些特点为拟南芥细胞学研究和遗传研究中的表型观察提供了便利。

microRNA(miRNA)是近几年来拟南芥研究中最值得注意的热点之一。miRNA 是高等真核生物中一类非翻译 RNA,由基因组编码。miRNA 前体的转录过程与普通基因 mRNA 的转录过程基本类似。不同的是,初始 miRNA 转录本(pri-miRNA)为"发夹"结构,然后通过不同酶的修饰最终形成成熟 miRNA。成熟 miRNA 仅含有 19~23 个碱基核苷酸,但是这些寡聚核苷酸却可以通过碱基配对与一些基因的 mRNA 结合,在一些酶的参与下破坏与之结合的mRNA 或者干扰 mRNA 的正常翻译。miRNA 最早于 1993 年在线虫中发现,在拟南芥中,大多数已经发现的 miRNA 都参与植物重要的生命活动,例如:植物的形态建成,RNA 诱导的基因沉默以及植物对于逆境的适应性等。

通过对拟南芥的研究,科学家们获得了关于 miRNA 生物合成过程的新认识。在动物中已经报道了由 RNA 酶Ⅲ结构域的 Drosha 蛋白和由 RNA 双链结合结构域的 Pasha 蛋白参与 pri-miRNA 的加工。在拟南芥中也发现了 Drosha 的同源蛋白 DCL1(含 RNA 酶Ⅲ结构域)和 Pasha 的同源蛋白 HYLI(RNA 双链结合结构域)。最近的研究表明,拟南芥中除了 DCL1 和 HYL1 之外,参与加工 miRNA 初始转录本的还有另一个必需蛋白 SERRATE(SE)。SE 编码一个含"锌指"结构域的蛋白,在动物的 pri-miRNA 加工过程中尚未发现。除此之外,在拟南芥 miRNA 的生物合成途径中还发现另一个重要的蛋白 HENl,它的主要功能是使已经剪切成 19~23 个碱基的 miRNA 末端的核糖被甲基化。一般认为甲基化是为了防止 miRNA 的末端被其他酶所识别,从而保证了 miRNA 在细胞特定位置的稳定性。以上这两项研究为完整认识高等生物中(包括动物和植物中)的 miRNA 生物合成过程提供了有价值的信息。

第四节 基因工程技术

20 世纪 70 年代后,生物技术的出现和迅速发展为医学研究做出了巨大贡献,促进了对疾病发生、发展机制的研究,建立了一系列新的诊断、治疗、预防方法,发展了新的健康理念。基因工程(genetic engineering)又称基因拼接技术,或 DNA 重组技术,或分子克隆,以分子遗传学为理论基础,是生物技术最主要的研究内容之一。它以分子生物学和微生物学的现代方法为手段,将不同来源的基因按预先设计的蓝图,在体外构建杂种 DNA 分子,然后导入活细胞,以改变生物原有的遗传特性,获得新品种,生产新产品。基因工程技术为基因的结构和功能的研究提供了有力的手段。它涉及特定基因的制备、分离、鉴定、改造以及在不同生物间的转移等多项技术。为涵盖更广义的内容,有时也采用基因操作这一概念,指所有涉及 DNA 或者 RNA 的技术,或者指所有基因工程和基因工程相关的技术。本节主要介绍重组 DNA 技术与基因治疗。

基因工程技术的产生得益于生物化学与分子生物学、遗传学、免疫学、生理学等领域中的许多重大发现。基因工程技术的诞生又为这些领域的研究工作提供了新的研究工具和手段。基因工程,广义上来讲,是指任何形式的、人为制造的生物遗传性状改变,故亦称为遗传工程。现阶段,基因工程技术特指针对特异基因进行的体外和体内操作。DNA 限制性内切酶和 DNA 连接酶的发现,构成了 DNA 重组技术的基础。1972 年,美国斯坦福大学的 Paul Berg 制造出了第一个人工重组 DNA。1982 年在美国冷泉港实验室讲座基础上出版的《分子克隆实验指南》,标志着基因工程技术完成了诞生和改进过程。

一、基因工程技术的基本原理和步骤

基因工程技术,亦称为分子克隆。克隆(clone)指的是来自于同一始祖的一群相同分子、细菌、细胞和动物获取大量单一拷贝的过程,也称无性繁殖。

一个完整的体外 DNA 重组技术主要包括以下步骤:获取目的基因;将目的基因进行必要改造;选择合适载体;将目的基因与载体连接获得含有目的基因的重组载体;重组载体导入相应细胞;筛选出含重组 DNA 的细胞。

在完成目的基因的体外重组及操作的过程后,对其表达产物的后续处理过程和技术,如蛋白质的分离纯化、修饰以及后加工技术,以及进一步的中试和扩大生产规模的工艺和研究,被称之为广义的重组 DNA 技术。通过基因工程技术,一方面可以获得大量的 DNA 片段来分析

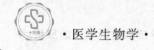

基因结构,另一方面也可以获得基因用于医学、生物学的发展。

二、基因工程用载体

载体(vector)是可以携带目的基因进入宿主细胞的运载工具。理想载体应该具备以下条件:具有自主复制能力,以保证重组DNA分子可以在宿主细胞内得到扩增;具有较多的拷贝数,易与宿主细胞的染色体(DNA)分开,便于分离提纯;相对分子质量相对较小,并有足够的接纳目的基因的容量;在非宿主功能区必需的DNA区段有较多的单一限制性核酸内切酶位点;有一个或多个筛选标记;较高的遗传稳定性。按照基本元件组成的不同来源,可以将载体分为质粒、噬菌体、粘粒、病毒和人工染色体等类型。

(一)质粒

质粒(plasmid)是存在于细菌染色体外的,具有自主复制能力的环状双链DNA分子。质粒分子能在宿主细胞内独立地进行复制,并能在细胞分裂时,恒定地传给子代细胞。同时质粒带有某些特殊的、不同于宿主细胞的遗传信息,可用于筛选和鉴定重组细胞。

质粒载体是以细菌质粒的各种元件为基础重新组建的人工质粒。质粒载体一般只能接受小于15 kb的外源DNA插入片段。质粒载体可以用于目的基因的克隆和表达。常用的质粒载体有pBR322和pUC系列等。

(二)噬菌体

噬菌体是一类细菌病毒,有双链噬菌体和单链丝状噬菌体两大类。λ噬菌体为双链噬菌体,M13噬菌体和f₁噬菌体为单链丝状噬菌体。

λ噬菌体是早期分子遗传学使用的主要研究工具之一,一直被作为基因文库和cDNA文库的克隆载体,在分子生物学的发展中发挥了重要作用。λ噬菌体的基因组DNA长度约48 kb,在宿主体外与蛋白质结合包装为含有双链线性DNA分子的颗粒。根据克隆方式的不同,λ噬菌体可以分为插入型载体和取代型载体两类。插入型载体只有一个限制性内切酶位点可以用作克隆外源DNA片段,克隆时将此位点切开,插入外源性的DNA片段。主要用于cDNA的克隆和cDNA文库的构建。置换型载体的非活性必需区的两端分别存在一个可供克隆用的限制性内切酶位点,克隆外源基因时,用外源DNA片段置换非必需区而实现克隆,适用于基因组DNA的克隆以及基因组DNA文库和cDNA文库的构建。

(三)人工染色体

人工染色体(artificial chromosome)是为了克隆更大DNA片段而发展起来的新型载体,在人类基因组计划和其他基因组项目的实施中起到了关键性作用;包括酵母人工染色体、细菌人工染色体、哺乳动物人工染色体等。酵母人工染色体可以接受100~2000 kb的外源性DNA插入,是人类基因组计划中物理图谱绘制采用的主要载体。细菌人工染色体是以细菌的F因子为基础构建的克隆载体,可以插入的外源DNA长度为300 kb,具有克隆稳定、易与宿主DNA分离等优点,是人类基因组计划中基因序列分析用的主要载体。

以上载体主要为克隆载体,用于目的基因的克隆、扩增、序列分析、体外定点突变等。为了在宿主细胞中表达外源目的基因,获得大量表达产物而应用的载体,称为表达载体。表达载体除了含有克隆载体中的主要原件以外,还含有表达目的基因所需要的各种元件,如特殊的启动子、核糖体结合位点和表达标签等元件。表达载体可以分为原核细胞表达载体、酵母细胞表达载体、哺乳动物细胞表达载体和昆虫细胞表达载体等。

(四)基因工程常用工具酶

在基因工程技术中对基因进行加工处理需要使用各种不同功能的工具酶。常用的工具酶有限制性核酸内切酶、DNA 聚合酶和 DNA 连接酶等。

1. 限制性核酸内切酶 限制性核酸内切酶是能够识别和切割双链 DNA 内部特定核苷酸序列的核酸酶,简称限制性内切酶。这一类核酸酶天然存在于细菌体内,与甲基化酶构成细菌的限制修饰体系,以限制外源 DNA 而保护细菌自身 DNA,维持细菌遗传性状的稳定。

限制性核酸内切酶可以识别长度为 4~6 个碱基的核苷酸序列,这些序列一般为回文结构(palindrome)。限制性核酸内切酶识别特性核酸序列后,切割 DNA 产生的核酸片段末端,根据其突出情况可以分为平端(或顿端)与黏性末端。限制性核酸内切酶活性受到多种因素的影响,如蛋白质、酚、氯仿、乙醇、EDTA、SDS 等。

2. DNA 聚合酶 在 DNA 的体外重组中,DNA 聚合酶(DNA polymerase)以 DNA 或者 RNA 为模板,将脱氧核糖核苷酸连续添加到双链 DNA 分子引物的 $3'$ 羟基末端,催化完成 DNA 的合成。常用的有大肠杆菌 DNA 聚合酶 I(全酶)、大肠杆菌 DNA 聚合酶 I 的 Klenow 片段、T4 DNA 聚合酶、耐高温 DNA 聚合酶以及反转录酶等。

(1) 大肠杆菌 DNA 聚合酶 I:由 Arthur Kornberg 在 1955 年发现,是由大肠杆菌 pol A 编码的单链多肽,具有 3 种活性,即 $5' \rightarrow 3'$ 聚合酶活性、$5' \rightarrow 3'$ 外切酶活性、$3' \rightarrow 5'$ 外切酶活性,主要用于 DNA 探针标记和 DNA 序列分析。

(2) Klenow 聚合酶:大肠杆菌 DNA 聚合酶 I 经枯草杆菌蛋白酶处理后的大片段分子,具有 $5' \rightarrow 3'$ 聚合酶活性与 $3' \rightarrow 5'$ 外切酶活性,缺乏 $5' \rightarrow 3'$ 外切酶活性,主要用于填补限制性内切酶消化后的 DNA $3'$ 末端、合成 cDNA 的第二链以及 DNA 测序。

(3) 耐高温 DNA 聚合酶——Taq 酶:主要用于 PCR 反应。

(4) 反转录酶:RNA 指导的 DNA 聚合酶,具有 $5' \rightarrow 3'$ 聚合酶活性与 RNaseH $5' \rightarrow 3'$ 外切酶,模板为 RNA 或者为 DNA,引物为带 $3'$ 羟基的 RNA 或者 DNA,主要用途是以 mRNA 为模板合成 DNA。

3. DNA 连接酶 DNA 连接酶通过将一段 DNA 的 $3'$ 羟基末端和 $5'$ 磷酸末端形成 $3', 5'$ 磷酸二酯键,而把两个 DNA 片段连接成一个片段。采用 T4 连接酶,既可以连接黏性末端,也可以连接平、末端。

(五)目的基因的获取与重组载体的构建

1. 目的基因的获取 目的基因也称供体基因,是指待检测或者待研究的特定基因,其获取方法如下。

(1) 染色体直接分离:直接从组织或者供体中分离出染色体 DNA,然后以机械法或者合适的限制性内切酶消化 DNA 后获取目的基因。

(2) 化学合成法:利用 DNA 合成仪直接合成。其优点是可以任意制造和修饰基因,在基因两端添加合适接头以及宿主生物的偏爱密码子等;缺点是获取大片段基因相对困难。

(3) 反转录酶合成 cDNA:以从细胞提取的 mRNA 为模板,反转录成 cDNA,然后进行基因克隆,从而获得某种特定基因。

(4) 从基因组文库或者 cDNA 文库筛选获得:获取未知基因的方法,先构建基因组或 cDNA 文库,扩增后再筛选目的基因。

(5) 聚合酶链反应:在体外对已知基因进行特异性扩增的方法。通过 PCR 反应,迅速得到大量目的基因的拷贝。

2. 重组载体的构建 将已获得目的基因 DNA 片段以及纯化的载体,通过酶切、分离与回收、连接三个步骤,将目的基因片段与载体连接成为重组体。

(1) 目的基因与载体的限制性酶切:根据目的基因与载体的限制性内切酶图谱,选择识别位点位于载体多克隆位点的限制性内切酶。用相同的内切酶切割目的基因和载体,以使两者产生末端互补。一般采用双酶切来实现定向克隆并避免载体自身环化连接。

（2）目的基因和载体片段的分离与纯化：酶切后的目的基因与载体,分别进行琼脂糖凝胶电泳。分离含所需 DNA 片段的凝胶,通过凝胶回收并纯化得到需要的 DNA 片段。

（3）目的基因与载体的连接：含有匹配黏性末端的两个 DNA 片段相遇后,形成碱基互补配对,在 DNA 连接酶作用下形成磷酸二酯键封闭缺口,成为完整的环状 DNA 分子。与黏性末端相比,平端连接效率低,非背景重组高,并且存在多拷贝插入和双向插入等缺点。

（六）重组载体的导入、鉴定和表达

重组载体导入原核细胞的过程称为转化（transformation）,重组载体导入真核细胞的过程称为转染（transfection）,酵母细胞的基因导入称转化,病毒载体导入细胞称感染（infection）。

1. 重组载体在原核细胞的导入

（1）重组载体转化细菌：广义的转化是指微生物摄取 DNA 而实现的基因重组。载体进入宿主后,可以独立复制,也可以与宿主基因重组。狭义转化是指感受态细菌捕获和复制质粒载体 DNA 的过程。细菌处于容易摄取外源 DNA 的状态称为感受态,一般可以通过 $CaCl_2$ 处理,或者通过电穿孔仪来完成细菌的转化。酵母细胞的转化多采用电穿孔法。

（2）重组噬菌体的感染：噬菌体或者病毒进入宿主细胞并增殖的过程称为感染。以重组噬菌体进行基因导入时,需要将噬菌体外壳蛋白与重组载体包装成噬菌体。

2. 重组细菌的筛选 重组载体导入宿主后,需要将真正的转化子筛选出来。一般可以根据载体、目的基因或宿主细胞的不同遗传学特性和分子生物学特征设计筛选方案。常用的筛选与鉴定方案有两类：利用宿主细胞遗传学表型的改变直接筛选；通过重组子的结构特性进行鉴定。前者常用抗药性、营养缺陷型显色反应和噬菌斑形成能力等遗传表型来筛选,后者常用限制性内切酶酶切、探针杂交、核酸序列分析来鉴定目的基因结构。

3. 外源基因在原核细胞的表达 大肠杆菌因具有培养简单、繁殖迅速以及适合大规模生产等特点而成为最常用的原核表达系统。大肠杆菌表达系统的缺点是缺乏翻译后加工,真核细胞来源的蛋白质往往不能够正确折叠或进行糖基化修饰,而形成不溶性的包涵体,导致后续纯化困难。可用于大肠杆菌表达的载体,除了克隆载体所有的元件外,还应具备调控转录、产生大量 mRNA 的强启动子。

4. 外源基因在真核细胞的导入和表达 根据宿主细胞不同,真核表达系统可以分为酵母、昆虫以及哺乳类动物细胞等表达系统。真核表达系统具有较原核表达系统更多的优越性,常用于重组 DNA 药物、疫苗等生物制剂生产领域和蛋白质的功能研究的基础领域。

（1）真核细胞表达载体：真核细胞表达载体在结构上常常既具备适合在原核细胞内进行目的基因重组和载体扩增的元件,又具有适合在真核宿主细胞中表达重组基因所需的各种转录与翻译调控元件。因此真核细胞表达载体在结构上即包含原核表达载体的复制子、筛选基因、多克隆位点等,也含有真核细胞的表达元件,如启动子、增强子、转录终止信号、poly A 尾、真核宿主细胞筛选标记等。除少部分可以独立扩增外,大多数真核细胞表达载体 DNA 是先整合入宿主的染色体,然后随宿主细胞 DNA 的复制而扩增。

（2）真核细胞表达载体导入宿主细胞：将载体导入真核细胞的过程称为细胞转染,而接受外源重组基因 DNA 的细胞则称为转染细胞。高效率的细胞转染,是外源蛋白能够在真核细胞中表达的关键之一。目前常用的转染方法有：磷酸钙转染、电穿孔转染、脂质体转染。其中电穿孔转染效率高,操作简单,但需要专门的仪器。

（3）转染细胞的筛选：通过使用合适的选择标记与特殊的培养基能够将转染细胞从未转染细胞中筛选出来。真核转染细胞的筛选标志有代谢缺陷标志和抗生素标志两类。常用的选择系统有胸腺核苷酸激酶基因选择系统、新霉素磷酸转移酶基因选择系统和次黄嘌呤-鸟嘌呤磷酸核糖转移酶基因选择系统等。

（4）真核表达系统的选择：利用真核细胞表达外源性基因主要有两个目的：一是研究该基因在细胞中的作用和机制，二是制备大量的纯化蛋白质用于诊断、治疗或蛋白的结构研究。前者对表达系统要求较低，而后者对表达系统要求较高。哺乳动物细胞是表达人类基因最理想的系统。人源性蛋白在哺乳动物细胞可以进行接近人类的转录和翻译后修饰，其构象与活性也最接近人类。酵母是成熟的工业用微生物，具备大肠杆菌高表达水平和真核细胞的翻译后修饰与蛋白构象折叠的优点。

三、基因治疗

人类基因组计划的完成和后基因组计划、蛋白质组等研究的实施和深入将在分子和基因层次上揭示更多疾病发生、发展和变化的本质和机制，为在基因水平对疾病的预防、诊断和治疗提供新的切入点和新的手段。从基因水平探测和分析疾病的起因，从基因水平干涉和矫正疾病造成的紊乱是近年来基础和临床医学新的研究方向，由此发展而来的基因诊断和基因治疗已经成为现代医学的重要组成部分。

基因操作技术的成熟，为基因导入人体提供了必备的条件。基因治疗由此产生，并发展成为当前分子医学生物学最重要的研究领域。作为一种新的治疗手段，基因治疗为许多疑难病症的治疗带来了希望，但同时还存在许多问题。

基因治疗（gene therapy）是指通过基因转移技术，将目的基因导入人体细胞，使其发挥生物学功能，纠正或补偿因基因缺陷和异常引起的疾病，以达到治疗目的的一种生物治疗方法。在基因治疗研究的早期，基因治疗主要是把正常基因导入细胞，使其表达产物发挥治疗作用。随着基因治疗研究的发展，导入的基因不仅可以是正常基因也可以是重组基因或者 RNA。

（一）基因治疗的基本程序

1. 目的基因的选择和制备 选择合适的目的基因是基因治疗研究的首要问题。对于遗传病，一般选择对应的野生型正常基因。对于非遗传病则有多种基因可供选择。确定的目的基因需要被克隆入合适的表达载体中。

2. 基因导入方式的选择 基因导入体内的方式有三种。第一种方式称为体内法或直接法，即直接向体内组织和器官转入基因，使其表达后在全身发挥作用，该方法的缺点是基因转移和表达效率较低。第二种方法称为间接法或回输法，或称为离体法，即选择适当的靶细胞，一般为患者细胞，在体外进行基因转移，筛选出表达外源基因的细胞，再将这些转基因细胞放回到患者体内。第三种方法称为原位法，是把基因直接导入患者的患病部位，使其表达后在局部发挥作用。

目的基因必须进入靶细胞才能表达和发挥作用，因此将外源基因导入靶细胞是基因治疗的关键环节。在基因治疗中通常把基因转移的运载媒介称为载体。基因转移技术可以分为两类，即病毒学方法和非病毒学方法。

（1）基因导入的病毒学方法：以重组病毒作为载体，通过感染将目的基因导入靶细胞，该方法转染效率高，但操作条件要求也较高。常用的载体包括 RNA 病毒和 DNA 病毒两类，前者主要是逆转录病毒，后者包括腺病毒、腺相关病毒、单纯疱疹病毒等。

（2）基因导入的非病毒学方法：通过物理和化学方法将基因导入靶细胞是基因导入的非病毒学方法，常规方法有脂质体法和直接注射法等。此类方法操作简单，但效率较低。

①脂质体法：本方法主要用于体外细胞的转染，也可以用于基因体内的导入。脂质体与DNA 形成复合物，保护 DNA 不被降解，与细胞膜结合后形成内吞小体，把 DNA 释放入胞质。

通过在脂质体掺入糖脂或抗体等归巢装置,使脂质体具有靶向性,通过静脉注射后选择性地进入靶细胞。作为基因转移的载体,脂质体法存在转染效率低和基因表达时间短两个缺点。

②直接注射法:应用最广泛的是肌内注射,基因的表达量与注入的外源性基因含量成正比,与溶液体积无关。多次反复注射可以增强表达效果。在治疗肿瘤时,可以进行瘤体的直接注射。

③受体介导的基因转移技术:该技术通过受体介导的细胞内吞作用而实现。细胞膜上存在特异性的受体,具有组织与器官特异性。受体与配体特异性结合,形成的受体-配体复合物在细胞膜上富集,然后通过细胞的内吞作用,实现受体介导的基因转移。该方法的优点为:a.具有细胞、组织和器官的专一性;b.进入细胞的效率很高。因此,通过该方法可以实现高效的特异性基因转移,已经在细胞水平与动物水平取得了较好效果。

3. 靶细胞选择 在目前条件下,基因治疗仅限于体细胞,治疗引起的基因型改变只限于某一类型体细胞,其影响只限于受治疗个体的当代。目前常用的靶细胞主要有以下几种:造血细胞、皮肤成纤维细胞、肝细胞、血管内皮细胞、淋巴细胞、肌肉细胞、肿瘤细胞等。

4. 转染细胞的筛选与导入基因的鉴定 筛选与鉴定的方法和前面的一致。

（二）基因治疗的应用

1. 遗传疾病的基因治疗 已发现的人类具有临床改变的遗传病约 3000 种,而基因治疗是遗传病治疗的一条理想途径。目前针对单基因致病的遗传病,如血友病 B、黏多糖沉积症、家族性高胆固醇血症、囊性纤维变性和重度联合免疫缺陷病等已进行了充分的基础研究和临床应用。

凝血因子Ⅸ缺乏导致血友病 B 的发生,是一种性连锁隐性遗传病。Ⅸ因子由 415 个氨基酸构成,其基因定位于染色体 Xq26.3～27.1,全长 35 kb。1987 年首次构建包含人Ⅸ因子 cDNA 的逆转录病毒,导入人皮肤成纤维细胞并得到表达。1988 年完成了皮肤成纤维细胞治疗血友病 B 的小鼠体内实验。1991 年的人体实验表明含有Ⅸ因子的重组人皮肤成纤维细胞植入皮下后,可以提高患者血液中Ⅸ因子的水平。

2. 肿瘤的基因治疗 由于肿瘤治疗的迫切需要,肿瘤的基因治疗较其他疾病治疗发展更加迅速。在治疗方案上可以选择不同的目的基因、靶细胞、基因导入方法等,根据其基因表达产物的作用机制,基因治疗在策略上可以分为:抑制和杀伤肿瘤细胞、对肿瘤细胞基因进行修饰、调节和改善机体免疫力三种方式。

直接或者间接的抑制和杀伤肿瘤细胞是肿瘤治疗的主要策略。通过表达特异酶,增加肿瘤细胞对药物的敏感性,进而杀伤肿瘤;也可以在肿瘤细胞特异性表达自杀基因,也是肿瘤自杀疗法的重要方向;而抑制癌基因表达、恢复抑癌基因功能可以抑制肿瘤的恶性表型或者对肿瘤产生抑制作用。血管新生对肿瘤增殖具有重要意义,因此抑制血管新生的血管生成抑制剂、血管内皮 VEGF 受体抑制剂等具有抑制肿瘤的作用。

肿瘤细胞的基因修饰主要是导入外源性基因从而增强肿瘤细胞的免疫原性,从而被机体免疫系统识别,并激发特异性细胞毒反应,达到杀伤肿瘤细胞的目的。常用的方法有导入细胞因子基因、导入 MHC 基因和工程分子基因等。如将 IL-2、IL-4、IL-6、IL-7、IL-12、TNF、IFN-γ、G-CSF 以及 GM-CSF 等导入肿瘤细胞后,通过增强免疫反应主要诱发 T 细胞介导的细胞毒作用。除诱发特异性免疫反应外,还可以诱发非特异性免疫反应,如激活巨噬细胞、嗜酸性粒细胞和 NK 细胞等。而增强和调节机体的免疫功能,也是进行肿瘤基因治疗的策略之一。通过将细胞因子基因导入免疫细胞、对树突状细胞进行基因修饰、构建分泌免疫毒素的 T 淋巴细胞、构建肿瘤 DNA 疫苗等方式。以细胞因子基因导入免疫细胞为例,基因导入的靶细胞为免疫细胞,主要是淋巴细胞,尤其是肿瘤浸润的淋巴细胞。将 TNF 等细胞因子转导入肿瘤浸润的淋巴细胞,回输后的重组淋巴细胞具有杀伤肿瘤细胞的作用。

(三)基因治疗的问题与展望

基因治疗技术进展迅速,在较短时间内从实验室研究进入到临床应用。自 1990 年开始,基因治疗在遗传病、肿瘤、心血管疾病和感染性疾病等多个领域得到了应用,并取得了显著的效果。多种基因治疗方案得到批准并得到实施。但如何促进基因治疗的有序发展和更加安全,仍是需要关注的研究重点。

现阶段基因治疗依然存在很多原理和技术上的问题有待解决,主要问题如下:①确定更多更加有效的目的基因:在基因组计划特别是功能基因在基因组学发展的基础上,进一步寻找和确定多基因疾病,如肿瘤、心血管疾病的致病基因,并确定具有治疗价值的关键基因。②提高基因导入效率以及组织细胞特异性:将目的基因特异性地导入某一组织细胞类型,是提高肿瘤的基因治疗效果并降低副作用的关键。这依赖于基因导入效率的提高与组织特异性的提高,解决该问题的关键在于高效载体的构建。③提高基因治疗的安全性:基因治疗常用的载体为病毒载体,病毒的遗传物质有可能会因为发生基因重组或重配,而产生具有复制能力的野生型重组病毒,从而导致机体感染或出现细胞毒性。此外,由于病毒载体进入细胞后是随机整合的,这样就有可能插入到某个癌基因附近而引发肿瘤。目前科学家们正致力于发现和构建更加理想的非病毒载体以提高基因治疗的安全性。④可控性的导入基因的表达:通过加入可调控元件的方法,使目的基因在表达时序和表达水平上得到严格控制,从而发挥更优的治疗效果。

知识链接 10-5

第五节 细胞工程技术

细胞工程是指在细胞水平上进行的遗传操作,即研究、开发、利用各类细胞的工程。人们通过科学设计与精细操作,改变细胞的遗传基础,并通过无菌操作,大量培养细胞,使其再生成细胞、组织、器官乃至完整有机体,或生产出目的物质。迄今为止,人们已经从染色体水平、细胞器水平以及细胞水平开展了多层次的大量工作,在细胞培养、细胞融合、细胞代谢物的生产和生物克隆等诸多领域取得了令人瞩目的成就。

一、体外受精技术

体外受精(in vitro fertilization 或 external fertilization)是指哺乳动物的精子和卵子在体外人工控制的环境中完成受精过程的技术,简称为 IVF。由于它与胚胎移植技术(ET)密不可分,又简称为 IVF-ET。在生物学中,把体外受精胚胎移植到母体后获得的动物称试管动物(test-tube animal)。这项技术成功于 20 世纪 50 年代,在最近 20 年发展迅速,现已日趋成熟而成为一项重要而常规的生物繁殖技术。

人类体外受精技术的发展是建立在动物体外受精程序的基础上的。常规体外受精技术的适应人群的临床指征主要是女性输卵管阻塞或损伤等造成精子与卵母细胞自然结合障碍。常规体外受精技术的完整过程包括:①使用促排卵药物刺激卵巢,增加可被收集的成熟卵母细胞的数量;②在 B 超引导下穿刺取出卵母细胞;③精子与卵母细胞在体外共同孵育,获得较高的受精率,胚胎继续培养,获得较好的胚胎发育状况;④将挑选的可移植胚胎放回子宫。随着体外受精技术的发展,体外受精的临床指征也被用于其他原因的不孕。

(一)技术发展

20 世纪 60 年代初至 20 世纪 80 年代中期,人们以家兔、小鼠和大鼠等为实验材料,进行了大量基础研究,在精子获能机理和获能方法方面取得很大进展。精子由最初在同种或异种雌性生殖道孵育获能,发展到用子宫液、卵泡液、子宫内膜提取液或血清等在体外培养获能,最后用化学成分明确的溶液培养获能。同时,通过射出精子和附睾精子获能效果的比较研究,人们发现射出精液中含有去能因子,并认识到获能的实质是去除精子表面的去能因子。这些理论和方法上的成就,推动了体外受精技术的发展,试管小鼠(Whittingham,1968)、大鼠(Toyoda 和 Chang,1974)、婴儿(Steptoe 和 Edwards,1978)、牛(Brackett 等,1982)、山羊(Hamda,1985)、绵羊(Hanada,1985)和猪(Chang 等,1986)等相继出生。

1978 年 7 月 25 日 23 时 47 分,一位重约 5 磅 12 盎司(约合 2.6 kg)女婴通过剖宫产,在英国曼彻斯特郊外的奥尔德姆总医院降生。她就是世界第一例通过试管婴儿技术降生的路易丝·布朗。该女婴诞生后,试管婴儿技术在各国蓬勃展开。1980—1982 年分别诞生了澳大利亚、美国、法国的首例试管婴儿。

1988 年 3 月,我国大陆首例试管婴儿"萌珠"在北京大学第三医院诞生。同年 6 月,我国首例供胚移植试管婴儿"罗优群"在中南大学湘雅医院诞生。

(二)技术流程

使卵子在体外受精,经人工培养发育到早期胚胎一定阶段,再移植到母体子宫内发育直到分娩,这种生殖技术叫作体外受精-胚胎移植(in vitro fertilization-embryo transfer,IVF-ET)。由此诞生的婴儿通常称为"试管婴儿",IVF-ET 主要包括以下程序。

1. 诱发超排卵(superovulation) 该方法由 Edwards 和 Steptoe 于 1970 年创立。其优点是一次可以采得多个成熟的卵子,其缺点是偶尔会引起卵巢过度刺激,造成黄体功能不足、分泌期子宫内膜发育延迟,导致着床失败。1982 年以来,随着技术方法的不断改进,诱发超排卵术已为世界 IVF-ET 研究者普遍采用。目前常用的方法是:在月经周期的第 6、8、10 天,每天注射人类绝经期促性腺激素(HMG)两个安瓿(每安瓿含 FSH 和 LH 各 75 IU);或者在月经周期的第 5~9 天每天服用氯米芬(CC)50 mg,每日一次,对闭经患者需要先应用黄体酮肌内注射引起撤退性出血,在出血的第 5 天开始服药(方法同人工月经周期疗法)以排除子宫性闭经,待建立正常月经周期后再服氯米芬,可增加疗效。用药同时用 B 超监测卵泡的发育。当有两个卵泡直径超过 16 mm 时,注射人绒毛膜促性腺激素(HCG)5000 IU。排卵一般发生在注射后 36~40 h,故采卵一般应在注射后 29~35 h 内进行。

2. 卵细胞的采集 目前常用的方法有以下两种。

(1)腹腔镜引导吸卵法:1970 年 Steptoe 首先采用这种方法。该方法需在全麻下进行。首先用含 5%CO_2、5%O_2、90%N_2 的混合气体注入受术者腹腔造成气腹,然后在脐下插入腹腔镜,另从腹壁其他位置插入卵巢钳和内径为 1 mm 的吸卵钢针,在腹腔镜引导下将接近成熟的卵泡吸入收集瓶内。

(2)超声波引导吸卵法:1981 年 Lenz 首先使用这种方法。该方法使用的仪器是超声扫描装置。该装置不仅能在屏幕上清晰地显示卵泡,而且能通过穿刺转换器准确地引导吸卵钢针的穿刺方向。经常采用的穿刺途径是经阴道穿刺取卵,其采卵成功率与腹腔镜引导吸卵法相仿。由于该方法在局麻下即可进行,故具有简便易行的优点。

3. 体外受精和早胚培养 体外人工授精成功与否决定于以下三个条件:①成熟的卵母细胞。诱发超排卵后采集的卵母细胞并非都已发育成熟,未成熟者需置于成熟培养液中孵育 4~24 h。如果一次采集的卵母细胞较多,也可低温保存备用。②一定数量和质量的精子。用于体外人工授精的精液每毫升至少应含有 $(2~5)×10^6$ 个形态正常、活动良好的精子。待精液液化,经两次洗涤后,在室温中静置或在 37 ℃温箱内孵育数小时,使精子充分获能。体外受精也可采用低温保存的健康精子。③适宜的培养液。培养液的 pH 值、渗透压、各种离子浓度及营养成分等必须与母体内的自然环境十分相似。按照成分和用途的不同,培养液可分为成熟培养液、受精培养液和生长培养液三类。

体外受精一般在试管或培养皿中进行。加入 1 mL 受精培养液、1 mL 精子悬浮液和成熟的卵母细胞,摇匀后置于 CO_2 孵箱内培养。3~8 h 后,若发现卵母细胞内出现雄原核和雌原核即说明受精成功。受精卵应立即转移到含生长培养液的试管内继续培养。

卵子的受精是体外受精过程中的关键步骤,是成熟的精子与次级卵母细胞相互作用并结合成为受精卵的过程。从卵泡取出的卵母细胞,经体外培养 4~6 h 后,即可进行体外受精。常规 IVF 是将配子在体外自然配对完成受精,受精过程与体内存在很大差异。自然受孕过程,精子需要经历一个漫长的旅程——从女性生殖道到达输卵管,在体内能够达到受精部位与卵子接触的精子是有限的(数十条甚至数百条),这使精子在经过女性生殖器到达卵子周围的过程经历了严格的自然选择,而体外受精过程对精子的自然选择的作用有限。传统的体外受精中,大量的精子与卵子共培养完成受精。

各生殖医学中心在授精操作上方法各异,常规体外受精的受精方式呈现多样化特征。体外受精精子与卵子共孵育的方式依据时间的不同分为短时受精和隔夜受精。在受精用器皿种类、受精时单液滴卵子数量、受精液体中精子密度、精子加入卵子培养液或卵子加入精子培养液、受精终止方式以及受精培养液与培养箱种类等方面,目前尚没有全国统一的要求或规范。

传统的卵母细胞暴露给精子的时间足够长,一般要隔夜培养,达到 16~20 h。这么长时间的共培养,氧化应激产物的释放,对胚胎的发育能力与透明带硬度的影响值得评估。缩短精子与卵母细胞共同孵育时间成为大势所趋。将精卵共孵育时间缩短后去除精子的受精方式,称为短时受精。

短时受精符合正常人体的受精过程。正常人体精卵相互作用和受精发生在性交后20 min内,当精子与卵子相遇,精子顶体外膜破裂释放出顶体酶,溶解卵子外周的放射冠和透明带并发生顶体反应,借助酶的作用,精子穿过放射冠和透明带。精子头部与卵子相遇,开始受精过程,当一个精子进入卵子,立即阻断 Ca^{2+} 流动,并发生皮质反应、透明带反应、卵膜反应,从而使其他精子不能进入,上述过程短时间内即可完成。短时受精后,胚胎移入新的培养基中,符合正常人体受精后胚胎的周围环境。

对于短时受精和隔夜受精这两种体外受精中精子与卵母细胞共孵育的主要方式,在受精结局尤其是多精受精的比例上有无差别,文献报道不一致。多数文献倾向于短时受精更有优势。缩短精子暴露给卵母细胞的时间,减少了不利胚胎发育的因素,受精卵及卵裂率与隔夜受精比较没有明显差异,但胚胎质量明显提升,从而保证了临床妊娠率与胚胎种植率的提高。

二、胚胎工程技术

胚胎工程是指对动物早期胚胎或配子所进行的多种显微操作和处理技术,包括体外受精、胚胎移植、胚胎分割移植、胚胎干细胞等技术。胚胎工程的许多技术,实际是在体外条件下,对动物自然受精和早期胚胎发育条件进行的模拟操作。

胚胎移植是胚胎工程的一项极其重要的基本技术,采用任何新技术所产生的胚胎,都必须通过胚胎移植才能得到后代。科学家首先成功移植了兔胚胎,随后小鼠、大鼠及多种哺乳动物的胚胎移植试验相继获得了成功,胚胎移植是指用特制的导管经阴道、子宫颈把胚胎安放到子宫腔底部的过程。1985 年 Strickler 报道了用超声波引导胚胎移植的方法。由于子宫、导管、胚胎均能被清晰地显示,故这种方法有助于提高胚胎移植的准确性。胚胎发育时期会直接关系到移植的成败。一般认为 2~16 细胞期的胚胎均可移植。20 世纪 70 年代,人们曾主张在 8 细胞期进行移植,而目前多数学者则认为 2~4 细胞期进行移植更为适宜。一次移植多个胚胎可以提高妊娠率。Johnes 于 1982 年报道,移植 1 枚胚胎时妊娠率为 13%,移植 2 枚时为 31%,移植 3 枚则为 50%。目前许多学者都主张一次移植 3 个或更多的胚胎,但这常会导致多胎妊娠。胚胎移植已在我国高技术研究和有关学科的基础研究中得到广泛的应用。胚胎移植的内容主要包括以下几个方面。

（一）移植胚胎的选择

目前,移植胚胎的选择依据仍然主要来自胚胎的发育速度和形态学观察指标。胚胎数的选择依据移植时间,获卵后第二天移植胚胎以 4 细胞为最佳,第三天移植胚胎以 8 细胞为宜,且前一天以 4 细胞为宜,囊胚期移植胚胎以扩张囊胚为宜。形态学观察缺少客观的可量化的公认指标对其进行分级评估,目前基于经验的最好的胚胎形态被认为是:卵裂球分裂同步,大小均匀,每个卵裂球单核,无胚胎碎片。透明带有薄弱区域、折光性好的胚胎被认为种植率较高。

胚胎的发育潜能受多方面的影响,所以不能将单一指标作为选择移植胚胎的唯一指标。移植胚胎的选择还是要综合考虑种植前各个阶段配子与胚胎的发育速度和形态学特征。移植胚胎的挑选更看中胚胎继续发育的能力,多重参数评估系统将已有各参数指标整合,有助于全面连续地评估胚胎的发育,以期提高临床妊娠率。

（二）移植胚胎的数量

多胎妊娠,尤其是三胎和三胎以上妊娠被认为是辅助生殖技术最常见和最严重的并发症之一。多胎妊娠母婴发生不良妊娠结局的概率显著增加。为了提高自己的受孕机会,体外受精的患者往往倾向移植较多的胚胎。然而,临床实践中,总是风险与受益并存,为使体外受精的结局最优化,应该在保证临床妊娠率的前提下将风险降到最低。

IVF 患者多胎妊娠的产科风险大,双胎妊娠的风险高于单胎 20 倍,三胎或三胎以上的风险高于单胎 400 倍。减少多胎妊娠率的最主要措施就是限制移植胚胎的数量。我国相关技术规范已经限制了最高移植胚胎数量,对于年龄小于 35 岁的妇女已规定首次周期只能移植 1～2 枚胚胎。IVF 移植胚胎的数目在减少,但受医疗、经济及社会因素的制约,移植两枚胚胎仍是常规。

单胚胎移植显著减少了双胎妊娠的发生比例,但可能减少新鲜周期的活婴出生的比例,冷冻技术的稳定实现了单个冷冻胚胎复苏后移植,以增加累计妊娠率,从而达到与双胎移植相似的临床结局。选择性单胚胎移植技术中胚胎选择是关键。形态学评估为无损技术,是辅助生殖领域最为常用的评价着床前胚胎活力的方法,甚至是目前判断胚胎质量的唯一标准。

单胚胎移植技术的实现依赖于囊胚培养技术的发展,以进一步选择有发育潜能的可移植胚胎。IVF-EV 技术的快速进步,伴随着胚胎培养技术的进步。胚胎培养已从早期的取卵后 2天培养,逐渐发展为取卵后 3 天,胚胎发育至 8 细胞阶段,进而进入囊胚期胚胎培养。适宜的培养液和低氧培养环境的使用促进了囊胚培养技术的进步,为囊胚移植提供可能。

1. 胚胎移植 胚胎移植是将体外培养的胚胎送回母体子宫腔内的过程。2～8 细胞期的分裂期胚胎移植一般在取卵后 48～72 h 进行,囊胚期胚胎移植一般在取卵后 5～6 天。

选择发育良好的种植前早期胚胎集中于同一培养皿中备移植。吸取一段移植液体后,将待移植的胚胎吸入移植管内芯。通常采用的是三段式液体,前后两段为空液柱,中间一段液柱中含有胚胎。总液体量控制在 20 μL。移植后,在超声下追踪气泡而确定胚胎的位置,这项技术并没有影响妊娠率。建议胚胎移植管必须含有最少的空气以增加胚胎到达着床位点 的机会。

腹部超声引导下的移植始于 1985 年。这项技术可以让临床医师清楚地看到移植管的顶端的确切位置,也可以证实移植后胚胎连同气泡没有移位。移植管顶端的强回声已经被用来帮助超声显影和子宫内操作。超声也被用来在移植前测量宫颈曲度,相应地弯曲移植管使对宫颈管或内膜的创伤最小化。腹部超声引导下的移植能显著地提高临床妊娠率和继续妊娠率。

2. 胚胎输卵管内移植术 胚胎输卵管内移植术(tubal embryo transfer,TET)是一种把 IVF-ET 和 GIFT 两项技术结合起来的新方法,由 Devroey 于 1986 年创立。其主要方法如下:利用 IVF 技术获得 2~8 细胞期胚胎,利用 GIFT 技术将胚胎移植到输卵管壶腹部,被移植的胚胎将通过正常生理过程进入子宫,自然发育直至分娩。由于 TET 的移植物是已经受精的胚胎,因而避免了 GIFT 程序中不受精的可能性;由于被移植的胚胎是按正常生理过程转入子宫,因而避免了 IVF-ET 程序中手术对子宫内环境的干扰,所以 TET 的临床妊娠率一般高于 IVF-ET 和 GIFT。

3. 囊胚培养及移植 传统的 IVF-ET 通常选择卵裂期胚胎进行移植,然而,其多胎率高、成功率低始终困扰着生殖医学界。因此,如何改善胚胎培养体系及挑选最具发育潜能的胚胎以达到移植 1 枚胚胎获得 1 个健康活婴的最终目的依然是世界各国生殖工作共同面临的挑战,而囊胚移植更符合生理过程,胚胎与子宫内膜更为同步,因而可获得更高的胚胎种植率及临床妊娠率,且较少的胚胎移植数量,降低了多胎妊娠发生率,因而具有广泛的应用前景。

囊胚形成在形态上经历了细胞融合、囊胚腔出现及囊胚腔扩张的变化,基因调控上经历了由母型调节向胚胎型调节的转化,囊胚期胚胎培养的发展经历了 3 个阶段:单一培养、共培养和序贯培养。目前,序贯培养基本已取代前两种。囊胚期的胚胎经过了人类胚胎发育阻滞阶段(8 细胞期)的筛选,继续生存能力较强。将获得的最具活力的胚胎进行移植,在体外培养 6 天,使胚胎发育与子宫内膜"种植窗"同步。在囊胚期进行移植更符合生理状况,从而有利于提高胚胎种植率;同时可提高临床妊娠率并减少胚胎移植的数量,进一步降低多胎妊娠率,进一步淘汰无发育潜能的胚胎,使可供移植胚胎得到筛选,最终选择优质胚胎进行移植;但对于高龄、多次 IVF 失败、卵巢反应差及胚胎质量差的患者,囊胚期移植并不能提高妊娠率,因为这些患者得不到或很少得到优质胚胎或囊胚。因此,要在囊胚期移植得到高妊娠率的前提是获得优质胚胎。然而,囊胚培养效率有待进一步提高,囊胚冷冻技术尚未成熟,许多问题有待深入研究。

三、细胞工程技术与医学

细胞工程技术是指应用现代细胞生物学、发育生物学、遗传学和分子生物学的理论与方法,按照人们的需要和设计,在细胞水平上的遗传操作,重组细胞结构和内含物,以改变生物的结构和功能,即通过细胞融合、核质移植、染色体或基因移植以及组织和细胞培养等方法,快速繁殖和培养出人们所需要的新物种的生物工程技术。

细胞工程与基因工程一起代表着生物技术最新的发展前沿,伴随着试管植物、试管动物、转基因生物反应器等相继问世,细胞工程在医药领域发挥着越来越重要的作用。

(一)胚胎干细胞技术

1. 胚胎干细胞的起源和特征 胚胎干细胞(embryonic stem cell,ES 细胞)是一种具有发育全能性的细胞,一般从哺乳类动物的囊胚内细胞群(inner cell mass,ICM)和原始生殖细胞(primordial germ cell,PGC)分离并体外培养,能分化为机体的任何组织细胞,并具有形成嵌合体的能力(包括生殖系嵌合体)。培养的 ES 细胞与其他细胞一样,为正常的二倍体核型,可增殖和进行遗传操作,具有发育的全能性(totipotency)。在适当条件下,ES 细胞可被诱导分化为多种细胞、组织,也可与宿主囊胚形成嵌合体。ES 细胞是研究哺乳动物胚胎早期发生、细胞分化、基因调控等发育生物学基本问题的理想模型,也是组织工程、药理学和临床医学研究的重要工具。

1981 年，Evans 及 Martin 等分别建立了小鼠 ES 细胞系后，人们一直把小鼠 ES 细胞作为人类相应细胞的模型，但由于不同种属之间在生理、结构和遗传学上存在巨大差异，尤其是近年来，人们试图将 ES 细胞作为组织工程的种子细胞以定向分化，用于临床移植治疗伤病。因此，研究者们对人 ES 细胞（human embryonic stem cell，hES 细胞）进行了大量探索和研究。

Thomson 等（1995 年）从恒河猴的囊胚中分离建立了 ES 细胞系，ES 细胞体积较小，细胞核大，呈集落生长，相差显微镜下折光性强，它具有稳定的核型，能分化形成滋养层和 3 个胚层的组织，高密度培养时易形成类似早期胚胎组织的类胚体或拟胚体（embryoid bodies，EBs）。Thomson 等（1998 年）从人受精卵发育至囊胚期的内细胞群分离克隆出 hES 细胞系。其保持未分化状态，具有正常的核型，端粒酶活性高，表达灵长类 ES 细胞表面抗原。Shamblott 等（1998 年）从含原始生殖细胞（PGCs）的 5～9 周人胚胎生殖嵴和肠系膜中分离克隆出 hES 细胞系，其特征类似于小鼠胚胎生殖细胞（embryonic germ cell，EG 细胞）和 ES 细胞，呈碱性磷酸酶（alkaline phosphatase，AKP）和特异性免疫标志物阳性。

研究证实：分离的小鼠 ES 细胞在体外可以分化成各种细胞，包括神经元、造血干细胞和心肌细胞等。ES 细胞还具有自发发育成某些原始结构的趋势，如在一定的培养条件下，一部分 ES 细胞会分化为类胚体，而另一些细胞会发育成包含造血干细胞的卵黄囊。形成类胚体和卵黄囊的比例可通过改变培养基而改变。

2. 胚胎干细胞的应用前景　ES 细胞对科学发展和人类健康具有重要意义：首先，ES 细胞体系已经成为基因功能研究的有效手段。根据同源重组的原理，利用基因打靶技术实现基因组内指定基因的失活，借此可以破译人体基因的功能。其次，ES 细胞系建立后，可从根本上揭示人和动物发育过程中的决定基因，有助于阐明发育早期的复杂事件。再次，ES 细胞可作为评价新药及化学产品毒性及效能的检测系统，ES 细胞研究能极大地改进评价药品安全性的实验方法。ES 细胞系具有组织、细胞的广谱性，可模拟体内组织、细胞间复杂的相互作用。例如，新的药物或治疗方法可以先用人的细胞系进行实验，这不会取代在整个动物和人体身上进行实验，但这会使药品研制的过程更为有效。实验表明，药品对细胞系是安全并有好的效果时，才有资格在实验室进行动物和人体的进一步实验。ES 细胞在药物筛选和农用化学品上的用途，可减少动物检测，降低成本，有重要的商业价值。最后，ES 细胞具有重要的临床意义，ES 细胞有可能成为细胞替代疗法和组织器官移植的最佳来源。ES 细胞作为个体发育之初的原始干细胞，理论上，它无限地提供特异性细胞类型，用于置换疾病组织和放、化疗损伤后的造血系统，为遗传病、肿瘤和衰老等疾病的治疗提供新的思路。

移植 ES 细胞来源的组织细胞后，还要克服组织相容性与移植物的排斥反应。因此，需要建立有组织相容性意义的 ES/EG 细胞库，或用基因修饰干细胞使移植物更容易被接受，或进行患者的体细胞核移植，建立自身遗传背景的 ES/EG 细胞系。

ES 细胞处于高度未分化状态，容易形成胚胎组织瘤，必须进行体外分化，产生特异性细胞前体，才能用于移植。因此，如何控制 ES 细胞定向分化是 ES 细胞应用于临床医学的关键。目前设想应用 ES 细胞进行临床替代疗法的基本途径如下：自胎儿性腺或早期胚胎分离 hES 细胞—体外增殖—基因修饰减轻免疫排斥—体外定向分化—移植。若取出成人的体细胞核，将其移植到去核的成熟卵母细胞，体外发育分化得到囊胚，从中分离克隆 hES 细胞，这样可为临床器官移植和细胞治疗提供具有自身遗传背景的供体。

（二）组织工程技术

组织工程（tissue engineering）是近年来正在兴起的一门新兴学科，组织工程一词最早是由美国国家科学基金会 1987 年正式提出和确定的。它是应用生命科学和工程学的原理与技术，在正确认识哺乳动物的正常及病理两种状态下结构与功能关系的基础上，研究、开发用于修复、维护、促进人体各种组织或器官损伤后的功能和形态生物替代物的科学。

组织工程的核心就是建立细胞与生物材料的三维空间复合体,即具有生命力的活体组织,用以对病损组织进行形态、结构和功能的重建并达到永久性替代。组织工程是继细胞生物学和分子生物学之后,生命科学发展史上的又一新的里程碑,它标志着医学将走出器官移植的范畴,步入制造组织和器官的新时代。同时,组织工程学作为一门多学科交叉的边缘学科,将带动和促进相关高技术领域的交叉、渗透和发展,并由此演化出新的高技术产业。组织工程将是具有巨大潜能的高技术产业,必将产生巨大的社会和经济效益。

组织工程的概念一经提出,就受到各国学者的广泛关注,美国已有相当数量的研究机构、许多相关大学都参与了组织工程的研究。同时,我国的许多学者以敏锐的科研意识与思维,不约而同掀起了一股组织工程热,目前已在软骨、骨、肌腱、血管、皮肤、角膜等领域取得了可喜的进展。

组织工程基本原理:从机体获取少量的活体组织,用特殊的酶或其他方法将细胞(又称种子细胞)从组织中分离出来在体外进行培养扩增,然后将扩增的细胞与具有良好生物相容性、可降解性和可吸收的生物材料(支架)按一定的比例混合,使细胞黏附在生物材料(支架)上形成细胞-材料复合物,将该复合物植入机体的组织或器官病损部位。随着生物材料在体内逐渐被降解和吸收,植入的细胞在体内不断增殖并分泌细胞外基质,最终形成相应的组织或器官,从而达到修复创伤和重建功能的目的。生物材料支架所形成的三维结构为细胞获取营养、生长和代谢提供了一个良好的环境。组织工程学的发展提供了一种组织再生的技术手段,将改变外科传统的"以创伤修复创伤"的治疗模式,迈入无创伤修复的新阶段。组织工程主要包括以下四个要素:种子细胞、生物材料、细胞与生物材料的整合以及植入物与体内微环境的整合。同时,组织工程学的发展也将改变传统的医学模式,进一步发展成为再生医学,并最终用于临床。

(1) 种子细胞:种子细胞的培养是组织工程的基本要素,细胞主要来源于自体、同种异体、异种组织细胞等。自体组织细胞应为首选。由于组织工程细胞培养多需要高浓度的细胞接种,自体组织细胞存在着数量上的局限性及长期传代后细胞功能老化的问题。现在的研究多集中于如何建立适于组织工程需要的种子细胞,主要需要解决以下几个方面的问题:①增加细胞的增殖能力;②延长细胞的生命期;③提高细胞的分泌能力;④优选不同组织来源的同一功能的最佳细胞;⑤建立标准细胞系,使研究工作有更好的可比性和科学性;⑥同种异体与异种移植的免疫学;⑦细胞与人工细胞外基质的相互作用及影响因素。

(2) 生物材料:细胞外基质(extra cellular matrix,ECM)包括均质状态的基质(蛋白多糖、糖蛋白)和细丝状的胶原纤维。ECM是细胞附着的基本框架和代谢场所,其形态和功能直接影响所构成的组织形态和功能。

理想的ECM应具有以下特点:①生物相容性好,在体内不引起炎症反应和毒性反应;②有可吸收性,能彻底地被自身组织所取代;③有可塑性,可塑为任意的三维结构,植入后在体内仍可保持特定形状;④表面化学特性和表面微结构利于细胞的黏附和生长;⑤降解速率可根据不同细胞的组织再生速率而进行调整。

人工的ECM目前研究较多的主要有以下材料:聚乳酸(PLA)、聚羟基乙酸(PGA)、两者的共聚物(PGA-PLA)、聚 ρ-羟基丁酯(PHB);聚乳酸-己内酯的共聚物(PCL)、聚原酸酯、聚磷本酯、聚酸酐等。这些材料的共同特点是:具有生物相容性及可塑性,在体内可逐步分解为小分子如乳酸、羟基乙酸等。目前研究主要集中于人工材料的改性、复合某些生长因子等。尽管这些聚合物植入体内会出现或多或少的炎症反应,但有望通过进一步的纯化而减弱或消失。

(3) 细胞与生物材料的整合:整合的本质是把种子细胞与支架材料结合,得到设计的组织或器官,因应用于不同的方面,构建方法也不相同,以组织工程血管的构建为例:构建组织工程血管有两种:①用正常动脉壁细胞与细胞外基质重建血管;②用正常血管壁细胞、细胞外基质和可降解材料构建血管。

血管壁中切取弹性基膜,并在其上培养鼠动脉平滑肌细胞;或用可降解生物材料制备的基质材料与各型血管壁细胞成分合成血管模型。首先将平滑肌细胞与成纤维细胞分别培养形成细胞层,将成纤维细胞层脱水去细胞形成内膜(IM),再将内膜绕在中轴上,外裹平滑肌细胞和成纤维细胞层,经过体外8周长时间成熟后,内壁注入内皮细胞使之内皮化。整个制备过程约需3个月成熟期,接下来检测结果中机械强度、血液相容性、可缝合性等项目指标是否合格,最后要经过动物实验验证。

组织工程再造血管具有高度生物相容性、可塑性、异物反应小、无致血栓生成、无感染等特点,并且随着组织的长大,最终可成为完全意义上的自体血管。这一研究将给心血管疾病的治疗,乃至组织器官的移植与再造带来曙光。

(4) 组织工程临床应用:组织工程中临床应用是在组织构建完成了动物试验之后在人体上的应用,这也是组织工程的最后一步。目前,组织工程的研究成果人工皮肤已有大量商品化产品上市。

①皮肤溃疡的治疗:临床上皮肤溃疡包括糖尿病的溃疡、静脉性难治性溃疡、坏疽性脓皮病溃疡以及一些其他疾病导致的溃疡等,其治疗一直是一个令人头痛的问题,常规的治疗方法往往不能获得满意的效果,而采用人工皮肤治疗之后效果显著。在一项下肢静脉性溃疡的对照研究中,10例治疗组患者采用Dermagraft移植和加压治疗。Dermagraft由Advanced Tissue Sciences公司生产,是将新生儿包皮成纤维细胞种植于聚乳酸、聚羟基乙酸纤维网中,培养14~17天,成纤维细胞大量增殖并分泌胶原、纤维粘连蛋白、蛋白聚糖、生长因子等,形成由成纤维细胞、细胞外基质和可降解生物材料构成的人工真皮。8例对照组患者仅采用加压治疗,用计算机对溃疡面积进行测量和激光多普勒测移植皮肤的灌注。12周后观察,治疗组总的溃疡愈合率明显高于对照组($P=0.001$)。此实验说明人工皮肤有利于静脉性溃疡的治疗。

在另一项对非感染性神经性糖尿病足溃疡的研究中314例患者被分成两组,应用人工皮肤Dermagraft的治疗组和采用传统治疗的对照组治疗12周后评估溃疡的愈合情况。结果治疗组的完全愈合率达30%,而对照组为18.3%($P=0.023$)。在溃疡病史大于6周的患者中,治愈率更是有明显的差别。治疗组中副作用明显减少。在糖尿病性溃疡还缺乏有效治疗方法的情况下,这是一种非常有用的治疗方法。

坏疽性脓皮病是一种少见的、损毁性、中性粒细胞性皮肤病,这种感染性疾病的溃疡引起疼痛、坏死,溃疡迅速扩大,在一项采用Apligraf(Apligraf由Organogenesis公司生产,具有表皮层和真皮层双层结构,系采用异体成纤维细胞接种于牛胶原凝胶中形成细胞胶原凝胶,1周后接种角质形成细胞,浸没培养4天,角质形成细胞融合成片,然后进行气液界面培养1~2周即得)治疗的研究中,Apligraf不但避免了溃疡面扩大,而且加速了溃疡创面的再表皮化;结合免疫抑制剂(环孢素)治疗,促进了创面愈合,减轻了因溃疡快速扩大引起的疼痛,2周内溃疡面愈合了30%~40%,6周达到了100%愈合。

②烧伤的治疗:对于烧伤患者,尤其是大面积烧伤的患者,人工皮肤在其初期的抢救及后期的皮肤美容及功能修复上都取得了良好的临床效果。一个典型的个案报道,1位19岁全身76%的皮肤烧伤的男性患者,采用Integra(Integra由Integra Life Sciences生产,是由牛胶原、硫酸软骨素共价交联后形成一定空隙的海绵,再在其表面涂上一层薄层硅胶膜制成的一种人工真皮替代物,当移植至创面后毛细血管及成纤维细胞可浸润生成形成新的真皮组织,2周后揭去硅胶层,再以极薄的自体皮片或培养的自体表皮细胞膜片覆盖)覆盖63%的烧伤皮肤,待移植皮中完全血管化后,再把自体成纤维细胞和角质形成细胞培养出的表皮薄片覆盖在揭去

硅胶原的 Integra 之上。经过 1 年的观察，人工皮肤起到了良好的功能修复作用及美容效果。人工皮肤 Integra 可立即使用，其来源丰富，操作简单可靠，具有柔韧性和美容作用。

③外伤及手术后皮肤缺损的治疗：许多皮肤病如瘢痕、巨痣、文身、肿瘤等手术切除后及外伤导致的皮肤撕脱常常使直接的缝合很困难，需要通过移植自体正常皮肤或者软组织扩张方法来解决。运用人工皮肤治疗这类缺损，为患者提供了一个新的治疗选择。

在儿童的多内脏移植手术后基本的愈合很困难，并可能出现感染。Dermagraft 用于儿童多内脏移植术后的腹部皮肤缺损，并对儿童进行常规的伤口护理和观察，发现人工皮肤能刺激伤口的愈合，并加速上皮的再形成。人工皮肤还可以用来暂时修补脊髓脊膜突出，1 例背部先天性巨型黑色素瘤的患者，手术切除后留下了巨大的皮肤缺损，术者采用了 Integra 人工皮肤覆盖在切除部位，之后再采取刃厚皮片移植，整个切口愈合良好。人工皮肤构建深及头骨的头皮缺损，在平均年龄为 70 岁的 23 例患者中，由于头皮的黑色素瘤、鳞状细胞癌、血管肉瘤、基底细胞癌及脑纺锤体瘤等手术致头皮缺损，平均缺损面积为 51 cm²，采用胶原结构的替代物植入，仅有 6 例患者由于头皮微脓肿而延迟了愈合，其余患者都较快愈合。

人工皮肤研究的最终目标是建立并生产出功能、外形与自体皮肤相同或相似的永久性皮肤替代物。尽管目前已有许多人工皮肤具有与正常皮肤相似的结构及屏障功能，且应用于临床取得了一定疗效，但仍不具备完整的皮肤结构，也远非真正意义的皮肤功能重建，尤其是缺乏皮肤的附属器结构和不具备皮肤的免疫功能。随着生命科学、材料科学以及诸多相关科学的飞速发展和组织工程学研究的深入，构建含血管与神经且具有毛发、汗腺、皮脂腺等皮肤附属结构及正常皮肤生理功能的理想人工皮肤将是一项长期而艰巨的任务，并将具有巨大的社会和经济效益与广阔的临床应用及研究前景。

知识链接 10-6

第六节 各种组学在医学生物学研究中的应用

现代生命科学技术特别是各种大规模测序、基因检测、蛋白质分析和生物信息学等分子生物学技术和理论的迅速发展，大大拓展了医学生物学研究的广度和深度。以基因组学（genomics）为代表的分子生物学技术是生命科学所有学科的基础，是生命科学中最为年轻、最为活跃、发展最快的领域；随之产生了蛋白质组（proteome）和蛋白质组学（proteomics）、代谢组（metabolome）和代谢组学（metabolomics）、转录组（transcriptome）和转录组学（transcriptomics）等许多"-组(-ome)"和"-组学(-omics)"的概念、策略和技术（表 10-5），还有许多新名词层出不穷，如蛋白基因组学（proteogenomics）、整合组学（integrative omics）、相互作用蛋白质组学（interaction proteomics）等。这些组学技术的发展，使人们将生命系统内不同性质的构成要素（基因、mRNA、蛋白质、生物小分子等）整合在一起进行研究，从全局的角度理解生命的复杂网络。

表 10-5 一些代表性"-组(-ome)"和"-组学(-omics)"概念

"-组(-ome)"	"-组学(-omics)"
基因组（genome）	基因组学（genomics）
蛋白质组（proteome）	蛋白质组学（proteomics）
代谢组（metabolome）	代谢组学（metabolomics）
转录组（transcriptome）	转录组学（transcriptomics）
表观基因组（epigenome）	表观基因组学（epigenomics）

NOTE

续表

"-组(-ome)"	"-组学(-omics)"
糖组(glycome)	糖组学(glycomics)
脂质组(lipidome)	脂质组学(Lipidomics)
调控组(regulatome)	调控组学(regulatomics)
免疫组(immunome)	免疫组学(immunomics)
微小RNA组(microRNAome,miRNAome)	微小RNA组学(microRNAomics,miRNAomics)
非编码RNA组(non-coding RNAome,ncRNAome)	非编码RNA组学(non-coding RNAomics,ncRNAomics)
DNA甲基化组(DNA methylome)	DNA甲基化组学(DNA methylomics)
泛素化组(ubiquitinome)	泛素化组学(ubiquitinomics)
微生物组(microbiome)	微生物组学(microbiomics)
宏基因组(metagenome)	宏基因组学(metagenomics)

一、基因组学与转录组学在生物学研究中的应用

基因组(genome)是一个生物体(单倍体)或者一个细胞所有基因的总和。人类的每一个体细胞中含有两个基因组,平均分布在23对染色体(22对常染色体和X、Y性染色体)。20世纪80年代中叶美国能源部开始讨论对人类基因组DNA进行全序列分析。1990年10月1日,经美国国会批准的"人类基因组计划"(human genome project,HGP)正式启动;随后,法国、英国、意大利、德国、日本、中国、俄罗斯等启动了相应的人类基因组计划。2000年6月26日,人类基因组草图发表,2006年5月18日,人类所有染色体序列精细图发表。1999年9月,中国科学家加入国际人类基因组测序协作组,参与人类3号染色体部分(约占人类整个基因组的1%)测序任务。中国科学家发起或者参与了10%国际单体型图计划(International HapMap Project,HapMap计划)、国际千人基因组计划(International 1000 Genomes Project,G1K计划)和国际癌症基因组计划(International Cancer Genome Project,ICGP)等,对国际基因组学做出了很大贡献。

广义的转录组(transcriptome)指某一生理条件下,细胞内所有转录产物的集合,包括mRNA、rRNA、tRNA及非编码RNA;狭义的转录组指所有mRNA的集合。研究细胞或者组织中转录组发生和变化规律的科学为转录组学(transcriptomics)。与基因组相比较,同一细胞或者组织在不同的生理或者病理情况下,基因组相同,但是基因转录情况是完全不同的,根据转录组的变化,可以探究生理和病理发生的分子机制。

在医学方面,基因组学和转录组学的技术主要有Southern测序、Northern测序、Western测序、Eastern测序、全基因组关联分析(genome-wide association study,GWAS)和芯片分析等。它们从基础研究转向临床应用的方面主要有:①外显子测序(exon-seq)和全外显子测序(whole exon-seq)可以分析一个或者数个遗传方式明确的家系,可以鉴定出与单基因性状(孟德尔遗传病)相关的基因变异;②针对癌症和很多其他复杂疾病的异质性(heterogeneity),单细胞测序可直接分析单细胞的基因组、转录组等,分析癌症细胞(或其他疾病组织细胞)不同时期的不同的基因组变异;③体内微生物种类及其比例与人类一些常见复杂代谢病的发生密切相关,研究和分析病原基因组有助于临床治疗和新药研发;④微(痕)量DNA测序为人类疾病、无创早期精准检测和法医鉴定提供了新的帮助。如Lek M等通过测序欧洲、非洲、南亚、东亚和拉美人群等具有不同地理祖先的60706名个体的外显子组(exome),揭示出了全球的遗传变异模式,分析出9个致病变异与疾病关联度高。小肠上皮细胞能吸收养分,抵抗有毒

物质和病原体的入侵。许多特殊细胞有自己的特性,Haber AL 等采用单细胞转录组 RNA 测序(scRNA-seq)技术分析小肠中 5.3 万多个上皮细胞的基因表达,揭示了小肠上皮细胞新的亚型,研究了细菌和病原体入侵感染时小肠上皮发生的变化,这些为了解炎症性肠病和食物过敏的生物学机制提供了参考。Klein RJ 等采用 GWAS 方法分析了 96 个老年性黄斑变性(age-related macular degeneration)病例和 50 个对照个体,在 116204 个 SNP 位点中发现该疾病易感基因为补体因子 H(complement factor H)。自 2009 年我国张学军等发表银屑病和系统性红斑狼疮的 GWAS 的相关论文以来,中国科学家广泛运用 GWAS 对共 28 种疾病进行了疾病遗传易感性的研究,发现了超过 120 个疾病的易感位点/基因,这些为研究疾病病因机制提供了参考。

二、蛋白质组学在生物学研究中的应用

蛋白质组(proteome)指一种细胞乃至一种生物所表达的全部蛋白质;20 世纪 90 年代,Wilkins 和 Williams 首先提出蛋白质组学(proteomics)名词,指对细胞或生物体蛋白质的系统进行鉴定、定量并阐释其生物学功能的学科,包括蛋白质的表达水平、翻译后修饰(如磷酸化、甲基化、泛素化等)、蛋白质相互作用等各种变化,获得蛋白质水平上的关于疾病发生、细胞的生物学功能的整体而全面的认识。蛋白质组学技术路线分为凝胶路线和非胶路线。凝胶路线主要是对蛋白质进行双向凝胶电泳(two-dimensional polyacrylamide gel electrophoresis,2D PAGE)或荧光差异双向凝胶电泳(two-dimensional differential in-gel electrophoresis,2D DIGE)分离,然后进行蛋白质质谱鉴定。非胶路线在实验过程不需要进行凝胶电泳,有基于 Label free、稳定同位素标记(stable isotope labeling with amino acids in cell culture,SILAC)、ICAT(isotope-coded affinity tag)、同位素标记相对和绝对定量(isobaric tags for relative and absolute quantitation,iTRAQ)、MRM(MRMHR)(multiple reaction monitoring)和 SWATH(sequential windowed acquisition of all theoretical fragment ions)等定量方法的蛋白质组学技术。自 21 世纪初期以来,随着各种高精度、高灵敏度和快速扫描质谱仪的出现和迅速进步以及蛋白质组样品微量高效分离技术的发展,蛋白质组学获得了快速发展,并广泛应用于医学科学研究的各个领域。

近年来,蛋白质组学分析技术飞速发展,蛋白质翻译后修饰的研究和蛋白质相互作用网络的研究备受关注。以微量蛋白质富集分离技术、双高精度质谱仪器技术和质谱信号分析相关的生物信息学技术等为主导,以规模化蛋白质定性/定量分析能力的突飞猛进为特征,蛋白质组学研究技术及其相关仪器呈现跨越式发展。蛋白质翻译后修饰是细胞精细调控各种生理活动的关键之一,并与众多疾病的发生发展密切相关;蛋白质翻译后修饰类型多达三百多种,除了若干个目前广泛研究的修饰类型如磷酸化、泛素化、甲基化和糖基化等之外,越来越多未知的新型修饰、非常见修饰的功能研究被发现和被报道,如丝氨酸/苏氨酸乙酰化、AMP 化、磷酸甘油化、精氨酸磷酸化、赖氨酸琥珀酰化、巴豆酰化、戊二酰化等,这些新修饰改变了我们对疾病机理的认识,蛋白质新型修饰的研究逐渐成为蛋白质组学研究的一个新的热点。蛋白质在细胞的生命活动中扮演着重要角色,但其功能的发挥却并非依靠单个蛋白质独立的作用,蛋白质之间相互作用是蛋白质执行其功能的主要途径;人类蛋白质相互作用研究是动态的、具有时空性的,能在机体或细胞整体水平上阐明生命现象的本质和活性规律。蛋白质相互作用网络的研究是揭示蛋白质功能、阐释生命现象奥秘的重要手段。相互作用网络的研究已经从对单个蛋白质相互作用的发现和功能研究发展到对人类的整体相互作用网络连锁图的研究,更重视从生命整体系统的宏观角度来认识分子水平上每个基因及其表达产物(蛋白质、多肽和 RNA 等)的功能及它们之间相互作用所形成综合效应的反应机理和内在规律。

这里介绍肿瘤蛋白质组学研究,蛋白质组学首先开始筛选肿瘤与正常组织细胞之间的差

异表达蛋白质组及探寻差异蛋白质的功能。肿瘤细胞或肿瘤亚细胞的蛋白质组与正常细胞存在明显差异,而且不同阶段或不同分化程度的肿瘤细胞蛋白质组也会随之发生改变,由此表明蛋白质组的异常变化参与发生发展过程,调控肿瘤细胞的恶性生物学特征。如 Li F 等首次利用比较蛋白质组技术建立了人鼻咽癌组织蛋白质表达谱,发现鼻咽癌组织与鼻咽正常上皮组织差异表达的 28 个蛋白质。如 Heng AL 等从鼻咽癌组织与鼻咽正常上皮组织筛选到 36 个鼻咽癌差异表达蛋白质,发现 stathmin,annexin Ⅰ 和 cathepsin D 的表达水平与鼻咽癌 TMN 分期、复发及局部淋巴结转移有关。Hsieh 等分析了肝癌细胞系 Mahlavu 在不同细胞周期时间的蛋白质组的动态变化,共发现 2665 个蛋白质点,动态变化的蛋白质主要集中在 S/G_2,G_2/M 和 G_1/S 等时期转换;进行通路分析,发现一些关键性转录因子 p53 和 SP1(G_0/G_1),c-Myc(G_1/S),c-Myc 和 p53(S),YY1 和 c-Jun(G_2/M)在细胞周期中发挥重要作用,影响细胞周期进程和细胞凋亡,从而对肿瘤的发生、发展产生生物学效应。Xing X 等用 iTRAQ 标记的定量蛋白质组学比较了单发性和多发性原发性肝细胞癌组织与非癌组织蛋白质组差异,分别有 107 和 330 个蛋白质差异,在多发性原发性肝细胞癌涉及 UBC 信号通路和 NF-κB 信号通路失调,单发性肝细胞癌涉及 ERK 信号通路异常。亚细胞结构包括各种细胞器、生物膜、囊泡、细胞表面结构等,在细胞的生命活动中都与特定的细胞功能相联系,分离鉴定肿瘤不同生理状态下亚细胞结构的蛋白质组表达对了解肿瘤发生发展机制具有重要意义。Qattan 等用定量蛋白质组学方法研究了乳腺癌 MCF-7 细胞系中 2184 种蛋白质在细胞溶质、质膜、内质网和线粒体等多种细胞器的分布情况,发现 481 种蛋白质有唯一的亚细胞定位,454 种蛋白质亚细胞定位没有差别,1249 种蛋白质亚细胞定位表达量出现倍数变化,提示这些蛋白质的亚细胞器定位时空分布与乳腺癌的发生有关。Chan YK 等比较鼻咽癌细胞系 C666-1 与永生化鼻咽上皮细胞 NP69 和 NP460 的外泌体蛋白质组的差异,共鉴定了 640 个蛋白质,发现了 140 个差异蛋白质,其中 ICAM-1 和 TSP-1 参与血管新生。

三、代谢组学在生物学研究中的应用

代谢组学(metabolomics)是对细胞、组织或微生物中所有代谢产物同时进行定性和定量分析的研究,是继基因组学、蛋白质组学、转录组学后出现的新兴"组学"。代谢组学可用于疾病早期诊断、药物靶点发现、疾病机理研究及疾病诊断等。代谢组学与其他组学相比:代谢物的分子结构主要是相对分子质量小于 1000 的内源性小分子,代谢物的种类要比基因和蛋白质的数目要少;代谢物具有放大效应,更容易被检测出来;有的疾病在 DNA、RNA 和蛋白质水平上可能未见明显变化,但在代谢物上有明显变化。代谢组学分析样品主要是尿液、血液、唾液、脑脊液、淋巴液、羊水、膝盖滑液、眼泪、精液、胃液、粪便及肠道内容物提取液等以及细胞和组织的提取液。代谢组学的主要技术手段是核磁共振(nuclear magnetic resonance,NMR)、质谱(mass spectrometer,MS)、高效液相色谱(high performance liquid chromatography,HPLC)、气相色谱(gas chromatography,GC)、离子迁移率光谱(ion-mobility spectrometry,IMS)及色谱质谱联用等技术。

最有代表性的工作是利用代谢组学筛选疾病的诊断标志物。Sreekumar A 等采用高效液相色谱-气相色谱联合质谱对前列腺癌患者血清、组织、尿液样本中的代谢组进行研究,共 262 份临床标本,分别选自前列腺癌患者(59 个活检阳性,51 个活检阴性作为对照)的 42 份组织、110 份尿液和 110 份血浆,发现代谢物差异能区分出良性前列腺癌、局限性前列腺癌、转移性前列腺癌,发现肌氨酸(sarcosine,N-甲基甘氨酸)在随着前列腺癌进展程度增加,在患者尿液里含量升高,这显示出肌氨酸作为判断前列腺癌转移的重要意义,肌氨酸在癌细胞转移中可能

扮演了重要的角色。

四、组学的发展

随着研究技术条件的成熟和发展,人类不仅能单纯研究某一层次生物分子(基因组、转录组、蛋白质组和代谢组等)变化,而且应该从生命整体系统的多层次角度来认识分子水平上每个基因及其表达产物(蛋白质、多肽和 RNA 等)的功能及它们之间相互作用所形成综合效应的反应机理和内在规律,从而产生了整合组学(integrative omics)或者多层组学(multi-omics)。精准医学(precision medicine)利用基因组、转录组、蛋白质组、代谢组和表观组学等组学技术与最新医学研究,利用临床大样本人群与特定疾病分类进行生物标志物的分析与鉴定、验证与临床应用,从而精确寻找到疾病的机制和治疗的靶标,并对一种疾病不同状态和过程进行精确亚型区别,最终实现对于疾病和特定患者进行个性化精准治疗的目的,提高疾病预防、诊断、治疗与预后的效率。Zhang B 等整合分析 95 例结直肠癌患者的蛋白质组学和基因组学数据,把结直肠癌分为 5 种蛋白质组分子亚型,并发现每一种亚型与特定的基因、蛋白质谱特点,可提出相应的治疗策略,并发现 20 号染色体长臂扩增区的 HNF4A、TOMM34 和 SRC 可以作为候选基因,这些为结直肠癌患者合理分型及靶向治疗临床应用提供基础。Waldemarson S 等利用蛋白质组学和转录组学分析了 477 例散发型和遗传型的乳腺癌标本,将蛋白质谱分子簇和基因表达谱对应不同的乳腺癌亚型。Neely BA 等对 88 例不同分期(I～Ⅳ)肾细胞癌的肿瘤组织及相邻的正常组织进行定量蛋白质组学分析,鉴定了 1551 个蛋白质,344 个差异蛋白质;同时分析 47 例肾细胞癌的基因表达谱,VHL/HIF1A/HIF2A 三个蛋白质组合可以揭示不同分期,可以作为治疗的靶标。在大数据时代,整合组学拓展蛋白质功能研究和整体调控规律研究,为精准医学的诊断和治疗提供全面帮助。

小结

显微镜是用来观察、记录和研究经过制片技术处理后被检物体细微结构的最主要的光学精密仪器。它广泛地应用于各学科的领域中。这对微观世界的探索及理论的研究起着极其重要的作用。显微镜的种类繁多,根据照明光源的性质一般可分为"光学显微镜"和"电子显微镜"。

基因工程是生物技术最主要的研究内容之一,它以分子生物学和微生物学的现代方法为手段,将不同来源的基因按预先设计的蓝图,在体外构建杂种 DNA 分子,然后导入活细胞,以改变生物原有的遗传特性、获得新品种、生产新产品。

基因治疗是指通过基因转移技术,将目的基因导入人体细胞,使其发挥生物学功能,纠正或补偿因基因缺陷和异常引起的疾病,以达到治疗目的的一种生物治疗方法。

细胞培养技术是现代生物医学研究的重要技术之一,通过体外培养细胞,可以在体外模拟体内环境的特定条件下,观察细胞的生物学特点,进行医学或者生物学的研究工作。

现代生命科学技术特别是各种大规模测序、基因检测、蛋白质分析和生物信息学等分子生物学技术和理论的迅速发展,使得生命科学的研究已经进入了组学研究的阶段,如基因组学、蛋白质组学、代谢组学、转录组学等。这些组学研究可以使人们将生命系统内不同性质的构成要素(基因、mRNA、蛋白质、生物小分子等)整合在一起进行研究,从全局的角度更好地理解生命的本质。

能力检测

A1 型题(单句型最佳选择题):

1. 以高速电子束为照明源的显微镜是(　　)。

　A.光镜　　　　　B.电镜　　　　C.荧光显微镜　　D.相差显微镜　　E.倒置显微镜

2. 体外培养的细胞,按其生长方式不同可分为(　　)。

　A.贴附生长型和悬浮型生长　　　　　B.贴附生长型和克隆性生长

　C.传代性生长和悬浮型生长　　　　　D.原代性生长和传代性生长

　E.贴附生长型和传代性生长

3. 培养细胞的生存与增殖特点不包括(　　)。

　A.贴附　　　　　　B.伸展　　　　　C.接触抑制

　D.增殖的密度抑制　　　　　E.对抗生素的耐受性

4. 转染效率最高的载体是(　　)。

　A.质粒　　　　　　B.病毒　　　　　C.细菌人工染色体

　D.粘粒　　　　　　E.酵母人工染色体

5. 一对夫妇因不孕症向医生求助,医生利用试管婴儿技术帮助他们拥有了自己的孩子。在培育试管婴儿的过程中,下列技术中不是必须使用的是(　　)。

　A.体外受精　　　　　　　　　B.胚胎的体外培养

　C.植入前胚胎的遗传学检测　　　D.胚胎移植

　E.以上都不对

（郑贤红　秦　鑫　董　超　李国庆）

推荐阅读文献

[1]　张炜平,潘莎,贾晞,等.植物间正相互作用对种群动态和群落结构的影响[J].植物生态学报,2013,37(6),571-575.

[2]　宋冰,朱书丽.全球变化与陆地生态系统碳循环研究进展[J].西南民族大学学报(自然科学版),2016,42(1):14-19.

[3]　毛雪莲,李冬,朱晓华.环境污染对人体健康的影响及对策研究进展[J].环境与可持续发展,2016,(6):127-128.

参 考 文 献

[1] 王金发. 细胞生物学[M]. 北京:科学出版社,2003.

[2] 翟中和,王喜忠,丁明孝. 细胞生物学[M]. 4 版. 北京:高等教育出版社,2011.

[3] Uzman A. Essential Cell Biology[M]. 3rd ed. New York: Biochemistry & Molecular Biology Education,2010.

[4] 陈誉华. 医学细胞生物学[M]. 5 版. 北京:人民卫生出版社,2013.

[5] Alberts B,Bray D,Hopkin K,et al. Essential Cell Biology[M]. 4th ed. New York and London: Garland Publishing Inc. ,2014.

[6] 王培林. 医学细胞生物学[M]. 2 版. 北京:人民卫生出版社,2010.

[7] 胡以平. 医学细胞生物学[M]. 北京:高等教育出版社,2009.

[8] 高碧珍. 医学生物学[M]. 2 版. 北京:人民卫生出版社. 2016.

[9] 王望九. 医学生物学[M]. 2 版. 北京:中国中医药出版社,2016.

[10] 赵宗江. 细胞生物学[M]. 3 版. 北京:中国中医药出版社,2016.

[11] Alberts B,Bray D,Lewis J,et al. Molecular Biology of the Cell[M]. 2nd ed. New York and London: Garland Publishing Inc. ,1994.

[12] 安威. 医学细胞生物学[M]. 3 版. 北京:北京大学出版社,2015.

[13] 刘佳,周天华. 医学细胞生物学[M]. 北京:高等教育出版社,2014.

[14] 左伋,刘艳平. 细胞生物学[M]. 3 版. 北京:人民卫生出版社,2015.

[15] Goodman SR. Medical Cell Biology[M]. 3rd ed. Burlington,California and London: Elsevier Inc. ,2008.

[16] Alberts Bruce,Johnson Alexander,Lewis Julian,et al. Molecular Biology of the Cell [M]. 6th ed. New York: Garland Science,2014.

[17] Lodish H,Berk A,Matsudira P,et al. Molecular Cell Biology[M]. 5th ed. New York: W. H. Freeman & Company,2004.

[18] Kroemer G,Galluzzi L,Vandenabeele P, et al. Classification of cell death: recommendations of the Nomenclature Committee on Cell Death[J]. Cell Death & Differentiation,2009,12 Suppl 2(1):1463-1467.

[19] Galluzzi L,Vitale I,Abrams J M,et al. Molecular definitions of cell death subroutines: recommendations of the Nomenclature Committee on Cell Death[J]. Cell Death & Differentiation,2012,19(19):107-120.

[20] 杨恬. 医学细胞生物学[M]. 北京:人民卫生出版社,2014.

[21] Harvey Lodish,Arnold Berk,Chris A. Kaiser. Molecular Cell Biology[M]. 8th ed. New York: W H Freeman,2016.

[22] 张金山. 发育生物学[M]. 西安:第四军医大学出版社,2014.

[23] 张红卫. 发育生物学[M]. 北京:高等教育出版社,2013.

[24] 尤永隆. 发育生物学[M]. 北京:科学出版社,2011.

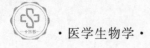

[25] 桂建芳,易梅生.发育生物学[M].北京:科学出版社,2002.

[26] David L Nelson,Michael M Cox. Lehninger PRINCIPLES OF BIOCHEMISTRY[M]. 4th ed. New York:W. H. Freeman,2004.

[27] 胡泗才,王立屏.动物生物学[M].北京:化学工业出版社,2010.

[28] 李连芳,陈铁山,姚庆智,等.普通生物学[M].北京:科学出版社,2013.

[29] 吴相钰,陈守良,葛明德.陈阅增普通生物学[M].北京:高等教育出版社,2014

[30] 左明雪.人体及动物生理学[M].北京:高等教育出版社,2015.

[31] 裘娟萍,钱海丰.生命科学概论[M].北京:科学出版社,2004.

[32] 王亚馥,戴灼华.遗传学[M].北京:高等教育出版社,1999.

[33] 赵寿元,乔守怡.现代遗传学[M].2版.北京:高等教育出版社,2008.

[34] 陈竺.医学遗传学[M].3版.北京:人民卫生出版社,2015.

[35] 左伋,蓝斐.医学遗传学[M].上海:复旦大学出版社,2015.

[36] 邬玲仟,张学.医学遗传学[M].北京:人民卫生出版社,2016.

[37] 本杰明·卢因.基因Ⅷ[M].余龙,江松敏,赵寿元,译.北京:科学出版社,2005.

[38] Snustad,D Peter. Principles of genetics [M]. 4th ed. Hoboken,NJ:John Wiley & Sons,Inc. ,2006.

[39] Nussbaum,Robert L. Thompson & Thompson genetics in medicine[M]. 7th ed. Philadelphia:Saunders/Elsevier,2007.

[40] 马克世.浅析"分子病"与"构象病"[J].科学教育,2006,(4):51.

[41] 王蓓,林玲.家族性高胆固醇血症临床表型及其与基因型关系[J].中国实用内科杂志, 2016,36(6):508-511.

[42] 喻唯民,徐力,李晓雯,等.苯丙酮尿症研究十八年[J].中国医学科学院学报,2003,25 (2):218-222.

[43] 黎丽芬.浅析遗传病的诊断及治疗[J].中国实用医药,2017,12(1):191-193.

[44] 王丽娟,高锦声.遗传病的预防原则[J].中国计划生育学杂志,2001,9(4):243-244.

[45] 傅松滨,王培林,刘佳.医学生物学[M].8版.北京:人民卫生出版社,2013.

[46] 胡火珍,梁素华.医学生物学[M].8版.北京:科学出版社,2016.

[47] 李连芳.普通生物学[M].北京:科学出版社,2017.

[48] 毕润成.生态学[M].北京:科学出版社,2012.

[49] 任衍钢,宋玉奇,白冠军,等.电子显微镜在生命科学重要发现中的作用[J].生物学通报,2013,48(5):60-62.

[50] 崔志英.倒置显微镜技术发展趋势[J].科技传播,2016,8(13):148-149.

[51] 易静,汤雪明.医学细胞生物学[M].2版.上海:上海科学技术出版社,2013.

[52] 兰蓉.细胞培养技术[M].2版.北京:化学工业出版社,2017.

[53] 徐晋麟,陈淳,徐沁.基因工程原理[M].2版.北京:科学出版社,2014.

[54] 张惠展.基因工程[M].4版.上海:华东理工大学出版社,2017.

[55] 赵彦艳,孙开来.人类发育与遗传学[M].3版.北京:科学出版社,2016.

[56] 余龙江.细胞工程原理与技术[M].北京:高等教育出版社,2017.

[57] Nesvizhskii A I. Proteogenomics:concepts,applications and computational strategies [J]. Nature Methods,2014,11(11):1114-1125.

[58] 杨焕明.基因组学[M].北京:科学出版社,2016.

[59] Yu B,Dong X,Gravina S,et al. Genome-wide,Single-Cell DNA Methylomics Reveals Increased Non-CpG Methylation during Human Oocyte Maturation[J]. Stem Cell

Reports,2017,9(1):397-407.

[60] Jiang Y H,Yuen R C,Jin X,et al. Detection of Clinically Relevant Genetic Variants in Autism Spectrum Disorder by Whole-Genome Sequencing[J]. American Journal of Human Genetics,2013,93(2):249-263.

[61] Lek M,Karczewski K J, Minikel E V, et al. Analysis of protein-coding genetic variation in 60706 humans[J]. Nature,2016,536(7616):285-291.

[62] Haber A L,Biton M, Rogel N, et al. A single-cell survey of the small intestinal epithelium[J]. Nature,2017,551(7680):333-339.

[63] Klein R J,Zeiss C,Chew E Y,et al. Complement factor H polymorphism in age-related macular degeneration[J]. Science,2005,308(5720):385-389.

[64] Sun L,Zhang X, He L. GWAS promotes precision medicine in China[J]. J Genet Genomics,2016,43(8):477-479.

[65] Sreekumar A,Poisson L M,Rajendiran T M,et al. Metabolomic profiles delineate potential role for sarcosine in prostate cancer progression[J]. Nature, 2009, 457 (7231):910-914.

[66] Collins F S,Varmus H. A new initiative on precision medicine[J]. N Engl J Med, 2015,372(9): 793-795.

[67] Ashley E A. The precision medicine initiative: a new national effort[J]. JAMA,2015, 313(21): 2119-2120.

[68] Zhang B,Wang J,Wang X,et al. Proteogenomic characterization of human colon and rectal cancer[J]. Nature,2014,513(7518): 382-387.

[69] Waldemarson S,Kurbasic E, Krogh M, et al. Proteomic analysis of breast tumors confirms the mRNA intrinsic molecular subtypes using different classifiers: a large-scale analysis of fresh frozen tissue samples[J]. Breast Cancer Res,2016,18(1): 69.

[70] Yu K H,Snyder M. Omics Profiling in Precision Oncology[J]. Mol Cell Proteomics, 2016,15(8): 2525-2536.